W0261305

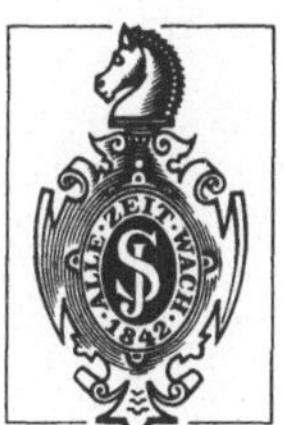

Rolf Verres

Krebs und Angst

Subjektive Theorien von Laien
über Entstehung, Vorsorge, Früherkennung,
Behandlung und die psychosozialen Folgen
von Krebserkrankungen

Unter Mitarbeit von
S. Schilling H. Faller U. Michel R. Daniel A. Völcker

Geleitwort von Thure von Uexküll

Mit 12 Abbildungen und 15 Tabellen

Springer-Verlag
Berlin Heidelberg New York
London Paris Tokyo

Priv.-Doz. Dr. med. Dipl. Psych. Rolf Verres
Abt. Psychotherapie und Medizinische Psychologie
Klinikum der Universität, Psychosomatische Klinik
Thibautstraße 2, D-6900 Heidelberg 1

Das Umschlagbild zeigt ein Gemälde von Vincent van Gogh
(1853–1890): Trauernder Mann.
Mit freundlicher Genehmigung der Kröller-Müller Stiftung,
Otterlo, Holland.

ISBN-13: 978-3-540-16519-4   e-ISBN-13: 978-3-642-71171-8
DOI: 10.1007/978-3-642-71171-8

CIP-Kurztitelaufnahme der Deutschen Bibliothek
Verres, Rolf: Krebs und Angst: subjektive Theorien von Laien über Ursachen, Verhütung,
Früherkennung, Behandlung u. d. psychosozialen Folgen von Krebserkrankungen/
Rolf Verres. Unter Mitarb. von S. Schilling ... Geleitw. von Thure von Uexküll. –
Berlin; Heidelberg; New York; London; Paris; Tokyo: Springer, 1986.

Das Werk ist urheberrechtlich geschützt. Die dadurch begründeten Rechte, insbesondere
die der Übersetzung, des Nachdruckes, der Entnahme von Abbildungen, der Funksendung,
der Wiedergabe auf photomechanischem oder ähnlichem Wege und der Speicherung
in Datenverarbeitungsanlagen bleiben, auch bei nur auszugsweiser Verwertung, vorbehalten.
Die Vergütungsansprüche des § 54, Abs. 2 UrhG werden durch die „Verwertungsgesellschaft
Wort", München, wahrgenommen.

© Springer-Verlag Berlin Heidelberg 1986

Die Wiedergabe von Gebrauchsnamen, Handelsnamen, Warenbezeichnungen usw. in
diesem Werk berechtigt auch ohne besondere Kennzeichnung nicht zu der Annahme, daß
solche Namen im Sinne der Warenzeichen- und Markenschutz-Gesetzgebung als frei zu
betrachten wären und daher von jedermann benutzt werden dürften.

Produkthaftung: Für Angaben über Dosierungsanweisungen und Applikationsformen kann
vom Verlag keine Gewähr übernommen werden. Derartige Angaben müssen vom jeweiligen
Anwender im Einzelfall anhand anderer Literaturstellen auf ihre Richtigkeit überprüft
werden.

Gesamtherstellung: Appl, Wemding
2119/3140-543210

Geleitwort

Der Vordergrund und die Tiefendimension

Zwei Aspekte dieses Buches sind hervorzuheben: der exemplarische Charakter und die behutsame Methode der Mitteilung. Exemplarisch, weil die subtile Untersuchung einer konkreten und speziellen Frage mit praktischen Konsequenzen für die Gesundheitspolitik dem aufmerksamen Leser zugleich deutlich macht, wie problematisch viele seiner Vorstellungen über seine Wirklichkeit, seine Beziehungen zu den Mitmenschen und zu sich selbst sind; behutsam, weil diese Aufklärung gewissermaßen zwischen den Zeilen geschieht. Der Autor überläßt es dem Leser, ob er den Hintergrund wahrnehmen will, der sich als Konsequenz der Untersuchungen abzeichnet, oder ob er sich mit dem Vordergrund der mitgeteilten Ergebnisse begnügt. Auf eine kurze Formel gebracht: Das Buch konfrontiert den Leser mit dem Faktum der Einsamkeit des Menschen und dem Ungenügen der Sprache als Mittel, diese Einsamkeit zu überwinden, aber es läßt ihm die Möglichkeit, sich dieser Konfrontation nicht auszusetzen.

Es bleibt dem Leser überlassen, ob er aus der Darstellung der Schwierigkeiten, mit denen eine Untersuchung über subjektive Krankheitsvorstellungen zu kämpfen hat, die Konsequenz zieht, daß Worte allein nicht ausreichen, wenn wir mit unseren Mitmenschen Informationen über das austauschen wollen, was uns bewegt, was wir denken und was wir in den Situationen erleben, die unsere Wirklichkeit konstituieren; daß Kommunikation auch auf außersprachliche Mittel zurückgreifen muß und daß Gespräche, die diesen Namen verdienen, Strategien erfordern, welche sich dem persönlichen Kern des Mitgeteilten behutsam nähern und dabei auch die außersprachlichen Mitteilungen aufmerksam registrieren.

Das Ziel der Untersuchung heißt nüchtern und unverdächtig: „die Exploration der subjektiv-assoziativen Bedeutungsfelder und -umfelder des Vorstellungsinhalts ‚Krebsbekämpfung‘ und deren Relevanz für das präventive Gesundheitshandeln" (S. 85). Aber zwischen den Zeilen spürt man immer wieder, daß die Vorstellungsinhalte „Krebs" und „Krebsbekämpfung" – über ihre spezifischen Konnotationen hinaus – exemplarisch für alle Vorstellungsinhalte stehen, die uns selbst und die Wirklichkeit betreffen, in der wir leben und erleben.

Mein persönliches Interesse an dem Thema

Mein Interesse für dieses Thema, vielleicht auch meine Voreingenommenheit für seine Hintergrundsproblematik, will ich durch die Schilderung einer persönlichen Erfahrung begründen, die ich zu Anfang meiner Laufbahn als Arzt und Hochschullehrer machte. Während einer poliklinischen Vorlesung stellte ich einen Patienten vor, bei dem eine - wie sich herausstellte, harmlose - Milzvergrößerung internistisch abgeklärt werden sollte.

Während der Demonstration des Tastbefundes vor dem Auditorium und zwei praktizierenden Studenten kollabierte der Patient plötzlich. Dies Ereignis führte zu einer starken Beunruhigung aller Anwesenden. In dem nachfolgenden Gespräch stellte sich heraus, daß ich den Zwischenfall selbst durch eine unverzeihliche Gedankenlosigkeit herbeigeführt hatte. Statt von einer Milzvergrößerung zu sprechen, hatte ich das - für Ärzte gleichbedeutende - Wort „Milztumor" verwendet, ohne zu bedenken, daß das Wort „Tumor" auch für „Krebs" verwendet wird. Der Patient hatte das Wort in diesem Sinne verstanden und aufgrund einer Vorerfahrung mit einem verstorbenen Krebskranken als Todesurteil aufgefaßt.

Das ist ein drastisches Beispiel für die Tatsache, daß Patienten und Ärzte in verschiedenen Wirklichkeiten leben. Die damit aufgeworfenen Probleme bagatellisieren wir gewöhnlich, indem wir sie auf die Unterschiede zwischen „Laiensprache" und „Medizinersprache" zurückführen und dadurch zu lösen glauben, daß wir die Ärzte auffordern, ihren Patienten die für sie relevanten Informationen in deren Sprache und in einer für sie verständlichen Form mitzuteilen. Aber die Frage, wie diese Sprache beschaffen sein muß und wie eine für die Patienten verständliche Form aussehen könnte, wird meist nicht gestellt.

Worte - aber auch nonverbale Zeichen - haben außer einer allen Menschen der gleichen Sprachfamilie verständlichen Bedeutung zusätzliche individuelle und situationsabhängige Bedeutungen (mit rationalen und affektiven Komponenten). Ärzte müssen diese individuellen Bedeutungen erfassen, wenn sie ihre Patienten verstehen und deren Reaktionen diagnostisch richtig einordnen wollen.

In dem Augenblick, in dem ein Begriff „Unheimlichkeitssphären" (S. 53) für den Patienten berührt, genügt es nicht, medizinische Ausdrücke in die Laiensprache zu übersetzen, wenn wir dem Patienten *verständliche* Informationen geben wollen. In dem oben erwähnten Fall hatten meine Versuche, durch Übersetzung des Terminus „Milztumor" in „Milzvergrößerung" das Mißverständnis aufzuklären, keinen Erfolg. Es bedurfte mehrerer Gespräche, um den Patienten davon zu überzeugen, daß meine Bemühungen nicht den Zweck verfolgten, ihm - wie er argwöhnte, nur zu seiner Beruhigung - eine Diagnose zu verheimlichen. Dazu war die Herstellung oder Wiederherstellung einer Vertrauensbasis nötig, die bei dem unüberlegten Gebrauch des Terminus „Milztumor" zerbrochen war.

Wirklichkeit als anthropologisches Problem

Das Problem der Kommunikation

Die Suche nach einer „für den Patienten verständlichen Sprache" ist
für den Arzt immer eine zeitraubende, schwierige und emotional belastende Aufgabe, wenn es sich um die Mitteilung der Diagnose einer lebensbedrohenden Krankheit handelt. Die Lösung dieser Aufgabe kann durch eine psychologische Ausbildung, durch die
Unterstützung einer Gruppe gleichgesinnter Mitarbeiter und durch
die Teilnahme an einer Balint-Gruppe erleichtert werden. Das sind
für die ärztliche Aus- und Weiterbildung und für die Organisation
unseres Gesundheitssystems wichtige Erfahrungen. Sie machen
aber – gleichzeitig – wie die Spitze eines Eisbergs – ein fundamenta-
les anthropologisches und erkenntnistheoretisches Problem sichtbar: die zutiefst beunruhigende und kollektiv verdrängte Tatsache,
daß nicht nur Patienten und Ärzte, sondern jeder von uns in einer
nur ihm selbst unmittelbar zugänglichen, individuellen Wirklichkeit
lebt.

Die Untersuchung, über die der Autor berichtet, führt uns diese
Tatsache eindringlich vor Augen. Sie macht wie in einem Vergröße-
rungsglas die Schwierigkeiten sichtbar, Einblick in die Wirklichkeit
eines anderen zu gewinnen.

Vorstellungen über Krankheit und Tod spiegeln einerseits ... jeweils einzigartige
Erfahrungen der einzelnen Person wider, andererseits sind sie Produkte kollektiver, auch historisch verankerter Erfahrungen und Wertvorstellungen [der Gesellschaft und Kultur, in welcher der einzelne aufgewachsen ist]. Beide Erfahrungshorizonte sind durch die Sprache aufeinander bezogen. ... Die Sprache fungiert
... nicht nur als ein abbildendes Medium für Mitteilungen aus dem Innenleben
der Person, sondern kann im Augenblick, in dem sie beim Denken oder beim
Sprechen benutzt wird, bereits durch ihre bloße Verfügbarkeit ... zur Konstituierung von Bedeutungen beitragen, da sie (Sprach)figuren bereitstellt. Sie ist oft
nur annäherungsweise dazu geeignet, das, was in einem Menschen vorgeht, etwa
während er über seine Beziehung zu einem Krebskranken nachdenkt, „abzulichten" und unverstellt einem anderen Menschen zu übermitteln. Sie gibt uns meist
nur unbefriedigende Hinweise darüber, inwieweit ein Mensch eine jeweilige, in
einen Sprachausdruck gebrachte Bedeutung überhaupt auf sich selbst bezieht.
Im Extremfall bezeichnen wir, wenn wir an der Authentizität der Aussage eines
Menschen zweifeln, diese recht anschaulich als „Worthülse" ... (S. 51).

Die Untersucher standen daher immer wieder vor dem Problem,
wie Antworten befragter Personen hinsichtlich „ihres subjektiv zu
nennenden Bedeutungsanteils zu dechiffrieren" waren. Dabei war
zu bedenken, daß die Mitteilung eines Erlebens oder die Schilderung einer Vorstellung einen komplizierten Vorgang der Selbstbeob-
achtung voraussetzt, der nur in den seltensten Fällen bewußt und
kontrolliert abläuft. „Versucht eine befragte Person, für ihren Befrager eigene Gedanken zu verbalisieren, die ihr im jeweils angesprochenen Handlungszusammenhang durch den Kopf gingen, so sind

diese Verbalisationen zunächst nur *Äußerungen* über ihre Kognitionen" (S. 86).

Zu der Einschränkung, daß solche Mitteilungen also zunächst nur Gedanken über Gedanken wiedergeben, kommt die weitere Schwierigkeit, daß jede Äußerung aus vielen Gründen einer einschränkenden und u. U. verfremdenden Kontrolle unterliegt. Einer dieser Gründe ist das Bemühen des Sprechers, bereits seine Assoziationen auf das von ihm angenommene Interesse seines Gegenübers abzustimmen, zu ordnen und zu filtern. Dabei richtet er sich meist nach Kriterien, die seine Äußerungen in einen „normalen Kontext" stellen sollen, und die daher oft nur gesellschaftliche „Denkvorgaben" widerspiegeln.

Das eigentlich Gemeinte ist daher nur auf Umwegen zu erreichen, zu denen der Versuch einer „fortlaufenden Annäherung" im Gespräch gehört. Doch auch dieser Versuch führt nur dann zum Erfolg, wenn der Befrager von der „Kernannahme" ausgeht, „daß subjektive Existenz durchgängig intentional ist ... [und die Bedeutung eines Vorstellungsinhalts sich] ‚in der intentionalen Auseinandersetzung von Person und Umwelt konstituiert'" (S. 86). Anders formuliert heißt das: die Bedeutung der Antworten eines Gegenübers muß auf eine konkrete Situation im Rahmen der Einheit der Person-Umwelt-Beziehung bezogen werden. Daher muß die Rekonstruktion durch den Gesprächspartner „kontextbezogen" erfolgen.

Daraus werden für die Methode der Untersuchung drei Forderungen abgeleitet: 1) Der Befragte muß so anschaulich wie möglich in die Situation gebracht werden, die mit der Frage nach der Bedeutung seiner Vorstellungen angesprochen ist. 2) Die Interpretation der Antworten muß „kontextsensitiv", d. h. auf dem Hintergrund der angesprochenen Situation erfolgen. 3) Die Erhebung muß als ein Prozeß der Annäherung an das Gemeinte durchgeführt und als ein derartiger Prozeß verstanden werden.

Aber selbst diese Vorsichtsmaßnahmen garantieren noch nicht, daß wir tatsächlich die subjektive Bedeutung der Worte, Sätze oder Metaphern und Allegorien erfahren, in denen unser Gegenüber seine Gedanken und Vorstellungsinhalte schildert. Für dieses Problem ist es von entscheidender Wichtigkeit, daß vegetative Reaktionen und unbewußte psychische Verzögerungsprozesse eine Betroffenheit des Gesprächspartners verraten können, wenn „die offenen Meinungsäußerungen ... von Wahrnehmungsabwehr und intellektuellen Kontrollen beeinflußt sind" (S. 53). Solche unbewußt ablaufende und durch bewußte Anstrengung nicht zu kontrollierende somatische und psychische Reaktionen werden vom Gesprächspartner ebenso unbewußt und unkontrollierbar als Stimmungssignale erfaßt, die er mit einem „Mitschwingen" der eigenen Stimmung beantwortet, gegen das er sich zwar durch erlerntes Distanzieren abschotten, das er bei entsprechender Sensibilität und Aufmerksamkeit aber auch bewußt registrieren und interpretieren kann.

Die körperliche Reaktion des poliklinischen Patienten, der bei dem Wort „Milztumor" kollabierte, wurde von den anwesenden Ärzten und Studenten als Stimmungssignal beantwortet, das sie die Angst des Patienten „am eigenen Leib" miterleben ließ. Diese noch wenig untersuchten Vorgänge vorsprachlicher Verständigung und Kommunikation spielen bei dem, was wir „Empathie" nennen, eine wichtige Rolle.

Die Untersucher konnten daher bei der schwierigen Aufgabe, den subjektiven Bedeutungsanteil in den Antworten der befragten Personen zu dechiffrieren, an solche Erfahrungen anknüpfen.

Wir gehen ... davon aus, daß die Entwicklung einer ... subjektiven Theorie über Krankheiten stark von der persönlichen Betroffenheit im Sinne eines Berührtseins abhängt. Je nach der „Ich-Nähe" der wahrgenommenen Krankheit oder Krankheitsrisiken beziehen sich die krankheitsrelevanten Kognitionen nicht nur auf das Thema als solches im Sinne eines vom Subjekt zu beschreibenden Objekts, sondern es wird auch ein Teil des Selbstmodells der Person im Sinne eines adaptiven Prozesses aktualisiert (S.52). - Die unmittelbare Betroffenheit läßt sich oft nur indirekt aus den autonom-vegetativen Erregungen und psychischen Reaktionsverzögerungen erschließen ... (S.53).

Diese Feststellungen formulieren in so eindrucksvoller Weise die Probleme, die hinter dem scheinbar so unverfänglichen Wort „Kommunikation" stehen, daß ich daran eine Überlegung anschließen will, für die der Autor des Buches nicht verantwortlich ist, die mir aber den anthropologischen und erkenntnistheoretischen Hintergrund der Untersuchung besonders deutlich sichtbar zu machen scheint.

Wenn mit Kommunikation mehr gemeint ist als ein Austausch von „Worthülsen", muß bei den Gesprächspartnern etwas eintreten, das man als „Angerührtsein" von dem bezeichnen kann, das in dem anderen vorgeht. Dieses Angerührtsein aber hat als Fundament einen körperlichen Vorgang. Das mag bei vielen Themen unbemerkt bleiben. Aber wenn bei einer Begegnung das anfängliche Gefühl der Fremdheit weichen soll, muß sich „e motione", aus einem körperlichen Bewegtwerden, jenes schwer definierbare, jederzeit störbare Gefühl einer „hypothetischen Gemeinsamkeit", wie man es vielleicht nennen kann, einstellen. Daher spielen bei Kommunikation, im Sinne eines Erfassens des von dem Gegenüber Gemeinten, Emotionen als Erfahrungen eines „Erfaßtwerdens" eine entscheidende Rolle. So betont der Autor: „Emotionen haben ... eine wesentliche Bedeutung für die Kommunikation zwischen Befrager und Befragtem" (S.45).

In diesem Zusammenhang wird die Forderung nach „Kontextsensitivität" für die Interpretation der Äußerungen eines anderen Menschen aufschlußreich. Wir müssen uns fragen: Was ist eigentlich diese Sensitivität, und was hat es mit diesem „Kontext" auf sich? Die Antwort lautet: Kontext ist nicht nur - und vor allem nicht ursprünglich - etwas Rationales. Kontext als Grundstruktur einer

„Vis-à-vis-Situation" (Berger u. Luckmann 1969), die ein Gesprächspartner mit dem anderen „teilt", entsteht ursprünglich aus einem gefühlten Zusammenstimmen körperlichen Bewegtseins als Basis für rationale Vorstellungen und rationales Verstehen. Mit anderen Worten: Kontext als Grundstruktur jeder Situation, in der gegenseitiges Verstehen – oder Kommunikation – möglich wird, ist ein wechselseitiger psychosomatischer Prozeß, und „Kontextsensitivität" ist die Fähigkeit, sich davon mitbewegen zu lassen. Es gibt keine Kommunikation ohne dieses Fundament.

Was bedeutet aber dieses offenbar für das Zusammenleben der Menschen so wichtige „Angerührtwerdenkönnen", das der Autor auch als „Ich-Nähe" oder als „adaptiven Prozeß im Sinne einer Aktualisierung eines Selbstmodells" beschreibt, unter einem erkenntnistheoretischen Aspekt? Die Antwort lautet: Das Mitschwingen der eigenen Stimmung mit der Stimmung des Gegenübers (als Basis für den „Kontext" einer gemeinsamen Situation) erzeugt eine zeitweilige, partielle *Identität* mit dem anderen. Erst diese Identität mit dem anderen gibt eine Erklärung für die Möglichkeit des erkenntnistheoretisch sonst unlösbaren Rätsels des Erkennens von etwas, das sich außerhalb von uns befindet.

Wir müssen diese Identität mit einem anderen im Rahmen eines gemeinsamen „Beteiligtseins", und das heißt doch „Teil-einer-überindividuellen-Einheit-Seins" als ein partielles und zeitlich begrenztes Einschmelzen der trennenden Grenzen unserer Wirklichkeiten – und als eine vorübergehende Wiederherstellung jenes „dyadischen Erlebens" interpretieren, das als früheste Form einer Kommunikation mit der Umgebung beschrieben wird. Diese Deutung der frühesten Form menschlicher „Erkenntnis" legen nicht nur psychoanalytische, sondern auch verhaltensbiologische Untersuchungen an Neugeborenen und Kleinkindern nahe (vgl. Winnicott, Lichtenberg, Eibl-Eibesfeld, Sander, Emde, Tomkins u.a.).

Die Fähigkeit zur Herstellung einer kürzere oder längere Zeit andauernden, partiellen Identität mit einem Gegenüber läßt sich dann als die Basis begreifen, auf der wir authentische Vorstellungen von anderen Menschen, von uns selbst und auch von unbelebten Gegenständen entwickeln. Sie würde das Verbindungsglied zwischen den Entwicklungslinien einer kognitiven und einer affektiven Intelligenz liefern, deren Komponenten bisher im wesentlichen nur getrennt untersucht worden sind. Ciompi (1982) hat die daraus entstandenen Probleme eindringlich dargestellt. Untersuchungen wie die vorliegende könnten auch hinsichtlich dieser Problematik weiterführen.

„Anatomie" und „Physiologie" unserer individuellen Wirklichkeit

Auf der Suche nach einer kurzen und zugleich anschaulichen Bezeichnung für diesen geheimnisvollen, aber für unser Zusammenleben mit anderen – und mit uns selbst – so bedeutsamen Vorgang bin ich auf den Begriff der „moralischen Einbildungskraft" gestoßen, den Carlo Ginzburg (1983) geprägt hat. Er versteht darunter die „grundlegendste Sache", die nicht nur mit der Entwicklung unserer Phantasie, sondern auch mit der Entwicklung von uns selbst als Persönlichkeit und unserer Fähigkeit, andere Menschen zu verstehen, zusammenhängt.

Auf die Frage, welchen Rat er jungen Menschen gibt, die Geschichte studieren wollen, gibt er die Antwort:

Romane, sehr viele Romane lesen. Weil die moralische Einbildungskraft die grundlegendste Sache ist; und über die Romane besteht die Möglichkeit, sein Leben zu vervielfältigen, entweder der Fürst Andrej in *Krieg und Frieden* oder der Mörder der alten Wucherin in *Schuld und Sühne* zu sein. Tatsächlich aber findet die moralische Einbildungskraft immer weniger Nahrung ... Viele Historiker neigen ihrerseits dazu, sich den anderen als „alter ego" vorzustellen – d. h. als äußerst langweilige Person.

Diese letztere Einstellung, die bei Historikern lediglich die Folge hat, daß sie ihre Leser langweilen, kann bei Ärzten gemeingefährlich werden. Denn die Wirklichkeiten, in denen Menschen leben, gleichen Organen, die den Stoffwechsel des Lebens erhalten – und diese Organe sind bei jedem Menschen verschieden. Leider ging die Einsicht in die vitale Bedeutung und die Verschiedenartigkeit menschlicher Wirklichkeiten einer Medizin verloren, die im 19. Jahrhundert beschlossen hatte, Naturwissenschaft zu werden. Die Erfahrungen, welche Medizinstudenten und die sie unterrichtenden Ärzte heute in der Anatomie und Physiologie des Menschen machen, bieten der moralischen Einbildungskraft zu wenig Nahrung. Erst Viktor v. Weizsäcker wunderte sich wieder darüber, wie es möglich ist, daß „Menschen trotz ihrer gleichartigen Anatomie so ungeheuer verschieden sind". Aber sein Appell, den Menschen als Subjekt in die Medizin einzuführen, hatte bisher kaum Erfolg.

Auch die Hoffnung, durch die Einführung der Psychologie in das Curriculum der Medizin das Defizit an Nahrung für die moralische Einbildungskraft der künftigen Ärzte auszugleichen, wurde bisher oft enttäuscht. Für das Bestreben vieler Psychologen, mit den Naturwissenschaften an Wissenschaftlichkeit zu wetteifern, war die Verschiedenartigkeit menschlicher Wirklichkeiten nur ein Ärgernis. Mit der Reduktion dieser Verschiedenartigkeit auf die Items eines Fragebogens und die Vorschaltung der Statistik vor die Entwicklung von Theorien wird die Nahrung für moralische Einbildungskraft häufig wieder eliminiert. Damit wird zugleich auch die Frage umgangen, ob diese Vorstellung von Wissenschaftlichkeit dem Gegenstand der Psychologie angemessen ist. Der Autor zitiert dazu einen

Mitarbeiter, der feststellt, daß „bei vielen Studien der Großteil der gedanklichen Arbeit in die Konstruktion des Erhebungsinstruments, die Auswahl der Stichprobe und des statistischen Verfahrens eingeht, und der interpretatorische Aufwand (dann) im ungünstigsten Fall ‚gleich Null' ist" (S. 43).

Auf diesem Hintergrund ist die vorliegende medizinpsychologische Arbeit ein überraschender Lichtblick. Sie untersucht – wie ich es eingangs formulierte – eine spezielle Frage, die für das allgemeine Problem exemplarisch ist, wie Menschen ihre Wirklichkeit erzeugen, wie ihre Wirklichkeit ihr Verhalten bestimmt und vor allem, wie diese Wirklichkeit „wirklich aussieht". Wenn der Autor feststellt, daß „Laienvorstellungen über Krebserkrankungen als Grundkonzepte verstanden werden (können), die bei tatsächlichem Betroffenwerden, d. h. bei einer entsprechenden Diagnoseeröffnung, blitzartig beim Patienten aktualisiert werden und nun den Bezugsrahmen darstellen, in dem der betroffene Patient fortan alle ärztlichen Äußerungen und Maßnahmen wahrnimmt und für sich verarbeitet" (S. 5), so gilt das für viele Vorstellungen, in denen wir unser Leben antizipieren. Alle diese Vorstellungen werden bei dem Eintreffen oder bei der Ankündigung des vorgestellten Ereignisses aktualisiert und stellen dann den Bezugsrahmen dar, in den wir das Ereignis kognitiv und affektiv einordnen. Die meisten unserer Programme, mit denen wir unsere Wirklichkeit strukturieren, sind wie die subjektiven Krankheitstheorien „nicht einfach eine Anhäufung von mehr oder weniger ‚richtigem' Faktenwissen und emotionalen Einstellungen ..., sondern (haben wie) die Vorstellungen von Laien über Krebs aufgrund unsicherer Absicherungsmöglichkeiten z. T. auch den Charakter von Phantasien" (S. 5).

Subjektive Krankheitstheorien eignen sich daher in einzigartiger Weise für die Entwicklung von Untersuchungsmethoden individueller Wirklichkeiten. Diese Wirklichkeiten sind Außenstehenden aus vielen Gründen schwer zugänglich. Sie verwandeln sich ständig. Wir sind immer selbst ein Teil von ihnen, und wir haben oft aus verschiedenen Gründen ein starkes Interesse, uns nicht so zu sehen, wie wir wirklich sind.

Die Entwicklung einer „Anatomie und Physiologie" individueller Wirklichkeiten hat daher auch mit Schwierigkeiten zu kämpfen, die in dem Untersucher selbst liegen: „Bei ihm spielen Ängste und wahrnehmungsverengende Mechanismen der Angstbewältigung ... eine weit größere Rolle, als dies gemeinhin eingestanden wird" (S. 46).

Der Autor spricht aus der Erfahrung eines Arztes und Psychologen, der jahrelang krebskranke Patienten und deren Angehörige betreut und begleitet hat. „Moralische Einbildungskraft" ist bei Schicksalen von Romanfiguren leichter zu praktizieren als angesichts der konkreten Schicksale unserer Mitmenschen. Es ist leichter, der Fürst Andrej in *Krieg und Frieden* oder der Mörder der alten

Wucherin in *Schuld und Sühne* zu „sein" als der nahe Angehörige eines Krebskranken oder als der Kranke selbst. Aber Romane können gerade deswegen eine wichtige propädeutische Funktion für künftige Ärzte haben.

In diesem Zusammenhang stellt sich eine Frage, die für jede Überlegung, wie ein medizinisches Curriculum aufgebaut sein sollte, eine zentrale Bedeutung hat: Inwieweit behindert oder verhindert affektive Betroffenheit rationales Urteilen und Handeln, oder inwieweit ist sie unerläßlich, um Informationen über einen anderen Menschen zu vermitteln, welche rationales Urteilen und Handeln erst möglich machen?

Heute werden künftige Ärzte in allen Industrienationen einem mehrjährigen, konsequent geplanten und konsequent durchgeführten Desensibilisierungsverfahren ausgesetzt. Wenn man daran etwas ändern will, muß man konkrete Vorstellungen darüber haben, wie mit der Fähigkeit, Leiden und Angst mitzuerleben, die Fähigkeit entwickelt werden kann, das Erlebte zu reflektieren und damit den Abstand zu gewinnen, der erforderlich ist, wenn man das Erlebte für sein diagnostisches und therapeutisches Handeln nutzen will.

Für ein Curriculum, in dem moralische Einbildungskraft in diesem Sinne ein Lernziel bilden soll, könnte die hier vorgelegte Untersuchung über subjektive Krankheitstheorien eine Anleitung zur Einübung dieser Fähigkeit sein.

Freiburg i. Br., im September 1986   Thure von Uexküll

Vorwort

Die Inhaltsanalyse der Sprache von Menschen, die im systematisch vertiefenden Explorationsgespräch ihre persönlichen Theorien über Krebserkrankungen entfalten, bietet differenzierte Möglichkeiten, assoziatives Erleben, Phantasien und emotionale Konnotationen (Nebenbedeutungen) deutlich zu machen, die beim Denken an Krebserkrankungen eine Rolle spielen. Mit dieser Forschungsmethode kann auch untersucht werden, welche Bedeutung die subjektiven Krankheitstheorien von (nicht selbst an einer Krebserkrankung leidenden) Menschen für das präventive Gesundheitshandeln haben, insbesondere für die Bereitschaft zur Beteiligung an Krebs-Früherkennungsuntersuchungen. Ferner gewinnen wir wichtige Aufschlüsse darüber, wie sich das subjektive Erleben von Krebserkrankungen auf die Beziehungen zwischen Erkrankten und ihren Mitmenschen auswirkt.

Die Studie wurde in einem von mir geleiteten mehrjährigen Forschungsseminar zur „subjektiven Krankheitstheorie" an der Abteilung Psychotherapie und Medizinische Psychologie der Psychosomatischen Universitätsklinik Heidelberg in allen Einzelheiten konzipiert, durchgeführt und diskutiert. Zu dieser Projektgruppe gehörten meine Kollegen/Kolleginnen Hermann Faller, Ute Michel, Stefan Schilling, Renate Daniel und Annelie Völcker. Stefan Schilling danke ich speziell für seine kreative Mitarbeit bei der Kategorienentwicklung und für die elektronische Datenverarbeitung sowie für seine Hilfe bei deren Darstellung im Ergebnisteil.

Wer sich ernsthaft auf psychoonkologische Probleme einläßt, erlebt schon bald an den eigenen Gedanken, Gefühlen, auch Träumen und Tagträumen, wie vielschichtig und belastend Themen wie „Krebs" und „Angst" sein können. Viele Freunde, Kollegen, Patienten, akademische Lehrer und auch Studenten haben mir dabei geholfen, mit solchen Belastungen umzugehen und einen eigenen Standort in der Medizin zu finden. Ich möchte hier nur einige nennen, von denen ich persönliche Ermutigungen oder auch wichtige Gedanken aufgenommen habe: Marita Verres-Muckel, Hermann Lang (sein sprachphilosophisches Denken war für mich sehr anregend, und er hat als Direktor der Abteilung Psychotherapie und Medizinische Psychologie der Psychosomatischen Universitätsklinik Heidelberg meine Forschungsarbeiten nachhaltig unterstützt), Walter Bräutigam, Helm Stierlin, Peter Hahn, Almuth Sellschopp, Reinhold Schwarz und die Mitarbeiter der psychosozialen Nachsorgeeinrichtung an der Chirurgischen Universitätsklinik Heidelberg, Ursula Mecke, Thomas Herzog, Ina Lopau, Susanne Bregulla, Ludwig Janus, Margit von Kerekjarto, Uwe Koch, Dieter Beckmann, Monika Hasenbring, Julian Christopher Kübler, Jutta Dornheim, Thure von Uexküll. Speziell zur „subjektiven Theorie" konnte ich an die Arbeiten von Norbert Groeben, Brigitte Scheele und Gabriele Gloger-Tippelt vom Psychologischen Institut der Universität Heidelberg sowie von Hans Becker von der Psychosomatischen Universitätsklinik in Heidelberg anknüpfen.

Den Krebskranken und ihren Angehörigen, mit denen ich Beratungsgespräche führte, verdanke ich wichtige Erlebnisse beim gemeinsamen Umgang mit Ängsten und Tabus, aber auch mit Offenheit und gegenseitigem Vertrauen.

Den für diese Studie befragten Patienten dreier allgemeinärztlicher Praxen und den Allgemeinärzten, die monatelange Störungen ihres Praxisablaufs akzeptierten, danke ich für ihre Kooperation. Da den Patienten strikte Anonymität zugesichert wurde, kann ich auch die Namen dieser drei ärztlichen Kollegen hier nicht nennen.

Die Transkripte der Explorationen wurden zuverlässig erstellt von Monika Schröder und später von Edelgard Sopper, die als Projektsekretärin auch die weiteren Schreibarbeiten durchführte.

Eine Voruntersuchung zur affektpsychologischen Teilstudie mit dem Gottschalk-Gleser-Verfahren wurde ermöglicht durch eine Sachbeihilfe der Deutschen Forschungsgemeinschaft (Ve 93/1-1). Die Hauptstudie wurde vom Bundesministerium für Jugend, Familie und Gesundheit mit einem finanziellen Zuschuß gefördert (Az. 344.4719-2). Besonders danke ich Frau Dr. Gabriele Hundsdörfer von der Geschäftsstelle „Gesamtprogramm zur Krebsbekämpfung" für ihre Unterstützung.

Die gegenwärtig im Kontext der Universitätsforschung üblichen Wissenschaftssprachen werden der existentiellen Bedeutung der Themen „Krebserkrankung" und „Angst" gewiß nur ansatzweise gerecht. Dies gilt für die medizinische Fachsprache ebenso wie für die in diesem Forschungsbericht stellenweise anzutreffende medizinpsychologische Fachsprache. Beide verlangen dem Leser eine gewisse Bereitschaft ab, sich auf eine gerade gängige Fachterminologie einzulassen. Ich bitte hierfür um Verständnis.

Falls das Buch auch Krebskranken oder ihren Angehörigen in die Hände gelangt, bitte ich, auftauchende Fragen z.B. mit dem Hausarzt oder auch mit dem Krebsinformationsdienst (KID) am Deutschen Krebsforschungszentrum, Heidelberg (Tel. 06221-410121), zu klären. Auch ich selbst bin zu Gesprächen bereit.
Den zuständigen Mitarbeitern des Springer-Verlages danke ich sehr für die sorgfältige Zusammenarbeit.

Heidelberg, im September 1986   Rolf Verres

Inhaltsverzeichnis

Abkürzungsverzeichnis

AA	ambivalente Aggressivität (s. S. 225)
AGG	Gesamtaggressivität (s. S. 225)
AOA	außengerichtete offene Aggressivität (s. S. 225)
AVA	außengerichtete verdeckte Aggressivität (s. S. 225)
B	Befragter (in Transkriptionsauszügen verwendete Abkürzung)
BMFT	Bundesministerium für Forschung und Technologie
BMJFG	Bundesministerium für Jugend, Familie und Gesundheit
HLC	„health locus of control" (s. S. 32)
I	Interviewer (in Transkriptauszügen verwendete Abkürzung)
IA	innengerichtete Aggressivität (s. S. 225)
IPC-Skalen	I = „internal", P = „powerful others", C = „chance" (s. S. 104)
KA	Kontrollattribution (s. S. 26 u. 104)
KFU	Krebsfrüherkennungsuntersuchung
p	„probability" (statistische Wahrscheinlichkeit)
UV	Ultraviolettstrahlung
V	Variable (fortlaufende Numerierung laut Anhang A 9)

Teil I

Forschungsüberblick. Subjektive
Krankheitstheorie und Gesundheitsverhalten

1 Einführung

Bei der Arbeit an diesem Buch wurde uns immer deutlicher, wie wichtig es ist, an den Schnittstellen von Prävention, Früherkennung, ärztlicher Versorgung und Rehabilitation noch viel konsequenter als bisher *interdisziplinär* zu denken. Wie der Heidelberger Psychosomatiker Peter Hahn (1983) in einem Beitrag über „Interdisziplinarität und psychosomatische Medizin" betont, wird echte Interdisziplinarität erst dann möglich sein, wenn die einzelnen Fachleute bereit sind, sich zumindest zeitweilig und partiell mit den ihnen zunächst fremden wissenschaftstheoretischen und methodischen Denkansätzen der jeweiligen Nachbardisziplinen zu *identifizieren*. Interdisziplinarität in diesem Sinne bedeutet also „eine bestimmte Form des methodischen Problembewußtseins, das sich aus der Einsicht in die Möglichkeiten und Begrenztheiten der einzelnen Ansätze zur Frage nach neuen Lösungsmöglichkeiten entwickelt" (Hahn 1983). Am Beispiel einiger Effizienzprobleme im Bereich der Präventiv- und Früherkennungsmedizin soll einleitend aus medizinpsychologischer Sicht die Notwendigkeit interdisziplinären Denkens verdeutlicht werden.

Die Effizienz ärztlicher Bemühungen im Bereich von Krebsprävention und Krebsfrüherkennung hängt von der Beteiligung der angesprochenen Bevölkerungsgruppen ab. Ärztliche Initiativen zu einer besseren Aufklärung der Bevölkerung über Ursachen und Beeinflussungsmöglichkeiten von Krebserkrankungen verfolgen entsprechend zwei Ziele:

- einen Abbau diffuser Krebsängste zugunsten einer Förderung „rationaler" Orientierungs- und Verhaltensmuster,
- eine Stimulierung der Bereitschaft zur Teilnahme an Krebsfrüherkennungsuntersuchungen.

In medizinpsychologischer Hinsicht stehen diesen Bemühungen verschiedene Schwierigkeiten gegenüber.

1) Aus der Complianceforschung ist bekannt, daß viele Patienten sich nicht an die Ratschläge von Ärzten und Gesundheitserziehern halten, da sie zur Ätiologie und zur Beeinflußbarkeit von Krankheiten gänzlich eigene Vorstellungen („subjektive Krankheitstheorien") haben, die es ihnen schwer machen, Handlungsanweisungen des Arztes in ihr eigenes Denken als „verständlich", „einleuchtend", „passend" zu integrieren. Je größer die Diskrepanz zwischen den Auffassungen des Arztes und den vorbestehenden Auffassungen des Laien ist, desto geringer ist die Wahrscheinlichkeit einer Einstellungsänderung durch die Aufklärungsmaßnahme. Ab einer bestimmten Ausprägung der Diskrepanz ist sogar damit zu rechnen, daß durch den gesundheitserzieherischen Beeinflussungsversuch ein unerwünschter paradoxer Effekt eintritt, indem sich die vorbestehenden Einstellungen der Laien noch stärker verfestigen, statt sich im ärztlicherseits erwünschten Sinne zu verändern (Linden

1980). Der Arzt und Gesundheitserzieher muß die Laientheorien kennen, wenn er sie beeinflussen will.

2) Über die Laienvorstellungen zum Krebsproblem, an die bei gesundheitserzieherischen Aufklärungsmaßnahmen angeknüpft werden sollte, liegt nur wenig gesichertes Wissen vor. Es ist daher notwendig, möglichst präzise Erkenntnisse darüber zu gewinnen,

- welche Vorstellungen zu Ätiologie und Beeinflußbarkeit von Krebserkrankungen sich in der Bevölkerung in den letzten Jahren herausgebildet haben,
- ob sich diese „subjektiven Krebstheorien" nach bestimmten Mustern psychologisch ordnen lassen und
- mit welchen dieser subjektiven Krebstheorien gegenwärtig am häufigsten zu rechnen ist.

3) Ferner ist eine präventive Verhaltensbereitschaft um so eher zu erwarten, je stärker Menschen meinen, daß ihre Gesundheit eher vom eigenen Verhalten als von unbeeinflußbaren Krankheitsprozessen oder äußeren Umständen abhängt.

Wir wissen noch wenig darüber, wovon es abhängt, ob jemand der gesundheitserzieherischen Aussage glaubt, daß man auch selbst einen präventiven Einfluß auf Krebsrisiken ausüben kann.

In den letzten Jahren wurde in der Psychologie das Konzept der „internalen Kontrollüberzeugung" weiterentwickelt (Krampen 1982; Mielke 1982), womit, vereinfacht ausgedrückt, das Ausmaß der von einem Menschen empfundenen eigenen Einflußmöglichkeiten auf Ereignisse gemeint ist. Dieses Konzept haben wir für die Erforschung der subjektiven Vorstellungen zur Beeinflußbarkeit von Krebserkrankungen nutzbar gemacht. So vermittelt dieses Buch neue Erkenntnisse darüber, inwieweit Laien die Entstehung und die Verläufe von Krebserkrankungen als innerhalb (internal) oder außerhalb (external) des eigenen Einflußbereichs liegend beurteilen.

4) Die von Ärzten an die Bevölkerung gerichteten Verhaltenswünsche zur Verbesserung der Krebsprävention beziehen sich auf zwei psychologisch sehr unterschiedliche Verhaltensbereiche:

a) den alltäglichen persönlichen Gesundheitsschutz als Expositionsprophylaxe gegenüber Karzinogenen in Ernährung, Rauchgewohnheiten, Vermeidung von UV-Strahlen usw. im Sinne primärer Prävention,
b) die Symptomaufmerksamkeit, bei Frauen regelmäßige Selbstuntersuchung der Brust, und Beteiligung an Krebsfrüherkennungsuntersuchungen im Sinne sekundärer Prävention.

Während die Inanspruchnahme medizinischer Untersuchungsangebote im Sinne sekundärer Prävention absichtlich erfolgen muß, d.h. jeweils immer wieder eines willentlichen Entschlusses bedarf, sind die zur primären Prävention gehörenden Verhaltensweisen und -unterlassungen wahrscheinlich großenteils in krebsunspezifischen Lebensgewohnheiten verankert.

Beeinflussungsversuche dieser beiden verschiedenen Erscheinungsformen des Gesundheits- und Krankheitsverhaltens müssen also an unterschiedliche Voraussetzungen bei den angesprochenen Laien anknüpfen und zugleich Verbindungen zwischen beiden Aspekten herstellen. Dies wird um so eher gelingen, je besser bekannt ist, ob und in welcher Hinsicht Laien überhaupt Verbindungen zwischen ihrem gewöhnlichen Alltagsverhalten, Möglichkeiten des Gesundheitsschutzes und ihren subjektiven Vorstellungen über Krebserkrankungen wahrnehmen.

5) Laienvorstellungen über Krebserkrankungen können als Grundkonzepte verstanden werden, die bei tatsächlichem Betroffenwerden, d.h. bei einer entsprechenden Diagnoseeröffnung, blitzartig beim Patienten aktualisiert werden und nun den Bezugsrahmen darstellen, in dem der betroffene Patient fortan alle ärztlichen Äußerungen und Maßnahmen wahrnimmt und für sich verarbeitet. Für den Arzt ist es somit hilfreich, diese Laienvorstellungen zu kennen und zu verstehen.

6) Genauere Kenntnisse der subjektiven Krebstheorien geben uns ferner Aufschluß über das „Image" von Krebspatienten und deren eventuelle soziale Stigmatisierung. Entsprechende Erkenntnisse sind wichtig für das Verständnis der psychosozialen Situation von Krebspatienten und für den Umgang mit Krebspatienten in Therapie und Nachsorge. Sie haben aber auch, wie wir anhand zahlreicher Beispiele sehen werden, eine wichtige und bisher zu stark vernachlässigte Bedeutung für das präventive Gesundheitshandeln.

7) Wir glauben, daß es sich bei den subjektiven Krankheitstheorien nicht einfach um eine Anhäufung von mehr oder weniger „richtigem" Faktenwissen und emotionalen Einstellungen handelt, sondern daß die Vorstellungen von Laien über Krebs aufgrund unzureichender Absicherungsmöglichkeiten z.T. auch den Charakter von Phantasien haben. Bereits im Vorfeld von Krebserkrankungen, also auch bei der Entscheidung für oder gegen eine Krebsfrüherkennungsuntersuchung, lassen sie sich oft erst dann zureichend verstehen, wenn man sie als momentanes Ergebnis eines spezifischen Motivationskonflikts begreift.

Das Buch hat 3 Teile.

Im I.Teil (Kap. 1-9) wird anhand einer Diskussion des internationalen Forschungsstandes ein Bezugsrahmen abgesteckt, der der Komplexität der oft widersprüchlich und inkonsistent wirkenden Laientheorien über Krebs zumindest annäherungsweise gerecht werden soll, damit deren Bedeutung für das tatsächliche Gesundheitshandeln besser verstanden werden kann. Der relativ große Umfang dieser Analyse ergibt sich aus der Tatsache, daß wir bisher trotz 10jähriger Beschäftigung mit diesem Thema im internationalen Schrifttum keine einzige medizinpsychologische Arbeit ausmachen konnten, die einen theoretischen Bezugsrahmen zur Ordnung des unübersichtlichen Bestandes von Einzelstudien geliefert hätte. Der I.Teil der vorliegenden Studie hat daher den Charakter einer Kurzmonographie über die subjektiven Theorien von Laien zur Krebserkrankung, zur Ätiopathogenese und zur Krebsbekämpfung sowie über die wichtigsten methodischen Möglichkeiten ihrer wissenschaftlichen Erforschung.

Ausgehend von einer kurzen Darstellung der Grundgedanken präventiver Krebsbekämpfung (Kap. 2 und 3) wird ein an der psychologischen Attributionstheorie orientiertes neues Konzept für das empirische Studium der Motivation zur Krebsvorsorge entwickelt (Kap. 4).

Bei der theoretischen Analyse von Voraussetzungen der Motivation zur Krebsfrüherkennungsuntersuchung verfolgen wir insbesondere das Ziel, das in der medizinpsychologischen und psychosomatischen Forschung bisher erst in Ansätzen entwickelte Konzept der „subjektiven Krankheitstheorie" auch unter wissenschaftstheoretischen Gesichtspunkten zu betrachten und dadurch zu seiner Weiterentwicklung beizutragen (Kap. 5). Wir sind davon überzeugt, daß sich hier in jüngster Zeit eine methodisch fruchtbare Forschungsrichtung aufgetan hat, die der Komplexität subjektiver Stellungnahmen zu Fragen von Krankheit und Gesundheit weit besser gerecht wird, als es die bisher vorherrschende – meist weitgehend unsystematische – Variablenpsychologie vermochte.

Wir gehen dabei von der Grundannahme aus, daß die Bereitschaft eines Menschen, sich einer Krebsfrüherkennungsuntersuchung zu unterziehen, immer bedeutet, sich überhaupt auf den psychologischen Assoziationsbereich „Krebserkrankung" einzulassen. Diese Bereitschaft ist nur teilweise als Ergebnis einer einfachen rationalen Entscheidung anzusehen. Sie impliziert auch viele intuitive Reaktionen, die nur durch einen komplexen Forschungszugang erfaßbar sind. Ein eigenes Kapitel ist daher den Beziehungen zwischen subjektiven Krankheitstheorien und der Emotionsverarbeitung gewidmet (Kap. 6).

Am Schluß des I. Teils werden auch klinische Aspekte subjektiver Theorien über Krebs in die Diskussion einbezogen (Kap. 7–9). Deren Relevanz für das präventive Gesundheitsverhalten mag vielleicht auf den ersten Blick nicht unmittelbar einleuchten. In den meisten Studien über die Motivation zur Krebsvorsorge wurden diese Aspekte bisher nicht berücksichtigt. Wir werden jedoch den Leser davon zu überzeugen versuchen, daß gerade die Verarbeitung miterlebter Krebserkrankungen eine wichtige Bedeutung auch für die subjektiven Theorien zur Krebsprävention, insbesondere zur Krebsfrüherkennung hat. Wenn man einen Menschen auf die Möglichkeit zur Krebsfrüherkennungsuntersuchung anspricht, wird dieser Mensch in seiner gedanklichen Auseinandersetzung mit dieser Möglichkeit gedankliche Antizipationen vornehmen, die sich auf *alle möglichen Folgen* dieser Untersuchung beziehen, nämlich – angesichts der ja immer prinzipiell gegebenen Möglichkeit einer Krebsdiagnose – auch auf eine mögliche eigene Patientenkarriere als Krebskranker. Dabei werden auch seine Erinnerungen an evtl. miterlebte oder vom „Hörensagen" bekanntgewordene Patientenschicksale eine Rolle spielen.

Im II. Teil wird am Beispiel unserer eigenen empirischen Studie methodenkritisch aufgezeigt, welche Schwierigkeiten mit dem Ziel verbunden sind, einen validen und reliablen Zugang zu dem zu entwickeln, was Menschen über präventive Krebsbekämpfung und mögliche eigene Verhaltensbeiträge „wirklich" denken (Kap. 10-13). Die ebenfalls verhältnismäßig ausführliche Herleitung der von uns entwickelten Forschungsinstrumente halten wir für notwendig, weil bisher zu häufig unhinterfragt davon ausgegangen wurde, man könne die subjektiven Sinnstrukturen von Menschen zu belastenden Themen durch einfache Befragung (z. B. im demoskopischen Stil) ermitteln.

Ausgehend von der im I. Teil vorgenommenen psychologischen Inhaltsanalyse haben wir in fokussierten Interviews mit 104 nicht an Krebs erkrankten Patienten allgemeinärztlicher Praxen in 3 Orten Baden-Württembergs die subjektiven Bedeutungen, Phantasien und affektiven Reaktionen der Befragten zu den Vorstellungsinhalten „Krebserkrankung" und „Beeinflußbarkeit von Krebserkrankungen" exploriert. Zusätzlich legten wir unseren Befragten Skalen zur Kontrollattribution sowie weitere Erhebungsinstrumente während der Exploration vor.

Wegen technischer Defekte waren 3 der Interviews nicht auswertbar. Die Beschränkung auf etwa 100 Interviews ermöglichte uns eine umfangreiche Erhebungs- und Auswertungsmethodik heuristischen Charakters, die den Verzicht auf Repräsentativität im demoskopischen Sinne aufwiegt. Unsere Erhebungsmethodik geht insofern entschieden über bisherige Ansätze hinaus, als erstmals versucht wird, mit Hilfe einer aufwendigen sprachinhaltsanalytischen Forschungsmethodik annäherungsweise das gesamte psychologische Assoziationsfeld der Vorstellungen von Laien zur Krebsbekämpfung auszuloten. Da sich diese sprachinhaltsanalytische Auswertungsmethodik – im Grunde einem umfangreichen Assoziationsexperiment entsprechend – vorwiegend auf transkribierte Spontanschilderungen stützte, stellte unsere Stichprobe von ca. 100 Personen einen brauchbaren Kompromiß zwischen ausreichendem Umfang einerseits (die von uns inhaltsanalytisch ausgewerteten transkribierten Sprachproben hatten ein Gesamtvolumen von 2446 Seiten) und Überschaubarkeit andererseits dar, so daß ein Eingehen auf subjektive Argumentationsstrukturen und Phantasien in Form von Kasuistiken noch möglich war.

Für die Auswertung entwickelte unsere sechsköpfige Projektgruppe ein aus 292 Kategorien bestehendes sprachinhaltsanalytisches Kodiersystem. Dabei war, bildhaft gesprochen, unser Bestreben, die „Maschen" dieses Kategoriensystems so eng zu gestalten, daß möglichst wenig Bedeutungsvolles hindurchfallen konnte. Den besonderen Vorzug dieses Kategoriensystems sehen wir darin, daß es „kontextsensitiv" ist. Alle Kategorisierungen der gewonnenen sprachlichen Äußerungen konnten immer in Bezug auf einen jeweils definierten sprachlichen Kontext („Bedeutungshorizont") in Form umschriebener Auswertungseinheiten vorgenommen werden. Wie wir am Beispiel von Ansteckungsphantasien und ihren oft metaphorischen Bedeutungsdimensionen, ferner auch am Beispiel der präventiven Verhaltensbereitschaft demonstrieren werden, wirken die subjektiven Krankheitsbedeutungen oft nur deshalb „inkonsistent", weil sie sich auf unterschiedliche subjektive Relevanzbereiche beziehen, die unabhängig voneinander und unverbunden nebeneinander bestehen können und daher, wenn man sie von außen betrachtet, nicht immer als „logisch" geordnet empfunden werden.

Im III. Teil des Buchs werden die Ergebnisse, gegliedert nach thematischen Relevanzbereichen, vorgestellt.

Wir beginnen mit unserer sprachinhaltsanalytischen Auswertung der gewonnenen Spontanschilderungen miterlebter Krebserkrankungen. Hierbei interessieren uns besonders die mögliche Thematisierung und die Konnotationen der „Vorsorge" (Kap. 15). Es folgen Auswertungen von Phantasien zum „Wesen" von Krebserkrankungen (Kap. 16) und zur Ätiopathogenese (Kap. 17). Vorstellungen zur Beeinflußbarkeit von Krebs (Kontrollattributionen) sowie zu eigenen Verhaltensmöglichkeiten werden getrennt voneinander für die Bereiche primäre Prävention (Verhütbarkeit), sekundäre Prävention (Früherkennung, Symptomaufmerksamkeit) und Therapierbarkeit ausgewertet (Kap. 18–20). Im 21. Kapitel werden einige Schritte der Datenreduktion vorgestellt. Das 22. Kapitel ist den Vorstellungen über mögliche soziale Folgen von Krebserkrankungen gewidmet. Diese Ergebnisse sind besonders aufschlußreich für das soziale „Image" von Krebskranken und auch für die inhaltlichen Bedeutungen des Assoziationsfeldes „Krebserkrankung" überhaupt.

Deren affektive Konnotationen werden im 23. Kapitel anhand eines speziellen, von Gottschalk und Gleser entwickelten affektanalytischen Verfahrens untersucht. Grundlage waren vollständige wörtliche Transkripte mit einem Gesamtumfang von 102154 Wörtern (Spontanäußerungen) aus den narrativen Interviewpassagen über insgesamt 83 von unseren Befragten miterlebte Krebserkrankungen, die allesamt anhand eines – bereits in zahlreichen internationalen Studien erprobten – affektpsychologischen Kodiersystems kategorisiert, ausgezählt und statistisch verarbeitet wurden.

In den Abschlußkapiteln des Buchs werden die wichtigsten Merkmale hoher präventiver Verhaltensbereitschaft bezüglich der Krebserkrankungen zusammengestellt sowie die Ergebnisse im Zusammenhang hinsichtlich ihrer Bedeutung für das intentionale Gesundheitshandeln diskutiert.

Zur Erleichterung der Orientierung findet der Leser am Ende der Kapitel 2–26 jeweils eine Zusammenfassung. Wer an dargestellten statistischen Details nicht interessiert ist, kann diese ohne weiteres bei der Lektüre überschlagen.

2 Grundgedanken der präventiven Krebsbekämpfung

2.1 Entstehung und Bedeutungswandel des Präventivgedankens

Die subjektiven Laientheorien über Krankheiten, Gesundheit und Prävention haben ihre Wurzeln in unterschiedlichen Erfahrungsbereichen des Alltagslebens. Wir können nicht davon ausgehen, daß die Krankheitstheorien der Laien den jeweiligen Wissensstand der medizinischen Forschung widerspiegeln. Dieser ist zwar, v. a. bezüglich der besonders bedrohlichen Krankheiten, seit jeher ein Thema des „öffentlichen Interesses", d. h. seine Veränderungen werden mit einer besonderen Aufmerksamkeit von der Bevölkerung und ihren Meinungsführern zur Kenntnis genommen. Die gesellschaftliche Verbreitung der – auch innerhalb des Medikalsystems meist keineswegs homogenen – Wissensveränderungen erfolgt dabei jedoch zeitlich verzögert und selektiv. Die „gesellschaftlichen Wissensvorräte" über Krankheiten – und ebenso die subjektiven Krankheitstheorien der einzelnen Laien – enthalten daneben auch tradierte Elemente des Wissens und Glaubens, die aus der aktuellen Perspektive von Fachleuten teilweise als „überholt" gelten können, dem Laien aber vertraut erscheinen (vgl. Berger u. Luckmann 1980; Dornheim 1983). Der einzelne übernimmt also nicht einfach das jeweils neueste Wissensangebot, und er „vergißt" auch nicht einfach sein Vorwissen bei der Aufnahme neuer Informationen. Es findet vielmehr eine kognitive Auseinandersetzung statt, die am besten mit den von Piaget (1945) geprägten Begriffen der Assimilation und Akkomodation bezeichnet werden kann. Mit *Assimilation* ist die (immer selektive) Aufnahme und Einordnung neuer Informationen in bestehende kognitive Schemata gemeint, mit *Akkomodation* die allmähliche Umstrukturierung dieser Schemata gemäß den Gegebenheiten der Umwelt. Einige Vorbemerkungen zum historischen Bedeutungswandel des Präventivgedankens sind daher angezeigt.

Die Entwicklung von Gesundheitslehren in menschlichen Heilkulturen betraf, wie Schipperges (1977, S. 550 ff.) zeigt, von Anfang an den Zusammenhang zwischen persönlicher Gesundheitspflege und der Kultur der Gemeinschaft. Die individuelle Lebensführung wurde schon in archaischen Kulturen auch in gesundheitlicher Hinsicht durch vielerlei Normen gesellschaftlich beeinflußt. In der europäischen Antike erlangte die präventive Gesundheitspflege v. a. als Körperertüchtigung einen hohen Stellenwert, insbesondere zu denjenigen Epochen, in denen Werte wie Expansion, Gedeihen, produktives Werden und schöpferische humane Selbstverwirklichung, aber auch militärische Überlegenheit allgemein als wichtig angesehen wurden (Wain 1970, S. 15–29; Schipperges 1977, S. 551 ff.). Als *Diätetik* entwickelte sich in der Antike ein Verständnis allgemeinen Gesundheitshandelns, das als Teil des allgemeinen gesellschaftlichen Handelns von heterogenen Intentionen der allgemeinen Lebensführung überlagert war. So bedeutete die körperliche Reinigung vor einem Tempelbesuch eine ganzheitliche leibseelische Vorbereitung auf die Gottesbegegnung; zugleich hatte sie die latente Funktion körperlicher Gesunderhaltung (Ridder 1984, S. 51). Manche Formen des Gesundheitsverhaltens waren schon hier gleichzeitig in verschiedenartige Bezugssysteme eingebettet.

Im Mittelalter führten die häufigen verheerenden Epidemien zum Wiederaufleben der archaischen Vorstellung, Krankheiten seien als göttliche Strafen hinzunehmen und hauptsächlich durch Fasten und Beten zu bekämpfen. Eine wichtige Präventivmaßnahme für die Allgemeinheit bestand darin, den einzelnen „unsauberen", d. h. von Pocken, Lepra oder Pest heimgesuchten Aussätzigen *auszusondern*.

Mit dem Aufkommen von Syphilis und Typhus während der Renaissance konnten bereits in ganz Europa primärpräventive Gesetze durchgesetzt werden (Wain 1970, S. 95). Der englische Arzt Thomas Sydenham (1624–1689) erarbeitete erste Konzepte zur *Spezifität* einzelner Krankheiten. Zu seiner Zeit entwickelte sich auch bereits eine differenzierte Bevölkerungs- und Gesundheitsstatistik mit dem Ziel einer gesamtgesellschaftlich koordinierten Kontrolle der ansteckenden Krankheiten. Im Zusammenhang mit der Bekämpfung von Pockenepidemien entstand das Konzept der präventiven *Immunisierung*. Es hatte weltweit eine epochale Bedeutung für den menschlichen Umgang mit Krankheitsrisiken. Die Pockenschutzimpfungen wurden allerdings zugleich von verschiedenen religiösen Gemeinschaften als ein frevelhaftes Aufbegehren gegen göttliche Strafen bekämpft: ein bezeichnendes Beispiel für einen Konflikt zwischen Laientheorien und professionell-medizinischen Intentionen (Wain 1970, S. 187).

Die später in Europa wieder aufkommende Idee einer *systematischen Gesundheitserziehung* wurde besonders durch die französische Aufklärung vorangetrieben, die ja eine intensive Diskussion des Verhältnisses von Mensch und Umwelt mit sich brachte. Es entstanden zahlreiche Versuche, die Prinzipien einer hygienischen Lebensweise auch der breiteren Bevölkerung nahezubringen (Schipperges 1977, S. 557 f.).

In den Industriegesellschaften wurden die übertragbaren akuten Krankheiten auf einen Bruchteil des gesamten Krankheitsspektrums zurückgedrängt. Zunehmend wurden Konzepte für die präventive Bekämpfung auch der nichtübertragbaren chronischen Krankheiten entwickelt. Zugleich richtete sich das medizinische und gesundheitspolitische Interesse auch auf die Erforschung der *Übergangsstadien* zwischen Gesundheit und Krankheit sowie auf das Konzept der *multifaktoriellen Genese* und auf *Risikofaktoren* von Krankheiten (vgl. Schäfer u. Blohmke 1978; Oeser 1979).

Damit kristallisierten sich 2 Hauptstrategien der präventiven Krankheitsbekämpfung heraus. Die *primäre Prävention* beinhaltet alle Maßnahmen, die eine *Entstehung* von Krankheiten verhindern sollen. Die *sekundäre Prävention* beinhaltet alle Maßnahmen, die zur *Früherkennung* von Krankheiten in ihren noch symptomarmen Stadien führen und durch rechtzeitige Intervention ein Fortschreiten der Krankheit aufhalten sollen. Früherkennung ist nicht eigentlich Prävention des Krankwerdens, sondern nur des Fortschreitens einer bereits begonnenen Erkrankung. Dem allgemeinen Sprachgebrauch folgend, sollen in den weiteren Ausführungen die Begriffe „Prävention" und „Vorsorge" zunächst als Oberbegriffe für primäre Prävention und Früherkennungsmaßnahmen verwendet werden.

Beide Hauptstrategien der präventiven Krankheitsbekämpfung erfordern sowohl eine koordinierte gesamtgesellschaftliche Entwicklung von Zielen und Methoden als auch eine aktive Mitarbeit des einzelnen. Diese Zusammenarbeit von Ärzten, Gesundheitspolitikern und jedem einzelnen Menschen setzt eine aktive gegenseitige Verständigung über die Wertigkeit von Lebenszielen und Gesundheitsvorstellungen, über den beiderseitigen Wissensstand und über die konkreten Methoden der Prävention voraus.

Nimmt beispielsweise ein Arzt an, ein bei einer Früherkennung diagnostiziertes, gerade 5 mm großes Mammakarzinom könne am wirksamsten dadurch behandelt werden, daß unverzüglich eine radikale Brustamputation durchgeführt werde, so kann er nicht ohne Rückfragen davon ausgehen, daß diese Sichtweise von der ihm gegenüberstehenden Frau geteilt wird. Es ist auch möglich, daß die Frau selbst bei klarer Abwägung aller medizinischen und psychosozialen Gesichtspunkte die Entscheidung trifft, ein vielleicht kürzeres Leben ohne Operation sei für sie persönlich erstrebenswerter als ein vielleicht längeres Leben mit der Operation. In die subjektiven Entscheidungen zu derartigen sekundärpräventiven Folgeproblemen gehen, wie wir noch ausführlich zeigen werden, emotional getönte Stellungnahmen ein, die häufig eher als intuitiv denn als rational-kognitiv bezeichnet werden müssen und keineswegs in erster Linie ein Denken in rein medizinischen Bezugssystemen widerspiegeln, sondern Fragen des persönlichen Lebensstils und des subjektiven Körperempfindens, also auch des Selbstbildes berühren.

2.2 Begründung der präventiven Krebsbekämpfung

Um eine Einstellung zur präventiven Krebsbekämpfung entwickeln zu können, muß der Laie zunächst mit dem Grundgedanken der präventiven Krankheitsbekämpfung im allgemeinen und der präventiven Krebsbekämpfung im besonderen vertraut sein. Aus wissenschaftlicher Sicht läßt sich die präventive Krebsbekämpfung wie folgt begründen.

1) *Primäre Prävention:* Das Auftreten vieler Krebserkrankungen korreliert mit sog. Risikofaktoren. Einige dieser Risikofaktoren ergeben sich aus Schadstoffen, die aus der Umwelt in den Körper gelangen. Primäre Prävention erscheint als *Expositionsprophylaxe* und als *Resistenzerhöhung* sinnvoll. Nach einer neuesten Auswertung epidemiologischer Studien durch das Bundesministerium für Forschung und Technologie (1984, S. 7 f.) werden in diesen Studien allgemein etwa 60–90 % aller Krebserkrankungen auf Umwelteinflüsse zurückgeführt. Solche Ergebnisse werden allerdings oft mißverstanden, da der Begriff der „Umwelt" nicht immer gleichsinnig benutzt wird. Oft ist nicht nur die *Makroumwelt* gemeint, der der einzelne Mensch quasi unausweichlich ausgeliefert ist, etwa hinsichtlich der geophysikalischen Strahlungen, der Verunreinigung der Atemluft oder der Nahrungsmittel, sondern auch die *Mikroumwelt,* die zumindest großenteils vom einzelnen Menschen selber gestaltet werden kann, z. B. bei der gezielten Auswahl und Zubereitung von Nahrungsmitteln, der Exposition bezüglich ultravioletter Strahlungen oder der Entscheidung für bzw. gegen das Rauchen.

2) *Sekundäre Prävention:* Maßnahmen zur Früherkennung von Krebserkrankungen sind sinnvoll, wenn die betreffende Krebserkrankung Vor- und Frühstadien mit

hinreichend eindeutig diagnostizierbaren Krankheitszeichen durchläuft, wenn die Untersuchungsmethoden zumutbar und an großen Bevölkerungsgruppen durchführbar sind, und wenn sie spezifische Anforderungen an diagnostische Zuverlässigkeit, Spezifität, Empfindlichkeit und Ökonomie erfüllen. Diese Voraussetzungen sind bei den verschiedenen Krebsarten in sehr unterschiedlichem Maße gegeben (Goerttler 1983; BMFT 1983). So sind bisher für das Lungen- und das Magenkarzinom keine in Massenscreenings einsetzbaren Früherkennungsmöglichkeiten bekannt. Beim Portiokarzinom verfügen wir über diagnostische Methoden mit sehr guter Treffsicherheit. Diese Krebsform liegt zwar erst an 5. Stelle der Krebserkrankungen; die Früherkennungsuntersuchungen haben jedoch eine sehr hohe Effektivität, d.h. die höchste Zahl verhinderter Todesfälle. (Aktuelle Überblicke finden sich bei Schneider 1985, Baurmann 1986 und Schrage u. Hillemanns 1986). Beim Hautkrebs kann man durch Symptomaufmerksamkeit auch ohne ärztliches Screening zu einer rechtzeitigen Behandlung beitragen. Auch das Mammakarzinom kann durch Symptomaufmerksamkeit, hier in Form regelmäßiger Selbstuntersuchungen der Brust, ferner durch ärztliche Palpation und durch Mammographie in Stadien erkannt werden, die sich noch nicht durch Symptome bemerkbar machen. Die ärztliche Diagnose kann beim Mammakarzinom durch systematische Früherkennung um durchschnittlich 1–1½ Jahre vorverlegt werden (Robra 1984a; Krokowski 1979; Penn u. Hendriks 1984).

2.3 Gesundheitspolitische Ansätze präventiver Krebsbekämpfung

Hinsichtlich ihrer gesamtgesellschaftlichen Funktion können Präventivmaßnahmen danach beurteilt werden, ob sie *partikularistisch* oder *holistisch* angelegt sind. Letzterer Präventionsmodus ist vom Standpunkt der Risikofaktorentheorie aus wünschenswerter und wirksamer. Er geht aber auch mit wesentlich mehr Kontrolle der Umweltgestaltung und auch der individuellen Lebensführung einher und wirft daher, wie schon die heftige öffentliche Diskussion über die Möglichkeiten einheitlicher Krebsregister zeigt, erhebliche ethische Probleme auf (zur Diskussion vgl. Wagner 1983; Wambach 1983; Neumann 1984; Elling u. Wunder 1986), ferner nahezu unlösbare Meßprobleme beim Bemühen um die notwendigen Erfolgsnachweise (Schwartz 1983).

In der Bundesrepublik Deutschland werden seit einigen Jahren die gesundheitspolitischen Ansätze zur präventiven Krebsbekämpfung auf Bundesebene durch ein „Gesamtprogramm zur Krebsbekämpfung" mit einer entsprechenden Geschäftsstelle beim Bundesministerium für Jugend, Familie und Gesundheit koordiniert. Bei diesem Gesamtprogramm soll nicht die (ohnehin wenig planbare) Grundlagenforschung, sondern die Koordination der praktischen Krebsbekämpfung im Vordergrund stehen (Essen 1980). In mehrjährigen Abständen tagende „Große Krebskonferenzen" wurden eingerichtet, in denen Fachleute und Politiker über den Inhalt und die Fortführung des Programms beraten.

Zu den gesundheitspolitischen Ansätzen der primären Prävention von Krebserkrankungen gehören u.a. die Förderung biologisch-toxikologischer und ökologisch-epidemiologischer Erforschung von Kanzerogenen sowie deren Reduzierung in der Makroumwelt einschließlich der Arbeitsplätze, die Aufklärung der Bevölkerung über Expositionsprophylaxe hinsichtlich bekannter Kanzerogene, die Bestimmung und Frühüberwachung von Risikogruppen sowie die Weiterentwicklung und Förderung der Krebsfrüherkennung (Fülgraff 1980; BMJFG 1984, S. 223–227).

Ein besonderes Problem besteht darin, daß Einzelnoxen bzw. -faktoren als Krebsursachen den Ausnahmefall darstellen. Im allgemeinen wird das individuelle Krebsrisiko eher durch komplexe Vorgänge determiniert, die mit Begriffen wie Schwellendosis, Syn- und Kokanzerogenese beschrieben werden. Hinzu kommen oft jahrzehntelange Latenzzeiten zwischen Noxenexposition und klinischer Manifestation von Krebs. Eventuell modifizierende Faktoren sind besonders schwer kalkulierbar (Schramm 1981). Daher ist es schwierig, dem einzelnen eindeutige Verhaltensempfehlungen zu geben. Aktuelle wissenschaftliche oder in Massenmedien verbreitete Vorstellungen zur Krebserkrankung und -prävention werden deshalb oft als unübersichtlich und widersprüchlich empfunden. Für den einzelnen kann es eine Überforderung sein, sein Vorwissen an die ihm jeweils neu angebotenen Informationen zu akkomodieren.

2.4 Zusammenfassung

Wie anhand eines medizinhistorischen Überblicks zur Entstehung und zum Bedeutungswandel des Präventivgedankens gezeigt wurde, entwickeln sich Laientheorien über Krankheiten und Prävention nicht automatisch parallel zum medizinischen Fortschritt. Im Gegenteil, die subjektiven Krankheitstheorien in der Bevölkerung enthalten immer auch tradierte Elemente des Wissens und Glaubens, die aus der jeweils aktuellen Perspektive von Fachleuten teilweise als „überholt" gelten können, aus der Perspektive der Laien aber noch vertraut und subjektiv sinnvoll erscheinen. Insbesondere am Beispiel von Früherkennungsuntersuchungen wurde deutlich gemacht, daß hier in die subjektiven Entscheidungen von Laien auch emotional getönte Stellungnahmen eingehen. Sie imponieren häufig eher als intuitiv denn als rational-kognitiv und spiegeln nicht in erster Linie ein Denken in rein medizinischen Bezugssystemen wider, sondern berühren zugleich Fragen des persönlichen Lebensstils, der Wertigkeit von Lebenszielen und des subjektiven Körperempfindens, also auch des Selbstbildes.

Maßnahmen zur primären Prävention von Krebserkrankungen können danach unterschieden werden, ob sie sich hauptsächlich auf die Makroumwelt oder vornehmlich auf die Mikroumwelt des einzelnen Menschen beziehen. Maßnahmen zur sekundären Prävention, d. h. zur Früherkennung von Krebserkrankungen sind bei den verschiedenen Krebsarten in unterschiedlichem Ausmaß möglich. Die wichtigsten gesundheitspolitischen Ansätze präventiver Krebsbekämpfung wurden kurz aufgezeigt.

3 Prävention als Thema für das Individuum

3.1 Ansatzmöglichkeiten des einzelnen Menschen im eigenen Lebensbereich

Der einzelne Mensch kann sich prinzipiell primärpräventiv und sekundärpräventiv verhalten. In vielen Diskussionsbeiträgen wird die Sichtweise vertreten, der einzelne Mensch sei eigentlich nur für seine individuelle Mikroumwelt zuständig, wogegen die Entwicklung von Präventivmaßnahmen in der Makroumwelt Sache „des Gesundheitssystems" sei (ausführlich dazu: Wambach 1983).

Faktisch wird jedoch auch die Gestaltung der Makroumwelt kaum von Ärzten, sondern von Interessengruppen und Mehrheiten in der Bevölkerung bestimmt. Medizinisches Wissen wirkt sich also auch hier nicht direkt aus. Sein Gewicht hängt davon ab, welche Krankheits- und Präventionstheorien sich jeweils als besonders durchsetzungsfähig erweisen, also für die gesamtgesellschaftliche Konsensbildung (etwa in Form von Gesetzgebung) „mehrheitsbildend" wirken können.

Spezielle Übersichten über Möglichkeiten des individuellen Gesundheitsschutzes im persönlichen Lebensbereich vermitteln Fülgraff (1980), James (1980), Miller (1980), Rothman (1980), Bammer (1981), Koch (1981), Cohen et al. (1982), Deutsche Krebshilfe (1983), Rosenbaum (1983), Preussmann (1984), Baurmann (1986). Folgende Ansatzmöglichkeiten werden diskutiert: Zum *Rauchen* ergaben extensive prospektive epidemiologische Studien, daß allein in den USA schätzungsweise 25–35 % der gesamten Krebssterblichkeit bei Männern und 5–10 % derer bei Frauen auf Tabakinhalation zurückzuführen sei (Hammond u. Seidman 1980).

Raucherentwöhnung ist ebenso wie Alkoholabstinenz nur in wenigen Fällen durch Aufklärungsmaßnahmen zu erreichen. Vielmehr sind systematische kombinierte Beeinflussungsprogramme aus Gruppentherapie, Techniken zur Einstellungsänderung, Arzneimitteltherapie, Aversionstechniken, Stimuluskontrolle, Selbstkontrolle und Konsequenztechniken erfolgreich (vgl. Best u. Bloch 1982; Brengelmann 1984). In den USA machen nach einer Schätzung von James (1980) Antirauchkampagnen fast 90 % der gesamten Programme zur primären Prävention von Krebs aus. Hofschneider (1980) vertritt in einer kritischen Einschätzung der Ergebnisse eines gemeinsamen Krebspräventionskongresses der American Health Foundation und der Deutschen Krebshilfe die Ansicht, Tabakrauchen sei das einzige Karzinogen, dessen Elimination für die primäre Prävention von Krebs überhaupt wirklich bedeutsam sei.

Vermeidung übermäßigen Alkoholkonsums: Die Pathogenese des Mundhöhlen-, Kehlkopf- und Ösophaguskarzinoms soll zumindest indirekt durch starken Alkoholkonsum beeinflußt werden, insbesondere – im Sinne eines Synergismus – durch Erleichterung der Absorption von Karzinogenen im Tabakrauch. Etwa 3 % der jährlichen Krebserkrankungen in den USA sollen auf Alkoholkonsum zurückgehen (vgl. Rothman 1980).

Kaum einer der zum Alkoholismus neigenden Menschen wird diese Neigung allerdings aufgrund krebsbezogener Aufklärung abbauen, da Alkoholismus seinerseits multikausal bedingt und besonders änderungsresistent ist (Übersicht bei Bammer 1981, S. 55 f.). Appelle zur Verhaltensänderung werden also in vielen Fällen die betreffenden Menschen, die sich als alkohol*abhängig* erleben, lediglich noch weiter in Konflikte und Schuldgefühle verstricken. Aus epidemiologischer Sicht meint auch Rothman (1980), daß Antialkoholismuskampagnen als Mittel der primären Prävention angesichts der nachgewiesenen Interaktion von Alkohol mit Tabak und angesichts der relativ geringen epidemiologischen Bedeutung wenig erfolgversprechend sein dürften.

Hinsichtlich der *Auswahl und Zubereitung von Nahrungsmitteln* (deren Anteil an den bisher bekannten Krebsursachen allein auf ca. 35% geschätzt wird; BMFT 1983) sind die epidemiologischen und experimentellen Befunde aufgrund von Meßproblemen widersprüchlich. In einer Übersicht von Preussmann (1984) finden sich folgende Hinweise: Die übermäßige Aufnahme von Fetten könne Tumoren der Mamma und des Darms beschleunigen; eine verminderte Aufnahme von Ballaststoffen (Zellulose, Lignine, Pentosane etc.) solle das Darmkrebsrisiko erhöhen; Ergebnisse über die diskutierte Bedeutung eines Mangels an den Vitaminen A, C und E seien durchweg umstritten; die Hauptbelastung erfolge aus solchen Nahrungsmitteln, die durch Sedimentation aus der Luftverunreinigung mit polyzyklischen aromatischen Kohlenwasserstoffen, durch Pestizide und Aflatoxine (Stoffwechselprodukte von Schimmelpilzen), bestimmte Nitrosamine sowie durch Räuchern, Pökeln und starkes Rösten geschädigt sind.

Der einzelne Laie kann die meisten solcher Verunreinigungen schwerlich erkennen, zumal die Schwellenwertbestimmung selbst für den Wissenschaftler schwierig ist (vgl. auch Miller 1980; Shubik 1980; Kapfelsberger u. Pollmer 1982). Die National Academy of Sciences in den USA veröffentlichte 1982 folgende ausdrücklich als vorläufig gekennzeichnete Ernährungsempfehlungen [deutsche Zusammenfassungen finden sich bei Preussmann (1984) sowie in einer Veröffentlichung der Studie durch das Bundesministerium für Forschung und Technologie (1984)]:

a) Verminderung des Anteils gesättigter und ungesättigter Fette auf maximal 30% des Kaloriengehalts der Nahrung.
b) Die präventive Bedeutung von Obst, Gemüse und Vollkornprodukten, besonders als Träger von Ballaststoffen, wird betont.
c) Der Verzehr von gepökelten und stark gesalzenen Nahrungsmitteln sollte eingeschränkt werden.
d) Alkoholische Getränke sollten nur in gemäßigten Mengen aufgenommen werden.
e) Höhere Vitaminzufuhr sollte nicht durch Supplemente, d. h. in Form künstlicher Präparate, sondern durch höhere Zufuhr vitaminreicher Lebensmittel angestrebt werden.

Exzessive Sonnenexposition geht mit einem erhöhten Hautkrebsrisiko einher und sollte daher vermieden werden (Lischka u. Jung 1982). In den USA treten jährlich etwa 300000–400000 neue Hautkarzinome auf, die nach Auffassung von Urbach (1980) fast alle vermieden werden könnten, wenn Menschen die Sonnenexposition (einschließlich der künstlichen Ultraviolettsonnen) reduzieren würden. Derselbe

Autor erwartet ferner, daß eine Zunahme von 60% der Hautkrebsinzidenz bis zum Beginn des kommenden Jahrhunderts dadurch zu erwarten ist, daß die Ozonschicht in der Stratosphäre durch Chlorfluorkarbone und Flugzeugemissionen allmählich verändert wird.

Johnson u. Lookingbill (1984) zeigten selbst zu der einfach wirkenden Empfehlung zum Sonnenschutz in einer Mehrpunkteerhebung an 481 Personen, daß auch eine gezielte Aufklärung durch spezifische Broschüren kaum einen Einfluß auf das Expositionsverhalten und den Gebrauch von Sonnenschutzmitteln hatte. Das langfristige Ziel der Krankheitsvermeidung liegt hier meist im Konflikt mit dem kurzfristig erreichbaren Ziel „gesund" wirkenden körperlichen Aussehens. Auch hier zeigt sich ein deutlicher Konflikt zwischen Laientheorien und medizinischen Erkenntnissen.

Belastungen durch *ionisierende Strahlen* sollen etwa 3% der gesamten Krebsmortalität erklären (Jablon u. Bailar 1980). Sie werden etwa zur Hälfte auf natürliche atmosphärische Strahlen zurückgeführt, zu 40% auf Röntgenstrahlen, zu 5% auf nuklearen Fallout und zu 1% auf Kernenergieanlagen. Die Röntgenbelastung ist abhängig vom technischen Stand der Geräte, von ärztlichen Entscheidungen und zum kleinen Teil durchaus auch von der subjektiven Krankheitstheorie der Patienten. Ob beispielsweise Menschen bereit sind, sich jährlichen Röntgenreihenuntersuchungen auf Tuberkulose zu unterziehen, die Strahlenbelastungen mit sich bringen, oder ob sie statt dessen intrakutane Tuberkulinproben fordern, hängt wohl auch von ihrem Wissensstand und ihren entsprechenden Einstellungen ab (vgl. dazu Küchler 1985).

Inwieweit *immunregulatorische Defizite* und *psychosomatische* Zusammenhänge, z. B. als Entwicklung einer etwaigen prämorbiden „Krebspersönlichkeit" eine Rolle bei der Karzinogenese spielen, ist noch wenig erforscht. Auch lassen sich bisher kaum Schlußfolgerungen über den Sinn und die möglichen Methoden einer präventiven *Resistenzerhöhung des Gesamtorganismus durch Steigerung der immunologischen Abwehrkräfte* ziehen. Gezielte Forschungen zur Psychoneuroimmunologie wirken vielversprechend (Filipovich et al. 1980; Fox u. Newberry 1984). Der bisherige Wissensstand der psychosomatischen Krebsätiologieforschung muß insgesamt noch als sehr unbefriedigend bezeichnet werden, wie auch Bräutigam (1981) in einer kritischen Sichtung psychosomatischer Forschungszugänge zur Frage der Entstehung von Krebskrankheiten betonte. Ein Rundtischgespräch der Deutschen Forschungsgemeinschaft im Oktober 1984 über „psychologische und soziale Faktoren bei der Entstehung von Krebserkrankungen" förderte derart unüberwindbar wirkende forschungsmethodische Probleme zutage, daß eine Einigung über die ursprünglich anvisierte Einrichtung eines psychoonkologischen Forschungsschwerpunkts noch nicht zustande kommen konnte. Versuche, aus dem bisherigen Wissensstand der Psychoonkologie bereits Empfehlungen zu einer umfassenden primären Krebsprävention abzuleiten, entbehren gegenwärtig einer ausreichenden wissenschaftlichen Absicherung, außer hinsichtlich der wenigen oben genannten partikulären Risikoverhaltensweisen. Wir kommen auf diese Fragen noch einmal zurück.

In *sekundärpräventiver Hinsicht* kann der einzelne Mensch durch Symptomaufmerksamkeit und durch Beteiligung am Krebsfrüherkennungsprogramm, also durch regelmäßige Arztbesuche aktiv werden. Bei Frauen wird auch die regelmäßige monatliche Selbstuntersuchung der Brust empfohlen. Hinsichtlich der Symptomaufmerksamkeit wird den Laien seit vielen Jahren nahegelegt, die sog. „sieben Warnzeichen" zu beachten und bei ihrem Auftreten zum Arzt zu gehen (Neumann 1969, S.55; vgl. auch Anhang A 9, S.348): 1) ungewöhnliche Blutung oder Absonderung, 2) Knoten oder Verdickung in der Brust oder an anderer Stelle, 3) nicht heilende Wunde, 4) Störungen von seiten des Darms oder der Blase, 5) Heiserkeit oder Husten, 6) Verdauungsstörungen oder Schluckbeschwerden, 7) Veränderungen an einer Warze oder an einem Muttermal.

3.2 Beteiligung an Krebsfrüherkennungsuntersuchungen

Seit 1970 wird den Versicherten der gesetzlichen Krankenversicherungen in der Bundesrepublik Deutschland ein Krebsfrüherkennungsprogramm angeboten, das (nach der Fassung vom 1.7. 1982)

a) bei *Frauen* vom Beginn des 20. Lebensjahres an der Früherkennung von Krebserkrankungen der Brust, des Genitales, der Haut und des Rektums, sowie vom Beginn des 45. Lebensjahres an des übrigen Dickdarms dient,

b) bei *Männern* vom Beginn des 45. Lebensjahres an der Früherkennung von Krebserkrankungen des Dickdarms, der Prostata, des äußeren Genitales und der Haut dient.

Mit diesem Programm werden nach Schätzungen von Krokowski (1979) bei Frauen ca. 35% und bei Männern ca. 6% aller Krebsarten abgedeckt. Baurmann (1986) rechnete etwas optimistischer aus, 36% aller von Krebs betroffenen Männer und 67% aller von Krebs betroffenen Frauen könnten zumindest theoretisch von der Krebsfrüherkennungsuntersuchung profitieren. Jedenfalls gilt für beide Geschlechter, daß nur ein Teil der von einer Krebserkrankung Betroffenen wirklich einen persönlichen Nutzen von einer Teilnahme an der Krebsfrüherkennungsuntersuchung haben wird.

Die Effektivität der Krebsfrüherkennungsuntersuchung (KFU) hängt wesentlich davon ab, inwieweit die berechtigten Bevölkerungsgruppen tatsächlich daran teilnehmen (vgl. Schwartz u. Brühne 1980). Dem Beteiligungsverhalten der Bevölkerung an den Krebsfrüherkennungsuntersuchungen galten bereits etliche Studien. Ausführliche Zusammenstellungen und Analysen der bis 1977 veröffentlichten Ergebnisse finden sich bei Füller (1977) und Verres (1977; 1978a, b). Neueste Übersichten vermitteln die bereits mehrfach erwähnte Schrift des Bundesministeriums für Forschung und Technologie (1983) über Methoden und Strategien zur Krebsfrüherkennung sowie Robra (1984a), Schenk (1984), Kirschner (1985a) und Baurmann (1986).

Die Beteiligungsraten betrugen 1982 bei den anspruchsberechtigten Frauen 30,6% und bei den anspruchsberechtigten Männern 13,9%. Seit 1977 ist die Tendenz fallend (Robra 1984a). Betrachtet man Zweijahresintervalle, so ergeben sich höhere Beteiligungsraten. In den Jahren 1980 und 1981 beispielsweise kamen 42% der anspruchsberechtigten Frauen und 23% der anspruchsberechtigten Männer im Rahmen des Früherkennungsprogramms zum Arzt. Frauen unter 50 Jahren erreichten in diesem Intervall immerhin Beteiligungsraten von 50-60% (Robra 1984a). Diese und andere Ergebnisse, insbesondere die von Kirschner (1985, S.46-63) zeigen, daß sich etwa ein Drittel der Anspruchsberechtigten nicht kontinuierlich (jährlich), sondern *diskontinuierlich* den Untersuchungen unterzieht. Der überwiegende Anteil der Anspruchsberechtigten, nämlich jährlich ca. 85% der Männer und ca. 70% der Frauen, nimmt das Angebot der Krebsfrüherkennung nicht für sich in Anspruch.

Die Effektivität dieses von Wissenschaftlern, Gesundheitspolitikern und Ärzten mit sehr großem Aufwand gestalteten Programms (es kostet derzeit jährlich schätzungsweise 395 Mio. DM) ist daher fundamental in Frage gestellt (Goerttler 1983). Den Gesundheitspolitikern und Ärzten ist es trotz dieses Aufwands nicht gelungen, die Bevölkerung von Sinn und Nutzen des Programms zu überzeugen, d. h. zu einer regelmäßigen Mitarbeit zu bewegen. Bei der Sitzung der Arbeitsgemeinschaften „Gesundheitliche Aufklärung" und „Früherkennung und Diagnostik" des Gesamtprogramms zur Krebsbekämpfung der Bundesregierung in Bonn-Bad Godesberg am 10. Dezember 1985 teilte Grundmann mit, es seien bisher in der Bundesrepublik Deutschland schätzungsweise 400 Zentner Krebsbroschüren verteilt worden.

Ausgerechnet die Personen mit erhöhtem Erkrankungsrisiko, nämlich die älteren, nehmen am wenigsten an der Krebsfrüherkennungsuntersuchung teil und äußern auch tendenziell eine skeptischere Haltung (Kirschner 1985a, S.21). Die bisher wohl aufwendigste Bevölkerungsumfrage zu diesem Themenkomplex (n = 2678; allein diese Akzeptanzstudie kostete über 1,1 Mio. DM) widmete einige Fragen auch den mit dem KFU-Programm verbundenen Assoziationen. Kirschner (1985, S.23) faßt zusammen, die Teilnahme am KFU-Programm sei für die Mehrheit der Bevölkerung „emotional negativ besetzt". Die Vorstellung, an einer KFU teilzunehmen, löse vorwiegend Unbehagen aus. Dies gelte nicht nur für die Vorstellung der möglichen Folgen einer Teilnahme (eine positive Diagnose, mögliche therapeutische Konsequenzen), sondern auch für die Inhalte des KFU-Programms selbst und für die Bedingungen ihrer Durchführung.

Aus den Ergebnissen seiner umfassenden Studie schließt Kirschner insgesamt, eine Erhöhung der Beteiligung könne v. a. dadurch erreicht werden, daß bestehende kurative Arztkontakte vermehrt zur Durchführung der KFU genutzt werden, wobei der ärztlichen Patienteninformation eine herausragende Bedeutung zukomme.

Weitgehend unklar bleibt bisher, wie solche Arzt-Patient-Gespräche wohl aussehen könnten oder sollten. Denn angesichts der bereits seit 15 Jahren anhaltenden – wenig erfolgreichen – Bemühungen, die Bevölkerung zu einer verstärkten Beteiligung zu bewegen, kann kaum erwartet werden, daß eine einfache Informierung der Patienten durch ihre Ärzte über den Sinn der KFU tatsächlich zu einer anhaltenden Steigerung der Akzeptanz führt. Darüber hinaus ist zu bedenken, daß viele der skeptisch eingestellten Menschen es wahrscheinlich als fragwürdig empfinden würden, wenn sie bei einem Arztbesuch, dem ja immer ein *subjektives* Anliegen zugrunde liegt, von ihrem Arzt unvermittelt dazu aufgefordert würden, eine von ihnen selbst überhaupt nicht gewünschte Untersuchung auf verdächtige Krebssymptome durchführen zu lassen.

Die Empfehlung, Ärzte sollten ihren Patienten während der Sprechstunde verstärkt die Krebsfrüherkennungsuntersuchung nahelegen, kann also auch eine Belastung der Arzt-Patient-Beziehung mit sich bringen.

Angesichts der Nichtakzeptanz des medizinischen Früherkennungsangebots durch jährlich ca. 85% der anspruchsberechtigten Männer und ca. 70% der anspruchsberechtigten Frauen wird hier eine erklärungsbedürftige Diskrepanz zwischen einer Entwicklung in der Medizin und den subjektiven Krankheits- und Gesundheitstheorien der meisten Laien (d. h. der potentiellen Patienten) deutlich. Ihre Erforschung hat über den skizzierten aktuellen Kontext hinaus eine grundsätzliche Bedeutung, da *prinzipielle Fragen der Kontaktaufnahme und Konsensbildung zwischen potentiellen Patienten und ihren Ärzten zu klären sind.*

Die nächsten Kapitel stellen einen Versuch dar, die Bedeutung subjektiver Theorien zu Krebserkrankung und Krebsprävention für das Gesundheitshandeln in einem umfassenden Zusammenhang zunächst theoretisch zu analysieren.

3.3 Zusammenfassung

Anhand von Ergebnissen der epidemiologischen und der experimentellen Onkologie wurde aufgezeigt, welche prinzipiellen Ansatzmöglichkeiten der einzelne Mensch im eigenen Lebensbereich hat, wenn er zur Krebsprävention beitragen will. Rauchen und übermäßiger Alkoholkonsum stellen Risikofaktoren für einige Krebsarten dar. Alkoholismus ist allerdings kaum durch Aufklärung über dieses Risiko reduzierbar, da er seinerseits multikausal bedingt ist und sich als besonders änderungsresistent erweist. Auch Raucherentwöhnung ist ebenso wie Alkoholabstinenz nur in wenigen Fällen durch Aufklärungsmaßnahmen zu erreichen. Vielmehr sind bei bereits entwickelter Abhängigkeit vorwiegend gezielte und systematische Beeinflussungsprogramme notwendig. Hinsichtlich der Auswahl und Zubereitung von Nahrungsmitteln sind die epidemiologischen und experimentellen Befunde für die Laien unübersichtlich. Empfohlen wird eine Verminderung des Anteils gesättigter und ungesättigter Fette, eine Erhöhung der Ballaststoffe, eine Einschränkung des Verzehrs gepökelter und stark gesalzener Nahrungsmittel sowie eine höhere Zufuhr vitaminreicher Lebensmittel. Exzessive Sonnenexpositionen sollten vermieden werden. Eine empirische Untersuchung hierzu zeigte jedoch, daß selbst eine gezielte Aufklärung zum Sonnenschutz kaum einen Einfluß auf das Expositionsverhalten und den Gebrauch von Sonnenschutzmitteln hatte. Der gegenwärtige Wissensstand zur möglichen Bedeutung einer präventiven Resistenzerhöhung des Gesamtorganismus durch Steigerung der immunologischen Abwehrkräfte ist noch unübersichtlich.

Hinsichtlich der sekundären Prävention kann der einzelne Mensch durch Symptomaufmerksamkeit und durch Beteiligung am Krebsfrüherkennungsprogramm einen Beitrag zur Krebsbekämpfung leisten. Das seit 15 Jahren in der Bundesrepublik Deutschland etablierte ärztliche Krebsfrüherkennungsprogramm wird jedoch jährlich von ca. 85% der anspruchsberechtigten Männer und ca. 70% der anspruchsberechtigten Frauen nicht in Anspruch genommen. Diese Diskrepanz zwischen einer wichtigen Entwicklung in der Medizin und dem wenig kooperativen Verhalten der Bevölkerungsmehrheit erfordert es, die psychologischen Aspekte der Kontaktaufnahme und der Konsensbildung zwischen potentiellen Patienten und ihren Ärzten genauer zu untersuchen.

4 Präventive Krebsbekämpfung als Thema der medizinischen Psychologie – Untersuchungsmöglichkeiten der Motivation zur Krebsvorsorge

4.1 Gibt es ein Gesundheitsmotiv? Gesundheitsdisziplin und Gesundheitspräferenz

Motivationsforschung hat im Hinblick auf unsere Fragestellungen die Aufgabe, Entstehungsbedingungen gesundheitsgerechter wie auch gesundheitsschädigender Verhaltensweisen herauszufinden und anzugeben, unter welchen Bedingungen solche Verhaltensweisen ggf. beeinflußt werden können.

Während man unter *Motivation* einen jeweils aktuell gerichteten, handlungssteuernden Prozeß versteht, werden unter den Begriff des *Motivs* eher konstante subjektive Verhaltensdeterminanten gefaßt. Motive haben ein wichtiges kognitives Korrelat in überdauernden persönlichen Überzeugungssystemen und Werten der Person.

Überzeugungssysteme werden meist mit Persönlichkeitstypologien in Verbindung gebracht. Psychologische Vorstellungen von „autoritären", „fatalistischen", „leistungsmotivierten" oder „aggressiven" Persönlichkeiten gehen davon aus, daß die Überzeugungen und Motive von Menschen hervorstechende, d. h. charakteristische, konstante und übergreifende Schwerpunkte haben. Gibt es auch die „gesundheitsmotivierte" Persönlichkeit?

Nun lehrt die allgemeine ärztliche Erfahrung beim Umgang mit Patienten, daß sich Menschen deutlich danach unterscheiden können, ob ihnen die eigene Gesundheit wichtig ist, verbunden mit einer entsprechenden Bereitschaft, dafür auch tatsächlich einiges zu tun, oder ob sie ihnen nicht wichtig ist. Systematische Forschungen zu Definition, Phänomenologie und theoretischer Erklärung übergreifender Gesundheitsmotive liegen dennoch bisher kaum vor. Es überwiegt hier eine unsystematische Variablenpsychologie. In den meisten Untersuchungen werden isolierte Variablen des Gesundheitsverhaltens (wie z. B. Eßverhalten, Teilnahme an einer Krebsfrüherkennungsuntersuchung) mit isolierten differentialpsychologischen Variablen (wie z. B. Intelligenzquotient, Einstellungen zur Medizin) korreliert.

Gesundheitsverhalten (oder besser: Gesundheitshandeln) soll in Anlehnung an Ridder (1984) als ein sinnhaft auf den Leib und die leibseelische Befindlichkeit ausgerichtetes Tun, Lassen oder Dulden verstanden werden, dem das Ziel zugrunde liegt, das Wohlbefinden dauerhaft zu erhalten, zu fördern oder wiederherzustellen. Ein solches Handeln kann, wie Herzlich (1973) herausarbeitete, einerseits als – geradezu zwanghafte – *Gesundheitsdisziplin* und andererseits als – eher mit Befriedigung und Wohlbehagen verbundene – *Gesundheitspräferenz* begriffen werden, also mit recht unterschiedlichen psychologischen Wahrnehmungs- und Verhaltensvarianten einhergehen. Variablenpsychologische Studien sind daher nicht unsinnig; es fehlt jedoch an Ansätzen zu ihrer Integration.

Die Motivation zum Gesundheitshandeln kann wahrscheinlich nicht auf eine durchgängige Persönlichkeitseigenschaft zurückgeführt werden, da das Gesundheitshandeln auf bedeutungsmäßig sehr heterogene Lebensbereiche und Lebensfragen bezogen ist. Immer ist ein je spezifischer sozialer Kontext zu berücksichtigen, der mitbestimmt, was überhaupt im Einzelfall als „gesund" oder „krank" gelten soll. Dabei ist, wie Voigt (1978) zeigt, mit einer starken Heterogenität relevanter Bezugssysteme zu rechnen. In welchem Ausmaß soll beispielsweise ein stark übergewichtiger, chronisch unausgeglichener Manager, der einerseits stark raucht, ißt und trinkt, sich andererseits „aus Gesundheitsgründen" mittags eine Stunde lang auf die Couch legt und abends aus denselben Gründen an einem Heimtrainingsgerät Körperübungen macht, vielleicht auch samstags vor dem allabendlichen Fernsehkonsum in ein Fitneß- und Massagecenter geht und seine Lebensweise subjektiv für gesund hält, als „gesundheitsmotiviert" gelten?

Am Beispiel der Einstellung von Menschen zur Krebsfrüherkennungsuntersuchung kann leicht deutlich gemacht werden, wie schwierig die psychologische Konzeption eines übergreifenden Gesundheitsmotivs ist. Die Teilnahme an einer Krebsfrüherkennungsuntersuchung kann eigentlich nur zwei Konsequenzen haben:

- die subjektive Bestätigung, daß z. Z. kein Karzinom vorliegt, oder
- die Diagnose eines Karzinoms (und dabei möglicherweise bessere Therapiemöglichkeiten als bei späterer Erkennung).

Dieses Kosten-Nutzen-Kalkül hängt mit Sicherheit von *inkonstanten Faktoren* wie Alter, Einstellungen zum gegenwärtigen Stand der Medizin, aktualisierten Gefühlen und anderem mehr ab. Unsere nun zu diskutierende These lautet: Selbst wenn Menschen innerhalb einer eindimensional „Gesundheitsmotiv" genannten Kategorie anhand unterschiedlicher „Ausprägungen" in verschiedene „Typen" eingeteilt werden könnten, so würde sich dennoch ihr Teilnahmeverhalten bezüglich der Krebsfrüherkennungsuntersuchung nicht aus diesem Wert vorhersagen lassen (vgl. hierzu ausführlich: Verres 1977; Voigt 1978; Maclean 1983).

4.2 Unspezifische Bedingungen präventiven Verhaltens – Gesundheitsorientierung und Lebensstil

Wenn ein Mensch in seinem Leben viele Verhaltensweisen zeigt, die aus medizinischer Sicht als gesund gelten, so ist es zugleich möglich, daß manche dieser Verhaltensweisen lediglich auf Alltagsroutine und Gewohnheitsbildung zurückzuführen sind, ohne daß überhaupt bewußte, rationale Entscheidungen nach einem eigenen durchdachten Plan oder im Sinne eines Gesundheitsmotivs zugrunde liegen. Nicht alle Nichtraucher enthalten sich des Rauchens aus Gründen der Krebs- oder Bronchitisprophylaxe. Es besteht auch die Möglichkeit, daß ihnen Tabakrauch einfach unangenehm ist.

Wenn ein Mensch seine Beteiligung an der Krebsfrüherkennungsuntersuchung folgendermaßen erklärt:

Die Krankenkasse hat mir einen Gutschein für eine kostenlose Untersuchung geschickt. Wenn ich diesen nicht beim Arzt einlösen würde, ihn also verfallen lassen würde, dann würde ich etwas verschwenden, das mir eigentlich zusteht. Damit die Bilanz zwischen meinen Krankenkassenbeiträgen und dem, was ich dafür zurückbekomme, ausgeglichen ist, muß ich also jetzt zum Arzt gehen.

So ist es möglicherweise unangemessen, hier überhaupt ein eigentliches Gesundheitsmotiv im oben skizzierten Sinne anzunehmen. Vielleicht ist für ihn tatsächlich das ökonomische Denken entscheidend und hinreichend. Vielleicht ist diese verbale Erklärung aber lediglich – im wörtlichen Sinne – vordergründig. Auch die Beteiligung an „Trimm-Dich"-, „Aerobic"-, „Schlankheits"- oder „Alternativ"-Wellen muß nicht mit genuinen Gesundheitsmotiven zusammenhängen, sondern ist häufig mit einem jeweils intensivierten gegenwartsbezogenen, manchmal naiven Hedonismus oder auch dem Wunsch nach Zugehörigkeit und Modernität zu erklären (Heimbach 1980).

4.3 Zeiterleben, Zukunftsorientierung und Selbstverantwortlichkeit als Voraussetzungen präventiven Verhaltens

Prävention basiert immer auf Voraussicht; sie erfordert „prudentia", d.h. „providentia". Investitionen in die Zukunft müssen als sinnvoll empfunden werden können. Als *Merkmale gesundheitlicher Zukunftsorientierung* können gelten (vgl. Nuttin 1964; Füchsle et al. 1980):

- kognitive Strukturiertheit, etwa als subjektive Klarheit der angenommenen Voraussetzungen des tatsächlichen Eintretens der gesundheitlichen Lebensziele,
- Kausalattribuierung, d.h. ein Wissen darum, ob die Gesundheit überhaupt beeinflußbar ist, und wenn ja, von wem diese Beeinflussung ausgehen kann oder soll,
- Optimismus, als Einschätzung von Eintrittswahrscheinlichkeiten angestrebter Ziele,
- Erwünschtheit der mit dem Gesundheitshandeln verbundenen Nebenwirkungen (z.B. Einschränkungen),
- Bewußtheit und Wichtigkeit der eigenen Zukunftsperspektiven.

Zukunftsbezogenheit erfordert im Unterschied zur Gegenwartsbezogenheit ein kreatives Moment. Der Blickwinkel muß über das aktuell Augenfällige hinaus ausgeweitet werden. Nimmt man an, daß die Lebensspanne eines Menschen in subjektiv erlebte „Zeitfelder" gegliedert werden kann (vgl. Wittkowski 1978), so stellt sich die Frage, durch welche Einflüsse ein Mensch dazu kommt, die näherliegende Gegenwartsbezogenheit überhaupt bewußt und planend zu transzendieren. Die Frage nach der Existenz eines *Gesundheitsmotivs* impliziert so die Frage nach der Existenz eines *Präventionsmotivs*.

Ergebnisse der Sozialisationsforschung weisen darauf hin, daß hier schichtspezifische Sozialisationsfaktoren eine wesentliche Bedeutung haben. Mittelschichtspezifische Erziehungsstile fördern eher eine Langfristigkeit der allgemeinen Zielperspektiven, während in den unteren sozialen Bevölkerungsschichten eher Kurzfristigkeit und Gegenwartsbezogenheit als Techniken der Situationsbewältigung weitergegeben werden. Entscheidend ist, welches Ausmaß die *Generalisierung* solcher Erwartungseinstellungen erreicht und wie stabil sie sind (ausführlich dazu: Bandura 1985). Nach Schneewind (1982) gehen hohe Ausprägungen von *Selbstverantwortlichkeit* im Gegensatz zu niedrigen Ausprägungen einher mit:

- einem positiveren Selbstkonzept,
- einem höheren Maß an Leistungsbereitschaft, Erfolgsmotiviertheit und Persistenz,
- einer komplexeren und präziseren Informationsaufnahme,
- einem höheren Ausmaß an emotionaler Stabilität und Angstfreiheit,
- einer größeren Bereitschaft zum Belohnungsaufschub,
- einer optimistischeren Lebenseinstellung und einer positiver bewerteten Zukunftsperspektive,
- einer geringeren Konformität und einer höheren Resistenz gegenüber Beeinflussungs- und Überredungsversuchen,
- einer stärkeren Beteiligung an sozialen Aktivitäten und gesellschaftlichen Veränderungsbemühungen.

Die Entwicklung von Selbstverantwortlichkeitsüberzeugungen kann, wie Schneewind (1982) nachwies, entwicklungspsychologisch auf spezifische *Familienklimata* zurückgeführt werden, z. B. auf Anregungsbedingungen zum Kompetenzerwerb, frühzeitige Gewährung angemessener Handlungsspielräume, Gewährleistung eines gewissen Maßes an Planung, Organisiertheit und Vorhersagbarkeit sowie akzeptierende Anteilnahme und Zuwendung der Familienmitglieder. Diese Befunde legen nahe, daß Selbstverantwortlichkeitshandeln von Menschen kaum durch Appelle angeregt werden kann, sondern entweder in grundlegenden gelernten Lebensorientierungen verwurzelt ist oder intensiver persönlicher Förderung bedarf (Bandura 1985). Wir werden hierauf im empirischen Teil der Studie zurückkommen.

Subjektive Überzeugungswertsysteme weisen teilweise eine hierarchische Ordnung auf (Thomae 1983). Manche beziehen sich sowohl auf die Gegenwart als auch auf die Zukunft der individuellen und sozialen Existenz (wie z. B. „Man muß alles vermeiden, was der Gesundheit schadet".). Andere sind situativ eingebunden (wie z. B. „Ein paar Zigaretten am Tag können doch nicht gefährlich sein!"). Überzeugungssysteme können je nach Konstellation der jeweils aktuellen Bedürfnislage selektiv außer Kraft gesetzt werden. Ob eine bestimmte gesundheitsrelevante Situation als unwichtig oder wichtig gedeutet wird, hängt von den je aktuellen Bedürfnislagen ab. Momentan attraktive Alternativen werden dann oft „aufgebauscht" und ad hoc mit Rechtfertigungen untermauert, während Abwehrmechanismen mobilisiert werden, um die bewußte Erkennung von Warnzeichen für mögliche Gefahren zu verhindern.

Swinehart (1966) stellte fest, daß Raucher zwar meistens wissen, daß sie gegenüber verschiedenen Krankheiten gefährdeter sind als Nichtraucher. Trotzdem rauchen sie weiter, weil sie das Risiko nicht als sichere Gefahr für die eigene Person empfinden, und ferner, weil die betreffenden Krankheiten (z. B. das Bronchialkarzinom) nicht in ihrer eigenen Erfahrungswelt repräsentiert sind. Daher hat auch deren (theoretische) Vorstellung keine realen Auswirkungen auf das gegenwärtige Verhalten. Selbstverantwortlichkeit scheint kein durchgängiges Persönlichkeitsmerkmal zu sein.

4.4 Das Health-belief-Modell

Es soll nun exemplarisch ein psychologisches Modell diskutiert werden, das aus dem Versuch hervorging, Erkenntnisse über Determinanten des Gesundheitsverhaltens zu integrieren. Studien zur Frage, warum Menschen an vorbeugenden gesundheitlichen Maßnahmen wie z. B. einer Impfung oder einer Reihenuntersuchung zur Feststellung symptomloser Krankheiten teilnehmen, führten zur Formulierung des sog. Health-belief-Modells. Zu den Autoren gehörten Hochbaum, Kegeles, Leventhal, Rosenstock, Becker, Maiman, Kirscht u.a.; Übersichten bieten Heimbach (1980) und Haynes et al. (1982), auch Basler (1980).

Das Health-belief-Modell beruht, wie Abb. 1 zeigt, auf entscheidungstheoretischen Begriffen der Attraktivität oder Wertigkeit von Zielen und der subjektiv eingeschätzten Wahrscheinlichkeit, daß das anvisierte Ziel auch tatsächlich erreicht werden kann.

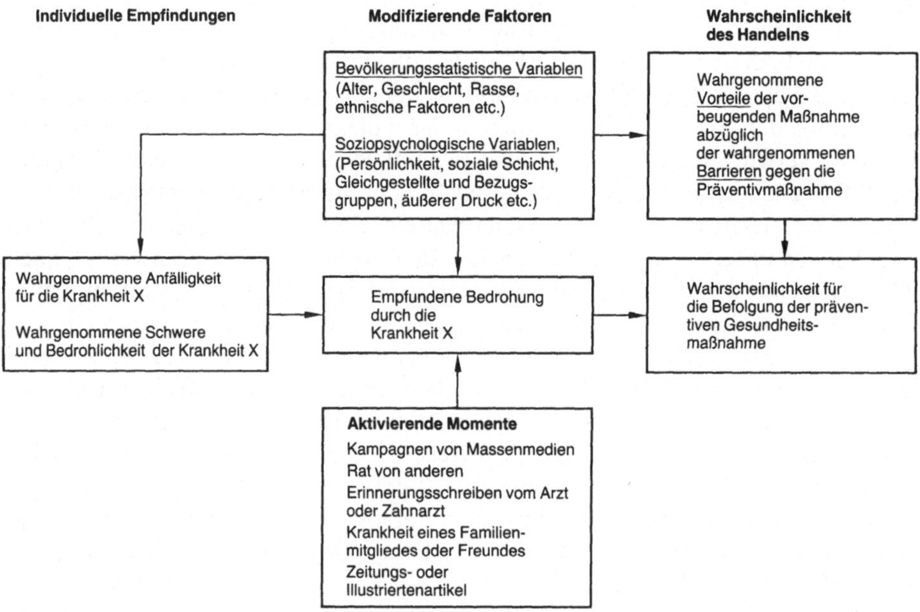

Abb. 1. Das Health-belief-Modell. (Nach Haynes et al. 1982)

Ob ein Mensch eine empfohlene gesundheitsbezogene Aktion unternehmen wird oder nicht, hängt danach von folgenden gesundheitsbezogenen Überzeugungen ("health beliefs") ab:

1) der wahrgenommenen Anfälligkeit gegenüber der betreffenden Krankheit ("perceived susceptibility"),
2) den eingeschätzten organischen und/oder sozialen Auswirkungen, die sich ergeben können, wenn man sich die betreffende Krankheit zuzieht ("perceived severity"),

3) dem eingeschätzten Nutzen der gesundheitlichen Maßnahme zur Verhinderung oder Linderung der betreffenden Krankheit ("perceived benefits"),
4) physischen, psychischen, finanziellen und anderen Hindernissen oder Kosten des betreffenden Gesundheitsverhaltens ("perceived barriers").
5) Diese gesundheitsbezogenen Überzeugungen werden erst dann als wirksam angesehen, wenn ein aktivierender Einfluß, z. B. als Appell, ausgeübt wird ("cues to action").

Präventives Verhalten, hier eingeschränkt verstanden als Bereitschaft, sich auf Angebote der professionellen präventiven Medizin einzulassen, wird also als ein zielgerichtetes Ergebnis einer jeweils themenspezifischen *Konstellation gesundheitsbezogener Überzeugungen* angesehen. Letztlich liegt die Annahme einer durchgängigen Krankheitsvermeidungsorientierung zugrunde, d.h. die Vorstellung, die meisten Menschen betrachteten Krankheit per se als etwas Negatives.

Diese Grundannahme ist problematisch, da das Akzeptieren oder Ablehnen von Krankheiten kontextabhängig ist. Es gibt bekanntlich Konzeptionen von der Flucht in bzw. Befreiung durch die Krankheit. Danach kann es auch einen „Krankheitsgewinn" geben. Er kann, selbst wenn er dem Bewußtsein der Person nicht zugänglich ist, verhaltenssteuernd wirksam werden (vgl. Weizsäcker 1951; Balint 1957; Herzlich 1973; Bräutigam u. Christian 1981; Wesiack 1980).

In den Arbeiten zum Health-belief-Modell wird Non-Compliance (also die Nichtbeteiligung von Patienten an medizinischen Aktivitäten) letztlich als eine Form abweichenden Verhaltens betrachtet. Es ist jedoch denkbar, daß auch solches Verhalten, das im Lichte ärztlicher Zielvorstellungen als non-compliant betrachtet wird, letztlich dennoch in der subjektiven Perspektive von Menschen bedeutsam und sinnhaft, also subjektiv vernünftig sein kann.

Schon Rousseau, der oft in seinem Leben seelisch und körperlich dem Untergang nahe war und dennoch gerade aufgrund seiner glühenden Leidenschaftlichkeit, die nicht einfach Genuß, sondern z. B. auch intensives Trauern bedeuten konnte, in Europa eine starke Wirkung hatte, sagte in seinem erzählerisch angelegten pädagogischen Lehrbuch *Emile:*
„Oh diese Vorsorge, die uns unaufhörlich in fremde Bahnen leitet und uns oft für Lebenseinstellungen vorzubereiten sucht, die wir nimmermehr erreichen werden, sie ist gerade die wahre Quelle aller unserer Leiden. Welch eine Sucht, für so ein vergängliches Leben, wie des Menschen, beständig in die Ferne zu schauen in eine Zukunft, die sich nur selten wirklich so gestaltet, und darüber die Gegenwart zu vergessen, derer er doch sicher ist!"
Und der französische Schriftsteller Proust, der selbst Sohn eines Arztes war, sagte einmal: „Ich bedaure die Menschen, die unheilbar gesund sind."

Präventives Verhalten hat in den Augen vieler Menschen asketische, lustfeindliche Konnotationen.

Dem menschlichen Präventivverhalten können auch Motive zugrunde liegen, die zur Gesundheit des einzelnen keine ausdrückliche Beziehung haben. Gesundheit wird nicht immer als solche wertgeschätzt, sondern oft eher lediglich *instrumentell* verstanden. Sie ermöglicht Menschen, andere Ziele, Objekte und Beziehungen wie Lust, Leistung, Zugehörigkeit, Attraktivität zu verfolgen. Aktivitäten von Menschen zur Erhaltung von Gesundheit sind nicht von vornherein auf ein eigentliches Gesundheitsmotiv zurückzuführen, sondern möglicherweise auch auf völlig andere Motive.

Weitergehende Analysen führten zur Schlußfolgerung, daß beschwerdefreie

Menschen einerseits durch ein sehr niedriges Ausmaß von „perceived severity" betreffender zu verhindernder Krankheiten nicht ausreichend zu präventivem Verhalten motiviert werden und daß sich andererseits ein sehr hohes Ausmaß solcher Bedrohtheitseinschätzungen umgekehrt als Hemmnis für präventives Verhalten auswirkt, da die dann meist auftretenden Ängste einen rational-„kalkulierenden" Umgang mit den betreffenden Gesundheitsrisiken blockieren (vgl. dazu ausführlich Verres 1978 a, b, 1980). Es besteht also gewiß keine *lineare Beziehung* zwischen diesen psychologischen Variablen. Damit ist das Health-belief-Modell nicht zur Vorhersage von krebsbezogenem Präventivverhalten geeignet, da ja den Krebserkrankungen ganz generell ein hohes Ausmaß von Bedrohung („severity") zuerkannt wird. Das Health-belief-Modell unterstellt eine zweckrational handelnde Person, die Vor- und Nachteile präventivmedizinischer Handlungsmöglichkeiten innerhalb eines *ökonomischen Handlungskalküls,* also ohne emotionale Störeffekte, abzuwägen in der Lage ist. Diese Konzeption muß als kognitivistisch kritisiert werden.

In späteren Reformulierungen des Health-belief-Modells wurde neben dem Präventivverhalten auch das Krankenrollenverhalten („sick role behavior") berücksichtigt. Ferner wurde die Variable „General health motivation" hinzugefügt, d. h. es wurde ein von jedweder Bedrohungskomponente abstrahiertes, positives Gesundheitsmotiv postuliert (vgl. Haynes et al.,1982; ferner Heimbach 1980).

Weitere Variablen wie Planungsverhalten, Gruppendruck, Lebensstil, Arzt-Patient-Beziehung wurden bisher meist nur als Einzelvariablen berücksichtigt. Ein Integrationsversuch von Suchman (1967) zur kategorialen Ordnung psychosozialer Voraussetzungen präventiven Verhaltens anhand der Hauptdimensionen „persönlich", „sozial" und „situativ" wurde bisher wenig aufgegriffen. Dies liegt wahrscheinlich daran, daß auch dieses Modell lediglich einige deskriptive Kategorisierungshilfen für Complianceverhalten bereitstellt, nicht aber eine konsistente Theorie des Präventivverhaltens liefert (vgl. ausführlich dazu: Verres 1977, 1978 a, b; Voigt 1978).

4.5 Subjektive Wahrnehmung von Kausalität und Kontrolle: die Attributionstheorie

Präventives Gesundheitsverhalten wird hier also nicht als Ausdruck einer eindimensional-globalen Persönlichkeitseigenschaft verstanden, sondern als Ergebnis komplexer Wechselwirkungen zwischen persönlichen Motiven, situativen Faktoren und aktuell wechselnden kognitiven Einschätzungen. Die Urteile von Menschen zu Ursachen und Beeinflussungsmöglichkeiten von Gesundheitsrisiken und Krankheiten sind Gegenstand der psychologischen Attributionstheorie. Die Attributionsforschung befaßt sich mit *„naiver" Psychologie,* d. h. mit der Frage, wie die Meinungen von Menschen über Kausalzusammenhänge im alltäglichen Leben zustande kommen und wie sie sich auf das alltägliche Handeln auswirken.

Die psychologische Attributionstheorie wurde ursprünglich von Autoren wie Heider, Kelley und Weiner zur Erklärung leistungsorientierten Verhaltens entwickelt. Besonders wichtige persönliche (internale) Faktoren solcher Verhaltensweisen, die auf *Investitionen* hinauslaufen (und dies ist sowohl beim Leistungshandeln wie auch beim präventiven Gesundheitshandeln jeweils von Bedeutung), sind *Fähigkeit* und *Anstrengung.* Zu den wichtigen situativen *(externalen)* Faktoren gehören *Schwierigkeitsgrad* und *Zufall.*

Die Attributionstheorie geht von folgenden Grundannahmen aus (vgl. Herkner 1980):

1) Es wird ein allgemeines Motiv von Menschen angenommen, Ereignisse auf Ursachen zurückzuführen. Heider (1958) sprach vom Bedürfnis des Menschen, das in seiner Umgebung Beobachtbare nicht bloß zu registrieren, sondern auf Invarianzen seiner Lebenswelt zu beziehen, die subjektiv eine mehr oder weniger stabile, erklärbare und damit auch vorhersagbare Welt möglich machen.

2) Sinn der Ursachenanalyse ist Ereignis*kontrolle*. Kelley (1967) nahm ein grundlegendes Motiv von Menschen zur Kontrolle der Umwelt an, wonach das Ziel kausaler Analyse in der effektiven Kontrolle von Erlebnissen und Ereignissen besteht. Selbst illusionäre Kontrolle kann verhaltenssteuernd sein (Laucken 1974).

3) Damit Kontrolle überhaupt möglich wird, muß ein Mensch zuerst zwischen *Orten der Kontrolle,* d. h. von ihm selbst nicht unbedingt beeinflußbaren, also *subjektiv externalen* Kräften der Umwelt auf der einen Seite, und Kräften der Person, z. B. Fähigkeiten und Anstrengungen, also *subjektiv internalen* Beeinflussungsfaktoren auf der anderen Seite unterscheiden. Menschen können, wie v. a. Rotter in vielen Arbeiten zum „locus of control" nachwies (z. B. 1954), hinsichtlich ihrer grundlegenden Tendenz, Ereignisse als internal oder external kontrollierbar einzuschätzen, unterschieden werden.

4) Als Voraussetzung hierzu ist es notwendig, überhaupt zwischen *stabilen* (also ganz grundsätzlich unbeeinflußbaren) und *variablen* (also beeinflußbaren) Faktoren zu unterscheiden. Ob ein Mensch aktiv etwas gegen eine bestimmte Krankheit unternimmt, hängt somit davon ab, ob er diese Krankheit überhaupt als etwas Variables, d. h. prinzipiell Beeinflußbares empfindet. (Am Beispiel der subjektiven Ursachenvorstellung von Krebskrankheiten werden wir im empirischen Teil allerdings sehen, daß solche Ursachenvorstellungen sich oft nur schwer entlang der Dimension „stabil/variabel" ordnen lassen).

5) Die letzte Annahme der Attributionstheorie besagt, daß zwischen Attributionen und *Verhalten* tatsächlich systematische Zusammenhänge bestehen. Dabei ist die von Schütz (1974) eingeführte Unterscheidung zwischen „Weil"-Perspektiven und „Um-zu"-Perspektiven hilfreich. *Um-zu-Motive* verweisen vom Standpunkt des Handelnden aus in die Zukunft. Sie bedeuten für den Handelnden eine motivierende Orientierung am Künftigen und haben daher eine verhaltenssteuernde Relevanz. Dagegen verweisen *Weil-Motive* in die Vergangenheit, also auf die bisherigen Erfahrungen des betreffenden Menschen. Ihre verhaltenssteuernde Relevanz ist oft weniger eindeutig. Schütz zeigt, daß in der Umgangssprache (und damit möglicherweise auch im Denken) der Unterschied zwischen Weil- und Um-zu-Motiven häufig nicht beachtet wird, da die Umgangssprache hierzu keine ausreichend differenzierten Ausdrucksmöglichkeiten bereitstellt.

Dieses Problem wird uns im empirischen Teil des Buchs erneut beschäftigen. Angegebene Attributionen und Gesundheitsmotive können *handlungsleitenden* oder *handlungsrechtfertigenden* Charakter haben. Eine objektive psychologische Unterscheidung ist oft nicht möglich.

Bezogen auf die Ziele der Präventivmedizin liegt es nahe zu wünschen, daß möglichst viele Menschen Krankheiten sowohl als *variabel,* also als überhaupt beeinflußbar, als auch als *internal* attribuieren, also als innerhalb des eigenen Einflußbereichs liegend. Denn dies sind – wie beim leistungsbezogenen Handeln – die wichtigsten Voraussetzungen für sinnhafte, selbstverantwortliche eigene Aktivität. Könnte man ein Krankheitsrisiko nicht als von der eigenen Person beeinflußbar ansehen, so wäre präventives Verhalten bezüglich dieser Krankheit sinnlos.

Es sei noch angefügt, daß diese Attributionsmuster in ihrer subjektiven Bedeutung einen völlig anderen Stellenwert erlangen können, sobald ein Mensch krank geworden ist. Wenn einem Menschen einmal die Sichtweise vermittelt wurde, für die Entstehung oder Vermeidung bestimmter Krankheiten (z. B. Krebs) sei man – wenn auch nur teilweise – selbst verantwortlich (internale Kausalattribution), und wenn dieser Mensch sodann tatsächlich selbst eben diese Krankheit bekommt, so können sich aufgrund dieser Attribution von da an quälende Selbstvorwürfe und Schuldgefühle ergeben (Becker 1982). Wahrscheinlich wäre es, wie Faller (1982, S. 292f.) ausführt, in manchen Fällen sogar als ungünstig zu betrachten, würde ein Kranker seine Krankheit statt auf äußere schicksalhafte und nicht zu ändernde Lebensbedingungen auf seine eigene leibseelische Disposition oder gar moralische Minderwertigkeit attribuieren. Dies ist ein Argument dafür, bei der Aufklärung über die Ursachen und die Präventionsmöglichkeiten *multifaktoriell* bedingter Krankheiten nicht zu stark den potentiellen Eigenanteil der Person herauszustellen. Was wir unseren potentiellen Patienten im Vorfeld von Erkrankungen, also im präventivmedizinischen Bereich sagen, wird bei denjenigen von ihnen, die dann tatsächlich erkranken, möglicherweise ganz andere Auswirkungen haben, als wir ursprünglich beabsichtigten. Denn der Wahrnehmungskontext ist dann ein anderer.

4.6 Voreingenommenheit bei der Einschätzung von Kausalität und Kontrolle

Viele der von Rotter (1954) initiierten attributionstheoretischen Studien zum „locus of control", d. h. zur subjektiven Einschätzung von Ereignissen als innerhalb oder außerhalb des eigenen Einflußbereichs liegend, kamen zu dem Ergebnis, daß zahlreiche Menschen im Sinne eines durchgängigen Persönlichkeitsstils „voreingenommen" reagieren, wenn sie Ereignisse danach bewerten sollen, ob sie innerhalb oder außerhalb des eigenen Einflußbereichs liegen. (Ausführliche Übersichten zum Forschungsstand vermitteln Herkner 1980, Krampen 1982 und Mielke 1982.)

Speziell die Bereitschaft, sich selber für die Kontrolle von Krankheiten verantwortlich zu fühlen, ist, wie dargelegt wurde, eine wichtige Voraussetzung präventiven Verhaltens. Diese Bereitschaft bedeutet aber auch ein Feld für verschiedenartige Ausbeutungsbestrebungen, d. h. für ein Aufeinandertreffen von geschäftlichen Interessen und Hilfsbedürftigkeit, die „nach jedem Strohhalm greift", wie Dornheim (1983, S. 224) formulierte.

Ein möglicherweise generelles Mißtrauen von Menschen gegenüber bestimmten Versuchen, ihnen Formen internaler Kontrollattribution nahezubringen, sollte nicht nur als „Voreingenommenheit" interpretiert und so abgewertet werden. Es kann durchaus subjektiv sinnvoll sein. Dies soll anhand einer Zeitschriftenanzeige über Erdstrahlen als Krankheitsursache veranschaulicht werden (Abb. 2).

Man muß sich darüber klar sein, daß viele Leser derjenigen Zeitschriften, in denen Anzeigen wie die in Abb. 2 gezeigte erscheinen, nicht ausreichend in der Lage sein werden, zwischen „seriösen" und „unseriösen" Argumentationen zu unterscheiden, zumal in solchen Anzeigen gerade versucht wird, den Anschein wissenschaftlicher Seriosität zu erwecken und zugleich an Laienkrankheitstheorien anzuknüpfen.

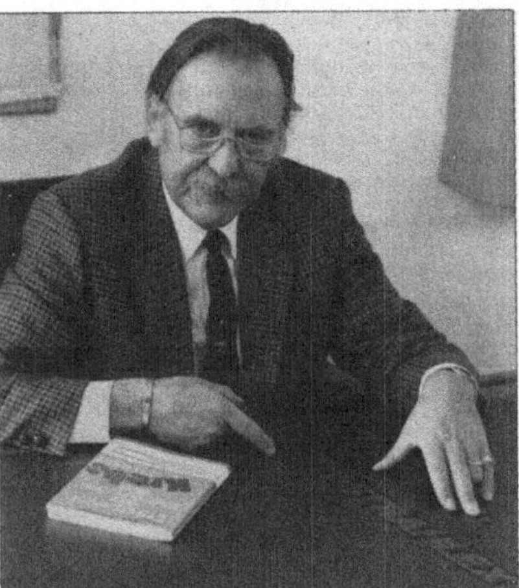

Der große Erdstrahlen Report

Die Angst vor Erdstrahlen greift um sich. Tiere spüren sie anscheinend, Menschen nicht.
Die rätselhaften Ströme aus der Erde kann niemand sehen, obwohl sie nach Ansicht von vielen Wissenschaftlern stärker als Röntgenstrahlen alles durchdringen. Sie strahlen durch Stahl und Beton in die Häuser und Schlafzimmer und erreichen selbst die höchsten Stockwerke.
Berichte in bekannten Publikums- und Programmzeitschriften ließen aufhorchen. Heute glauben immer mehr Menschen an die „gefährliche" Strahlung aus der Tiefe als Urheber für Schlaflosigkeit, Rheuma, Krebs, Kopfschmerzen, chronische Schmerzen und viele innere Krankheiten.
Selbst prominente Mediziner halten einen Zusammenhang zwischen Erdstrahlung· und Erkrankungen für möglich. Beeinflussen also Erdstrahlen unser Leben? Gerd von Wülfing ist, wie viele andere, davon überzeugt.

Gerd von Wülfing, dem Erfinder des legendären KYM-Kupferarmbandes, ist es anscheinend gelungen, die nachts dreifach so stark auftretende Erdstrahlung erfolgreich zu bekämpfen. Ergebnis: eine Kupfer-Gitterschutzfolie, die Erdstrahlen blockieren und ablenken kann. Die Lehrmeinung bezweifelt immer noch die Existenz dieser Stahlung. Meßtechnisch ist sie auch so gut wie nicht nachweisbar. Nur versierte Wünschelrutengänger können sie aufspüren. Dadurch haben sie schon -zig Tausenden zu einem besserem Leben verholfen.

Machen Erdstrahlen krank?
Ein neuer Schutzschild gegen die Strahlung aus der Tiefe macht von sich reden!

Der Erdstahlungs-Ursprung liegt im Mittelpunkt der Erde. Man geht davon aus, daß sie primär in ihrer Wirkung unschädlich ist, solange sie ihre Wellenlänge beibehält. Das natürliche Strahlungsfeld kann aber durch unterirdische Wasseradern und geologische Brüche entscheidend verändert werden. Es treten dann biologisch einschneidende Mikrowellen auf. Denn Erdstrahlen scheinen ein einmaliges Phänomen zu haben: sie lassen sich abbeugen, das heißt, in ihrer Richtung beeinflussen, bündeln oder ableiten, um dann wieder senkrecht zur Erdoberfläche auszutreten.

Mehrere Untergrundströme übereinander wirken anscheinend wie ein gigantischer Verstärker.
Übereinanderliegende Kreuzungspunkte von unterirdisch fließendem Wasser in verschiedenen Tiefen führen zu einer noch gefährlicheren Strahlung, als sie schon über einer einzelnen Wasserader anzutreffen ist. Senkrecht über dem Wasserlauf ergibt sich über die ganze Breite ein Hauptstörstreifen, der an den Rändern hochwirksam ist. Hier kann eine „ionisierende" Strahlung auftreten, von der man annimmt, daß sie z. B. Krebs erzeugen könnte.

Nachts greifen die Erdstrahlen -zigfach wirksamer an.
Denn dann liegt man viele Stunden an einer Stelle, d. h. im selben Kraftfeld.
In seiner körperlichen, seelischen und geistigen Erholungsphase ist der Mensch bei vorhandenen Reizzonen einem „Dauerbeschuß" ausgesetzt, der einer ständigen Bombardierung gleichkommt.
Auch der Erdstrahlenforscher Freiherr von Pohl will sie als Krankheits- und Krebserreger erkannt haben. Seine Untersuchungen und die vieler anderer scheinen ihm Recht zu geben. Es ist bekannt, daß Tiere und Naturvölker Erdstrahlenzonen meiden. Auch die Chinesen bauten nur dort Häuser, wo vorher ein Rutengänger keine Erdstrahlung festgestellt hatte.

Untergrundströme ändern ihren Lauf.
Es genügt also nicht, z. B. sein Bett aus der Störzone zu entfernen, sondern man sollte sicher gehen und es ein für allemal entstrahlen.

Kupfer contra Erdstrahlen.
Durch Gerd von Wülfings Erfahrung mit hochleitfähigen Kupferlegierungen entstand die Idee zu einer Abschirmung von Störzonen speziell in der Nacht.
Er dachte dabei an ein Kupfersperrgitter auf Folienbasis, das eine fast totale Sperrung und Umlenkung der Erdstrahlen erreicht.

So entstand die KYM Antistrahlenfolie „Erd-Strahlex".
Sie legen sie einfach auf den Boden unter ihr Bett oder unter die Matratze. Ab diesem Zeitpunkt sind sie nachts vor den Strahlen aus der Erde sicher. Tagsüber empfiehlt ihnen Gerd von Wülfing das Tragen der Magnetoped Einlegesohlen mit speziellem Erdstrahlenschutz (pro Paar DM 34,90). Die „Erd-Strahlex" Sicherheitsfolie wurde von über 1000 Testpersonen 6 Monate lang getestet. Keine der Testpersonen wollte sie nach dieser Zeit missen.

„Über Nacht war ich mein Rheuma los!"
Frau Holzmann (57) aus Duisburg schreibt: „Seit Jahren litt ich an schwerem Rheumatismus, der sich nachts im Bett noch verschlimmerte, was Schlaflosigkeit zur Folge hatte. Schon von der ersten Nacht an verschwanden sämtliche rheumatischen Schmerzen, die auch am Tage nicht wieder auftraten. Ich schlief von da an auch wieder fest und gut."

„Schlaflosigkeit, Migräne, Ischias und alle Schmerzen weg."
Frau Kraft (40) aus Kassel ist begeistert: „Ich war der Verzweiflung nahe, denn ich konnte nur noch mit Schlafmitteln schlafen. Dazu kamen häufige Migräneanfälle, periodisch wiederkehrende Krämpfe und Ischias. Heute brauche ich keine Schlafmittel mehr. Migräne, Krämpfe und Ischias sind verschwunden dank dieser wunderbaren Sperrgitterfolie. Um keinen Preis der Welt würde ich sie wieder hergeben."

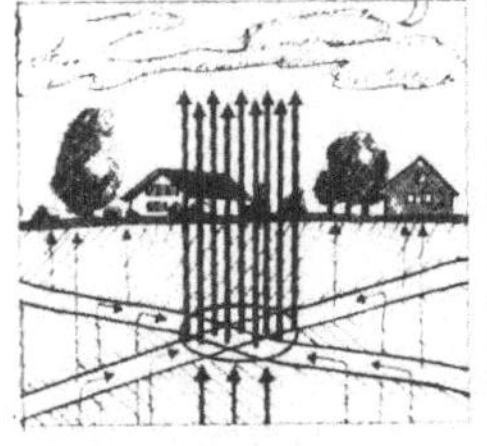

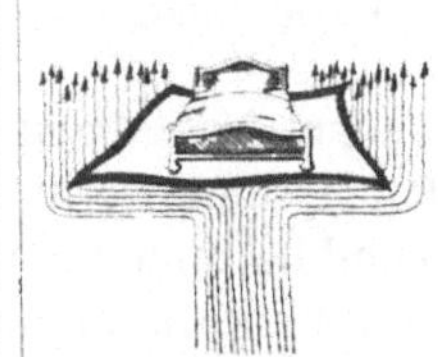

Bestellen Sie noch heute Ihre Kupfer-Sperrgitter Schutzfolie ERDSTRAHLEX
Format 65 x 180 cm
Einzelpreis   DM 89,90
Zweier Set   DM 162,80

Bestellung gegen Verrechnungsscheck + Porto oder Nachnahme. 10 Tage Rückgaberecht.

Gerd von Wülfing
Vertriebs GmbH
Industriestr. 124 E
D-3004 Isernhagen HB 2
Tel. 0511/77 90 16

Abb. 2. Anzeige aus der Laienpresse: „Machen Erdstrahlen krank?" (Aus: *Echo der Frau* 13/1984) Filzstift-Hervorhebungen durch Verfasser R. V.

„Erdstrahlen" werden ebenso wie „Wasseradern" von manchen Menschen tatsächlich ernsthaft als Krankheitsursache empfunden (Dornheim 1983, S. 222 f.). Attributionstheoretisch gesehen, basiert der Erfolg der Zeitschriftenanzeigen für „Erdstrahlexschutzfolien" darauf, daß den Lesern nahegebracht wird, Krankheiten wie Krebs seien erstens *variabel,* also (z. B. durch den Aufenthaltsort von Menschen, bezogen auf „Erdstrahlen", und entsprechend auch durch „Erdstrahlexschutzfolien") überhaupt beeinflußbar, und zweitens *internal* attribuierbar: Jeder Mensch könne selber einen Einfluß auf sein Risiko ausüben, indem er eben diese Schutzfolien kaufe und unter sein Bett lege, um krebserzeugende Erdstrahlen abzuschirmen, also *primäre Prävention* zu betreiben. Damit verheißen diese „Schutzfolien" dem gesundheitsmotivierten Laien – sofern er an sie glaubt – mehr Schutz vor Krebs, als es die Früherkennungsuntersuchungen des Medikalsystems vermögen.

Man kann solche vielleicht pseudowissenschaftlichen oder „magischen" Attributionen und Motivationen aus professioneller Sicht als irrelevant abtun. Realiter ist es jedoch oft kaum möglich, „irrationale" von „rationalen" Attributionsvoreingenommenheiten zu unterscheiden. Anhand vieler Beispiele belegt Boesch in seiner Schrift *Das Magische und das Schöne* (1983, S. 111 ff.), daß magisch wirkende Handlungen genau wie rational wirkende Handlungen praktisch immer den Wunsch nach bestimmten Wirkungen enthalten. Lediglich der *Glaube* an ihre Wirksamkeit gehöre (dies vielleicht im Unterschied zum rationalen Handeln) nicht unabdingbar zum magischen Tun. Menschen, die etwa ein Hufeisen als symbolisches Objekt über ihre Tür nageln, glauben nicht unbedingt, daß es Glück bringe und Unglück abwehre. Wenn das Hufeisen jedoch eines morgens verschwunden ist, können dadurch plötzlich bange Erwartungen irgendeines Unheils ausgelöst werden. Boesch behauptet, daß sich magisches von rationalem Verhalten letztlich überhaupt nicht prinzipiell absetzen lasse, eben weil Verhalten nicht von seiner affektiven Bewertung getrennt betrachtet werden könne, die ihrerseits nicht nach den Regeln der Logik ablaufe:

Es ist möglich, daß man magische Handlungen vollzieht, ohne rational an deren Wirksamkeit zu glauben, sie aber trotzdem als unerläßlich erlebt (S. 116).
    Zur Herleitung magischen Denkens vgl. auch Horn et al. 1984, S. 145.

Mängel, Voreingenommenheiten und Verzerrungen von Attributionen hinsichtlich des Gesundheitsverhaltens sind also nicht auf der rein kognitiven Ebene hinreichend bestimmbar, und sie sind wohl auch nicht auf der rein rationalen Ebene beeinflußbar. Im empirischen Teil ziehen wir aus diesem Gesichtspunkt die Konsequenz, die *emotionalen Konnotationen* (Nebenbedeutungen) der Laienvorstellungen über Krebsbekämpfung genauso intensiv zu untersuchen wie die *kognitiven Stellungnahmen.*

4.7 Hilflosigkeit und fatalistisches Verhalten

Zu den besonders häufigen Attributionsvoreingenommenheiten von Menschen im Sinne eines relativ stabilen Persönlichkeitsmerkmals gehören wahrgenommene Hilflosigkeit und Fatalismus.

    Ihnen ist gemeinsam, daß der betreffende Mensch zu einem pessimistischen Zukunftsbezug neigt und Ereignisse bzw. Krankheitsrisiken subjektiv als unkontrollierbar empfindet, weil er sie als stabil (also überhaupt von niemandem beeinflußbar) oder als nur external (also nicht von ihm selber) beeinflußbar ansieht. Hilflosigkeitsempfindungen liegen oft in generalisierter Form vor und werden meist als ein durch Sozialisation gelernter Attributionsstil angesehen (Herkner 1980; Waltz 1981; Peterson u. Seligman 1984).

Wenn ein Mensch Ungewißheit bezüglich der Möglichkeiten einer Wiederherstellung der inneren Kontrolle empfindet, tritt häufig Angst auf, die in diesem Falle einen lähmenden Charakter erlangen kann und in der Regel mit einer übersteigerten Aktivierung von Abwehrprozessen einhergeht (Fröhlich 1982). Gibt ein Mensch auf die Frage nach Ursachen von Krebskrankheiten an: „Schicksal, Pech, Zufall", so kann es sich hierbei entweder um eine von Attributionsvoreingenommenheiten völlig unabhängige, reflektierte und sachliche Meinungsäußerung im Sinne einer themenspezifischen Beurteilung handeln und/oder um den Ausdruck einer generell fatalistischen Lebenseinstellung. Im ersteren Falle ist ein Beeinflussungsversuch durch Aufklärung möglich, im letzteren Fall wohl kaum erfolgversprechend. Im empirischen Teil unserer Studie werden wir versuchen, bei unseren Befragten diese (stabilen vs. variablen) Attributionsaspekte soweit möglich voneinander zu unterscheiden.

4.8 Beeinflußbarkeit der subjektiven Wahrnehmung von Kausalität und Kontrolle

Hat sich eine fatalistische Einschätzungsweise bereits zu einer Grundhaltung im Sinne eines überdauernden Attributionsstils entwickelt, so ist eine Einflußnahme auf diese Hilflosigkeitseinstellung im Rahmen von Aufklärungsaktionen seitens des Gesundheitssystems kaum mehr vorstellbar, es sei denn, die gesundheitserzieherischen Aktivitäten würden zielgruppenspezifisch, z. B. in Form von Einzel- oder Gruppenberatung angelegt und dabei letztlich als eine therapeutische oder zumindest pädagogische Maßnahme verstanden (vgl. hierzu exemplarisch: Frede u. Frede 1984).

Bei einer undifferenzierten Ansprache von Menschen durch Massenmedien ist dagegen nicht zu erwarten, daß diejenigen Anteile von Kausalitäts- und Kontrollierbarkeitsvorstellungen, die hauptsächlich auf das Konto gelernter Attributionsstile gehen, veränderbar sind.

Bei Diskussionen in präventivmedizinischen Fachkreisen wurde ich mehrfach gefragt, was ich von Versuchen halte, die Teilnahmequoten am Krebsfrüherkennungsprogramm durch Zahlung von Prämien an die Krebsfrüherkennungsteilnehmer zu erhöhen. Abgesehen von ethischen Problemen, die sich aus der Tatsache ergeben, daß die Krebsfrüherkennungsuntersuchung ja potentiell schwerwiegende Körpereingriffe nach sich ziehen kann, darf man wohl nicht davon ausgehen, solche Maßnahmen würden die subjektiven Krankheitstheorien und Gesundheitsmotive von Menschen günstig beeinflussen. Die Zahlung einer Prämie wäre ja ein externaler Beeinflussungsfaktor und stände in gewissem Gegensatz zur *intrinsischen Selbstverantwortlichkeitsempfindung,* die eigentlich wesensmäßig zum präventiven Gesundheitsverhalten gehört.

Allerdings kann es zumindest im Rahmen rechtzeitiger (z. B. schulischer) Gesundheitserziehung sinnvoll sein, als Übergang zur Entwicklung selbstverantwortlichen Gesundheitshandelns eine Zeitlang auf externale Verstärkungen zurückzugreifen. Es sei hierzu auf die Arbeiten von de Charms (1968) hingewiesen, der eine Persönlichkeitsdimension „origin" vs. „pawn" postulierte. Ein *„origin"* ist danach jemand, der seine Handlungen als von sich selbst bestimmt wahrnimmt; ein *„pawn"* dagegen jemand, der seine Handlungen überwiegend als von außen bestimmt erlebt. De Charms konnte nachweisen, daß es durch ein gezieltes Attributionstrainingsprogramm möglich ist, die Selbsteinschätzung, ein „origin" zu sein, wirksam zu fördern, so daß selbstverantwortliches Handeln tatsächlich deutlich zunimmt. Arbeiten von LeShan (1982) zielen unter dem Motto *„You can fight for your life"* in dieselbe Richtung.[1]

4.9 Health-locus-of-control-Forschung

Die meisten Studien zur Klärung menschlicher Attributionsvoreingenommenheiten beschränkten sich auf die Betrachtung von Attributions*stilen* als überdauernde Persönlichkeitseigenschaft. Situative und themenspezifische, also attributions*inhaltliche* Aspekte wurden so häufig nicht erfaßt.

Ein Beitrag zur Klärung inhaltlicher, also *themenspezifischer Einfärbungen von Attributionsvoreingenommenheiten bezüglich Gesundheit und Krankheit* wurde von Wallston u. Wallston (1978, 1981, 1982) geleistet. Diese Autoren versuchten, Internalitäts- vs. Externalitätseinschätzungen von Menschen speziell hinsichtlich der subjektiven Beeinflußbarkeitsvorstellungen von Gesundheit und Krankheit zu erfassen. Hierzu entwickelten sie eine Health Locus of Control Scale (HLC), deren faktorenanalytisch bestätigte Dimensionen ursprünglich als „fate" (mit den Erscheinungsweisen „good fortune", „fatalism", „luck" und „dependency") sowie als „self blame" (mit den Erscheinungsweisen „carefulness/carelessness" und „self blame") bezeichnet wurden. Spätere Fassungen dienten der Unterscheidung der Attributionsdimensionen „internal", „chance" und „powerful others", d.h. der Klärung, ob jemand eine Krankheit als vorwiegend von in der eigenen Person liegenden Faktoren, von Zufall/Schicksal oder von mächtigen anderen, v.a. Ärzten, beeinflußbar ansieht.

Die HLC-Skalen wurden auch zur Erfassung der Attributionen von Krebskranken eingesetzt. Sie erwiesen sich dabei jedoch als mißverständlich und wenig valide (Bloom u. Ross 1982). Selbstkritisch räumen Wallston u. Wallston (1981) auch selber ein:

Research in health locus of control has failed totally to take into account actual control in situations as well as preferences for control ... Researchers in locus of control need to become more aware of how expectancies for control relate to actual environmental contingencies (S. 237 f.).

Erneut zeigt sich, daß psychologische Rekonstruktionsversuche der Attributionen von Menschen zu kurz greifen, wenn sie nur auf überdauernde Attributionsstile im Sinne von Persönlichkeitseigenschaften gerichtet sind. In der Wirklichkeit ist immer

---

[1] Eine sehr differenzierte Analyse zu der Frage, wie Selbstverantwortlichkeit mit vorausschauendem Denken und dem Erleben von „Selbsteffizienz" zusammenhängt, bietet Bandura (1985). Leider erreichte uns dieses Buch erst nach Abschluß des Manuskripts.

von Wechselwirkungen zwischen diesen und jeweils themenspezifischen Stellungnahmen auszugehen, die in vielen Fällen eher als Ausdruck von Bewältigungsprozessen denn als Ausdruck habitueller Voreingenommenheiten zu begreifen sind.

Aus diesen Gründen haben wir uns dazu entschlossen, uns in demjenigen Abschnitt des empirischen Teils, der der Erfassung krebsbezogener Attributionstendenzen gewidmet ist, nicht auf die Anwendung einer standardisierten Attributionsskala (dort: die in 11.6 noch zu erläuternde IPC-Skala von Levenson) zu beschränken, sondern zugleich durch gezieltes Ansprechen der krebsspezifisch relevanten Beeinflußbarkeitsdimensionen die verschiedenen Attributionen unserer Befragten themenspezifisch nachzuvollziehen.

4.10 Angst, Abwehr und Vermeidungsverhalten

Eine Analyse kognitiver Vorgänge (hier: der Entscheidung für oder gegen die Krebsfrüherkennungsuntersuchung) ohne Berücksichtigung emotionaler Komponenten wäre nach allem Gesagten völlig wirklichkeitsfremd. Eine Attribution ist kein rein kognitiver Prozeß, sondern sie bedeutet auch Erleben. Wahrgenommene Umweltaspekte und Krankheitsrisiken sind immer mehr als kognizierte Phänomene. Die erlebte Welt darf psychologisch nicht nur noch als gedachte Welt begriffen werden (vgl. Ulich 1982).

Auch die Unterscheidung von Motiven und Emotionen ist schwierig und manchmal gar nicht möglich. Beide Phänomene implizieren eine wertende Stellungnahme, die oft ein intuitives, unwillkürliches Urteil ist. Das Erleben von Selbstverantwortlichkeit als Voraussetzung präventiven Gesundheitshandelns bedeutet dann auch Selbstbetroffenheit. Dies ist nicht mit einer rational abwägenden Kosten-Nutzen-Kalkulation gleichzusetzen, wie es die Autoren des Health-belief-Modells unterstellten.

Die meisten psychologischen Theorien der Handlungsregulation setzen ein „Funktionieren" der Person in dem Sinne voraus, daß sie Ziele setzen und Informationen angemessen, d.h. urteilend, verarbeiten kann. Gerade beim Auftauchen von Ängsten wird jedoch deutlich, daß wir unsere Lebenswelt, wie Ulich (1982) formuliert,

...oft eher im Sinne eines komplexen „Angemutetwerdens" – was manchmal auch den Charakter eines passiven Ausgeliefertseins hat – erleben als im Sinne sofortiger, konstruktiver bewertender Kategorisierung. Auch wer Emotionen vorschnell in Urteile gefaßt haben will, verfehlt zentrale Merkmale von Emotionen wie z.B. die häufige Vagheit, Ambivalenz, die übergroße „Ich-Beteiligung", die distanzierendes Urteilen oft nicht erlaubt (S.76).

Henderson (1966) fand heraus, daß Menschen, die krebsverdächtige Symptome verschleppten, d.h. nicht zum Arzt gingen, keinen schlechteren Informationsstand über Krebs hatten, als diejenigen, die rechtzeitiger zum Arzt gingen. Er faßt zusammen:

The personal psychodynamics will play a highly important role in how this knowledge is used (S.862).

Krebsverdächtige Symptome wurden um so eher verschleppt, wenn die betreffenden Personen bereits früher in ihrer Familie mit einer Krebserkrankung konfrontiert waren.

Hat ein Mensch einmal trotz grundsätzlichen Wissens um Sinn und Nutzen von Krebsfrüherkennungsuntersuchungen ein Vermeidungsverhalten entwickelt (z. B. als Symptomverleugnung oder als Nichtinanspruchnahme einer ihm angebotenen Krebsfrüherkennungsuntersuchung), so besteht die Möglichkeit, daß er die so entstehende *kognitive Dissonanz* durch Veränderung seiner bis dahin bestehenden subjektiven Krankheitstheorie zu verringern sucht und sich zugleich gegen potentiell verunsichernde Informationen von ärztlich-gesundheitserzieherischer Seite sperrt.

Empirische Untersuchungen zum *Fear-arousal-Effekt* solcher gesundheitsbezogener Beeinflussungsversuche, die angstauslösende Appelle enthalten, wurden bereits andernorts sehr ausführlich vorgestellt und diskutiert (Verres 1977, 1978 a, b). Janis u. Feshbach (1953) versuchten, die Einstellungen von Menschen zur Mund- und Zahnhygiene zu verändern. Sie verwendeten in ihren Experimentalgruppen 3 hinsichtlich der Drastizität abgestufte Furchtappelle, die die Folgen einer solchen Vernachlässigung darstellten. Der verhaltensbeeinflussende Effekt erwies sich als um so schwächer, je stärker der Furchtappell war.

Nach verschiedenen ähnlichen Studien kam Leventhal (1970) zu der Schlußfolgerung, daß Furchtappelle keineswegs per se zu Abwehrreaktionen führen, sondern daß bei gleichzeitigem Hinweis auf positive Effekte der Prävention offenbar dieser positive Hinweis die energetisierende Wirkung eines Furchtappells von möglicher Abwehr weglenken und auf das intellektuell einsehbare Ziel der Prävention richten könne. Entscheidend seien konkrete und leicht befolgbare Hinweise zur Durchführung des empfohlenen Präventivverhaltens. Die Erkenntnisse Leventhals basieren jedoch auf Kommunikationen über sehr einfache Formen des Gesundheitsverhaltens wie z. B. die Bereitschaft, eine Tetanusimpfung zu akzeptieren. Sie können nicht auf die wesentlich komplexeren Konnotationen von Krebsfrüherkennungsuntersuchungen übertragen werden, da eine Krebsfrüherkennungsuntersuchung ja nicht wie eine primärpräventive Impfung gesundheitliche Sicherheit garantieren kann, sondern als sekundärpräventive Maßnahme bei positivem Befund durchaus auch möglicherweise eine subjektiv verheerende Krankheitskarriere nach sich ziehen kann.

Ob aus einem gesundheitserzieherischen Appell eine Information wird, aus der neuorientiertes Verhalten oder aber vermehrte Emotionalität mit Abwehr und Verhaltensdesorganisation entspringt, hängt zum einen vom Stil der individuellen Informationsverarbeitung und zum anderen von den jeweils spezifischen Hinweisbedingungen ab, die aufgrund ihrer aufmerksamkeitssteuernden Wirkung darüber mitbestimmen, welche Verhaltensmöglichkeiten von der Person als ansprechend empfunden werden (Fröhlich 1983). Aktualisierte Angst vor der Krebsfrüherkennungsuntersuchung kann somit im Prinzip *sowohl motivierend als auch abschreckend* wirken.

Dabei ist noch zu berücksichtigen, daß die durch einen Furchtappell ausgelösten Reaktionen qualitativ unterschiedlich sein können. Während etwa Entsetzen, Ekel oder Übelkeit bei besonders drastischer Konfrontation mit Krankheitsrisiken eher Abwehrverhalten auslösen, muß eine besorgte Erwartung (im Sinne des angloamerikanischen Begriffs des „concern") als eine anders getönte Form von Furcht nicht unbedingt zu einer ähnlich defensiven Reaktion führen (Fröhlich 1983, S. 180).

In manchen Fällen kann die Furcht auch als Scham angesichts der Untersuchungssituation selbst erlebt werden (ausführlich dazu: Verres 1977; Schenk 1984).

Krebsfrüherkennung stellt, wie Dornheim (1983) ausführt, einen „Kristallisationspunkt von Hoffnung und Skepsis" dar. Es bleibt fast immer eine (realistische) Furcht vor dem Unvorhersehbaren zurück. Im Denken derjenigen Menschen, die sich von einer Krebsfrüherkennungsuntersuchung tatsächlich echte „Sicherheit" und nachhaltige emotionale Beruhigung versprechen, lassen sich im Grunde Elemente eines magischen Denkens finden, wenn sie die Krebsfrüherkennungsuntersuchung als eine primärpräventive, also Schutz vor dem Krankwerden verschaffende Maßnahme mißverstehen.

Bei realistischer Betrachtung der Möglichkeiten und Grenzen der Krebsfrüherkennungsuntersuchung muß festgehalten werden, daß ein gewisses Ausmaß an Furcht als Begleiterscheinung dieser mit existentieller Bedrohung unmittelbar konfrontierenden Prozedur wohl unvermeidlich ist. Da jeder Mensch seine eigene Umgangsweise mit Furcht und Angst entwickelt hat, wird es prinzipiell nicht möglich sein, alle Menschen durch Aufklärung oder Propaganda zur Compliance im Bereich der Krebsfrüherkennung zu veranlassen. Im empirischen Teil dieser Studie soll den Inhalten und Verarbeitungsmodi von Krebsängsten ein zentraler Stellenwert eingeräumt werden.

4.11 Antipräventives Verhalten, Reaktanz und Krankheitsgewinn

Gerade im Spannungsfeld präventiver und antipräventiver Wertsysteme haben, wie die Zitate von Rousseau und Proust bereits zeigen sollten, hedonistische Grundhaltungen von Menschen in ihrer je spezifischen Gerichtetheit und Ausprägung eine auf den individuellen Lebensstil bezogene Bedeutung, die sich wahrscheinlich einer allgemeingültigen Bewertbarkeit zumindest großenteils entzieht (vgl. dazu: Braukmann u. Filipp 1983).

Wie Dornheim (1983) darlegt, ist es sinnvoll, Wissensformen auch im Gesundheitsbereich nach Faktenwissen, Wertewissen und Normenwissen zu unterscheiden.

Nichtpräventives Verhalten kann aus *defizitärem Faktenwissen* über Krebserkrankungen resultieren. Unabhängig davon konstatiert Dornheim über alle von ihr befragten Personen hinweg ein eindeutiges *Wertewissen* des einfachen Inhalts, daß es im Hinblick auf die Krebserkrankungen als das Erstrebenswerteste überhaupt angesehen wird, nicht an Krebs zu erkranken bzw. – bei Erkrankung – davon geheilt zu werden. Es bestehe somit eine ungeheure, für die Gegenwart als unüberbrückbar empfundene Kluft zwischen Wertewissen und Faktenwissen. Diese manifestiere sich auch deutlich im Bereich des *Normenwissens,* in dem wenig Handlungsmöglichkeiten und Verhaltensanweisungen in Richtung auf das erstrebte Ziel der Verbannung von Krebskrankheiten aus dem Krankheitenpanorama vorgezeichnet sind.

Da nun trotz fehlenden Normenwissens in Form konkreter Verhaltensanweisungen im alltäglichen Lebensvollzug Entscheidungen getroffen werden müssen, wirkt sich das Defizit an Wissen als Entscheidungsgrundlage in der Einstellung vieler Menschen gegenüber der „Vorsorge" als Konflikt aus. Denn wirklich prophylaktisches Handeln erscheint wegen mangelndem (individuellem und professionellem) Faktenwissen nicht möglich. Es bleibt beschränkt auf diagnostisches und begrenzt therapeutisches Handeln, was bedeutet, daß die Krebsprävention letztlich in der Perspektive der Laien in den Kompetenzbereich der Medizin verwiesen wird, dies zudem in relativ klarer Erkenntnis der Tatsache, daß auch dort das Faktenwissen bisher nicht völlig gesichert ist.

Wenn ein Mensch nun angesichts einer solchen defizitären Wissenskonstellation auch beim Erhalten einer Einladung zur Krebsfrüherkennungsuntersuchung schließlich *nichts* tut, so kann dies möglicherweise in manchem Fall als Ausdruck subjektiv sinnvollen *Bestrebens nach der Aufrechterhaltung persönlicher Freiheit* interpretiert werden, wie es von Brehm (1980) als *Reaktanzphänomen* beschrieben wurde. Immerhin kann so *im subjektiven Wahrnehmungshorizont* der Leib (allerdings zum Preis eines Verzichts auf Frühdiagnostik) in der vollständigen Verfügungsgewalt der Person selbst bleiben. Gerade die Frühdiagnostik bedroht ja aufgrund ihres potentiell aufdeckenden, ggf. auch invasiven Charakters die subjektiv empfundene Integrität und *phänomenale Unversehrtheit des Leibes.* Bewertet man nun ein solches Verhalten von Menschen anhand von Zielvorstellungen der professionellen Präventivmedizin, so wird man zur Schlußfolgerung kommen, daß medizinische und laienhafte Auffassungen von Prävention in vielen Fällen von unterschiedlichen Bezugssystemen ausgehen und daß es beim gegenwärtigen Stand der Erkenntnis kaum möglich ist, diese Kriterien in allgemeingültiger Form, also für jedermann gleichermaßen verbindlich, zu formulieren.

Horn et al. (1984) vertreten im Rahmen einer empirischen Studie zur „Logik von Widerständen gegen gesundheitliche Aufklärung" sogar die These, daß viele Menschen aus ihrer Sicht einen subjektiven „Gewinn" haben, wenn sie sich in ihrem Alltag systematisch und spezifisch anders verhalten als es der Gesundheit nach Ansicht der Medizin heute langfristig zuträglich ist. Solche mit antipräventivem Gewinn einhergehenden gesundheitsrelevanten Handlungsmuster seien jedoch häufig nicht argumentativ zugänglich. Dabei werde auch deutlich, daß *Parsons Gesundheitsbegriff,* nach dem Gesundheit ein „Zustand optimaler Leistungsfähigkeit eines Individuums für die wirksame Erfüllung der Rollen und Aufgaben, für die es sozialisiert ist", bedeutet, in dieser Form von vielen Menschen nicht geteilt werde. Ähnlich argumentiert auch Wambach (1983).

4.12 Spezielle Probleme einer Bedeutung hypothetischer prämorbider Persönlichkeitsmerkmale von Krebspatienten für die präventive Krebsbekämpfung

In unserer theoretischen Analyse der Motivation von Menschen zur Krebsvorsorge soll abschließend noch ein besonders schwieriger Aspekt angesprochen werden: die Frage, ob es eine spezifische prämorbide „Krebspersönlichkeit" gibt und ob entsprechende Erkenntnisse eine Relevanz für die präventive Krebsbekämpfung haben.

Solche psychosozialen Faktoren können auf verschiedenen Ebenen gesucht werden.

Zum einen kann es sinnvoll sein, bei denjenigen Menschen, die sich besonders stark karzinogenen Stoffen wie Tabak oder Alkohol aussetzen, nach den motivationalen und sozialen Bedingungen dieses Verhaltens zu fahnden, dies mit dem Ziel, durch Änderung entsprechender Bedingungen ein solches Risikoverhalten zu reduzieren.

Zugleich liegt es nahe anzunehmen, daß Menschen, die ein besonders starkes Risikoverhalten zeigen, zu den denkbaren Zielgruppen für gezieltes Screening gehören.

Als gesicherte Risikogruppe gelten für die Lokalisationen Lunge und Mundhöhle/Rachen/Kehlkopf „Raucher ab 30 Jahren". 90 % dieser Karzinome treten in der genannten Bevölkerungsgruppe auf. Vor allem bei der Lokalisation Mundhöhle/Rachen/Kehlkopf würde die Erfassung dieser Risikogruppe eine deutliche Steigerung der Wirksamkeit der Früherkennungsmaßnahmen zur Folge haben. Dabei ist auch eine Einbeziehung der Frauen, die rauchen, in die Früherkennung nicht ausgeschlossen (Bundesministerium für Forschung und Technologie 1983, S.27).

Sollten solche Programme tatsächlich in der Zukunft eingerichtet werden, so müßte zuvor empirisch geklärt werden, ob diese Risikogruppen aufgrund ihrer spezifischen psychosozialen Merkmale nicht gerade hinsichtlich der Teilnahmebereitschaft an Krebsfrüherkennungsuntersuchungen ganz andere (möglicherweise noch kritischere) Voraussetzungen einbringen als die bisherigen Globalpopulationen.

Zum zweiten wurden in verschiedenen empirischen Untersuchungen Beziehungen zwischen bestimmten prämorbiden kritischen Lebensereignissen, insbesondere Erlebnissen des Verlusts einer wichtigen Bezugsperson, und der Entstehung von Krebserkrankungen ermittelt. In prospektiven bzw. zumindest prädiktiven Studien fanden verschiedene Forschergruppen unabhängig voneinander bei Krebskranken häufiger eine geringe emotionale Schwingungsbreite (z. B. als Ausdruckshemmung von Angst und Aggression) und ein Empfinden von Hoffnungslosigkeit und einer psychosozialen Isolierung (Übersichten über die Forschungslage hierzu bieten Gosslar 1980; Bammer 1981; Bahnson 1981; Hürny u. Adler 1981; Ziegler 1983; Helmkamp u. Paul 1984; Becker 1986; Scherg 1986).

Bei genauerer Betrachtung dieser Studien stößt man leider fast in jedem Fall auf gravierende methodische Mängel. So meint Bräutigam (1981):

Im Hinblick auf die Ergebnisse der prädiktiven Studien muß man sich auch fragen, ob die gefühlsabwehrenden Patienten unter den späteren Krebskranken nicht doch durch Voruntersuchungen, eigene Tastbefunde und Erkrankungen in der Familie für die Krebsdiagnose mehr sensibilisiert waren und schon bei dieser ersten Untersuchung eine Vorahnung ihrer ihnen wahrscheinlich erscheinenden Diagnose hatten. Frauen mit Brustkrebs haben ja die gleiche Erkrankung unter ihren Blutsverwandten 3- bis 5mal häufiger als die Durchschnittsbevölkerung. ... So gibt es unter hunderten von Einzeluntersuchungen immer wieder Befunde, die aufhorchen lassen, ohne daß sich über Gewicht und Wirkungsweise psychosomatischer Faktoren im ganzen ein gesichertes Wissen absehen läßt (S.1564f.).

Angesichts der bisherigen Ungesichertheit psychosomatischer Beiträge zur krebsspezifischen Ätiologieforschung haben wir uns dazu entschlossen, eine denkbare Bedeutung möglicher prämorbider Persönlichkeitsmerkmale von Krebspatienten für die präventive Krebsbekämpfung aus dem empirischen Teil unserer Studie ausdrücklich auszugrenzen. Eine ernsthafte Auseinandersetzung mit diesen Aspekten würde den Rahmen der vorliegenden Studie sprengen. Sie sollte Gegenstand eigener Forschungsarbeiten sein (s. dazu Becker 1986).

Die psychosomatische Krebsätiologieforschung wird uns jedoch im empirischen Teil dieser Arbeit insofern beschäftigen, als wir untersuchen wollen, inwieweit sich Elemente psychosomatischen Denkens auch in den Laientheorien über Krebs wiederfinden und inwieweit diese mit internalen Kausal- und Kontrollattributionen einhergehen.

4.13 Zusammenfassung

Anhand einer Übersicht über bisherige psychologische Untersuchungen der Motivation zu präventivem Gesundheitsverhalten allgemein und zur Krebsvorsorge speziell wurden methodische Schwierigkeiten und inhaltliche Konnotationen skizziert, die bei der sozialwissenschaftlichen Erforschung von Gesundheitsmotiven berücksichtigt werden müssen. Es kann unterschieden werden zwischen „Gesundheitsdisziplin" und „Gesundheitspräferenz". Das Gesundheitshandeln ist auf bedeutungsmäßig sehr heterogene Lebensbereiche bezogen. Gesundheitsrelevante Alltagsroutinen und Gewohnheitsbildungen erfolgen großenteils unabhängig von bewußten, rationalen Entscheidungen im Sinne eines Gesundheitsmotivs. Anhand der Dimension „Zukunftsorientierung" wurden Unterschiede zwischen Gesundheitsmotiven und Präventionsmotiven aufgezeigt. Eine wichtige Voraussetzung präventiven Verhaltens ist die wahrgenommene Selbstverantwortlichkeit, die ihrerseits komplex determiniert ist. Die Person selbst kann Überzeugungssysteme je nach Konstellation der jeweils aktuellen Bedürfnislage selektiv außer Kraft setzen. Anhand einer Kritik des Health-belief-Modells wurde aufgezeigt, daß Gesundheitshandeln nicht a priori hinreichend als zweckrationales Handeln konzipiert werden kann.

Es wurden die wichtigsten Grundannahmen der psychologischen Attributionstheorie entwickelt und in ihrer Bedeutung für das Verständnis präventiven Gesundheitsverhaltens diskutiert. Wesentlich ist dabei die Unterscheidung zwischen subjektiv externalen Faktoren und subjektiv internalen Faktoren der Kontrollierbarkeit von Ereignissen (hier: Krankheiten) sowie die Unterscheidung zwischen subjektiv stabilen, also grundsätzlich unbeeinflußbaren, und subjektiv variablen, also beeinflußbaren Faktoren. Ob zwischen Attributionen und Verhalten tatsächlich systematische Zusammenhänge bestehen, ist oft nur schwer zu entscheiden, da angegebene Attributionen und Gesundheitsmotive handlungsleitenden und/oder handlungsrechtfertigenden Charakter haben können. Ferner ist es oft schwierig, „magische" von „rationalen" Attributionsvoreingenommenheiten zu unterscheiden.

Bei Forschungen zum Präventivverhalten aus attributionstheoretischer Sicht ist es wichtig, zwischen der Bedeutung von Attributions*stilen* als überdauernder Persönlichkeitseigenschaft von situativen und themenspezifischen, also attributions*inhaltlichen* Aspekten möglichst zu unterscheiden. Diese Aspekte sind in vielen Studien zur Health-Locus-of-Control-Forschung konfundiert. In unserer eigenen empirischen Studie wird daher der Kontextspezifität von Kontrollattributionen eine besondere Aufmerksamkeit gewidmet.

Am Beispiel antipräventiven Verhaltens, des Reaktanzphänomens und des Konzepts „Krankheitsgewinn" wurden subjektive Konfliktquellen gesundheitsrelevanter Handlungsmuster aufgezeigt.

Eine denkbare Bedeutung möglicher prämorbider Persönlichkeitsmerkmale späterer Krebspatienten für die präventive Krebsbekämpfung wird in der vorliegenden Studie nur insofern berücksichtigt, als untersucht wird, inwieweit sich Elemente psychosomatischen Denkens auch in den Laientheorien über Krebs wiederfinden.

5 Epistemisches Subjektmodell und „subjektive Krankheitstheorie"

5.1 Ordnungsversuche krankheitsbezogener Gedanken, Phantasien und Gefühle

In diesem Kapitel soll das Forschungsprogramm „subjektive Krankheitstheorie" als ein grundlegendes Paradigma der psychologischen Erklärung einer aktiven Mitarbeit von Menschen an der Krankheitsbekämpfung erörtert werden. Zwischen den subjektiven Krankheitstheorien von Menschen und dem tatsächlichen präventiven Gesundheitsverhalten bestehen komplexe Wechselwirkungen.

Präventives Verhalten kann, wie auch jedwedes Complianceverhalten, als Ergebnis einer spezifischen Konstellation gesundheitsbezogener Kognitionen und Emotionen verstanden werden. Becker (1984) betont die Bedeutung des *magischen Denkens* von Laien, das er dem *linearen (mechanistischen) Denken* der frühen Naturwissenschaften und dem jeweils auf spezifische Relationen in Zeit und Raum bezogenen *spiralförmigen, transaktionellen Systemdenken* der – v. a. von Einstein beeinflußten – modernen Wissenschaften gegenüberstellt. Überdies meint Becker, daß das magische Denken vorwiegend in Form linearen Denkens manifest ausgedrückt wird, d. h. nicht immer auf den ersten Blick als magisch erkennbar ist (ähnlich auch Boesch 1983).

Gesundheitsbezogene Kognitionen lassen sich – zunächst noch etwas willkürlich – nach folgenden Gesichtspunkten ordnen:
- *Wahrnehmungen:* Sie bedeuten eine Selektion von Informationen aus der Vielfalt von Eindrücken, eine Aufmerksamkeitsrichtung und eine Kodierung von Eindrücken, die die Gesundheit oder das eigene Leben betreffen.
- *Erwartungen:* Sie beziehen sich auf Ergebnisse von Handlungen (z. B. „Wenn ich zur Krebsfrüherkennungsuntersuchung gehe, schütze ich mich vor Krebs.").
- *Bewertungen:* Hierzu gehören z. B. Situationsdefinitionen („Die Mammographie ist gefährlich".), Vergleiche („Dr. X macht das besser als Dr. Y.") und Selbsteinschätzungen („Ich gehöre bestimmt zu denen, die keinen Krebs bekommen".).
- *Attributionen:* Hiermit sind, wie bereits im 4. Kap. ausgeführt, Vorstellungen über Ursachen von Krankheiten sowie Kontrollierbarkeitserwartungen hinsichtlich der Lage von Krankheitsaspekten zum eigenen Einflußbereich gemeint.
- *Konstruktionen:* Dazu gehören z. B. Umbewertungen („Ich finde diese Untersuchungen zwar wichtig, aber Mutter haben sie auch nicht geholfen, und deshalb bleibe ich da lieber weg.") und Pläne („Ich will mein eigener Herr bleiben, deshalb lasse ich mich bei den Ärzten gar nicht erst blicken, die lassen einen ja nicht mehr los, wenn sie einen einmal erwischt haben.").

Viele Kognitionen beruhen auf gesellschaftlichen Situationsdeutungen (Huber u. Mandl 1982b). In Befragungssituationen fällt es oft schwer zu entscheiden, inwieweit die zutage geförderten Kognitionen der Befragten wirklich genuin subjektiv sind. Gerade Krankheitsvorstellungen können weitgehend als soziale Konstruktionen aufgefaßt werden (Sontag 1981; Dornheim 1983). Je facettenreicher diese sozialen Konstruktionen sind, desto größer ist die Unklarheit darüber, ob eine Stellungnahme tatsächlich subjektiv ist oder aber lediglich die Aktualisierung eines gängigen sozialen Konstrukts (z. B. „Krebs ist eine Geißel der Menschheit.") bedeutet, das ausgesprochen wird, um den Befrager zufriedenzustellen, aber letztlich für den Sprecher eigentlich keine persönliche Bedeutung hat. Damit ist auch die situative Bedingtheit der jeweils erhobenen Verbalisation angesprochen.

Manche Kognitionen lassen sich als *Metakognitionen* begreifen (z. B. „Ich weiß gar nicht genau, was ich eigentlich über Krebsvorsorge denke.").

Wenn Kognitionen relativ zeitstabil sind und als eine geordnete Menge verstanden werden können, so werden sie gelegentlich bereits als subjektive Theorie bezeichnet. Jedoch ist nicht jede Stellungnahme einer Person, z. B. zu Krebsursachen, eine „subjektive Theorie". Dies soll in den folgenden Abschnitten deutlich gemacht werden.

Bevor man subjektive Sinnstrukturen und Bedeutungszusammenhänge erforschen kann, muß man zuerst die einzelnen Elemente solcher Sinnstrukturen ermitteln.

Hinsichtlich der Krankheitsbedeutungen wird es dabei besonders wichtig sein, zwischen subjektiv rationalen und subjektiv wertenden kognitiven Anteilen zu unterscheiden. Schon Neumann (1969) stellte in seinen Untersuchungen über „Das Problem der Krebserkrankung in der Vorstellung der Bevölkerung" fest, daß die bei seinen Interviews gestellten Fragen keine saubere Trennung zwischen „exaktem Wissen" und „bloßer Meinung" erlaubten. Eine nähere Differenzierung sei für den Gesundheitserzieher allerdings insofern wünschenswert, als die Korrektur einer falschen Meinung schwieriger sein dürfte als die Berichtigung eines fehlerhaften Wissens.

Im folgenden soll zunächst zwischen *Krankheitskonzepten, Einstellungen* und *subjektiven Krankheitstheorien* unterschieden werden. Unter diesen Begriffen wurden Krankheitsvorstellungen von Laien bisher medizinpsychologisch untersucht.

5.2 Subjektive Krankheits- und Gesundheitskonzepte

Mentale Repräsentationen von Krankheitsphänomenen wurden in früheren medizin-psychologischen Arbeiten unter der Bezeichnung *Krankheitskonzepte* untersucht. Beispielsweise versuchte Plaum (1968) anhand von Patienten einer psychosomatischen Klinik, die Vorstellungen zur Genese ihrer Beschwerden und zu möglichen Behandlungsformen per Fragebogen zu erfassen und daraus auf das zugrundeliegende Krankheitskonzept zu schließen. Faktorenanalytisch kam er zu 2 Haupttypen von Krankheitskonzepten: Typ I organisierte seine Krankheit psychisch, Typ II organisch-naturalistisch. Es stellte sich heraus, daß Krankheitskonzepte ein Korrelat im Krankheitsverhalten haben. Ein Mensch mit somatisch-naturalistischem Krankheitskonzept wird bei Beschwerden eher zum Arzt als zum Psychotherapeuten gehen. Er wird ferner beim Arzt eher naturalistisch-organbezogene Behandlungserwartungen äußern.

Auch Scheer u. Moeller (1976), Zenz u. Keller (1978) sowie Ahrens u. Elsner (1981) sahen Laienätiologie und Laienindikation als die Hauptkomponenten von

Krankheitskonzepten an. In diesen Untersuchungen erschienen die Vorstellungen von Versuchspersonen über Krankheitsätiologie sowie über Behandlungs- und Heilungsperspektiven i. allg. als inhaltlich konsistent. Verwendet wurden meist Fragebogendaten mit Likert-Skalierung, die faktorenanalytisch ausgewertet wurden. Insbesondere die von Zenz u. Keller herausgestellte Unterscheidung von Krankheitskonzepten entlang der Dimensionen „naturalistisch" vs. „humanitaristisch" erwies sich bei verschiedenen Patientengruppen als reproduzierbar.

Emotionale Korrelate wurden in den uns bekannten Untersuchungen über Krankheitskonzepte bisher wenig berücksichtigt. Weiter unten wird gezeigt werden, daß der Begriff des Krankheitskonzepts den Gegenstand meist zu puristisch-kognitiv und zu statisch faßt. Viele Krankheitsvorstellungen sind kontext-abhängig und daher nicht invariant, dies um so weniger (wie auch Zenz u. Keller einräumen), je unorganisierter betreffende Krankheitserfahrungen noch im subjektiven Erleben sind. Dies ist gerade im präventiven Bereich wesentlich.

5.3 Einstellungen

Vergleichbare Schwierigkeiten begegnen uns beim Begriff der Einstellung. Während der Begriff des Konzepts im wesentlichen auf rein kognitive Vorstellungen abhebt, wird unter den Einstellungsbegriff meist alles subsumiert, was in bezug auf ein Thema gedacht, begehrt, gewünscht oder gewollt wird. Als die zentrale Komponente wird meist die evaluative Haltung zu einem Einstellungsgegenstand verstanden. Viele Einstellungsskalen erfassen im wesentlichen die affektiv-evaluative Ebene.

Häufig anzutreffen ist die Annahme, Einstellungen seien statische Merkmale im Sinne von Eigenschaften („traits"). Dabei wird jedoch weitgehend die Interaktion zwischen dem aktiven Subjekt und der ebenfalls aktiven Umwelt vernachlässigt. Veränderungen von Einstellungen durch Lernen und Erfahrung geraten dann zu wenig in das Blickfeld.

Darüber hinaus ist der Begriff der Einstellung häufig zu stark mit *konsistenztheoretischen Vorannahmen* verknüpft. Einstellungen werden als ein System aufeinander bezogener Komponenten begriffen, die idealiter widerspruchsfrei übereinstimmen oder zumindest einander gleichsinnig beeinflussen und stützen. Diese Konsistenzannahme findet ihr Korrelat in der Methodologie.

Durch Einstellungsskalen werden Komplexität des Urteils und Ambivalenz des Urteilenden reduziert. Eine eventuelle Widersprüchlichkeit erfaßter Einstellungsstrukturen wird vom Forscher fast immer nachträglich als Fehlervarianz eliminiert. Bei Itemanalysen führt das ausdrückliche Ziel der Herstellung einer internen Skalenkonsistenz zum Ausschluß abweichender Fragen, da der Methode die Annahme einer inneren Geschlossenheit der Einstellung zugrunde liegt. Solchermaßen konstruierte Skalen „belegen" mit empirischem Material dann die innere Geschlossenheit der „gemessenen" Einstellung, indem sie von vornherein widersprüchliche Elemente der Einstellung aus der Betrachtung eliminieren. Bei Summierung von Einzelantworten auf Likert-Skalen erhält jemand, der auf alle Statements leicht positive bis neutrale Antworten gibt, denselben Einstellungswert wie jemand, der wechselnd einmal extrem zustimmend, einmal extrem ablehnend reagiert. *Die Methodenauswahl präformiert so den Forschungsgegenstand.* (Verres et al. 1985 b).

Demgegenüber hatte schon Osgood (z. B. 1957) immer wieder betont, daß die Erfahrungen von Menschen sich zwar in Form von Assoziationsketten zu Strukturen organisieren, daß jedoch die Relationen innerhalb dieser Strukturen häufig mehrdeutig sind. Wenn beispielsweise ein Mensch spontan, also ohne danach gefragt worden zu sein, ausdrücklich verschiedene Aspekte für unvereinbar erklärt (Beispiel: „Krebs ist nicht gefährlich; ich habe keine Angst vor Krebs."), so müßten sie doch wegen ihrer räumlichen Nähe im Text als *Assoziationen* (Krebs-gefährlich; Krebs-Angst) erscheinen (Rust 1983). Die Mehrdeutigkeit wäre dann in der Tatsache zu sehen, daß zwar verbal ein Zusammenhang verneint wird, daß jedoch gleichzeitig die Person ganz offensichtlich in ihren Assoziationen einen solchen Zusammenhang *selbst* hergestellt bzw. erkannt hat.

Der Vorzug der Einstellungsforschung liegt u. E. darin, daß das *intentionale Korrelat* des Sich-Verhaltens konzeptuell berücksichtigt wird; dieses wird jedoch andererseits meist zu statisch gefaßt. Handlungssinn ist in der intentionalen Auseinandersetzung von Person und Verhalten konstituiert. Einstellungsskalen erfassen nicht das Prozessuale dieser intentionalen Auseinandersetzung (Graumann 1984).

5.4 Das Forschungsprogramm „subjektive Theorie" in der psychosomatischen Medizin, der medizinischen Psychologie und der Gegenwartsvolkskunde

Ein besonders differenzierter psychologischer Ansatz zur Erforschung von Kognitionen wurde unter dem Begriff „subjektive Theorie" entwickelt (Groeben u. Scheele 1977, 1983 a, b). Diesem Forschungsprogramm liegt eine „epistemologische" Perspektive zugrunde. In dieser wird das Forschungsobjekt „analog zum Bild des Wissenschaftlers von sich selbst ... als hypothesengenerierendes und -prüfendes Subjekt" betrachtet (Groeben u. Scheele 1977).

Kernannahmen des epistemologischen Subjektmodells sind: Aktivität und Reflexivität des Subjekts; strukturelle Parallelität und damit prinzipielle Austauschbarkeit der Theorien von Forscher und Erforschten, also Subjekt-Objekt-Symmetrie. Die subjektiven Theorien von Laien werden damit an den Rationalitätskriterien der Wissenschaftstheorie gemessen: Explizitheit, Bewußtheit, Stringenz, Überprüfbarkeit (Gloger-Tippelt 1980).

Der Begriff der subjektiven Theorie unterscheidet sich vom Begriff der Kognition und dem des Konzepts. Wenn ein Mensch über einen Begriff bzw. über ein Konzept (im Sinne der Psychologie des Konzeptlernens) verfügt, ist damit noch keine subjektive Theorie gegeben. Es fehlen die Aggregation von mehreren Begriffen und die (zumindest implizite) Argumentationsstruktur.

Dieses Merkmal der Schlußrelation zwischen den (aktualisierbaren) Kognitionen innerhalb eines Konzeptaggregats ist die Basis für die explizierbare bzw. rekonstruierbare Strukturparallelität zu wissenschaftlichen Theorien: Damit ist gemeint, daß subjektive Theorien zumindest prinzipiell, d.h. rudimentär vergleichbare Funktionen für ihren Autor erfüllen wie diese, als da sind Erklärung, Prognose, Technologie (in bezug auf Handlungen, Ereignisse etc., (Groeben u. Scheele 1983 a, S. 17).

Wesentlich am Begriff der „subjektiven Theorie" ist also, daß er zum einen auf die *Subjektivität und Individualität der einzelnen Person* hinweist und zum anderen den *argumentativ-strukturellen, hierarchisch geordneten Charakter menschlicher Vorstel-*

lungsinhalte hervorhebt. Dies soll nicht besagen, das menschliche Denken sei vollkommen kohärent und konsistent, sondern, daß es dies zumindest partiell ist und daß, wie Festinger (1957) behauptete, jeder Mensch im Verlaufe seiner Entwicklung nach Kohärenz und Konsistenz bezüglich solcher Sinnstrukturen strebt, die für ihn wichtig sind (Lind 1983).

Im Hinblick auf die wissenschaftliche Bearbeitung des Begriffs „subjektive Krankheitstheorie" muß betont werden, daß dieser Begriff gegenwärtig noch weitgehend lediglich ein Programm bezeichnet. Die theoretische Aufarbeitung dessen, was in der medizinischen Psychologie oder auch in der Gegenwartsvolkskunde als subjektive Theorie verstanden wird, beschränkt sich, wie Faller (1983) anhand einer kritischen Übersicht über die besonders bekannt gewordenen Studien zeigt, meist auf die Aufzählung jeweils aus Fragebogenitems ermittelter Faktoren.

Die Vorordnung der Statistik vor die Theorie in den meisten empirischen Studien verstellt häufig den Verstehenszugang. Bei vielen Studien geht der Großteil der gedanklichen Arbeit in die Konstruktion des Erhebungsinstruments, die Auswahl der Stichprobe und des statistischen Verfahrens ein, und der interpretatorische Aufwand erscheint im ungünstigsten Fall „gleich Null" (Faller 1983). Demgegenüber wirken in der Übersicht von Faller manche – vorwiegend explorative – Studien der Volksmedizinforschung und Sozialpsychologie (z. B. von Herzlich 1973) differenzierter. Gerade wenn hierbei Inkonsistenzen der Laienvorstellungen über Krankheiten zutage gefördert werden, gewinnt man doch den Eindruck, daß die explorativen Zugänge den komplexen subjektiven Realitäten eher gerecht zu werden scheinen. Ein Hauptgrund liegt darin, daß die Bedeutungen subjektiv benutzter Begriffe meist vom jeweiligen Kontext abhängen. Diese nachzuvollziehen, erfordert ein individualisiertes Vorgehen (vgl. Becker 1984; Reif 1985).

5.5 Subjektive Krankheitstheorie, Handeln und Emotionsverarbeitung

Nehmen wir einmal an, es wäre möglich, eine bestimmte subjektive Krankheitstheorie eines Menschen vollständig zu erkennen, so würde uns diese Kenntnis dennoch noch nicht in die Lage versetzen, das tatsächliche Handeln dieses Menschen vorherzusagen. Selbst im unmittelbaren Handlungszusammenhang sind der handelnden Person nicht alle Kognitionen bewußt. Nicht alle Handlungen sind geplant und begründbar. Und nicht alle subjektiven Theorien bedeuten auch Handlungsimpulse. Sie sind keine Reize, die automatisch Handlungen als Reaktionen auslösen; ihre Handlungsrelevanz ist indirekter Art.

In das tatsächliche Handeln gehen vielmehr auch Emotionen und irrationale oder unbewußte Motive ein. Subjektive Krankheitstheorien können daher auch nicht a priori als rational rekonstruierbar angesehen werden. Dies läßt sich bereits an der subjektiven Verwendung des Begriffs „Krankheit" oder, noch deutlicher, am Begriff des „Befindens" zeigen. Wenn wir jemanden danach fragen, ob und warum er sich für krank hält, wird die Antwort mit hoher Wahrscheinlichkeit von einer emotional-intuitiven Stellungnahme geprägt sein.

5.5.1 Assoziationen, Nebenbedeutungen

Was als subjektive Krankheitstheorie imponiert, ist oft stark abhängig vom Fluß ablaufender Assoziationen, die, wie uns die Psychoanalyse lehrt, nicht unbedingt rational-logisch strukturiert sind. Das Zustandekommen von Bedeutungen läßt sich ganz generell auf die Stiftung von Assoziationen zurückführen. Eine Voraussetzung für die Bestimmung der konnotativen Bedeutung von Begriffen einer Person, d. h. des assoziativen Bedeutungsumfeldes dieser Begriffe, ist zunächst, daß zwischen dieser Person und ihrem Kommunikationspartner (Arzt, Wissenschaftler) überhaupt ein Konsens über die denotative Bedeutung der Begriffe besteht. Andernfalls entsteht eine „semantische Konfusion" (Flade 1984). Geht der Arzt oder Forscher bereits mit vorgefaßten Skalen an die zu erforschenden Laientheorien über Krankheit heran, so entgehen ihm möglicherweise wichtige Elemente dieser Laientheorien.

Anknüpfend an die frühen Assoziationsversuche von C. G. Jung und die vielfältigen Arbeiten von Osgood zu diesem Problem haben sich in jüngerer Zeit einige Semantiker darum bemüht, die subjektiven (konnotativen) Bedeutungen von Begriffen mit Hilfe der Erfassung von Verteilungen der durch sie ausgelösten freien Assoziationen zu klären. Solche Assoziationsverteilungen stellten sich interessanterweise meist als hierarchisch geordnet dar. Sie umfaßten meist mehrere hundert verschiedene Elemente, die mit unterschiedlicher relativer Häufigkeit auftraten. In dieser Sicht ist Bedeutung kein Alles-oder-nichts-Problem, sondern ein quantitativ abgestuftes Konzeptfeld und -umfeld, also eine Dimension, die viele Zwischenstufen der Bedeutungshaltigkeit aufweist (Eye u. Marx 1984).

5.5.2 Funktionen subjektiver Krankheitstheorien in psychodynamischer Sicht

Eine subjektive Krankheitstheorie kann sich im Zusammenhang mit emotionalen Prozessen ändern, z. B. bei aufkommender Todesangst. Sie kann sodann auch der Emotionsabwehr dienen. Hier fehlen oft Kriterien zur Unterscheidung zwischen *Rationalität* und *Rationalisierung*. Bei allen assoziativ anklingenden Infragestellungen der Integrität des „Selbst" kann die Vergegenwärtigung einer eigentlich existenten subjektiven Krankheitstheorie durch Abwehrmechanismen gestört oder zumindest situativ neu eingefärbt werden.

Abwehrmechanismen können in manchen Fällen so „durchschlagen", daß ihre Manifestationen in Form von Kognitionen als Ausdruck einer „subjektiven Theorie" verstanden oder auch mißverstanden werden können. Einige in der folgenden Übersicht (S. 45) zusammengestellte Beispiele sollen dies veranschaulichen.
Wohlgemerkt gibt es keine einfachen Kriterien zur eindeutigen Unterscheidung zwischen persistenten subjektiven Krankheitstheorien im Sinne von Überzeugungen und solchen Kognitionen, die als Ausdruck eines Abwehrmechanismus interpretiert werden können. Die Unterscheidung läßt sich nur unter Berücksichtigung des jeweiligen Kontexts vornehmen und ist auch dann noch mit einiger Unsicherheit belastet (vgl. Meerwein 1981; Beutel 1985). Wir werden hierauf im empirischen Teil mehrfach zurückkommen. Wir haben uns bemüht, zur Erfassung der subjektiven Krankheitstheorie ein *kontextsensitives* Kodiersystem zu erarbeiten (vgl. Kap. 12).

Elemente subjektiver Krankheitstheorien als möglicher Ausdruck von Abwehrmechanismen

Kognition	Denkbarer Abwehrmechanismus
„Ich habe keine Angst und bin auf alles vorbereitet."	Verleugnung
„Vor Krebs und der Krebsfrüherkennungsuntersuchung habe ich keine Angst. Aber ich bin dagegen, weil die Ärzte daran ja nur verdienen wollen."	Rationalisierung
„Ich will jetzt gar nicht an Krebs denken. So komme ich am besten zurecht."	Vermeidung
„Meine Frau hat Angst vor Krebs. Deshalb hat sie auch mich zur Krebsfrüherkennungsuntersuchung angemeldet."	Projektion

5.5.3 Die fortlaufende Veränderung subjektiver Krankheitstheorien im Zusammenhang mit Gefühlen

Unsere These zum Forschungsgegenstand „subjektive Krankheitstheorie" lautet nun: Versucht man, mittels standardisierter Erhebungsinstrumente *Konsistenz* und *Stabilität* von Laientheorien über Krankheit aufzuweisen, so produziert man möglicherweise Artefakte.

Hinsichtlich der subjektiven Theorien von Menschen über Krebserkrankungen ist ein Erfassungsversuch der primär kognitiven Aspekte nicht zureichend, da beim reflexiven Umgang mit dem Vorstellungsinhalt „Krebskrankheit" häufig zahlreiche Emotionen bzw. emotional getönte Assoziationen aktualisiert werden, die ihrerseits während des weiteren Erhebungsvorgangs der subjektiven Theorie mit den Versuchen der Verbalisierung kognitiver Strukturen erheblich (z. B. als Wahrnehmungsabwehr) interferieren können.

In vielen Arbeiten zur Methodenoptimierung bei der Erfassung subjektiver Theorien wird daher eine möglichst emotionsfreie Untersuchungssituation gefordert (Huber u. Mandl 1982). Diese Bedingung wird sich jedoch bei der Erforschung von Laienvorstellungen über Krebserkrankungen kaum realisieren lassen. Eine Erforschung subjektiver Theorien über belastende Themen wie beispielsweise Krebserkrankungen setzt somit Kenntnisse des Forschers über die potentiellen *emotionalen Korrelate der kognitiven Repräsentationen* des Vorstellungsfeldes „Krebserkrankung" voraus.

Emotionen haben ferner eine wesentliche Bedeutung für die Kommunikation zwischen Befrager und Befragtem. In unseren Interviews über Krebskrankheiten wurde uns immer wieder deutlich, daß diese Interviews einen Einbruch in Abwehrstrukturen unserer Befragten bedeuteten. Wenn das Gespräch somit zur Belastung für die befragte Person wird, indem beispielsweise latente Ängste oder auch aggressive Empfindungen gegenüber dem als zudringlich erlebten Befrager aktualisiert werden, so ist der Befragte nicht mehr allein mit der Erklärung seiner subjektiven Theorie über den Befragungsgegenstand beschäftigt, sondern zugleich mit dem Erleben und Verarbeiten von Emotionen innerhalb der Beziehung zum jeweiligen Interaktionspartner. Aus der Copingforschung wissen wir, daß es im Verlauf der Angstbewältigung häufig zu Um- und Neubewertungen von Sachverhalten kommt, die vage als bedrohlich erkannt werden, aufgrund mangelnder kognitiver Klarheit aber nicht hinreichend deutlich interpretiert werden können. Kommt es nun zur Angstabwehr, so wird die befragte Person möglicherweise die Bedrohlichkeit der angesprochenen Sachverhalte herabstufen und damit aus der Notwendigkeit eines situativen Copingprozesses heraus ad hoc entsprechend die Erklärung ihrer subjektiven Krankheitstheorie ändern.

Auch auf der Seite des Forschers spielen Ängste und wahrnehmungseinengende Mechanismen der Angstbewältigung eine weit größere Rolle, als dies gemeinhin eingestanden wird. Therapeuten, die in besonders belastenden Bereichen (wie z. B. bei der Betreuung von Krebspatienten) arbeiten, schützen sich vor dem eigenen „Ausgebranntsein" (Burn-out-Syndrome) häufig gerade dadurch, daß sie den belastenden Erlebnisbereich zum Forschungsgegenstand machen. Durch diese Form der *Intellektualisierung* verliert die emotionale Problematik oft ihre Brisanz. Bei betroffenen Patienten ist eine solche Distanzierungsfähigkeit gegenüber ihren Emotionen i. allg. weit weniger anzunehmen.

Subjektive Krankheitstheorien haben somit einen *prozessualen Charakter.* Sie ändern sich ständig, selbst während einer Befragungssituation, im Zusammenhang mit der Verarbeitung von auftretenden Todesängsten, Kränkungserlebnissen, nachträglichen und situationsspezifisch wechselnden Bedürfnissen nach Sinngebung usw. (Meerwein 1981; Becker 1984; Olbricht 1985).

Diese Veränderungen im Bereich der kognitiven Funktionen können ablaufen, selbst wenn der betreffenden Person überhaupt nicht bewußt ist, daß ihre Wahrnehmung und Aufmerksamkeit nun anders gerichtet sind als zuvor. Eine Umorientierung von Wahrnehmungs- und Aufmerksamkeitsprozessen kann in ganz unterschiedlichem Ausmaß als „willkürlich" angesehen werden. Dies läßt sich besonders anschaulich am Beispiel kognitiver Veränderungen bei Ärger und Aggression zeigen (Verres u. Sobez 1980).

Anders als der professionell-wissenschaftliche Theoretiker geht der „Alltagstheoretiker" mit belastenden Vorstellungsinhalten also nicht nur im Sinne einer systematischen, konsistenten (und logischen) Theorienbildung um. Durch die belastenden Vorstellungsinhalte werden auch unwillkürliche Assoziationsketten, Aufmerksamkeitsverschiebungen und Gefühle ausgelöst, die zeitweilig eine kohärente Theorienbildung für das Subjekt erschweren, da es zugleich damit befaßt ist, diese Gefühle zu verarbeiten.

5.6 Zusammenfassung der Unterschiede zwischen alltäglichen („naiven"/„subjektiven") und „wissenschaftlichen" Krankheitstheorien

Wir wollen nun auf 2 häufig unterstellte Hauptmerkmale einer subjektiven Theorie, *Konsistenz* und *Stabilität,* zurückkommen. Wir haben zu Beginn dieses Kapitels gezeigt, wie in den Konstrukten „Krankheitskonzept" und „Einstellung" Konsistenz und Stabilität durch die Methodenwahl häufig a priori im Gegenstand festgemacht werden. Im Gegensatz dazu wollten wir prüfen, ob die Kernannahmen des Forschungsprogramms „subjektive Theorie" dem Gegenstand „krankheitsbezogene Kognitionen" angemessener sind.

Die Frage „Gibt es subjektive Krankheitstheorien?" läßt sich nun auf zweierlei Weise stellen. Erstens empirisch: Inwieweit weisen krankheitsbezogene Kognitionen die Merkmale einer subjektiven Theorie auf? Es ist nach dem bisher Gesagten wohl selbstverständlich, daß die Frage nach dem Ausmaß des Theoriecharakters nur mit offenen, d. h. flexiblen und reflexiven Erhebungsmethoden geleistet werden kann. Zweitens stellt sich die obige Frage auf der analytischen Ebene, der Ebene der Gegenstandskonstitution: Sind die Theoriekriterien überhaupt gegenstandsangemessen? Sind Konsistenz und Stabilität überhaupt wichtig, wenn es um das Begreifen von Krankheit und Tod geht? Potthoff schreibt:

Gegensätzliche Vorstellungen, z. B. der Gedanke vom Tod als schrecklichem Ereignis und hoffnungsvolle Erwartung angesichts des Todes können im individuellen Erleben nebeneinander bestehen. Das Bild von einem ambiguitären, dunklen und vielschichtigen, bewußten und nicht-bewußten Vorstellungsgefüge dürfte für die Todesbedeutung zutreffender sein als das eines strukturierten, widerspruchsfreien und vollständig formulierbaren Konzepts (1980, S. 63).

Aktualisierte Gefühle können die momentane Fähigkeit, situationsübergreifend, also generalisierend zu theoretisieren, verringern. Wenn es um belastende Vorstellungsinhalte geht, ist, wie gezeigt wurde, grundsätzlich davon auszugehen, daß viele Elemente einer wie auch immer gearteten subjektiven Krankheitstheorie jeweils nur für einen sehr begrenzten Zeitraum, vielleicht nur für einige Minuten, Gültigkeit haben. Zumindest bei Belastungen muß die von Groeben u. Scheele angenommene prinzipielle Strukturparallelität zwischen wissenschaftlichen und subjektiven Theorien in Frage gestellt werden. Im Unterschied zum Wissenschaftler, der möglicherweise Jahre seines Lebens damit befaßt ist, zu einem umschriebenen Bereich psychischen Funktionierens eine konsistente Theorie zu entwickeln, steht der Laie weitaus seltener und unsystematischer unter dem Druck, eine konsistente Theorie zu den Ausschnitten der Welt zu entwickeln, denen er jeweils begegnet. Subjektive Theorien liegen somit nicht so geordnet und abrufbar vor wie die in einem Buch niedergelegte Theorie eines Wissenschaftlers.

Der entscheidende Unterschied zwischen subjektiven und wissenschaftlichen Theorien liegt in deren Funktion und damit in deren Reichweite. Würde man subjektive Krankheitstheorien an den Normen der wissenschaftlichen Theorien messen, so könnten erstere leicht als defizitär erscheinen, da sie weniger stringent, weniger bewußt und explizit und v. a. – im zeitlichen Verlauf – flüchtiger sind und eine kürzere Reichweite als wissenschaftliche Theorien haben. Betrachtet man subjektive Krankheitstheorien jedoch hinsichtlich ihrer *lebenspraktischen Bewältigungsfunktion,* so wird deutlich, daß Konsistenz und Stabilität möglicherweise sogar eher hinderlich sein könnten. Zusammengefaßt können sich „subjektive Theorien" besonders im Bereich belastender Vorstellungsinhalte von „wissenschaftlichen Theorien" durch folgende Merkmale unterscheiden:

1) Mögliche *Inkonsistenz:* Auch logisch unvereinbare Vorstellungen können widersprüchlich und unverbunden nebeneinanderstehen.
2) Mögliche *Instabilität* über die Zeit: Sie können sich je nach dem aktuellen Erfahrungskontext ändern.
3) Mögliche Bedeutung von *Affekten* und *Affektdynamik:* Die einzelnen Krankheitsvorstellungen sind durchsetzt von Konnotationen, Symbolik, Metaphorik und Wahrnehmungsabwehr.
4) *Prozessualer Charakter:* Gerade bei emotional belastenden Themen wie dem Thema „Erkrankung" spiegeln die kognitiven Vorstellungen von Menschen häu-

fig adaptive Prozesse, z. B. als Umbewertungen zur Angstbewältigung, wider. Sie können handlungsleitend oder handlungsrechtfertigend sein. Oft ist unklar, ob sie Rationalität oder Rationalisierung bedeuten.

5.7 Krankheitswahrnehmung und Hoffnung

In subjektiven Krankheitstheorien spielt schließlich auch das Verhältnis des Menschen zur eigenen Zukunft eine Rolle. Auch dies impliziert eine emotionale Komponente. Hoffnung ist ein spezifisch menschliches Empfinden, das bei der Aussicht auf Verwirklichung von Daseinsentwürfen (oder einfacher: Zielen) in der Zukunft entsteht. Krankheiten stellen je nach ihrer Gefährlichkeit eine mehr oder weniger existentielle Bedrohung der Zukunft dar.

Diejenigen Krankheiten nun, die in der subjektiven Wahrnehmung durch ärztliche Therapie nur gelindert werden können, bedeuten in den subjektiven Theorien vieler Menschen zugleich eine gravierende Infragestellung des Prinzips Hoffnung. Je konkreter und endgültiger ein Mensch in den Bannkreis solcher Krankheiten gerät, um so drastischer und grausamer kann er eine Beraubung seiner Freiheit erfahren, seine individuelle Existenz zu gestalten. Sich dieser Bedrohung überhaupt zu stellen, erfordert persönliche Reife. Bei tatsächlichem Betroffenwerden wird sie meist erst in einem sehr schmerzhaften Nacheinander von Nichtwahrhabenwollen, Isolierung, Zorn, Verhandeln und Depression langsam entwickelt (Kübler-Ross 1977).

In einer Befragungsstudie mit Krebskranken konnte Jonasch (1985) nachweisen, daß die Aufklärung über die Krebsdiagnose bei den meisten Patienten nicht einen Verlust von Hoffnung, sondern eine deutliche Steigerung von Hoffnung nach sich zog.

Hoffnung ist insofern auch nicht einfach mit dem Gegenteil von Angst oder mit Optimismus gleichzusetzen. Ein wichtiger Unterschied zwischen Optimismus und Hoffnung ist in der jeweiligen Betroffenheit zu sehen. Während der Optimist gewissermaßen die Dinge von außen betrachten kann, ist der Hoffende unmittelbar involviert. Dabei ist eine *Dialektik der Hoffnung* insofern zu postulieren, als es Hoffnung eigentlich nur da gibt, wo zugleich „die Versuchung der Verzweiflung auftritt" (Marcel 1949). Diese Dialektik ist schon in der Sprache angelegt. In einigen Sprachen haben die Worte Hoffnung und Verzweiflung gemeinsame Wurzeln, so z. B. im Französischen: „espérer" (hoffen) und „désespérer" (verzweifeln).

In seiner *Phänomenologie der Hoffnung* legt G. Marcel Wert auf die Feststellung, daß das Hoffen nicht mit Wünschen oder Wollen verwechselt werden sollte. Dem Hoffen komme im Unterschied zum einfachen Wünschen oder Wollen wesentlich ein gewisses Maß an Geduld und Vertrauen zu (vgl. hierzu aus psychologischer Sicht ausführlich: Knappik 1980).

Im Zusammenhang mit schweren Krankheiten kann Hoffnung kaum durch einfache Appelle angeregt werden. Sie kann nur tragfähig sein, wenn ein Prozeß individueller Auseinandersetzung stattgefunden hat.

5.8 Zusammenfassung

Bei der Erforschung von Laienkrankheitstheorien ist es wichtig, zwischen subjektiv rationalen und subjektiv wertenden kognitiven Anteilen zu unterscheiden. Bei der bisherigen Krankheitskonzeptforschung wurden emotionale Korrelate subjektiver Krankheitsbedeutungen wenig berücksichtigt, ferner faßte der Begriff des Krankheitskonzepts den Gegenstand i. allg. zu puristisch-kognitiv und zu statisch. Auch die psychologische Einstellungsforschung geht meist stark von konsistenztheoretischen Vorannahmen aus und ist daher für die Erforschung subjektiver Krankheitsbedeutungen nur bedingt geeignet, da diese nicht von vornherein als konsistent betrachtet werden können.

Dem Forschungsprogramm „subjektive Theorie" liegt eine epistemologische Perspektive zugrunde, in der die einzelne Person als hypothesengenerierendes und -prüfendes Subjekt betrachtet wird, das ähnlich wie ein Wissenschaftler Theorien zu den ihm begegnenden Ausschnitten der Welt entwickelt. Menschliche Vorstellungsinhalte werden hinsichtlich ihrer argumentativ-strukturellen, hierarchischen Ordnung betrachtet.

Im Unterschied zu wissenschaftlichen Theorien spielen jedoch bei subjektiven Theorien assoziative Prozesse eine große Rolle. „Bedeutung" ist danach kein Alles-oder-nichts-Phänomen, sondern impliziert emotionale Konnotationen und hat häufig einen prozessualen Charakter, wie am Beispiel von Ergebnissen der Copingforschung deutlich gemacht wurde.

Insbesondere bei belastenden Vorstellungsinhalten wie z. B. dem Vorstellungsinhalt „Krebskrankheit" kann Wahrnehmungsabwehr mit dem Bestreben nach Rationalität interferieren. Subjektive Krankheitstheorien können also inkonsistent und instabil sein, woraus sich erhebliche forschungsmethodische Probleme ergeben.

6 Subjektive Krankheitstheorie und Angst. Spezielle Aspekte bezüglich der Krebsvorsorge und Krebsfrüherkennung

6.1 „Vorstellung" vs. „Erleben"

Daß Krebserkrankungen in der Vorstellung von Menschen häufig unmittelbar mit Tod assoziiert sind und daß ferner diese Vorstellungen häufig mit starken Affekten verbunden sind, wurde, wie bereits erwähnt, mehrfach empirisch nachgewiesen (vgl. Robbins 1962; Meerwein 1980). Ein weiteres emotional bedeutsames Merkmal der Vorstellungen von Laien über Krebs besteht in der allgemeinen Unkenntnis der Ursachen dieser Krankheit. Dornheim meint sogar, dies sei überhaupt die wichtigste Bedeutungskomponente von Krebs. Das *Empfinden des Nichtwissens* scheint bei den Krebskrankheiten besonders stark zu sein und „in der Erfahrung ständigen Bedrohtseins zu kulminieren" (Dornheim 1983, S. 204f.).

Sucht man einen Zugang zu dem, was in einem Menschen vorgeht, wenn er an Krebs, Krebskranke oder Krebsbekämpfung denkt, kann es aus diesen Gründen hilfreich sein, zwischen *Vorstellung* und *Erleben* zu unterscheiden. Damit sollen die *kognitiven* und die *emotionalen* (affektiven) Dimensionen der Krankheitsphantasien von Menschen voneinander abgehoben werden; dies freilich nur schwerpunktartig, nicht als etwas prinzipiell Gegensätzliches.

Am Beispiel seiner Untersuchungen zur Phänomenologie der Todesbedeutung faßt Potthoff (1980) das hier Gemeinte wie folgt zusammen:

Die Todes*vorstellung* als gedankliches Konzept enthält einen sachlichen und einen antizipatorischen Realitätsentwurf vom Tod als Ereignis in der menschlichen Existenz. Das gegenwärtige *Erleben* hingegen ist die elementare emotionale Reaktion eines Individuums, das in seinen Erlebnisformen nicht ausschließlich von kognitiven Beurteilungen, sondern von einer persönlichen Gesamtreaktion bestimmt wird. Dieses verdeutlicht, wie ambivalent Todesvorstellungen und Formen des Todeserlebens in einer Versuchsperson zusammenwirken können (S. 44; Hervorhebungen im Original).

In der empirischen Psychologie wird viel – und ziemlich fruchtlos – über die Unterscheidung zwischen Kognitionen und Emotionen gestritten. In ihren Untersuchungen zur Erfassung semantischer Bedeutungen hatten Osgood et al. (1957) unterstellt, ihre sog. Polaritätsprofile könnten hauptsächlich kognitive Dimensionen messen. (Beim Polaritätsprofil werden zur kontrollierten Erfassung von Assoziationen, die durch einen Begriff bei einem Menschen ausgelöst werden, polarisierte Eigenschaftspaare vorgegeben.) Folgestudien erbrachten, daß bei allen derartigen Untersuchungen zweifelsfrei auch *affektive* Dimensionen angesprochen sind und daß es unsinnig ist zu postulieren, der gesamte semantische Raum von Bedeutungen könne innerhalb der „kognitiv" genannten Dimension, und dies gar exakt, bestimmt werden (Ulich 1982; Merten 1983, S. 253; Mandl u. Huber 1983; Flade 1984). Auch konnte nachgewiesen werden, daß langfristig ein Wort um so besser erinnert wird, je höher sein emotionales Erregungspotential ist (Eye u. Marx 1984).

Dieses Phänomen hat sicherlich eine wichtige Bedeutung für die Informationsverarbeitung bei belastenden Vorstellungsinhalten, ferner für die inhaltlichen Ergebnisse von Assoziationsstudien.

Unsere eigene Arbeit ist in ihrer methodenkritischen Intention u.a. ganz ausdrücklich dem Anliegen gewidmet, „subjektive Krankheitstheorien" nicht nur als etwas rein Kognitives oder gar durchweg Rationales zu konzipieren, sondern wesensmäßig als ein *Wechselgeschehen zwischen „Denken" und „Erleben"* zu begreifen.

6.2 Abhängigkeit der Laientheorien über Krebs von der subjektiv empfundenen Betroffenheit

Vorstellungen über Krankheit und Tod spiegeln einerseits jeweils einzigartige Erfahrungen der einzelnen Person wider, andererseits sind sie Produkte kollektiver, auch historisch verankerter Erfahrungen und Wertvorstellungen (Choron 1967; Berger u. Luckmann 1980). Beide Erfahrungshorizonte sind besonders durch die Sprache aufeinander bezogen. Mit Schütz (1974) und Graumann (1984) kann man von einer „Reziprozität der Perspektiven" sprechen. Alles, was den „Wir-Horizont" einer Sprachgemeinschaft ausmacht, ist „da", existiert bereits als eine Form der Realität. Die Sprache fungiert also nicht nur als ein abbildendes Medium für Mitteilungen aus dem Innenleben der Person, sondern kann im Augenblick, in dem sie beim Denken oder beim Sprechen benutzt wird, bereits durch ihre bloße Verfügbarkeit auch ihrerseits zur *Konstituierung von Bedeutungen* beitragen, da sie *(Sprach)figuren* bereitstellt. Sie ist oft nur annäherungsweise dazu geeignet, das, was in einem Menschen vorgeht, etwa während er über seine Beziehung zu einem Krebskranken nachdenkt, „abzulichten" und unverstellt einem anderen Menschen zu übermitteln. Sie gibt uns außerdem meist nur unbefriedigende Hinweise darüber, inwieweit ein Mensch eine jeweilige, in einen Sprachausdruck gebrachte Bedeutung überhaupt auf sich selbst bezieht. Im Extremfall bezeichnen wir, wenn wir an der Authentizität der Aussage eines Menschen zweifeln, diese recht anschaulich als „Worthülse" (zur Metalinguistik und Sprachphilosophie vgl. besonders ausführlich: Whorf 1956).

Die private Erlebnissphäre von Menschen ist häufig überhaupt nicht „sprachlicher" Natur, sondern weitgehend auch bildhaft. Mit der Schwierigkeit, diese imaginative, oft *tagtraumartige* Innenwelt von Menschen überhaupt zu entschlüsseln oder gar zu verstehen, hat sich besonders Leuner (1985) in differenzierter Weise auseinandergesetzt; auf seine wegweisende Arbeit sei an dieser Stelle ausdrücklich hingewiesen. Ich selbst habe durch meine persönlichen Kontakte mit H. Leuner und durch die Beschäftigung mit seinen umfangreichen empirischen Arbeiten zum „katathymen Bilderleben" wesentliche Impulse gewonnen.

In seiner grundlegenden Auseinandersetzung mit der psychoanalytischen Sprachphilosophie Lacans betont Lang (1973) zur Frage der Subjektivität, daß das Subjekt durch seine Beziehung zur Sprache gar eine „Subversion" erfahren kann. Wir müssen uns mit dem Problem auseinandersetzen, daß es oft schwer abzuschätzen ist, inwieweit ein Mensch die Bedeutungen, die er in der ihm verfübaren Sprache vorfindet und somit auch ausspricht, überhaupt auch als Produkte eigener Bewußtseinsakte empfindet. Und selbst wenn ein Mensch in der von ihm benutzten Sprache eine Äquivalenz zwischen Meinen und Gemeintem wahrnimmt, d.h. beides anscheinend tatsächlich als dem eigenen Bewußtsein zugehörig empfindet, bleibt es in dieser radikalen Sicht oft noch immer unklar, ob es hier überhaupt ein genuines Subjekt der Erkenntnis gibt (vgl. Lang 1973, S. 248 ff.). Bei unseren Interviews standen wir recht oft vor der Schwierigkeit, *häufig produzierte und stereotyp wirkende Sprachfiguren* wie beispielsweise „Krebs ist eine Geißel der Menschheit" durch nichtdirektives Nachfragen hinsichtlich ihres „subjektiv" zu nennenden Bedeutungsanteils zu dechiffrieren.

Im empirischen Teil dieses Buchs werden wir versuchen, mit Hilfe des dort noch zu erläuternden Gottschalk-Gleser-Verfahrens bei den freien Assoziationen unserer Befragten zu miterlebten Krebserkrankungen zwischen selbst- und nichtselbstbezogenen Vorstellungen und Erlebnisinhalten zu differenzieren.

Wir gehen nämlich davon aus, daß die Entwicklung einer jeweiligen subjektiven Theorie über Krankheiten stark von der persönlichen Betroffenheit im Sinne eines Berührtseins abhängt. Je nach der „Ich-Nähe" der wahrgenommenen Krankheit oder Krankheitsrisiken beziehen sich die krankheitsrelevanten Kognitionen nicht nur auf das Thema als solches im Sinne eines vom Subjekt zu beschreibenden Objekts, sondern es wird auch ein Teil des Selbstmodells der Person im Sinne eines adaptiven Prozesses aktualisiert (vgl. hierzu Schwarzer u. Schwarzer 1983). Dies soll in der folgenden Übersicht veranschaulicht werden.

Abhängigkeit einer Laientheorie über Krebs vom Ausmaß eigener Betroffenheit

Lebensweltliche Erfahrung bezüglich Krebs	Eigene Betroffenheit	Bedeutung für subjektive Krankheitstheorie und Verhalten
Noch keinerlei persönliche Auseinandersetzung mit dem Krebsproblem; keine sinnliche Wahrnehmungsgrundlage.	niedrig	Meinungslosigkeit; Aussagen spiegeln „Allerweltswissen" wider. Unhinterfragter Rückgriff auf Sinnunterstellungen und gesellschaftliche Wissensvorräte.
Zwar Konfrontation mit dem Krebsproblem, aber eigene Stellungnahme vermeidbar (z. B. beim Hören/Lesen über Krebs).		Aktualisierung gängiger Krebs„bilder"; Vorstellung von Krebs als Wirklichkeit in der Gesellschaft, in der Nachbarschaft. Beginnende Reflexion.
Weiter relativ theoretische Konfrontation mit dem Krebsproblem, jetzt jedoch eigene Stellungnahme nicht mehr vermeidbar (z. B. bei persönlicher Aufforderung zur Krebsvorsorge).		Vorstellung von Krebs als Möglichkeit für die eigene Person; die kognitive Repräsentation des Themas „Krebs" wird in Bezug gesetzt zur kognitiven Repräsentation der eigenen Person, d. h. zum Selbstbild.
Mittelbare Konfrontation mit dem Krebsproblem durch erlebte Erkrankung einer Bezugsperson.		Je nach Wichtigkeit der Beziehung: emotionale Einfärbung der vorbestehenden Krankheitstheorie, z. B. als Teil von Trauerarbeit.
Unmittelbare Konfrontation mit dem Krebsproblem durch Bemerken krebsverdächtiger Symptome bei sich selbst oder durch „Vorsorgeuntersuchung".		Ahnung einer Bedrohung des Selbstbildes im Sinne einer existentiellen Gefährdung; Angst und/oder Hoffnung werden wesentlicher Teil des Erlebens.
Unausweichliche Konfrontation durch Erfahren der Diagnose und durch Erleiden der Krankheit, evtl. einschließlich eingreifender Therapie.	hoch	Erleben von Krebs als Wirklichkeit für die eigene Person; subjektive Krankheitstheorie wird phasenweise im Verlauf des Verarbeitungsprozesses revidiert, kann zeitweilig auch völlig in den Dienst von Bewältigung gestellt werden.

In der Attributionsforschung wurde die Bedeutung der „persönlichen Wichtigkeit" von Sachverhalten für die Entwicklung subjektiver Theorien bisher wenig beachtet.

„Bedeutsamkeit" oder *„Betroffenheit"* müssen der Person nicht einmal selbst im Sinne einer Metakognition bewußt sein. So fragt Haußer (1983) in einem für Psychologen und Pädagogen verfaßten Kapitel über „Identität als situative Erfahrung" den Leser:

Wann hatten Sie Ihre letzte *selbstbezogene Kognition,* wann Ihre letzte *selbstbezogene Emotion? –* Ich nehme an, eine spontane Antwort fällt Ihnen nicht ganz leicht (S. 33 f., Hervorhebungen im Original).

6.3 Motivationale Wirkungen von Angst

Selbst das Aufkommen von Angst muß nicht unbedingt zu einem „Selbstbezug" von Kognitionen führen. Angst kann zwar die Intensität des aktuellen Erlebens steigern; dies muß aber nicht mit einem bewußten Bezug des jeweiligen Vorstellungsthemas (z. B. Krebsrisiko) oder des damit einhergehenden Gefühls zum eigenen Selbst einhergehen. Die Wahrnehmung kann sich vielmehr auch beim Erleben eigener Angstanzeichen weiterhin auf etwas anderes richten.

Wenn man Menschen direkt danach befragt, ob sie bei den Gedanken an Tod und Sterben Angst empfinden, so bekommt man nur selten bejahende Antworten (Kastenbaum u. Costa 1977; Steigerwald 1980). Konfrontiert man Menschen jedoch mit Begriffen aus dem Bedeutungsumfeld von Sterben und Tod, indem man diese Begriffe etwa beiläufig zusammen mit neutralen Themen erwähnt, so kann man fast regelmäßig körperliche Hinweise auf ein Ansteigen emotionaler Erregung beobachten und zugleich deutliche Hemmungen, die mit Sterben und Tod assoziierten Begriffe auszusprechen (Alexander et al., 1957; Feifel u. Branscomb 1973). Die unmittelbare Betroffenheit läßt sich oft nur indirekt aus den autonom-vegetativen Erregungen und psychischen Reaktionsverzögerungen erschließen, während zugleich die offenen Meinungsäußerungen anscheinend von Wahrnehmungsabwehr und intellektuellen Kontrollen beeinflußt sind.

Verschiedene Untersuchungen deuten darauf hin, daß solche Menschen, die ihre persönliche Arbeit und Lebensziele für wichtig halten, was sich auch als „erhöhtes Selbstwertgefühl" manifestieren kann, eher Existenz- und Todesängste erleben als weniger selbstüberzeugte Menschen (Alcorn 1977).

Ein bewußtes Erleben von Angst scheint sich besonders dann einzustellen, wenn der betreffende Mensch im Zusammenhang mit dem jeweiligen Vorstellungsthema Ungewißheit und Vieldeutigkeit empfindet und bei dieser Vorstellung (z. B. mit ausmalenden Phantasien) verweilt, ohne sich abzulenken (Stern 1950). Man darf wohl annehmen, daß eine solche Konstellation im Wartezimmer vor einer Krebsfrüherkennungsuntersuchung oder auch danach beim Warten auf das Untersuchungsergebnis gegeben ist. Viele Ärzte teilen nach der Krebsfrüherkennungsuntersuchung ihren Patienten mit, eine weitere Nachricht werde nur dann folgen, wenn bei der Untersuchung ein Befund herausgekommen sei. Die Ungewißheit kann so nur schwer aufgelöst werden. Solche Themenbereiche, die beim Erleben von Ungewißheit und Vieldeutigkeit mit einem bewußten Erleben von Angst assoziiert sind, kann man mit Stern (1950) als „Unheimlichkeitssphären" bezeichnen.

Die Ungewißheit darüber, wann eine Verletzung eintreten könnte, was sie verursachen könnte, wann es zu einer Blamage oder einem Versagen kommt und wer dafür verantwortlich ist, wann und wie sich eine düstere und diffuse Ahnung in Zukunft erfüllen könnte – all das mobilisiert offenbar das Erleben einer besorgniserregenden Bedrohung, die dort besonders ausgeprägt erfahren wird, wo alle subjektiven Wahrscheinlichkeitsüberlegungen Unbewältigbarkeit signalisieren und wo außerdem Art, Zeitpunkt und Wirkweise der Gefahr oder Bedrohung selbst im dunklen bleiben (Fröhlich 1982, S. 60).

Das Vorstellungsthema „Krebskrankheit" ist in der Wahrnehmung der meisten Menschen mit der Vorstellung einer ungewissen Zukunft verknüpft, dies um so mehr, je direkter der Betreffende einen Selbstbezug herstellt. Gerät dieser Zusammenhang assoziativ in den aktuellen Bewußtseinshorizont, so legt die Unbestimmtheit der mit dem Thema „Krebs" verbundenen Konnotationen es nahe, die emotionalen Begleiterscheinungen dieses Vorstellungsthemas eher als Angst denn als Furcht zu begreifen. (Seit Kierkegaard spricht man von Furcht eher dann, wenn im Erleben ein Objektbezug ausgemacht werden kann, und von Angst eher dann, wenn ein solcher Bezug unbestimmt ist; vgl. zu dieser Unterscheidung ausführlich: Fröhlich 1982, S. 61–65).

Sowohl Angst als auch Furcht aktualisieren auch ihrerseits im weiteren Verlauf der kognitiven Auseinandersetzung die Empfindung von Ungewißheiten und entsprechenden kognitiven Phantasien. Es kann ein *Circulus vitiosus von Gedanken und Gefühlen* ablaufen.

Die *motivationale Wirkung von Angst* scheint im Unterschied zur Furcht häufig einen desorganisierenden Charakter auf das Denken und Handeln zu haben, da sie einen Konflikt zwischen Bewegungslosigkeit und Fluchttendenzen bedeuten kann. Als Körpergefühle treten sowohl Spannungs- als auch Erstarrungsempfindungen auf, und diese Gefühle sind häufig begleitet von Vorstellungen, flüchten, weglaufen oder sich verstecken zu müssen (Fröhlich 1982, S. 65f.).

Die Möglichkeit, sich einen Ausweg auszudenken oder Abhilfe zu schaffen, ist gerade beim Vorstellungsthema „Krebs" relativ gering, da auch das konkrete weitere Denken, etwa an die mit einer Krebsfrüherkennungsuntersuchung möglicherweise verbundenen Folgen, verschiedene weitere reale Unwägbarkeiten in den Bewußtseinshorizont hereinholt.

Wer mit der gedanklichen Vorstellung „Krebsfrüherkennungsuntersuchung" ein Empfinden von Sicherheit verbinden will, muß dabei eigentlich bereits einige der mit der Krebsfrüherkennungsuntersuchung verbundenen möglichen Konsequenzen aus dem Bewußtsein ausgeblendet haben. Es kann ja wirklich „etwas herauskommen", und in diesem Fall sind die Folgen für die Person tatsächlich ungewiß. Die statistische Wahrscheinlichkeit, nach der frühzeitig erkannte Krebserkrankungen i. allg. bessere Therapiechancen bieten, bedeutet, und dies wird zu wenig bedacht, für den einzelnen Menschen keinerlei Gewißheit im Sinne eines Schutzes vor Krebs. Es besteht prinzipiell die Möglichkeit, daß ausgerechnet bei ihm selbst erstens eine solche Krebserkrankung aufgedeckt wird, bei der letztlich jede Hilfe zu spät kommt, und daß zweitens ein Unerkanntbleiben der Krebskrankheit vielleicht mit mehr subjektiver Lebensqualität einhergehen würde als eine Aufdeckung mit nachfolgender radikaler Therapie.

Gerade weil die Vorstellung des Aufdeckens, des „Herauskommens" für viele Menschen mit sehr starken, oft panischen Ängsten verbunden ist, für deren Bewältigung es nur wenige oder gar keine Hilfen gibt, sind Ärzte nicht uneingeschränkt dazu legitimiert, zu postulieren, jeder Mensch müsse dem – aus epidemiologischer Sicht – rational begründbaren Früherkennungskalkül folgen und entsprechend beeinflußt werden. Die Selbstbewahrungstendenzen von Menschen sind nicht per se irrational, selbst wenn sie mit zeitweiliger Wahrnehmungsabwehr einhergehen (Haan 1977).

Inwieweit die emotionalen Korrelate subjektiver Theorien über Krebs als etwas rational Nachvollziehbares einzuschätzen sind, läßt sich kaum allgemeingültig bestimmen.

6.4 „Abwehr" und „Vigilanz"

Am 14. September 1984 schrieb Gerd Bucerius, einer der renommiertesten deutschen Publizisten, in der *Zeit:*

Angst vor Krebs kann Krebs (mit)erzeugen.

Die eingestandene Angst vor Krebs scheint oft derart an einen Abgrund von Existenzängsten heranzuführen, daß sie ihrerseits als etwas Pathologisches angesehen wird und selber zu tabuisieren ist.

Zur *Wahrnehmungsabwehr von Ängsten* entwickelte schon Freud (1915) in seiner Abhandlung zum Thema „Die Verdrängung" die Theorie, es finde zwischen den erfahrbaren Belastungen und dem Auftreten von Angst als einem Signal der Betroffenheit eine Bearbeitung und Umwandlung statt, die durch „psychische Moderatoren" bewerkstelligt werde. Einige dieser Moderatoren wurden bereits von Freud als Ausdruck überdauernder Persönlichkeitseigenschaften verstanden. Ihre Hauptbedeutung sah Freud in einer *partiellen Auflösung des Realitätsbezuges.*

In der modernen Copingforschung wurde das Konzept der Abwehrmechanismen weitgehend beibehalten (Haan 1977; Mages u. Mendelsohn 1979; Wittkowski 1978, 1984; Lazarus 1982). Die Frage, ob zwischen (weitgehend als unbewußt angesehenen) *Abwehrmechanismen* und (eher als Ausdruck rational-bewußter Entscheidungsprozesse betrachteten) *Bewältigungs- und Umbewertungsvorgängen* nur fließende Übergänge bestehen oder ob hier grundsätzlich verschiedenartige psychische Gegenmaßnahmen gegen die Angst ablaufen, kann gegenwärtig kaum beantwortet werden (vgl. Fröhlich 1982, S. 79–84; Wittkowski 1984). Abwehrstrategien können sich aufgrund von sich selbst aufrechterhaltenden Lerneffekten zu relativ überdauernden Erlebnisweisen verfestigen, ebenso wie „Vigilanz", d. h. eine besonders bewußte Reaktion auf angstrelevante Vorstellungsinhalte (s. auch 11.8, S. 105).

Beide Reaktionstendenzen, Abwehr wie auch Vigilanz, können mit Voreingenommenheiten bei der Aufnahme und Verarbeitung krebsrelevanter Informationen einhergehen. Aus dieser Erkenntnis läßt sich nun die Schlußfolgerung ableiten, eine ärztliche Aufgabe bestehe darin, durch möglichst rationale und intensive Krebsaufklärung zur Verringerung irrationaler Abwehr und Vigilanz beizutragen.

Aus medizinpsychologischer Sicht kann dies jedoch in manchem Einzelfall auch zu paradoxen Wirkungen führen. Denn Aufklärung über Krebs bedeutet immer auch Konfrontation mit dem Thema Krebs und damit zugleich nicht unbedingt eine wirksame Infragestellung, sondern möglicherweise gerade eine Stimulation der je bereits gewohnten Copingmechanismen bis hin zu deren weiterer Verfestigung. Der angesprochene Mensch ist dann keineswegs nur mit der Aufnahme der ihm gerade angebotenen Information beschäftigt, sondern zugleich mit der ihm eigenen Verarbeitung seiner Konnotationen zum Vorstellungsinhalt „Krebskrankheit". Ob er dabei überhaupt eine Bereitschaft entwickelt, neue „Aufklärungs"mitteilungen an sich heranzulassen oder sich im Gespräch hauptsächlich auf die rationalen Elemente der jeweiligen subjektiven Krebstheorie zu konzentrieren, kann bei der Kommunikation über Krebs keineswegs von vornherein vorausgesetzt werden, sondern muß eigentlich in jedem Falle zunächst als Voraussetzung der Kommunikation geklärt werden.

So fand denn auch Lehmann (1975) in einer sorgfältigen empirischen Untersuchung der Effekte zweier Aufklärungsbroschüren über Krebs mit den Titeln „Kampf dem Krebs" und „Früherkennung hilft heilen" bei Lesern dieser Broschüren:

Man ist der Meinung, daß Krebs eine schreckliche, heimtückische Krankheit ist. Diese Meinung wird bei dem größeren Teil der Befragten durch Erfahrungen aus dem eigenen Bekannten- und Verwandtenkreis bestätigt. Durch das Lesen der Broschüre und des Faltblattes wird diese Meinung nur unwesentlich korrigiert. Diffuse Ängste werden kaum abgebaut ...

Die Vorstellung, es gäbe heute noch keine Möglichkeiten, Krebs wirkungsvoll zu bekämpfen, überwiegt. Diese Vorstellung wird durch Lesen der Broschüre und des Faltblattes nicht abgebaut ...

Durch die Wissensvermehrung, die die Broschüre in bezug auf die Möglichkeiten, den Krebs selbst früh zu erkennen, leistet, besteht die Gefahr, daß sie die Tendenz, sich Vorsorge- und Früherkennungsuntersuchungen zu entziehen, verstärkt - zumal die Meinung bestätigt werden kann, daß man beim Fehlen der beschriebenen Symptome (Warnzeichen) keinen Krebs hat.

Analysiert man Aufklärungsschriften über Krebs hinsichtlich ihrer *latenten* Botschaft genauer, so kommt man oft zu dem Ergebnis, daß die vom jeweiligen Autor beabsichtigte kognitiv-rationale Informationsübermittlung immer wieder durch zugleich anklingende affektiv-irrationale Konnotationen unterminiert wird (Beispiele mit Bildern aus Aufklärungsbroschüren finden sich bei Verres 1980).

6.5 Zusammenfassung

Ausgehend von der Unterscheidung zwischen „Vorstellung" und „Erleben" wurden einige Schwierigkeiten dargestellt, kognitive und emotionale Aspekte von Krankheitsvorstellungen zu erfassen. Anhand sprachpsychologischer Betrachtungen wurde ferner die Schwierigkeit erörtert, aus sprachlichen Äußerungen tatsächlich Subjektivität zu erschließen. Am Beispiel unterschiedlicher lebensweltlicher Erfahrungshorizonte von Menschen bezüglich der Krebserkrankungen wurde deutlich gemacht, wie sich subjektive Krankheitstheorien im Lichte faktischer „Betroffenheit" bei einem Menschen verändern können, wobei die Dimension des „Selbstbezuges von Kognitionen" eine wesentliche Rolle spielt. Bei emotional belastenden Vorstellungsinhalten wie z.B. dem Vorstellungsinhalt „Krebsrisiko" besteht eine Wechselbeziehung zwischen dem Ausmaß aktualisierter Ängste einerseits und dem Selbstbezug von Kognitionen andererseits. Bei der Erforschung von Laientheorien über Krebserkrankungen sind daher Phänomene der gewohnheitsmäßigen oder situativen Wahrnehmungsabwehr konzeptuell unbedingt zu berücksichtigen.

7 Wechselwirkungen zwischen Angst, dem Verlauf und der Verarbeitung von Krebserkrankungen

Wenngleich unsere Untersuchung subjektiver Theorien über Krebs primär dem besseren Verständnis des auf Krebs bezogenen *präventiven* Verhaltens gewidmet ist, so wollen wir dennoch die nächsten Abschnitte der Untersuchung auch einigen Wechselwirkungen zwischen den subjektiven Theorien über Krebs und dem tatsächlichen Kranksein widmen, nämlich dem Krankheitsverlauf (Kap. 7), der Arzt-Patient-Beziehung bei Krebs (Kap. 8) und der Beziehung zwischen Krebskranken und ihren Mitmenschen (Kap. 9). Diese Betrachtungen sind keineswegs als Exkurse zu verstehen, sondern als integraler Bestandteil unserer Analyse. Zum einen liegen in diesen Bereichen reale Erfahrungsfelder von Menschen vor (etwa jeder 4. Mensch erkrankt an Krebs; viele weitere Mitmenschen werden jeweils damit konfrontiert). Diese Erfahrungsfelder haben gewiß einen wesentlichen Einfluß auf den kollektiven Umgang mit Krebs, also auf intersubjektive Deutungsmuster und den, wie Schütz (1974) und Berger u. Luckmann (1980) es ausdrücken, „gesellschaftlichen Wissensvorrat" zu diesem gesamten Themenkomplex. Zum anderen nehmen wir an, daß ein Mensch, der auf Früherkennung angesprochen wird, auch Erwartungen hat, die in solchen gesellschaftlichen Wissensvorräten wurzeln. Zu diesen denkbaren Antizipationen gehört nicht nur die Möglichkeit eines beruhigenden Ergebnisses „kein Krebs", sondern auch die Möglichkeit einer tatsächlichen Diagnosemitteilung: „Sie haben Krebs".

7.1 Reaktionen auf die Eröffnung der Diagnose „Krebs"

Bei der Diagnoseeröffnung „Sie haben Krebs" bedeuten die vorbestehenden Laienvorstellungen über Krebs ein kognitives und emotionales Raster, in dem der betroffene Patient fortan alle ärztlichen Äußerungen und Maßnahmen wahrnimmt und für sich weiterverarbeitet.

Die vorbestehenden subjektiven Theorien sollten also von den Ärzten bei der Diagnoseeröffnung berücksichtigt werden. Becker (1982) nimmt aufgrund seiner Explorationen bei Brustkrebspatientinnen an, daß sich die schon im Vorfeld von Krebsdiagnosen bestehenden subjektiven Krankheitstheorien (v. a. über die Ursachen der Erkrankung) durch die ärztliche Aufklärung nur wenig ändern. (Dies könnte daran liegen, daß auf die subjektiven Theorien über Krebs im ärztlichen Gespräch bisher allgemein eher selten eingegangen wird; vgl. ausführlich zur „ärztlichen Hiobsbotschaft": Goetz 1984 und Jonasch 1985.) Zusammenstellungen erinnerter Spontanreaktionen auf die Mitteilung der Diagnose „Krebs" von Bammer (1981, S. 104 ff.) und Becker (1982, S. 260) zeigen, daß diese Äußerungen vorwiegend massive Ängste und v. a. auch das Empfinden von Isolation widerspiegelten (vgl. auch Sellschopp, Schwarz u. Michel 1985).

Die Aktualisierung vorbestehender subjektiver Krankheitstheorien beginnt schon vor der eigentlichen Diagnoseeröffnung, nämlich gleichermaßen bei der Wahrnehmung erster verdächtiger Symptome durch den betroffenen Menschen selbst und im Umfeld der am eigenen Körper erlebten diagnostischen Maßnahmen. Engelman u. Craddick (1984) fanden in einer Studie mit 146 Tumorpatientinnen am Vortag der Mammabiopsie unter Verwendung symbolisch-bildhafter Ausdrucksmittel (Zeichnungen, Einzeichnen eines Kreuzes auf der „Lebenslinie") heraus, daß diejenigen Patientinnen, deren Tumor sich hinterher als bösartig herausstellte, bereits vor der Biopsie ihre Heilung als weiter entfernt darstellten und ihren Tod näher bevorstehen sahen als diejenigen mit benignem Tumor. Zuletzt wurden die Patientinnen gefragt, wie groß sie die Wahrscheinlichkeit veranschlagten, daß ihr Tumor sich als bösartig herausstellen werde. Auf dieser bewußten Ebene wurde die Möglichkeit einer schlechten Diagnose überwiegend zurückgewiesen. Doch auch hier stuften die später als Krebspatientinnen diagnostizierten Frauen die Wahrscheinlichkeit einer Krebsdiagnose signifikant größer ein als die anderen Tumorpatientinnen (37% angenommene Wahrscheinlichkeit gegenüber 15%). Die Autoren spekulieren, die Gutartigkeit bzw. Bösartigkeit eines Tumors sei – möglicherweise über entsprechende Veränderungen im Immunsystem – im unbewußten oder vorbewußten Erleben früher spürbar als im bewußten Erleben (vgl. dazu auch Schwarz 1985). Ferner beeinflusse diese vorbewußte Ahnung wahrscheinlich die weitere Bereitschaft der Patienten zur Zusammenarbeit mit Ärzten.

7.2 Somatopsychische/psychosomatische Wechselwirkungen

Anhand der Studie von Engelman u. Craddick (1984) kann zugleich die Schwierigkeit demonstriert werden, auf der Ebene des kausalen Denkens überhaupt eine Richtung von Ursache-Wirkung-Beziehungen zwischen kognitiven und körperlichen Prozessen zu spezifizieren und Wechselwirkungen zwischen Körperwahrnehmungen, subjektiven Theorien und Gefühlen zu verstehen. Engelman u. Craddick gehen bei der Diskussion ihrer Ergebnisse nicht darauf ein, ob diejenigen Patientinnen, die nachträglich als Krebskranke diagnostiziert wurden, vielleicht nur deshalb schlechtere Prognosen für sich selber stellten, weil möglicherweise die körperlichen Symptome als solche bereits ausgeprägter waren als bei denjenigen mit gutartigem Tumor. Diese Frage wurde von den Autoren anscheinend nicht geklärt. Dasselbe Problem begegnet uns bei vielen anderen prädiktiven oder sonstigen Vergleichsstudien (vgl. dazu auch Wirsching et al. 1981).

Ähnliche Fragen hatte auch Bräutigam (1981) bei seiner bereits zitierten kritischen Stellungnahme zu psychosomatischen Forschungsansätzen in der Onkologie aufgeworfen. Bei all denjenigen psychosomatischen Untersuchungen zur Frage einer prämorbiden „Krebspersönlichkeit", in denen Einstellungen und Selbstwahrnehmungen Krebskranker mit denen von Nichtkrebskranken verglichen werden, muß man einwenden, daß so prinzipiell nicht geklärt werden kann, inwieweit der Forscher selber seine vielleicht aus herkömmlichen gesellschaftlichen Wissensvorräten abgeleiteten und vorgefaßten Persönlichkeitstypologien projiziert, wenn er weiß, daß sein Gegenüber krebskrank ist. Auch weiß man nicht, inwieweit die Krebskranken ihrerseits aufgrund ihrer Erkrankung und der notwendigen Verarbeitung dieser Erkrankung vielleicht überhaupt erst dazu kommen, für Krebspatienten „typische" Verhaltensmuster und Einstellungen zu entwickeln oder aber tatsächlich aufgrund ihrer spezifischen „prämorbiden" Persönlichkeitsstruktur so reagieren (vgl. Verres 1985; Becker 1986).

7.3 Coping (Krankheitsverarbeitung)

Diese Überlegungen sollen nun auch auf das medizinpsychologische Konzept der Krankheitsverarbeitung, d. h. des „Coping" bezogen werden. In einer retrospektiven Untersuchung an Tumorpatienten fanden Levine u. Zigler (1975), daß nach der Erkrankung eine Diskrepanz zwischen „idealem" und „realem" Selbstbild der Kranken signifikant stärker erschien als zuvor. Dieser Unterschied kann möglicherweise allein im Sinne eines Artefakts durch die retrospektive Befragung bedingt sein, da keine Längsschnittuntersuchung vorgenommen wurde; wir wollen aber annehmen, daß er tatsächlich bestand. Es spricht vieles dafür, daß sich die vor der Erkrankung bestehenden subjektiven Theorien über Krebs in den meisten Fällen im Verlauf einer tatsächlichen Erkrankung in zweierlei Hinsicht verändern (es sei hierzu an unsere Übersicht auf S. 52 erinnert):

1) Durch das Erleben der Symptomatik sowie ggf. der ärztlichen Eingriffe am eigenen Körper wird ein *Selbstbezug* der bis dahin möglicherweise eher theoretischen Vorstellungen zunehmend zwingend, und dadurch wird zugleich

2) das bisherige *Selbstbild* in körperlicher wie auch psychischer Hinsicht empfindlich *in Frage gestellt.* Die notwendige Verarbeitung des Erkranktseins an einer derart bedrohlichen Krankheit lenkt somit die Aufmerksamkeit des Erkrankten nicht nur auf lebenspraktische Probleme (wie sie in der bisherigen Copingforschung vorwiegend erfaßt wurden; vgl. Horowitz u. Wilner 1980; Ziegler 1983, S. 72–114; Herschbach 1985), sondern sie kann zu einer gesteigerten Selbstaufmerksamkeit in jeder Hinsicht führen (Taylor 1983), im Extremfall bis hin zur radikalen Infragestellung des bisherigen Lebensstils und zum Verlust der bisherigen Selbstverständlichkeit beim Umgang mit sich selbst überhaupt.

Man könnte nun annehmen, daß durch die tatsächliche Betroffenheit ein gewisser Druck entsteht, eine konsistente subjektive Theorie über das eigene Kranksein zu entwickeln (vgl. Wittkowski 1984). Die Anforderungen der alltäglichen Lebensbewältigung stehen diesem Bemühen jedoch entgegen. Im Verlauf der Krankheitsverarbeitung werden derart heterogene lebensweltliche Bezugssysteme betroffen (der Körper, das Selbstbild, die Selbstachtung, die eigene Zukunft, oder die der Familie, der Arzt, die Berufsziele, die Angst, die Depression oder die Hoffnung), daß ebenso mit einer Zunahme von Fragmentierung gerechnet werden kann, d. h. mit einem gewissen Zerfall kognitiver Sinnstrukturen zum Krebsproblem. Aufgrund ihrer gänzlich unterschiedlichen Bedeutungen in diesen heterogenen Erlebnisbereichen können diese Strukturen zunehmend unverbunden und widersprüchlich nebeneinander bestehen, dies um so mehr, je geringer die Möglichkeiten eines offenen Gesprächs oder auch nur eines systematischen Nachdenkens sind (vgl. Kübler-Ross 1977).

Für die Bezugspersonen von Krebskranken, und damit cum grano salis auch für den allgemeingesellschaftlichen Wissensvorrat über Krebs, bedeutet dies zugleich, daß das konkrete Miterleben der Krebskrankheit nicht unbedingt zum stärkeren Empfinden kognitiver Eindeutigkeit bezüglich des Wesens von Krebs führt. Wir werden im 9. Kapitel zu zeigen versuchen, daß die häufigsten sozialen Interaktionsmodi bei Krebs gerade kognitive Unklarheit statt Klarheit fördern. *Krankheitsverarbeitung („coping") ist damit auch ein kollektives Phänomen.*

Das Überwiegen von Unklarheit gegenüber Klarheit bei der kollektiven Verarbeitung des Krebsproblems, d.h. bei der Konstituierung, Erneuerung, aber auch Bewahrung des diesbezüglichen gesellschaftlichen Wissensvorrats, hat, zusammengefaßt, folgende Wurzeln:

1) Auch in der zuständigen Fachwelt, nämlich der medizinischen Onkologie, stehen viele konträre Sichtweisen zur Erklärung und zur Behandlung von Krebserkrankungen unverbunden und umstritten nebeneinander.

2) Die starke Heterogenität der einzelnen Krebsarten hinsichtlich der körperlichen Lokalisation, der Symptomatik, des Verlaufs und der Therapierbarkeit hat zur Folge, daß die damit einhergehenden tatsächlichen Erfahrungen und Verarbeitungsmodi von Menschen nur wenig miteinander vergleichbar sind.

3) Bei denjenigen Menschen, die tatsächlich selber erkranken, spiegeln die psychodynamische Verarbeitung, die Kommunikation und somit auch die für Mitmenschen miterlebbare Phänomenologie dieser Krankheit einen je einzigartigen Reifungsprozeß der betroffenen Person wider. Da ein solcher Prozeß nicht unabhängig vom jeweiligen Lebensstil zu betrachten ist, können diese menschlichen Erfahrungen nur teilweise verallgemeinert werden.

4) Diese Verarbeitungsprozesse seitens der Erkrankten wie auch ihrer mittelbar mitbetroffenen Mitmenschen beziehen sich zudem in den verschiedenen Stadien der Erkrankung auf jeweils unterschiedliche Lebensthemen und Herausforderungen und sind auch von daher nur wenig miteinander vergleichbar. Hierzu gehören z.B.:

- Krankheitsentdeckung,
- Erstbehandlung,
- Körperbeschädigung durch Symptome oder Therapie,
- Aufrechterhaltung von Kontinuität der Lebensvollzüge, d.h. des individuellen Lebensstils,
- Umgang mit der Angst vor Rezidiven bzw. Fortschreiten der Krankheit,
- Umgang mit chronischer oder wiederausbrechender Krankheit,
- terminales Kranksein.

(Ausführlich dazu: Mages u. Mendelsohn 1979; Weisman 1979; Meerwein 1981; Bettex 1985.)

5) Eine über Sozialisation vermittelte Vorbereitung der Menschen auf den Umgang mit solchen Herausforderungen findet in unserem Kulturkreis nur wenig statt; es überwiegen vielmehr Ausgrenzungstendenzen, wie im 9. Kapitel noch ausführlich gezeigt werden soll (vgl. auch Sontag 1981; Dornheim 1983).

Das bedeutet: *Die realen Erfahrungen der tatsächlich betroffenen Menschen wer-*

den nur wenig in den kollektiven Wissensvorrat integriert. Über das, was in ihnen wirklich vorgeht, wird wenig gesprochen (Dornheim 1983). Diejenigen Krebskranken, die z. B. durch Bücherschreiben versuchen, ihre eigenen Erfahrungen mit der Krankheit der Öffentlichkeit zugänglich zu machen, können wahrscheinlich kaum als repräsentativ angesehen werden, so Fritz Zorn (1979), Maxie Wander (1980), Anne-Marie Tausch (1981) oder Peter Noll (1984).

6) Selbst die wissenschaftlichen Untersuchungen dieser Lebensbereiche haben bisher kaum zu einer Integration entsprechender Erfahrungen Betroffener geführt. Versuche, Copingmechanismen in generalisierter Form zu postulieren, bedeuten angesichts der faktischen Komplexität der Ängste und Probleme letztlich häufig eine Simplifizierung und werden dann weder wissenschaftlich noch für den kollektiven Umgang mit Krebs als besonders wertvoll empfunden. (Eine aufgrund klinischer Erfahrungen sehr kritisch gehaltene Diskussion der bisherigen Copingforschung bei Krebskrankheiten führen Mages u. Mendelsohn 1979.) Der spezifische Kontext, den Forschung überdies als solche konstituiert, bedeutet oft eine weitere Einschränkung der Generalisierbarkeit ihrer Ergebnisse.

Was in den Gedanken von Menschen an überindividueller Gemeinsamkeit aller Krebserkrankungen verbleibt, sind wahrscheinlich trotz aller Bedürfnisse nach kognitiver Ordnung gerade die *Unbestimmtheit* und die *Unsicherheit.*

7.4 Kontrollempfindung, Selbstbild und Selbstwert

Vorhersagbarkeit und angenommene Kontrollierbarkeit von Belastungen sind wichtige Voraussetzungen für eine erfolgreiche Krankheitsbewältigung (vgl. Prystav 1980; Thompson 1981; Taylor 1983). Die demgegenüber eher vorherrschende Unbestimmtheit und Unsicherheit beim kognitiven Umgang mit dem Krebsproblem haben auch Auswirkungen auf das Selbstwertempfinden Betroffener, insbesondere dann, wenn Krankheit mit dem Verlust oder einer Beschädigung wichtiger Organe einhergeht. Beispielsweise kann eine Mammaamputation eine empfindliche Bedrohung des weiblichen Selbstbildes und der sexuellen Ausstrahlung bedeuten. Ähnlich gravierende Infragestellungen des Selbstbildes treten bei Männern nach Entfernung der Hoden bei Hodenkrebs auf oder auch bei laryngektomierten Patienten und Stomaträgern (Übersichten bei Ziegler 1983, S. 74ff.; Taylor et al. 1984; Herschbach 1985).

Diese Verunsicherungen des Selbstwertgefühls machen es den Betroffenen verständlicherweise häufig schwer, „assertives" Verhalten zu entwickeln, also offensiv mit der Erkrankung, den Bezugspersonen und auch den ärztlichen Therapiemaßnahmen umzugehen. Zwar ist es mit sozialer oder therapeutischer Hilfe möglich, Kontroll- und Selbstwertempfindungen bei Krebskranken gezielt zu unterstützen (LeShan 1982; A. Tausch 1981; Frede u. Frede 1984); es sprechen jedoch klinische Erfahrungen und viele Studien dafür, daß Krebskranke in der öffentlichen Wahrnehmung, also in den allgemeinen subjektiven Laientheorien, eher als Opfer, die von der Krankheit befallen sind und ihr ausgeliefert sind, denn als aktive, vornehmlich Kontrolle ausübende Figuren betrachtet werden (Glaser u. Strauss 1965; Rosenbaum 1975).

Auch dieser Aspekt des kollektiven Wissensvorrats über Krebs hat wahrscheinlich schon im präventiven Bereich eine Bedeutung für die Bereitschaft von Menschen, sich durch Teilnahme an der Früherkennungsuntersuchung in den Assoziationsbereich „Krebs" einzulassen. Wir werden daher die Bedeutung der Kontrollattributionen für die sekundärpräventive und therapeutische Verhaltensbereitschaft ausführlich im empirischen Teil untersuchen.

7.5 Krebserkrankung und Lebenssinn

In engem Zusammenhang mit dem Problem der Aufrechterhaltung des Selbstwertempfindens bei Krebs steht die Frage nach dem Erleben von Lebenssinn bei Krebs.

Da die Diagnose „Krebs", wie wir gesehen haben, besonders stark mit Todesphantasien assoziiert ist, stellt sich für den Krebskranken die Frage nach dem Lebenssinn deutlicher als für denjenigen, der das alltägliche Leben „unbekümmerter" erleben kann, da er nicht vor der Herausforderung steht, diese selbstverständliche Gegenwartsbezogenheit zu überschreiten (dazu sehr ausführlich: Gerdes 1986). Ein Krebskranker im Finalstadium, der im wörtlichen Sinne „vom Tode gezeichnet" ist, wird zur Bedrohung für Gesunde, insofern er durch sein Dasein an die menschliche Sterblichkeit erinnert und dazu herausfordert, die „Unbekümmertheit" normaler Alltagsvollzüge zu hinterfragen. (Anders stellt sich dies allerdings vielleicht bei religiös und philosophisch orientierten Menschen dar, die durch häufige Beschäftigung mit entsprechendem kulturellem Gedankengut zu einer bewußten Auseinandersetzung mit der Endlichkeit der eigenen Existenz angeregt werden und daher mit einer etwas geringeren Wahrscheinlichkeit durch entsprechende Konfrontationen mit dem realen Sterben „erschüttert" werden; vgl. Choron 1967; Condrau 1984; Tausch u. Tausch 1985.)

Die oft radikale Infragestellung des gewohnten „sinnhaften Aufbaus der sozialen Welt" (Schütz 1974) im Zusammenhang mit dem Erleben einer Krebserkrankung kann besonders anschaulich am Beispiel des Sinns eingreifender medizinischer Therapie- und Rehabilitationsmaßnahmen im Stadium von Rezidiven und Metastasen verdeutlicht werden. Während es im Initialstadium einer Krebserkrankung meist noch möglich ist, dem Patienten Hoffnung zu vermitteln und dadurch seine Mitarbeit bei Therapie- und Rehabilitationsmaßnahmen zu sichern, verändern sich diese Voraussetzungen beim Auftreten von Rezidiven und Metastasen fundamental. In der Initialphase hat sich der Patient damit auseinanderzusetzen, daß seine *Gesundheit* nicht mehr selbstverständlich ist. Demgegenüber wird er in der Phase des Auftretens von Rezidiven und Metastasen zusätzlich mit der Tatsache konfrontiert, daß nun auch die *Heilung* nicht mehr selbstverständlich ist. Hinsichtlich der subjektiven Krankheitstheorie des Patienten bedeutet dies folglich in vielen Fällen, daß damit die bis dahin entscheidende Voraussetzung der Therapie- und Rehabilitationscompliance, nämlich die *Hoffnung* auf eine Wiederherstellung der Gesundheit, in Frage gestellt wird oder gar aufgegeben werden muß. Die Erwartung, die therapeutischen Maßnahmen könnten ihren Sinn in der Genesung haben, wird enttäuscht.

In diesem Stadium verlieren besonders die Prämissen von Rehabilitationsmaßnahmen allmählich ihren ursprünglichen Sinn. Angesichts realer Todesbedrohung kann Rehabilitation nicht mehr das primäre Ziel haben, Krebspatienten gesellschaftlich zu „reintegrieren". Bemühungen um eine Verbesserung dieser Maßnahmen müssen daher auch einschließen, die Grenzen der möglichen Rehabilitation zu definieren und hierfür Kriterien zu entwickeln.

Je stärker ein Mensch nun bereits bei der gedanklichen Auseinandersetzung mit dem Sinn der Krebsfrüherkennung dazu neigt, Krebs mit Unheilbarkeit und Tod zu assoziieren, um so eher ist anzunehmen, daß er sich bei diesen Gedanken auch assoziativ an diese existentiellen Grundfragen annähert. Die dann auftretenden Phantasien zuzulassen, erfordert bereits ein beträchtliches inneres Gleichgewicht, das viele Menschen überhaupt erst im Durchleben schwerer Krisen entwickeln (Heim 1980; Tausch u. Tausch 1985).

7.6 Außenseitermedizin und Wundermittel im Lichte subjektiver Theorien über Krebs

Beim 17. Deutschen Krebskongreß in München (1984) legte eine von G. A. Nagel und D. Schmähl geleitete Expertenkommission der Deutschen Krebsgesellschaft einen ausführlichen Bericht über den Gebrauch und die Wirksamkeit sog. unkonventioneller Krebsmittel (von Mistelpräparaten, Vitamin C bis zum Petroleum) vor. Für 66% der analysierten 59 wichtigsten Präparate konnten keine oder nur lückenhafte Untersuchungen zur Wirksamkeit und Unschädlichkeit ausgemacht werden. Nagel betonte, daß insbesondere bei den sog. biologischen oder immunbiologisch aktiven Stoffen, die mit dem Ziel einer Steigerung der Immunabwehr eingesetzt werden, je nach Stadium der Erkrankung und je nach Dosierung auch eine für den Patienten gefährliche Schwächung des Immunsystems resultieren kann, also das Gegenteil von dem, was der nach diesen Mitteln verlangende Patient erwartet. Scherer stellte ergänzend fest, daß jeder zweite Krebspatient den behandelnden Onkologen nach Außenseitermitteln frage.

Zweifellos liegt gerade hier ein wichtiges Feld für eine differenziertere Aufklärungsarbeit. Die subjektiven Theorien der Laien lassen sich allerdings in vielen Fällen keineswegs ärztlicherseits durch einfachen Widerspruch auflösen, sondern sie können für den Betroffenen gerade im Fall einer ärztlichen Abweisung seiner subjektiven Theorie auch einen Grund bedeuten, die Arzt-Patient-Beziehung völlig abzubrechen. (Ein anschauliches Fallbeispiel hierzu liefert Becker 1984.)

Beim ärztlichen Gespräch über Außenseiter- und Wundermittel ist zu beachten, daß der Glaube von Menschen an diese Dinge nicht einfach als Ausdruck von Ignoranz zu verstehen ist. Er kann auch auf traditionell gewachsene und in ihren Wurzeln durchaus subjektiv wie kollektiv sinnvolle subkulturelle Versuche der Selbstversorgung und Selbsthilfe zurückgeführt werden, wie B. u. H. Velimirovic (1982, 1984) anhand eines kritischen Überblicks über den gegenwärtigen Stellenwert „alternativer" und „holistischer" Ansätze in der europäischen Volksmedizin betonen. Nach Ansicht dieser Autoren nehmen solche volksmedizinischen Ansätze allerdings in manchen Bevölkerungsgruppen inzwischen auch die Stelle eines „Substituts für politischen Protest" ein und enthalten dann Elemente gewisser „pseudoreligiöser Anschauungen", die im Grunde eine Flucht bedeuten können und aus diesem Grunde häufig so änderungsresistent gegenüber wissenschaftlich fundierten Aufklärungsbestrebungen sind.

7.7 Zusammenfassung

Das Bedeutungsumfeld der Krebserkrankungen in der Sicht von Laien wird sicherlich nicht nur durch aufgenommene medizinische Sachinformationen geprägt, sondern auch durch die intersubjektive Verarbeitung real miterlebter Krebserkrankungen. Will man also die subjektive Bedeutung der Krebserkrankung aus der Sicht der Laien verstehen, so muß man mit bedenken, welche persönlichen Erfahrungen Laien mit Gesundheit, Krankheit und Behandlung (auch anderer Personen) verbinden. Es stellt sich dabei die Frage, ob es hier besonders hervorstechende Bedeutungsdimensionen und generalisierbare psychische Verarbeitungsmodi gibt, die den „gesellschaftlichen Wissensvorrat" über Krebserkrankungen und damit auch die Krankheitstheorien der Laien mit konstituieren.

Wichtige Aufschlüsse zur subjektiven Bedeutung der Krebserkrankungen vermitteln die ersten psychischen Reaktionen tatsächlich betroffener Menschen auf die Diagnoseeröffnung. Was in diesen Menschen bei und nach der Diagnoseeröffnung vorgeht, ist bisher wenig bekannt. Ein verbessertes Wissen seitens der Ärzte über diese psychischen Prozesse würde gewiß vielen Arzt-Patient-Beziehungen förderlich sein. Krankheitsverarbeitung richtet sich auf Problembereiche, welche außerhalb des Fokus naturwissenschaftlicher Medizin liegen, nämlich auf das Befinden, die Lebensgestaltung und die sozialen Beziehungen. Auf psychische Krisen dieser Art werden Menschen in unserer Gesellschaft kaum vorbereitet. Das Tabu, das nach wie vor über der Krebserkrankung liegt, verhindert einen offenen Austausch über die psychischen Dimensionen des Umgangs mit Krebs. Die tatsächlichen Lebenserfahrungen der von einer Krebserkrankung betroffenen Menschen werden nur wenig in den kollektiven Wissensvorrat über Krebserkrankungen integriert. Daher überwiegen Unbestimmtheit und Unsicherheit beim kognitiven Umgang mit dem Krebsproblem.

8 Angst, Therapiecompliance und Arzt-Patient-Beziehung

Es sollen nun einige Wechselwirkungen zwischen Laientheorien über Krebs und der Arzt-Patient-Zusammenarbeit im therapeutischen Bereich betrachtet werden. Auch diese Aspekte haben eine Bedeutung für die Motivation zur Krebsfrüherkennungsuntersuchung. Sie sind Teil der laienhaft antizipierten Folgen, welche eine Krebsfrüherkennungsuntersuchung nach sich ziehen kann.

8.1 Voraussetzungen von Verständigung und Empathie zwischen Arzt und Patient hinsichtlich des Krebsproblems

Schon in Wartezimmern finden kaum Gespräche zwischen Krebskranken untereinander und zwischen Müttern von Kindern mit Leukämie statt (Wortman u. Dunkel-Schetter 1979). Diese stummen Begegnungen mit Mitbetroffenen können bei Krebskranken zu der irrigen Schlußfolgerung führen, die anderen Betroffenen hätten weniger mitteilenswerte Sorgen als sie selbst. Offene Gespräche unter Krebskranken kommen nur selten spontan zustande. Um so stärker sind die Kranken auf emotionale Unterstützung im Familienkreis, aber auch im ärztlichen und pflegerischen Bereich angewiesen.

Krebspatienten sprechen jedoch allgemein auch ihre Ärzte nur selten von sich aus auf ihre Gefühle an (Wortman u. Dunkel-Schetter 1979). Viele meinen, Ärzte hätten für ein Eingehen darauf keine Zeit und würden daher eher negativ reagieren, und andere haben die generelle Haltung entwickelt, ein offenes Aussprechen ihrer eigenen Krankheitsängste würde den Gesprächspartner zu stark belasten.

Soll sich also eine offene Kommunikation oder gar eine tragfähige Arzt-Patient-Beziehung entwickeln, so müßte die Initiative hierzu folglich vorwiegend vom Arzt ausgehen. Verschiedene empirische Belege sprechen jedoch dafür, daß auch von seiten des Arztes eher selten mit solchen Initiativen zu rechnen ist (Köhle u. Raspe 1982). Speziell zum Terminalstadium fanden Graham u. Livesley (1983) bei einer Studie mit Ärzten und Krankenschwestern eines Londoner Krankenhauses, daß die Einschätzungen der Ärzte und Schwestern über die Bedürfnisse der Sterbenden weit auseinandergingen. Obwohl 42% glaubten, daß die betreffenden Patienten sich des bevorstehenden Todes bewußt waren, gaben nur 18% an, mit ihnen darüber gesprochen zu haben. Meerwein (1981) nimmt an, daß in vielen Fällen schließlich vollständige Blockaden des weiteren Dialogs zwischen Arzt und Patient durch eine „Verleugnungskollusion" etwa folgenden Musters entstehen:

Patient: Ich weiß, daß ich Krebs habe, spreche aber nicht davon, um meinen Arzt nicht zu beunruhigen und in Verlegenheit zu bringen. Ich muß verhindern, daß er sich von mir zurückzieht.

Arzt: Er hat Krebs. Ich sage es ihm aber nicht, um ihn nicht zu beunruhigen und seinen Lebenswillen nicht zu lähmen. Daß er nicht davon spricht und nicht danach fragt, beweist, daß er die Wahrheit nicht wissen will.

Die Überwindung solcher Blockaden bedeutet eine hohe Anforderung an die empathische Kompetenz des Arztes. Zugleich besteht für den Arzt, dessen berufliches Selbstbild von der Fähigkeit zum Heilen geprägt ist, die Schwierigkeit, Fehlschläge bei der Behandlung zu akzeptieren und sie zu verarbeiten, ohne sie dem Patienten anzulasten.

Empathie für die innere Welt eines unheilbar Kranken kann auch eigene Todesängste des Arztes aktualisieren. Dies insbesondere dann, wenn der Arzt Ähnlichkeiten zwischen sich selbst und dem Patienten wahrnimmt (Spikes u. Holland 1975).

Zur Frage der empathischen Kompetenz, d.h. der Fähigkeit zur Einfühlung, versuchten Bullmer (1978) aus lerntheoretischer Perspektive und Kutter (1981) aus psychoanalytischer Perspektive, eine Reihe von Voraussetzungen zu präzisieren. Hierzu gehören Kompetenzen wie Selbst-Sicherheit, Selbst-Bewußtsein, Angstfreiheit, Frustrationstoleranz, Zielstrebigkeit, Flexibilität und Entwicklungsfähigkeit, ferner die Fähigkeit, Konflikte bei sich selbst und in der Beziehung zu anderen wahrzunehmen und auszutragen. Als eine zentrale Voraussetzung ist die Fähigkeit zu möglichst aufrichtigen Selbstwahrnehmung, d.h. zur *Introspektion* anzusehen (vgl. auch Zander 1975, 1981; Mann u. Pfeiffer 1980; Koch u. Schmeling 1982; Lüdeke 1985; Meerwein 1985).

Inwieweit diese Fähigkeiten bei Ärzten entwickelt sind, ist bislang wenig untersucht worden. (Zur Operationalisierung auf der Verhaltensebene vgl. den Sammelband von Köhle u. Raspe 1982, auch Koch u. Schmeling 1982.) Noch weniger ist darüber bekannt, welche Vorstellungen die Patienten hinsichtlich dieser speziellen ärztlichen Kompetenzen haben und wie sich diese Vorstellungen auf die Motivation zur Krebsfrüherkennungsuntersuchung auswirken. Eine sehr kritische Betrachtung hierzu aus der Sicht einer enttäuschten Patientin veröffentlichte Bappert (1979), ein Buch, das in der öffentlichen Diskussion viel Unruhe stiftete.

8.2 Übertragung und Gegenübertragung bei der Kommunikation über Krebs

Ärzte und Klinikmitarbeiter sehen sich häufig der Anspruchshaltung der Patienten und ihrer Angehörigen ausgesetzt, zielstrebig, optimistisch, erfolgreich und omnipotent zu sein (Huppmann u. Werner 1982). Diese wahrgenommene Erwartungshaltung kann nun gerade seitens des Arztes das Empfinden persönlichen Versagens auslösen, da er solchen Ansprüchen kaum genügen kann. Selbst die eigenen Hilfsmöglichkeiten zumindest auf der Ebene der Symptomlinderung werden dann oft abgewertet. Verschiedene Untersuchungen legen nahe, daß sich aus diesem ärztlichen Dilemma ungünstige Reaktionen entwickeln können: eine Überbehandlung, nämlich ein weiteres Verabfolgen therapeutischer Maßnahmen, selbst wenn deren Indikation fraglich ist.

Sind noch weitere Spezialisten an der Behandlung beteiligt, z.B. als psychosozialer Liaisondienst, so können ärztliche Insuffizienzgefühle auch auf den Liaisonspezialisten projiziert werden, an den man die besonders schwierigen Patienten delegiert, manchmal vielleicht mit dem mehr oder weniger unbewußten Wunsch, dieser möge auch scheitern (vgl. dazu Spikes u. Holland 1975; Mecke 1984).

Bei vital wirkenden Patienten, die ein Mamma- oder Genitalkarzinom haben, kann der Arzt auch sowohl im Bereich der Früherkennung als auch bei der Therapie, wie Meerwein (1981) meint, dazu verleitet werden, *mit deren eigenen Verzöge-rungswünschen zu „konspirieren"*, da die Vorstellung verstümmelnder Eingriffe an besonders libidinös besetzten Körperteilen auch für den Arzt schwer zu ertragen ist. Es ist hinsichtlich der Krebsfrüherkennungsuntersuchungen (KFU) also zu beden-ken, mit welchen Emotionen der Arzt sich auf die Diagnostik einlassen kann. Einen vital wirkenden Menschen zur Früherkennung zu motivieren, kann schließlich auch bedeuten, einen tatsächlichen Krebsbefund später in der eigenen Beziehung zu die-sem Menschen verarbeiten zu müssen. Auch Fachleute verbinden mit Krebserkran-kungen vornehmlich düstere Vorstellungen (Jonasch 1985).

Es ist anzunehmen, daß ambivalente Haltungen von Ärzten zur KFU sich letzt-lich den Patienten mitteilen und so auch einen Einfluß auf deren Motivation zur KFU haben.

8.3 Das ärztliche Gespräch bei Krebsfrüherkennungsuntersuchungen

Je gefestigter die eigene Haltung des Arztes zur Krebsfrüherkennung ist, um so kla-rer und vertrauenerweckender kann er selbstverständlich seine Patienten hierzu motivieren. Über die ganz konkreten Inhalte von Arzt-Patient-Gesprächen bei Krebsfrüherkennungsuntersuchungen gibt es bisher kaum Erkenntnisse.

Von der Wortwahl hängen wiederum auch die emotionalen Konnotationen ab. So ist beispielsweise der Begriff *„Vorsorgeuntersuchung"* einerseits irreführend, da er eigentlich in die Richtung primärer Prävention weist. Andererseits ist gerade die-ser Begriff zumindest vordergründig motivierender (man verbindet mit Vorsorge eher – z.B. finanzielle – Schutzmaßnahmen mit Versicherungscharakter) als der sachlich treffendere Begriff *„Krebsfrüherkennungsuntersuchung"*, der eher das Auf-deckende und damit Riskante des Geschehens in Sprache bringt. Zander hat als Kompromiß vorgeschlagen, von *„Vorsichtsuntersuchungen"* zu sprechen. Diese For-mulierung scheint die tatsächliche Bedeutung der Untersuchung auf den Begriff zu bringen.

Die vom Arzt verwendeten Worte stellen somit *Denkschemata* bereit, in die der Patient sein oft ungeordnetes Vorwissen gewissermaßen eintragen kann. Das glei-che gilt auch für das Aufklärungsgespräch im Falle einer Krebsdiagnose (vgl. Eiss-ler 1978; Schwarz 1985). Übersichten über empirische Untersuchungen zum Pro-blem der Aufklärung von Krebspatienten bieten Jonasch (1985) und Schwarz (1985). Beide fordern, das Aufklärungsgespräch grundsätzlich als einen allmähli-chen Annäherungsprozeß an eine gemeinsame Wahrhaftigkeit zu begreifen. Im übrigen schließt erfahrungsgemäß ein Wissen um die Krebsdiagnose keineswegs den Faktor Hoffnung, etwa auf eine zumindest zeitweilige Besserung, aus.

Schwarz (1985) konnte empirisch nachweisen, daß bereits vor der jeweils ent-scheidenden diagnostischen Untersuchung etwa zwei Drittel aller Frauen, die in ei-nem Zeitraum von 4 Monaten mit Verdacht auf Brustkrebs in der Ambulanz der Heidelberger Universitäts-Frauenklinik untersucht wurden, ihren Untersuchungs-befund richtig vorhersagen konnten. Schwarz (1985) faßt zusammen:

Für das Gespräch mit den Patienten läßt sich also noch einmal bestätigen, daß es immer ein Wissen gibt, an das die weitere Information anknüpfen kann. Als Hintergrund eines Arzt-Patienten-Ge-sprächs gilt deshalb ein mit dem Arzt geteiltes Wissen nicht nur um den Problembereich, nämlich

„gutartig" oder „bösartig", sondern darüber hinaus auch um eine angebbare Wahrscheinlichkeit im Sinne von „eher gutartig als bösartig" oder umgekehrt. (...) Die Mitteilung der Diagnose, die sog. „Aufklärung", steht längst nicht mehr am Anfang eines Prozesses, ist nicht der erste Strich auf einer Tabula rasa, sondern greift in eine Entwicklung ein, nicht mit einem Paukenschlag, sondern als Station oder Weiche auf einem langen Weg. (...) Dadurch wird deutlich, daß die Realität des Krankheitsprozesses und der Situation der Kranken wegführt von der Frage des „Ja" oder „Nein" einer Informierung – hin zu dem Problem des „Wie".

Manche ungünstigen subjektiven Theorien von Laien über die Krebsfrüherkennung können durchaus korrigiert werden, wenn der Arzt die KFU zum Anlaß nimmt, den Patienten nach dessen Meinung über die Krebsfrüherkennung zu fragen. So fand Dornheim (1983) bei der Landbevölkerung in der Schwäbischen Alb, daß unter Laien die von ihr sog. „Rührlöffel-Theorie" noch immer verbreitet ist, nach der jedwede Manipulation an einem vielleicht sonst harmlos schlummernden Krebs diesen zum plötzlichen Wuchern bringen könne.

8.4 Das Syndrom des „Ausgebranntseins"

Die bis hierher diskutierten Erkenntnisse über mit dem Krebsproblem verbundene Anforderungen an den Arzt sollten auch zeigen, daß dieser Tätigkeitsbereich für Ärzte durchweg in psychischer Hinsicht besonders anstrengend ist, so daß ein ärztliches Vermeidungsverhalten beim Gespräch oft verständlich wird. Unter dem Schlagwort *Burn-out-Syndrom* wird die häufig demotivierende Wirkung dieser vielfältigen Belastungen neuerdings im angloamerikanischen Raum auch wissenschaftlich untersucht (Aronson et al. 1983; Edelwich 1984).

Solche Beiträge können zur Überwindung von Kommunikationsblockaden in den Arzt-Patient-Beziehungen insofern beitragen, als die von kritischer Laienseite (z. B. Wander 1980) vorgebrachten Angriffe gegen eine „menschliche Unreife der Ärzte" die realen psychischen Probleme der Ärzte manchmal zu sehr außer acht lassen. Die Untersuchungen zum „Ausgebranntsein" sind als Versuche zu werten, Gründen und Motiven für kritische Verhaltensweisen der Ärzte nachzugehen und mehr Verständnis für die dem Arztberuf inhärenten Konflikte zu wecken. Entsprechende Erkenntnisse müßten allerdings in der Zukunft weit stärker als bisher auch in der Ausbildung der Ärzte berücksichtigt werden.

Mit dem Begriff des „Ausgebranntseins" wird ein zunehmender Verlust von Idealismus und Energie bezeichnet, den viele in den helfenden Berufen Beschäftigte als Folge überlastender Arbeitsbedingungen und insuffizienter Berufsvorbereitung erfahren.

Ärztliche Kommunikationsabwehr bis hin zu den gelegentlich beobachteten Formen von Zynismus kann nach diesem Konzept als Ergebnis einer *schrittweisen Desillusionierung* verstanden werden, die anscheinend oft gerade diejenigen professionellen Helfer besonders trifft, die anfangs mit (zu) idealistischen Erwartungen, Enthusiasmus, Aufopferungsbereitschaft und Überidentifikation mit Hilfsbedürftigen an ihren Beruf herangegangen waren (vgl. dazu auch Potthoff 1980; Koch u. Schmeling 1982; Drzin, Hannappel u. Hannappel 1986).

Eine wichtige Möglichkeit zur psychischen Entlastung können regelmäßige onkologische Fallbesprechungen darstellen (Kerekjarto 1982; Springer-Kremser

1985). Wie wichtig, ja unerläßlich hierfür konsequente organisatorisch-institutionelle Voraussetzungen sind, zeigen anschaulich Köhle et al. (1980) in einem sehr lesenswerten Werkstattbericht.

8.5 Patientengehorsam vs. Patientenselbstbestimmung

Versetzt man sich in die Lage eines Menschen, der abwägt, wie es wohl weitergehen könne, falls bei der Krebsfrüherkennungsuntersuchung eine Krebsdiagnose herauskommen sollte, so spielen auch hier Gedanken eine Rolle, die wir in Kap. 4.5 als *Kontrollattributionen* betrachtet hatten. Wie dort bereits besprochen, stellt sich die Frage, ob der betreffende Mensch Krebsverläufe überhaupt als beeinflußbar ansieht. Und ferner spielt es eine Rolle, wie die Aktivitäten zwischen Arzt und Patient nach der subjektiven Theorie des Patienten bei dieser Beeinflussung des Krankheitsverlaufs vornehmlich verteilt sein werden und *inwieweit der Patient eigene Mitbestimmung erwarten kann.*

Ob ein Mensch glaubt, im Falle einer ihn treffenden Krebserkrankung werde er selber mitbestimmend einen Einfluß auf den weiteren Verlauf haben (und damit auch weiterhin gewisse Freiheitsgrade für sich aufrechterhalten können), oder ob er glaubt, im Erkrankungsfall werde er vorwiegend der Krankheit und den Ärzten als passives Objekt ausgeliefert sein, hat gewiß einen Einfluß auf die Motivation zur Krebsfrüherkennungsuntersuchung. Will man diesbezügliche Einstellungen empirisch untersuchen, so reicht es nicht aus, eine der zahlreichen auf Rotter zurückgehenden Locus-of-control-Skalen vorzulegen, die zur Erfassung solcher Attributionsstile im Sinne von Persönlichkeitseigenschaften konstruiert worden sind (vgl. Krampen 1982; Mielke 1982).

Diese Überzeugungen hängen nicht nur vom generellen Attributions*stil* ab. Entscheidend kann auch sein, welche Behandlungsprinzipien Patienten aufgrund persönlicher Erfahrungen dem Arzt unterstellen. Wir schlagen vor, diese (anhand gängiger angloamerikanischer Begriffe) nach den Kategorien „compliance" und „informed consent" zu unterscheiden.

Mit *Complianceorientierung* ist ein ärztlicher Behandlungsstil gemeint, der vom Patienten vorwiegend „Mitmachbereitschaft", wenn nicht gar Gehorsam im autoritativen Sinne, verlangt. Die eigentlichen Entscheidungen trifft der Arzt. Ein Korrelat in der subjektiven Theorie des potentiellen Patienten ist dann ein Erleben eigenen Ausgeliefertseins, das wiederum (bei vorwiegendem Vertrauen zu den Ärzten) akzeptiert werden oder (bei vorwiegendem Mißtrauen) Angst auslösen kann.

Mit dem Stil des *„informed consent"* ist demgegenüber das Konzept der geteilten Verantwortung gemeint. Alle wichtigen Therapieentscheidungen werden gemeinsam mit dem Patienten so hinsichtlich ihrer Vor- und Nachteile abgewogen, daß ein Konsens erzielt wird, für den der Patient auch selbst mitverantwortlich ist. Ein Korrelat in der subjektiven Theorie des potentiellen Patienten wäre dann ein Erleben von *Autonomie,* wie es Peter Noll aus Patientensicht (1984) sehr anschaulich beschrieben hat.

Wir werden im empirischen Teil der Studie untersuchen, ob Zusammenhänge zwischen derart unterscheidbaren inhaltlichen Behandlungserwartungen und der präventiven Verhaltensbereitschaft bestehen, und hierbei ferner mögliche Beziehungen zwischen diesen Behandlungserwartungen und übergreifenden Attributionsstilen im Sinne von Persönlichkeitseigenschaften untersuchen.

8.6 Zusammenfassung

Im Hinblick auf die Krebsproblematik wurden einige Voraussetzungen für Verständigung und Empathie zwischen Ärzten und Patienten diskutiert. Diese Voraussetzungen sind wohl insofern von Bedeutung für Laientheorien über Krebserkrankungen, als sie einen konstitutiven Bestandteil realer Erfahrungen betroffener Krebskranker bilden und somit auch von deren Mitmenschen zur Kenntnis genommen werden. Krebskranke selbst sprechen erwiesenermaßen nur selten von sich aus Ärzte auf ihre eigenen Empfindungen an. Es überwiegen Tabuisierungstendenzen und Ängste. Zwischen Arzt und Patient können vollständige Kommunikationsblockaden entstehen, deren Überwindung hohe Anforderungen an die empathische Kompetenz des Arztes stellt.

Für die Bereitschaft zur Krebsfrüherkennung ist es wichtig, welche Erwartungen der potentielle Patient an die Tragfähigkeit der Beziehung zu seinen Ärzten hat, insbesondere, inwieweit er damit rechnet, im Falle eines Krebsbefundes und einer notwendigen Therapie den weiteren Fortgang mitbestimmen zu können.

Wir wissen allerdings bisher wenig darüber, bei welchen Menschen und in welchem Ausmaß das Bedürfnis nach Autonomie bei der Krebstherapie tatsächlich besteht. Für die Analyse dieser Aspekte wurde von uns im Hinblick auf das Verständnis des Arztverhaltens vorgeschlagen, Orientierung am Patientengehorsam von einer Orientierung an der Patientenselbstbestimmung zu unterscheiden. Wir nehmen an, daß die Bereitschaft zur Krebsfrüherkennungsuntersuchung auch davon abhängt, wie tragfähig der potentielle Patient die Beziehung zu seinem Arzt einschätzt.

9 Subjektivität, Intersubjektivität und Kommunikation. Stigmatisierung vs. psychosoziale Unterstützung von Krebskranken

9.1 Isolation und Selbstisolation

„Es hat den Anschein, als sei heute jeder in der Lage, über Krebs zu sprechen – solange er nicht auf einen an Krebs Erkrankten zugehen und mit ihm sprechen muß." So faßt Jutta Dornheim einen Teil ihrer in der Schwäbischen Alb durchgeführten empirischen Analysen über soziokulturelle Aspekte des Umgangs mit Krebs zusammen (1983). Einige Krebspatientinnen hatten berichtet, daß nach ihrer Operation der Ehemann aus dem gemeinsamen Schlafzimmer ausgezogen war. Andere hatten beobachtet, daß nach ihrer Entlassung aus dem Krankenhaus daheim die Leute auf der Kirchenbank von ihnen abrückten.

Ähnlich vertritt Susan Sontag in ihrem Essay *Krankheit als Metapher* (1981) die These, dieser Krankheit hafte etwas Schändliches an, was zu einem unehrlichen Umgang zwischen Krebskranken und ihren Mitmenschen führe:

Krebspatienten werden nicht nur deshalb belogen, weil die Krebskrankheit ein Todesurteil ist (oder doch für eines gehalten wird), sondern weil sie als obszön empfunden wird – im ursprünglichen Sinn des Wortes: als unter einem bösen Omen stehend, abscheulich und abstoßend für die Sinne.

Falls diese These zutreffen sollte, würde das bedeuten, daß nicht nur die Kranken von der *Krebsmetapher* betroffen werden, sondern auch ihre Mitmenschen: Man weiß es vom Betroffenen und weiß, daß der andere weiß, daß man selbst weiß.

Auch Erving Goffman (1975) meint, daß zwischen Stigmatisierten und sog. Normalen falsche Rücksichtnahme, Unsicherheit und Peinlichkeit resultieren, weil bei der Interaktion jeder der Beteiligten etwas Gleichsinniges ahnt und fürchtet, aber nicht weiß, was der andere wirklich denkt. In einer Untersuchung über die Auswirkungen von Brustkrebs auf Paarbeziehungen kamen Buddeberg et al. (1985) zu dem Ergebnis, daß das Vertrauen in den Ehepartner häufig abnimmt, daß sich die Ehepartner emotional voneinander zurückziehen und krankheitsbedingte Probleme in starkem Maße voreinander verheimlichen.

Das Thema Krankheit wird tabuisiert, und Ängste, die auf beiden Seiten vorhanden sind, können miteinander nicht besprochen werden.

Während noch bei Goffman ein „Stigma" vorwiegend als Eigenschaft verstanden wurde, soll hier auf die Wechselwirkungen zwischen sozialen Definitionsprozessen und der Selbststigmatisierung von Krebskranken hingewiesen werden, die eine soziale Desintegration von Krebskranken nach sich ziehen können. Dann resultiert eine „Pathologie der Interaktion", die Goffman als typisch für die Beziehung zwischen Normalen und Stigmatisierten ansah: die „Unbehaglichkeit".

Wir nehmen an, daß derartige Unbehaglichkeitsempfindungen schon beim Denken an Krebs auch einen Einfluß auf die Motivation zur Krebsfrüherkennungsuntersuchung haben können. Anhand ihrer kasuistischen Analysen von Interviews über Krebs in einem Dorf der Schwäbischen Alb zeigte Dornheim (1983), daß nicht nur Krebs, sondern auch die Untersuchung, bei der Krebs „herauskommen" könnte, bei ihren Gesprächspartnern als Bedrohung gefürchtet war. Eine latente Stigmatisierung kann danach nicht nur diejenigen treffen, die krebskrank sind, sondern sogar schon diejenigen, die zur Untersuchung gehen, d.h. *überhaupt in den Assoziationsbereich „Krebs" geraten*. Beispielsweise löste der Vorschlag, eine mobile Untersuchungsstation könne in das Dorf kommen, Assoziationen des „Herauskommens" von Tuberkulose (die bei der Landbevölkerung besonders verpönt ist) aus sowie die Phantasie, die soziale Umgebung der KFU-Teilnehmer werde deren Teilnahme mit einem spezifischen Abgrenzungsinteresse zur Kenntnis nehmen, das sich gegen die Betroffenen richte und tendenziell zu ihrer Stigmatisierung führe, z.B. in der Form „Guck! Der da!".

Folgt man den Ausführungen von Sontag und Dornheim, so gewinnt man den Eindruck, ein grundsätzliches assoziatives Unbehagen sei die Regel bereits beim Denken an irgendeinen Aspekt von Krebserkrankungen, z.B. auch an die Krebsfrüherkennungsuntersuchung. Beide Autorinnen stützen sich jedoch lediglich auf unsystematische Einzelbeobachtungen.

Weitere empirische Studien zu dieser Frage weisen allerdings in dieselbe Richtung. In einer Literaturübersicht über Auswirkungen von Krebs auf zwischenmenschliche Beziehungen kommen z.B. Wortman u. Dunkel-Schetter (1979) zu dem Ergebnis, daß diese Krankheit vorwiegend Abneigung („physical aversion and disgust") in anderen erzeugt. Neben echtem Mitleid, verbunden mit Sorge für die Zukunft des Krebskranken, können Krebskranke bei ihren Mitmenschen offensichtlich auch Furcht, aggressive Empfindungen und Traurigkeit auslösen: Empfindungen also, die eher Abstand als Nähe zu diesem Thema nahelegen. Jonasch (1985) fand bei einer Befragung von Krebskranken, daß 79% die Meinung äußerten, es werde ganz allgemein zu wenig über Krebs gesprochen. Hier deutet sich ein großer Kommunikationswunsch der Betroffenen an, der offensichtlich zu selten befriedigt wird.

9.2 Mitleid und Verachtung beim Streben nach einer gerechten Welt – Schuldzuschreibungen und Strafphantasien in subjektiven Krebstheorien

Wenn Krebserkrankungen und Krebsfrüherkennung, die subjektiv als bedrohlich empfunden werden, überhaupt als Thema aufgebracht werden, so kann die gedankliche Auseinandersetzung damit folgerichtig von *Abwehrintentionen* durchsetzt sein. Hierzu schreibt Dornheim (1983):

> Demnach müssen in tieferen Bewußtseinsschichten der Betroffenen Wahrnehmungen von latenter existentieller Gefährdung wirksam sein ... Auf stärker bewußtseinsdeterminierter Ebene setzen sich diese diffusen Wahrnehmungen und Vorstellungen von Gefahr in konkretere Vorstellungen, wie z.B. „erblich" um, die dann verneint, auf andere projiziert oder in abgeschwächter Form (z.B. als Exterritorialisierung in begrenzten Dimensionen) verbalisiert werden können.

Anhand von Beispielen zeigt Dornheim, daß projektive Exterritorialisierungsversuche bezüglich des Krebsproblems sowohl im Empfinden von Bedauern gegenüber

Krebskranken als auch in Form von Schuldzuschreibungen ablaufen können. In vielen Interviews tauchten Schuld- und Strafvorstellungen in Verbindung mit Krebs auf, etwa dergestalt, daß Krebskranke *implizit* als Faulenzer, Simulanten oder andersartig unsolide Menschen portraitiert wurden.

Die Sprachfiguren „faul", „schuldig" und „krank" wurden dann insofern als etwas Identisches wahrgenommen, als sie alle auf etwas außerhalb der Norm Liegendes verwiesen. Die gemeinten Normen blieben implizit und mußten daher erschlossen werden. Auch die Begriffe „Ansteckung" und „Vererbung" wurden oft verwechselt. Ihre Bedeutung wurde erst deutlich, wenn die gemeinsam anklingende Dimension der „Krankheitsübertragung", und dies letztlich im Sinne der existentiellen Gefährlichkeit, erkannt wurde.

Die projektive Ausgrenzung der eigentlich für jedermann denkbaren Bedrohung durch eine Krebserkrankung aus dem eigenen Bewußtsein kann für den Gesunden noch dadurch erleichtert werden, daß er die Persönlichkeit des Krebskranken „schlicht und nicht ohne Herablassung als die eines Verlierers im Leben betrachtet", wie Susan Sontag meint (1981). Diese Autorin vertritt sogar den Standpunkt, daß auch die zunehmende Akzeptanz psychosomatischer Krebsentstehungstheorien in der Bevölkerung mit einer „Verurteilung" der Krebspatienten einhergehe:

Die Anschauung vom Krebs als einer Krankheit aus Mangel an Ausdrucksfähigkeit verurteilt den Krebspatienten: Sie drückt Mitleid aus, läßt jedoch auch Verachtung spüren … Psychologische Krankheitstheorien sind machtvolle Instrumente, um die Schande auf die Kranken abzuwälzen. Die Patienten, die darüber belehrt werden, daß sie ihre Krankheit unwissentlich selbst verursacht haben, läßt man zugleich fühlen, daß sie sie verdient haben.

Eine *Viktimisierung von Krebskranken* kann also als Abwehrstrategie der „Gesunden" bei der Verarbeitung eigener Bedrohungsängste verstanden werden. Zu ähnlichen Ergebnissen kommen auch Coates et al. (1979). Elaboriert wurde diese Sichtweise insbesondere von Lerner u. Miller (1978). Nach der „just world hypothesis" von Lerner sind die meisten Menschen motiviert, den *Glauben an eine gerechte Welt* aufrechtzuerhalten, um sich in ihrer Welt überhaupt zurechtzufinden. Jeder Hinweis darauf, daß es in der Welt nicht gerecht zugehe, werde als eine (motivierende) Bedrohung aufgefaßt, die in der Regel zu zwei Klassen von Aktivitäten führe. Entweder werde versucht, die wahrgenommene Ungerechtigkeit, etwa an einem ihrer Opfer, durch Mitleid oder Hilfe auszugleichen. Wenn (im meist zu erwartenden Fall) dies nicht möglich ist, so setzen nach Auffassung von Lerner kognitive Prozesse ein, die den Eindruck entstandener Ungerechtigkeit mildern und die Annahme einer gerechten Welt wiederherstellen können. Wenn nun eine Person in einer solchen Beziehungskonstellation ein distanziertes Verhalten gegenüber einem Kranken gezeigt hat, so kann sie anschließend aufgrund von Schuldgefühlen in einen Rechtfertigungsdruck geraten, was dann die innere Distanzierung vom Krebspatienten und von dem Thema „Krebs" noch weiter steigert.

Für die Motivation zur Krebsfrüherkennungsuntersuchung bedeutet dies: Selbst wenn ein Mensch glaubt, auf die Entstehung einer Krebserkrankung habe man selber einen Einfluß, so muß dies noch nicht heißen, daß dieser Mensch die angegebene (und möglicherweise nur *scheinbare!*) *internale Kontrollattribution* auch so in das eigene Handeln integriert, daß daraus eine eigene aktive Kontrollmaßnahme, z. B. als Beteiligung an einer Krebsfrüherkennungsuntersuchung folgt. Es ist vielmehr ebenso möglich, daß die Sichtweise, für Krebsentstehung und Krebskontrolle sei jedermann selbst verantwortlich, lediglich auf *die anderen* gemünzt ist.

9.3 Antizipatorisches Trauern

Die Prozesse einer inneren Distanzierung Gesunder gegenüber Krebskranken hängen damit zusammen, daß entweder der Krebskranke oder die Krebskrankheit in der Wahrnehmung der Gesunden direkt mit dem Tod assoziiert werden. In einer Interviewstudie über Assoziationen und Befürchtungen, die mit verschiedenen Krankheitsvorstellungen verbunden waren, ermittelte Robbins (1962), daß von allen genannten Krankheiten, darunter Herzkrankheiten, Polio, Geisteskrankheiten, Tuberkulose, Zahnkrankheiten, Krebs am stärksten in einer stark affektiv getönten Sprache geschildert wurde. Diese Sprache nahm bei einigen der Befragten einen ausgesprochen phobischen Charakter an. Die Vorstellung „Krebskrankheit" war hauptsächlich mit Assoziationen von Tod und Unheilbarkeit verbunden.

Besteht nun zwischen einem bestimmten Menschen und einem Krebskranken eine persönliche Beziehung, so kann ein Phänomen eintreten, das von Futterman u. Hoffmann (1970) als „antizipatorisches Trauern" bezeichnet wurde. Als emotionales Korrelat eines antizipatorischen Trauerprozesses kann man gewiß wie bei anderem Trauern auch mit erheblicher innerer Zerrissenheit und entsprechend ambivalenten Empfindungen (einschließlich Angst, Wut und Feindseligkeit) rechnen, was zu weiteren Verhaltensunsicherheiten gegenüber Krebskranken und dem Thema „Krebs" überhaupt führt.

9.4 Übertragbarkeitsphantasien

Die existentielle Gefährdung scheint sich als krebsspezifisches Erlebensthema häufig auch in Ansteckungs- bzw. Übertragbarkeitsängsten Gesunder gegenüber Krebskranken zu manifestieren.

In den Untersuchungen Dornheims wurde Ansteckungsfurcht freilich nur selten direkt eingestanden. Sie äußerte sich vielmehr indirekt. Keine einzige Person sagte explizit und uneingeschränkt, Krebs sei ansteckend. Viele äußerten: *„Andere* sagen, Krebs ist ansteckend." Viele Befragte schränkten ihre Aussage „Krebs ist nicht ansteckend" ein, wenn konkreter nachgefragt wurde. Ein Befragter äußerte, er habe „Schiß", wenn er mit seiner an Mundkrebs erkrankten Nachbarin spreche; er fürchte dabei, daß Bazillen ausströmen könnten. Zuvor hatte er sich ganz entschieden von der „ganz dummen Meinung" distanziert, bei Krebs könne Ansteckung oder Vererblichkeit angenommen werden. Nicht einmal die Verbalisierung der Furcht konnte den Widerspruch bewußt machen. Daraus kann geschlossen werden, die generelle Angst vor einer Berührung mit dem Objekt „Krebs" sei häufig nicht bewußtseinszugänglich und werde daher auf das weniger bedrohliche Objekt „fremde Person" verschoben: „Dem Fremden als Person läßt sich aus dem Wege gehen." Ansteckungsfurcht ist nicht wörtlich im medizinisch-biologischen Sinne zu verstehen.

Es ist zum einen das Merkmal „Vergänglichkeit/Sterblichkeit" des Menschen und zum anderen das Merkmal „zeitlich absehbare, körperlich schon sichtbare Vergänglichkeit", das in unserer Vorstellung häufig einem an Krebs erkrankten Menschen anhaftet (Dornheim 1983).

Kontakte mit Krebskranken oder mit sonstigen Konkretionen dieses Vorstellungsbereichs (z. B. beim Sich-Einlassen auf eine KFU) können das Unterscheidungsmuster „innerhalb-außerhalb" und damit eine gewohnte Strategie, Erfahrungen zu ordnen, vorbewußt in Frage stellen und genau deshalb so bedrohlich sein.

9.5 Krebs und Sexualität

Sollten die Annahmen zur psychodynamischen Bedeutung von Übertragbarkeitsphantasien zutreffen, so müßte erwartet werden, daß diese sich besonders deutlich im sexuellen Verhalten zwischen Gesunden und Krebskranken manifestieren: Ist doch gerade der sexuelle Bereich besonders anfällig für Störungen durch intrapsychische Konflikte und Abwehrprozesse. Eingehende Untersuchungen hierzu liegen neben der bereits erwähnten Studie von Buddeberg (1984, 1985) vor von S. Becker (1978), Mantell (1982) und Herschbach (1985).

Während gerade in den ersten Monaten nach der Diagnosestellung und bei Progredienz der Krankheit seitens der Krebskranken meist ein großes Bedürfnis nach körperlicher Nähe und Geborgenheit besteht (das übrigens, wie Buddeberg betont, nur selten direkt ausgedrückt wird), nehmen ihre Partner teilweise aus eigenen Ängsten die Bedürfnisse des Kranken nicht wahr, so daß häufig eine emotionale und körperliche Distanz manifest wird (Buddeberg 1984). Da diese Phänomene naturgemäß einer exakten wissenschaftlichen Erfassung nur schwer zugänglich sind, sind gerade kasuistische Arbeiten hierzu besonders wertvoll. Buddeberg beschreibt folgende „Angstmotive" als Begründung für sexuelles Vermeidungsverhalten:

- direkte Ansteckungsängste des Gesunden;
- die Angst, der oder die Kranke könnte durch den Geschlechtsverkehr seine Krankheit auf ein evtl. gezeugtes Kind übertragen (hierbei könnte man u. E. überlegen, ob es sich nicht teilweise um eine projektive Verschiebung *eigener* Übertragbarkeitsängste des Partners handelt);
- die Angst, sexuelle Aktivität sei für Kranke zu anstrengend und berge die Gefahr eines plötzlichen Liebestodes (Tod beim Geschlechtsverkehr) in sich;
- Krankheitsängste der Krebspatienten selbst, etwa dergestalt, daß manche Frauen nach der operativen Entfernung selbst eines gutartigen Knotens aus einer Brust diese nicht mehr berühren lassen, aus Angst, die Berührung könne zur Entstehung einer Krebserkrankung beitragen.

Wenngleich derartige Ängste als wichtige Hinweise auf Elemente subjektiver Theorien von Laien verstanden werden können, so müssen sie dennoch keineswegs als unabänderlich hingenommen werden. So diskutiert beispielsweise Mantell (1982) eine Vielzahl möglicher ärztlicher Hilfen durch ausdrückliches Ansprechen und Klären solcher Verunsicherungen, die letztlich durch Unwissen der Betroffenen zustande kommen und schnell zum Aufschaukeln gegenseitiger Blockierungen in den Partnerbeziehungen führen können.

9.6 Geschlechtsspezifische Krebswahrnehmung und Stigmatisierung

Krebserkrankungen haben bei Frauen und Männern einen unterschiedlichen psychosozialen Stellenwert. Solche Unterschiede hängen zum einen mit unterschiedlichen geschlechtsspezifischen Rollenstereotypen zusammen, zum anderen aber auch mit den spezifischen körperlichen Erscheinungsformen von Brustkrebs- und Unterleibserkrankungen (S. Becker 1978; H. Becker 1982; Dornheim 1983; Herschbach 1985).

Krebserkrankungen von Frauen scheinen häufiger bekannt zu werden als solche von Männern.

Dornheim meint hierzu, zumindest bei ländlichen Familien bewirke die geringere soziale Geltung von Frauen an sich, daß krebskranke Männer ihre Familien stärker sozial diskreditieren. Krebs von Männern werde offensichtlich stärker geheimgehalten, und schon eine potentielle Anfälligkeit für diese Krankheit werde von Männern stärker abgestritten als von Frauen. Prostatakrebs beispielsweise werde häufig als „Blasenentzündung" oder „Wassergeschichte" ausgegeben und dadurch – in Verbindung damit, daß er meist erst in höherem Alter auftritt – nicht als Krebs perzipiert, so daß ein Teil der Krebserkrankungen von Männern auch aus diesem Grunde außerhalb des Assoziationszusammenhangs „Krebs" bleibe. Vielleicht liegt hier eine weitere Erklärung dafür vor, daß die Beteiligung an der Krebsfrüherkennungsuntersuchung bei Männern seit Jahren konstant geringer ist als bei Frauen, und ferner dafür, daß Heilungserfolge zu wenig bekannt werden.

„Frauenkrebs" wurde bei den Befragten Dornheims gleichzeitig eher als heilbar betrachtet als Krebs bei Männern.

9.7 Familiendynamische Aspekte

Betrachtet man die Krebserkrankung eines Familienmitglieds im Hinblick auf familiendynamische Aspekte, so sind zweierlei Interaktionsbereiche bedeutsam: die Interaktionen zwischen den Familienmitgliedern und ihre Veränderungen sowie die Interaktionen zwischen den Familien und anderen Systemen, wie z. B. dem professionellen Medikalsystem. Letztere (z. T. sozialisations- bzw. schichtspezifische) Interaktionsmodi sind v. a. Gegenstand medizinsoziologischer Forschungen (vgl. Kickbusch 1981).

Ausgeklammert werden sollen hier solche familiendynamischen Untersuchungen, die als Beitrag zur psychosomatischen Krebsätiologieforschung intendiert sind. Eine angemessene Diskussion dieser Arbeiten würde angesichts der dann zu erörternden sehr komplexen Methodenprobleme den abgesteckten Rahmen unserer eigenen Studie sprengen. Hingewiesen werden soll jedoch auf die Arbeiten der Heidelberger Familientherapeutischen Arbeitsgruppe um Helm Stierlin, die – unabhängig von der in 4.12 bereits angesprochenen Kontroverse um die psychosomatische Krebsätiologieforschung – wichtige Anregungen auch für den therapeutischen Umgang mit Familien Krebskranker erbracht haben. Eine ausschließlich individuumbezogene psychosoziale Betreuung Krebskranker muß ungenügend bleiben, da immer das Familiensystem als Ganzes betroffen ist. Stierlin und Mitarbeiter nehmen an, daß Krebskranken (häufig schon vor Krankheitsausbruch) im

Familiensystem die Rolle eines ausgestoßenen Delegierten zugewiesen wird. Viele Kranke erscheinen nach diesen Beobachtungen dazu delegiert, eine niemals aufmuckende, konformistische, selbstlose Persönlichkeit darzustellen, die hinter einer bezeugten Harmonie eine massive, unterschwellige Spannung verbirgt, selbst unter extremer Belastung die eigenen Bedürfnisse zurückstellt, sich in beinahe heroischer Weise zusammenreißt und dabei (insbesondere aggressive) Gefühle als etwas im Grunde Ich-Fremdes und Schamvolles abwehrt. Diesen Phänomenen wird zwar kein ausschließlich krebsspezifischer Stellenwert zugeschrieben, da sie in ähnlicher Form auch in Familien von psychosomatisch Erkrankten beobachtet wurden; sie scheinen dennoch für das Verständnis und die Behandlung familiendynamischer Prozesse bei Familien mit Krebskranken relevant zu sein (Wirsching et al. 1981; Stierlin 1984; vgl. auch Sellschopp u. Häberle 1985).

Aufdeckende therapeutische Vorgehensweisen lösten nach den Erfahrungen der Arbeitsgruppe um Stierlin vorwiegend Widerstände aus und werden daher bei Familien von Krebskranken als kontraindiziert angesehen. Stierlin rät zu einem sehr behutsamen, eher indirekt gehaltenen Stil der Ansprache durch eine zirkuläre Frageweise, bei der jeweils *hypothetisch* mehrere positiv bewertete Alternativen in das Gespräch eingeführt werden. Es liegt nahe, daß diese Notwendigkeit eines sich herantastenden Gesprächsstils auch bei der Kommunikation zum Themenbereich Krebsfrüherkennung zu berücksichtigen ist.

Zu ähnlichen Schlußfolgerungen wie Stierlin kommen auch Barton (1977b), Kickbusch (1981) und Kaplan (1982). Wortman u. Dunkel-Schetter (1979) berichten über eine Studie zu selbst eingeschätzten Problemen von 136 Patienten mit Brustkrebs, Lungenkrebs und Sarkomen, bei der der zweithäufigste von insgesamt 109 angesprochenen Problembereichen in einem empfundenen Mangel an offener Kommunikation mit der Familie gesehen wurde. Diese Belastung wurde von den Krebspatienten genauso häufig angegeben wie das Leiden an körperlichen Beschwerden (63% aller Befragten) und deutlich häufiger als die verschiedenen Medikations- und Behandlungsprobleme.

Aus Lerners viktimologischen Untersuchungen zur „Theorie der gerechten Welt" kann abgeleitet werden, daß viele Menschen selbst bei gutem Willen nicht dazu neigen werden, einen anderen konsistent weiter zu stützen, nachdem dieser einmal das Objekt einer Viktimisierung geworden ist. Was daher viele Viktimisierte erleben, ist eine unberechenbare Mischung aus positiven und negativen Reaktionen, verbunden mit eigenen Verhaltensunsicherheiten (Wortman u. Dunkel-Schetter 1979).

Suls (1982) weist darauf hin, daß Krebskranke Hilfe häufig eher als unangenehm denn als entlastend empfinden. Diese Beobachtungen werden im Lichte der Arbeiten Lerners gut verständlich.

9.8 Soziale Unterstützung von Krebskranken als Konflikt

Wenn wir die Verhaltensmöglichkeiten „Annäherung an das Krebsproblem" und „Meidung des Krebsproblems" insgesamt vergleichen, drängt sich der Gedanke auf, daß angesichts der vielfältigen Ambivalenzen eine Meidung des Themas „Krebs" eine verständliche Verhaltenstendenz ist. Die Verhaltensmöglichkeit „aktive Annäherung" kann demgegenüber Unaufrichtigkeit in der Beziehung bedeuten.

Sie aufzudecken und durch Metakommunikation aufzulösen, ist wahrscheinlich in vielen Fällen aufgrund von Ängsten unmöglich.

Nach allem Gesagten ist es unwahrscheinlich, daß ein Krebskranker in den so unterschiedlichen sozialen Reaktionen eine Systematik erkennt und sich entsprechend darauf einstellen kann. Viele Umweltsignale sind schwer zu dechiffrieren. Der Krebspatient wird immer wieder sensibilisiert, selbst in sozialen Reaktionen, die nicht explizit gegen ihn gerichtet sind, eine versteckte Distanzierung zu vermuten. Wie auch immer er sich in solchen Situationen nicht eindeutiger Botschaften verhält: Auf einer der Ebenen verliert er eigentlich in jedem Falle. Dem Krebskranken ist es fast unmöglich, abzuschätzen, wie die Umwelt auf sein Verhalten wirklich reagiert (Verres et al. 1985 a).

Zusammengefaßt sollte in den bisherigen Ausführungen dieses Kapitels gezeigt werden, daß die Begegnungen eines Gesunden mit einem Krebskranken vielschichtige ambivalente Empfindungen, Phantasien und Konflikte mit sich bringen können. Dies gilt für *jedwede Konkretisierung des Vorstellungsthemas „Krebs"*, also auch für die Beteiligung eines Menschen an einer Krebsfrüherkennungsuntersuchung. Diese bedeutet ja ebenfalls, *sich leiblich und seelisch, ganz konkret sinnlich also, auf den Assoziationsbereich „Krebs" einzulassen.*

Es sollte ferner gezeigt werden, daß diese intrapsychischen Konfliktpotentiale i. allg. nicht einfach durch Informationsvermittlung oder Appelle an die Vernunft aufgelöst werden können.

9.9 Selbsthilfegruppen

Die bisher erörterten Befunde können auch durch Beobachtungen an Selbsthilfegruppen erhärtet werden. Zusammenschlüsse von Krebskranken können einerseits eine bedeutende Entlastung der Betroffenen bewirken, andererseits aber auch eine Ghettosituation erzeugen, in der die gesellschaftlichen Stigmata, die mit Krebs verbunden sind, reproduziert statt überwunden werden (ausführlich dazu: Schaeffer u. Kriescher-Fauchs 1984). Wie Schafft (1981) im Rahmen einer Analyse von Unterstützungs- und Belastungsphänomenen in Selbsthilfegruppen krebskranker Frauen in Übereinstimmung mit Goffman (1975) berichtet, besteht sogar die Gefahr, daß manche Selbsthilfegruppen auch zur weiteren Stigmatisierung und Selbststigmatisierung der Teilnehmer beitragen. Die Erwartung einzelner Frauen, insbesondere der Gruppenleiterinnen, manche Probleme müßten als Folge der Erkrankung bei allen vorhanden sein, könne dazu führen, daß weitere Frauen durch Konformitätsdruck schließlich Verhaltensweisen und Minderwertigkeitsempfindungen übernehmen, die man ihnen zuvor zugeschrieben hat.

Weniger skeptisch äußert sich Itzwerth (1984). Er weist darauf hin, daß Selbsthilfegruppen gerade besonders gut dazu geeignet seien, durch offensive Öffentlichkeitsarbeit zur Enttabuisierung und zum Abbau von Vorurteilen beizutragen. Er belegt dies durch Berichte über sehr aktive Selbsthilfegruppen, v. a. aus dem amerikanischen Raum, die beispielsweise unter dem Slogan „Make today count" in unmittelbarer Zusammenarbeit mit Professionellen im Stile sozialwissenschaftlicher Aktionsforschung Strategien zur offensiven Veränderung von Stigmatisierung und Isolierung entwickelten. Deren Erfolg sei v. a. darauf zurückzuführen, daß die beteiligten Sozialwissenschaftler von ihrer Außenperspektive aus regelmäßig Rückmeldungen an die Gruppen gaben und im Sinne von Multiplikatoren auch selber Schlußfolgerungen zogen, von denen sich einige direkt an Professionelle richteten.

Aus mehrjähriger Erfahrung bei der medizinpsychologischen Betreuung von Selbsthilfegruppen Pankreatektomierter (in denen sich Krebskranke und Patienten mit chronischer Pankreatitis zusammengeschlossen haben) weist Lang (1984) auf weitere wichtige problematische Aspekte von Selbsthilfegruppen hin. Selbst bei Beteiligung professioneller Helfer kann in den Gruppen ein Mechanismus ablaufen, der zu einer gewissen Entfremdung zwischen Kranken und ihren Ärzten führt. Die Enttäuschung der Kranken über die Begrenztheit der ärztlichen Behandlungsmöglichkeiten kann mit sich bringen, daß die Kranken ihre eigenen Schwäche- und Minderwertigkeitsempfindungen projektiv auf ihre Ärzte verschieben, indem sie diese in der Gruppe in Form vieler Klagen zu Sündenböcken, ja sogar zu „Prügelknaben" machen. Diese Abwehrvorgänge entlasten die Kranken und sind, wie Lang betont, einerseits als Teil des notwendigen Copingverhaltens verstehbar, führen aber andererseits nicht aus der isolierten Situation der Kranken hinaus.

Ferner kann das ambivalente Zugleich von oft überaktivem, überkompensatorischem Unabhängigkeitsstreben und massiven infantilen Wünschen nach Zuwendung und Verwöhnung die sozialen Bezüge der Kranken in einer sehr problematischen Weise bestimmen. Lang beobachtete in den von ihm betreuten Selbsthilfegruppen, daß viele Kranke stark regressive Tendenzen und „Riesenansprüche" entwickelten, die seitens der Angehörigen entweder überhaupt nicht erfüllt werden konnten oder aber in einer Weise begrüßt und gefördert wurden, die dann wiederum bei den Kranken autoprotektive Aggressivität und entrüsteten Protest gegen eine mitleidsvolle Zuwendung auslöste.

Da in den von Lang betreuten Selbsthilfegruppen sowohl Krebskranke als auch Patienten mit chronischer Pankreatitis vertreten sind, ist es besonders aufschlußreich, welche Besonderheiten Lang bei den Krebspatienten herausarbeiten konnte:

Generell wirkten die Krebskranken depressiver, berichteten von ihrem quälenden Alleinsein, ihrem sozialen Rückzug, ihrer Isolierung. Nicht selten war jedoch an dieser Isolierungstendenz auch ein Vermeidungsverhalten insofern durchzuhören, als sie sich auf diese Weise ihrer Erkrankung nicht zu schämen brauchten und zugleich verhinderten, an sie durch andere erinnert zu werden (1984).

Ein neues Gleichgewicht zu finden, gelingt nach den Beobachtungen von Lang nur einer Minderzahl der Kranken (ausführlicher zur Bedeutung von Selbsthilfegruppen für die Krankheitsverarbeitung: Moeller 1978).

9.10 Institutionelle Aspekte

Wenig untersucht wurden bisher die institutionellen Aspekte der Bedeutung von Abwehrkonstellationen für Krankheitsverläufe. In sozialen Rollensystemen und Institutionen wie z. B. Krankenhäusern, können Abwehrfunktionen einen wichtigen Bestandteil der feststehenden Handlungs- und Beziehungsmuster ausmachen, die den Umgang der Beteiligten miteinander regulieren (Mentzos 1977; Verres 1983). In Krankenhäusern, deren Struktur auf das reibungslose Funktionieren perfekter technisierter Diagnostik- und Therapiemaßnahmen angelegt ist, besteht eine große

Wahrscheinlichkeit, daß auftretende Emotionen zunächst lediglich als „Störungen" betrachtet werden und daß ihnen mit einem ausgefeilten System gewohnheitsmäßiger (und dennoch nicht unbedingt beabsichtigter) Distanzierungstechniken begegnet wird. Dies wurde bei Analysen ärztlicher Visitengespräche vielfach belegt (Köhle u. Raspe 1982). Nach der Theorie der Selbstwahrnehmung von Bem (1972) lernen Menschen dann, wenn ihr eigener innerer Zustand undeutlich ist, ihre eigenen Einstellungen und Emotionen teilweise dadurch kennen, daß sie sie aus der Wahrnehmung ihres eigenen Verhaltens und/oder den Umständen, unter denen dieses Verhalten stattfindet, erschließen. Wenn im institutionellen Kontext also Emotionen eher selten offen ausgedrückt werden können, so kann dies die *Wahrnehmungsschwelle* für emotionale Signale bei allen Beteiligten zunehmend und unmerklich erhöhen (Schilling et al. 1984).

Es darf jedoch angemerkt werden, daß die Aufgeschlossenheit von Ärzten, Medizinstudenten, Krankenpflegepersonen und betroffenen Patienten für eine offenere Bearbeitung dieser Probleme seit einigen Jahren sehr deutlich zunimmt (Kerekjarto 1982).

9.11 Sozialer Kontext, individuelles Bewältigungsmuster und Tumorentwicklung

Es gibt bisher wenige Arbeiten über Auswirkungen der in diesem Kapitel diskutierten psychosozialen Belastungen von Krebspatienten auf den weiteren Verlauf der Tumorerkrankungen. Neben den noch relativ unbefriedigend entwickelten psychologischen Erfassungsmethoden subjektiver Theorien und Verarbeitungsstrategien entstanden in jüngerer Zeit im Bereich der *Psychoneuroimmunologie* vielversprechende Ansätze, mit deren Hilfe der Einfluß psychosozialer Faktoren auf eine Begünstigung wie auch auf eine Verminderung von Krebswachstum bis hin zu Spontanremissionen besser geklärt werden kann. Da dieser Aspekt unsere eigene Analyse nur am Rande betrifft, soll nur kurz auf einige Übersichtsarbeiten hingewiesen werden (Ziegler 1983; Fox u. Newberry 1984; Helmkamp u. Paul 1984; Baltrusch u. Waltz 1986; Schulz u. Raedler 1986).

Zumindest bei Tieren kann inzwischen als gesichert gelten, daß experimentelles Krebswachstum von psychosozialen Faktoren beeinflußt wird, wobei Expositionsdauer, Stressorqualität und gegebene Bewältigungsmöglichkeiten eine Bedeutung haben. Semiprospektive Studien an Menschen wiesen v. a. die Bedeutung von Persönlichkeitsstrukturen und des Ausdrucks von Gefühlen auf (insbesondere Becker 1982), während prospektive Studien eher die Wechselwirkungen zwischen differentialdiagnostisch bedeutsamen individuellen Bewältigungsmustern und spezifischen sozialen Belastungen hervorheben.

In einer 5jährigen prospektiven Studie von Greer et al. (1979) an 69 Patientinnen mit Mammakarzinom in den Stadien I und II zeigte sich interessanterweise, daß aktives Verleugnen mit einer guten Prognose verbunden war, während stoisches Akzeptieren oder Hilf- und Hoffnungslosigkeit auf einen schlechten Krankheitsverlauf hinwiesen. Verschiedene weitere Arbeiten machen es wahrscheinlich, daß psychosoziale Faktoren den Verlauf von Krebserkrankungen zumindest so lange beeinflussen können, wie die Krankheit nicht zu weit fortgeschritten ist. Zu diesen Faktoren gehören v. a. (Ziegler 1983): hohe Compliance, Vertrauen in die medizinische Behandlung, Lebenswille, hohe Ich-Stärke, aktives Verleugnen, geringe Angst und Depression, Äußerung von (auch negativen) Emotionen, gut funktionierende zwischenmenschliche Ressourcen, effiziente Verarbeitungs- und Bewältigungsstrategien, schließlich auch Religiosität oder eine „philosophische Grundhaltung".

Die in diesem Kapitel diskutierten Prozesse der Ausgrenzung des Themas Krebskrankheit aus dem allgemeinen Alltagsbewußtsein haben also sowohl eine Relevanz für die psychosozialen Erfahrungen der Krebskranken und den körperlichen Krankheitsverlauf als auch für die ganz generelle Bereitschaft von Menschen, sich überhaupt auf den Assoziationsbereich „Krebs" (einschließlich der Früherkennung) einzulassen.

9.12 Zusammenfassung

Einige Wechselwirkungen zwischen sozialen Definitionsprozessen und der Selbststigmatisierung von Krebskranken, die beide eine partielle soziale Desintegration von Krebskranken nach sich ziehen können und damit auch für das Verständnis der Laienkrankheitstheorien zur Krebsfrüherkennung relevant sind, wurden diskutiert. Eine latente Stigmatisierung und die damit einhergehende Unbehaglichkeitsempfindung beteiligter Kommunikationspartner kann schon diejenigen Menschen treffen, die überhaupt in den Assoziationsbereich „Krebs" geraten sind. Zur Erklärung wurde an Lerners viktimologische „just world hypothesis" angeknüpft, nach der Abgrenzungstendenzen von Menschen gegenüber Opfern, denen eine Ungerechtigkeit widerfahren ist, im Sinne eines Versuchs der Reduzierung kognitiver Dissonanz verstanden werden können.

Forschungsmethodisch ergibt sich die Konsequenz, daß Tabuisierungs- und Ausgrenzungstendenzen oft nur implizit erschlossen werden können und daß geäußerte Verantwortlichkeitszuschreibungen (Kontrollattributionen) von Menschen hinsichtlich der Krebsentstehung keineswegs ohne weiteres wörtlich genommen werden können. Dies wurde am Beispiel von Übertragbarkeitsphantasien und sexuellen Problemen zwischen Krebskranken und ihren Partnern sowie anhand von Forschungsergebnissen zur Familiendynamik und zur Bedeutung von Selbsthilfegruppen weiter belegt.

Teil II

Empirischer Teil. Konzeption und Durchführung

10 Fragestellungen und phänomenologische Analytik bei unserer Erhebung und Auswertung subjektiver Theorien über Krebskrankheiten

Ziel des empirischen Teils dieses Buchs ist es, bei unseren Befragten durch sorgfältige Explorationen zu einer möglichst vollständigen Bestandsaufnahme der subjektiv-assoziativen Bedeutungsfelder und -umfelder des Vorstellungsinhalts „Krebsbekämpfung" zu gelangen und diese hinsichtlich ihrer Bedeutung für das präventive Gesundheitshandeln zu verstehen. Kognitive Stellungnahmen und emotionale Konnotationen werden dabei gleichrangig behandelt.

Zunächst sollen (in Kap. 10) die Grenzen dieses Unterfangens sowie die methodischen Überlegungen dargestellt werden, die zu unserer Erhebungs- und Auswertungskonzeption geführt haben. In Kap. 11 werden die einzelnen verwendeten Erhebungsinstrumente vorgestellt. In Kap. 12 wird die von uns für diese Studie entwickelte inhaltsanalytische Auswertungsstrategie beschrieben.

10.1 Bestimmungsmerkmale phänomenologischer Analytik; ein Fallbeispiel

Zum gegenwärtigen Zeitpunkt ist es durchaus unklar, welche Methode der Erforschung subjektiver Krankheitstheorien angemessen ist. Da jede Methode den Bereich des Erfaßbaren von vornherein einschränkt, mußte im ersten Hauptteil zunächst das mögliche Verständnis des Forschungsgegenstands diskutiert werden. Dazu war es notwendig, unsere eigenen Vorannahmen über Inhalt und Form krankheitsbezogener Kognitionen zu klären. Damit sollte der Gefahr begegnet werden, durch die Wahl einer „einfachen" Methode den Gegenstand unreflektiert zu präformieren und zugleich im Sinne eines naiven Empirismus zu glauben, ihn „objektiv" erfaßt zu haben.

In einer kritischen Auseinandersetzung mit gegenwärtig gängigen Forschungsstrategien und Modellen in der Psychologie kommt Wottawa (1984) zu dem Schluß, die noch vorherrschende Konzentration der Methodendiskussionen auf Fragen der statistischen Signifikanzprüfung von Einzelhypothesen stehe in keinem angemessenen Verhältnis zu deren tatsächlichem Nutzen für den wissenschaftlichen Fortschritt. Der entscheidende Nutzen der Forschung liege vielmehr im Entwickeln von neuen, zur Beschreibung der empirischen Regelmäßigkeiten *besser* als bisherige Vorschläge geeigneten Modellen, also in der Präzisierung, Erweiterung oder Neuschaffung von hypothetischen Ansätzen, was auch spekulatives und heuristisches Denken erfordere.

Das vorliegende Buch soll neben seiner inhaltlichen Problemorientierung auch zur Entwicklung des wissenschaftlichen Forschungsprogramms „subjektive Krankheitstheorie" beitragen. Daher sind unsere zunächst folgenden wissenschaftstheoretischen und methodenkritischen Erläuterungen ein essentieller Bestandteil der Studie.

Ein Grundproblem bei der Erfassung subjektiver Krankheitstheorien liegt darin, daß Verbalisierungsmethoden keinen direkten Zugang zu handlungsleitenden Gedanken ermöglichen. Versucht eine befragte Person, für ihren Befrager eigene Gedanken zu verbalisieren, die ihr im jeweils angesprochenen Handlungszusammenhang durch den Kopf gingen, so sind diese Verbalisationen zunächst nur *Äußerungen* über ihre Kognitionen (vgl. Huber u. Mandl 1982; zur „Metakognition" auch Weinert u. Kluwe 1984).

Verbalisierungsmethoden erlauben im Dialog lediglich eine *fortlaufende Annäherung an das eigentlich Gemeinte.* Wenn wir diesen Prozeß der Annäherung nun als *„phänomenologische Analytik"* bezeichnen, so meinen wir dabei in Übereinstimmung mit Graumann (1985) weniger eine philosophische Schule oder eine psychologische Metatheorie, sondern eine *methodologische Haltung,* zu deren Kernannahmen es gehört, Sinnstrukturen als Ausdruck einer *intentionalen Person-Umwelt-Beziehung* zu analysieren. Bei der Untersuchung subjektiver Krankheitstheorien wollen wir diese also nicht als statische „kognitive Landkarten" begreifen, sondern wir gehen von dieser Kernannahme phänomenologischer Analytik aus, daß subjektive Existenz durchgängig *intentional* ist.

Die Gedanken von Menschen werden dabei als *auf Situationen bezogen* betrachtet. Sie bedeuten nicht nur sprachlich organisierte Innenbilder, sondern haben auch einen subjektiven *„Valenz"charakter.* Die Sinnhaftigkeit von Vorstellungsinhalten ist also nicht allein in der Natur (oder „Eigentümlichkeit") des betreffenden Vorstellungsobjekts zu suchen. Sie wird, wie Graumann (1985) formuliert, „in der intentionalen Auseinandersetzung von Person und Umwelt konstituiert". Jede durch Verbalisierung angesprochene Erfahrung aktualisiert dabei einen lebensweltlichen Horizont, der dadurch, daß er assoziativ in das Bewußtsein gelangt, sowohl sinnstiftend als auch bedeutungsklärend wirken kann.

Unsere Erforschung subjektiver Krankheitstheorien ist somit auf die Rekonstruktion des Sinnes gerichtet, der der intentionalen Auseinandersetzung von Menschen mit dem Thema „Krebsrisiko" inhärent ist.

In methodischer Hinsicht bedeutete dies für unsere eigene Forschungsstrategie erstens, daß wir unseren Interviewleitfaden anhand verschiedener *Relevanzbereiche* des Themas „Krebserkrankung" in verschiedene Hauptkapitel aufteilten, die jeweils geeignet sein sollten, einen bestimmten *Bedeutungskontext* zu aktualisieren: z. B. Schlußfolgerungen aus bisherigen mittelbar miterlebten Krebserkrankungen, Verhütbarkeit, Früherkennbarkeit, Therapierbarkeit von Krebs, soziale Folgen von Krebs.

Wir versuchten also, die Befragten so anschaulich wie möglich in eine Situation zu bringen, die den zum jeweiligen Relevanzbereich gehörenden Bedeutungshorizont mit aktualisierte.

Zweitens konnte sodann die Kodierung der transkribierten Äußerungen *kontextsensitiv* erfolgen. Es wurde bei jeder Kodierung die jeweilige Auswertungseinheit mit festgehalten, d. h. der Kontext, in dem die Äußerung stattfand (im Kodierleitfaden ist die jeweilige Auswertungseinheit zu jeder Kategorie oben auf jeder Seite angegeben, vgl. Anhang A 9, S. 285 ff.). Verschiedene Stellungnahmen wurden mehrfach, in je verschiedenen Kontexten erhoben, so die Ursachenvorstellungen und Kontrollattributionen, und in der Auswertungsphase anschließend miteinander verglichen.

Drittens wurde die Erhebung auch innerhalb einzelner Auswertungseinheiten soweit möglich als *Prozeß* verstanden. Dies soll nun anhand eines Fallbeispiels erläutert werden.

Das intentionale Sich-Verhalten zum Vorstellungsobjekt „Krebskrankheit" kann für einen Menschen besonders dann gefordert sein, wenn er selber in Beziehung zu einem Krebskranken steht. 83 unserer 101 Befragten hatten in ihrem bisherigen Leben bereits mindestens eine (meist mehrere) Krebserkrankung/en miterlebt. Im später noch näher zu erläuternden 2. Interviewkapitel wurden bei diesen Personen Erinnerungen an eine dieser bisher miterlebten Krebserkrankungen erfragt. Am Schluß des Interviews, also nachdem im 1½- bis 2stündigen Explorationsgespräch alle denkbaren Relevanzbereiche des Themas „Krebserkrankung" angesprochen, also im Erlebnishorizont aktualisiert worden waren, stellten wir (diesmal allen Personen) eine Reihe standardisierter Fragen zum hypothetischen Umgang mit Krebskranken bei unterschiedlichen Graden von Nähe. Die hypothetisch gehaltenen Formulierungen sollten dabei einen Freiraum für freie Assoziationen und Konnotationen zum *Bedeutungshorizont „soziale Folgen einer Krebserkrankung"* ermöglichen.

Das folgende Transkript des 9. Kapitels aus einem Interview mit einer 33jährigen Frau diente dieser Exploration der sozialen Folgen, d. h. des „Image" einer Krebserkrankung in der Sicht der Befragten.

Interviewtext	**Kommentar**
I: Zum Schluß möchte ich noch einmal etwas aufgreifen, was wir anfangs schon kurz angesprochen haben, nämlich die Frage, ob man mit einem Menschen wohl anders umgeht als sonst, wenn man erfährt, daß er Krebs hat. Wie würde das wohl bei Ihnen selbst sein, wenn Sie sich vorstellen, ein Mensch, den Sie gut kennen, hätte Krebs (z. B. Kollege, Nachbar, Freund, Freundin), und er würde nach der Entlassung aus dem Krankenhaus wieder ganz normal am allgemeinen Leben teilnehmen, also auch Ihnen wieder öfters begegnen. Was würde wohl in Ihnen vorgehen, wenn Sie ihn dann wieder träfen? (Pause)	
B: Was in mir vorgehen soll?	
I: mh.	
B: Ich würde mich freuen.	*1. Stellungnahme:*
I: mh.	Vermittelt den Eindruck einer positiven/empathischen Einstellung.
B: (lacht) (kurze Pause) Wollen Sie noch mehr wissen?	
I: Ja, ja.	
B: (lacht laut)	
I: Ob Sie sich z. B. anders verhalten würden als früher.	
B: Ob ich mich anders verhalten würde. In Gegenwart. (kurze Pause)	
I: (hustet)	*2. Stellungnahme:*
B: mh. (Pause) Also, da fällt mir so nichts ein eigentlich.	Assoziationsblockade/Verweigerung
I: mh.	

Interviewtext	Kommentar

B: Ich mich anders verhalten (sehr leise).
Also, was das Sprechen darüber angeht zum Beispiel, hinge davon ab, wie man vorher darüber gesprochen hat, wie vertraut man war.
(Kurze Pause)
Da fällt mir jetzt ein, muß ich an eine Freundin denken, die hatte eine geschlossene Tb, und das ist ja kein Krebs in dem Sinn und auch nicht ansteckend, eigentlich nicht. Und da hatte ich aber so ein bißchen Scheu, von dem selbstgebackenen Kuchen zu essen. (lacht)

3. Stellungnahme:
Hinweis auf Kontextabhängigkeit

4. Stellungnahme:
Erinnerung an Tuberkulose, Anklänge emotionaler Distanz.

I: Das ist interessant, das wollte ich genau fragen. Ich hatte mir ein paar Beispiele überlegt, in denen das, was sich so stellen könnte, also ob man sich wirklich gleich verhält oder anders. Ein Beispiel ist genau das, also wenn er Essen kochen würde für Sie, wie wäre das wohl für Sie.
B: Na ja, essen würd' ich's schon, mh.
(lacht)
I: Ja.
B: Aber, da ging es mir so, das hätte ich vorher gar nicht gedacht, aber da ging's mir so, daß ich so ein komisches Gefühl hatte, ganz diffus.
I: mh.
B: Und sicherlich ganz diffus an so etwas wie Ansteckung dachte.
I: mh. Und bei Krebs?
B: Ja, das weiß ich nicht.
(kurze Pause)
mh. Also ich glaub schon weniger, also das ist weniger …
I: Also nicht so ein unangenehmes Gefühl wie bei der Tb.
B: Ne. Nicht so stark, glaub ich. Also, daß sowas ein bißchen mitspielen würde, könnte ich mir auch vorstellen.
I: mh. (kurze Pause)
Würden Sie es essen?
B: Ja, das schon (lacht), doch, also da würde ich also auch nicht jetzt so 'ne direkte Ansteckung nun wirklich vermuten. Also, wenn ich dann beunruhigt wäre hinterher, würde ich mir wahrscheinlich sehr schnell sagen, das ist Unsinn, Krebs steckt nicht an.
I: mh.
B: Eh, und außerdem, also wenn ich da schon ein bißchen was mitgekriegt hab, dann geht das auch durch andere kanzerogene Stoffe, und was wir vorhin angesprochen haben, durch meinen Schinken, also das ist dann für mich nicht viel anders.
I: Ja. Und wenn Sie zusammen auf einer Wanderung wären und aus einem Glas hätten trinken sollen?
B: Das mache ich sowieso ungern.
I: mh.
B: Ehm, und ich könnt mir vorstellen, das ist noch ein bißchen stärker dann.
I: Würden Sie's machen?

5. Stellungnahme:
Bekräftigung des diffusen, unangenehmen Gefühls; Ansteckungsphantasien.

6. Stellungnahme:
Relativierung.

7. Stellungnahme:
Vorstellung möglicher Umbewertungen zur Bewältigung von Ansteckungsphantasien.

(*Erläuterung:* Die Patientin hatte zuvor geäußert, daß sie täglich Schinken ißt, obwohl sie darin karzinogene Nitrosamine vermutet. Es kam darin die Einstellung zum Ausdruck, daß man sich in einem gewissen Maße mit Krebsrisiken abfinden muß.)

B: Also, wenn ich das Gefühl hätte, daß ich das ablehnen kann, ohne daß der andere das als verletzend merkt, ja, könnt' ich mir das vorstellen.

Interviewtext	**Kommentar**

I: mh.
B: Aber das sind so automatische Handlungen, die so ganz schnell ablaufen, die könnte ich ganz schnell anders entscheiden.
I: mh.
B: Wobei so gerade der Aspekt, ob ich das Gefühl hab, ich würde den verletzen, 'ne Rolle spielt.
I: mh.
    Also wenn Sie ihn verletzen würden, würden Sie's lieber nicht?
B: mh?
I: Also wenn Sie das Gefühl hätten, es würde ihn verletzen ...
B: Dann würde ich's nicht machen.
I: Dann würden Sie lieber einfach trinken.
B: Ja.
I: Also, so schlimm wär's für Sie nicht.
B: Ne, ne. Ich kann mir auch vorstellen, daß das in so einem Moment auch sehr kippt, also, ob ich im Moment so das Bedrohliche empfinde und daran denk, das spür' oder ob so die Gegenüberlegung Überhand hat, ach Quatsch, ansteckend.
I: mh.
    Und wenn man noch einen Schritt weitergehen würde, wenn das jemand wäre, mit dem Sie auch früher schon Körperkontakt hatten,
B: mh
I: z. B. in den Arm nehmen, küssen,
B: mh
I: im Bett zusammensein,
B: mh
I: ob's dann wohl anders wär?
B: mh
I: Wenn Sie wüßten, jetzt hat er Krebs.
B: Ach ja, ich könnt's mir vorstellen, daß es ein Stück anders wär, also eigentlich immer so unter dem, mit dem Gefühl der möglichen Ansteckung, also daß es mir unangenehmer wäre, ein bißchen Angst hätte, das könnte ich mir vorstellen.
	8. Stellungnahme:
	Konflikt zweier Ängste: Ansteckungsfurcht und Furcht vor den Folgen einer Distanzierung gegenüber dem Krebspatienten.
	
	9. Stellungnahme:
	Konflikt Angst/Abwehr.
	
	10. Stellungnahme:
	Offenes Aussprechen von Angst bei engem Kontakt mit Krebspatienten.

Hätte sich der Interviewer mit der ersten Antwort zufriedengegeben (z. B. bei Verwendung eines standardisierten Fragebogens), so hätte er aufgrund der spontan positiven Antwort der Befragten möglicherweise auf eine *eindeutig* positiv-empathische Einstellung gegenüber Krebspatienten geschlossen. Indem an dieser Stelle durch Gewähren von Raum und ausgiebigen Pausen für weitere Assoziationen sowie anhand von Konkretisierungsfragen weiter exploriert wurde, konnten die Vielgestaltigkeit und Konflikthaftigkeit der subjektiv anklingenden Konnotationen und Assoziationen nach und nach zum Vorschein kommen.

Bei der inhaltsanalytischen Auswertung dieser Passage wurde nicht nur der erste Einfall der Befragten klassifiziert, sondern als Auswertungseinheiten wurden sowohl die einzelnen konkreten Verhaltensfragen je für sich berücksichtigt, als auch wurde zusätzlich das gesamte 9. Interviewkapitel (anhand der im Anhang A 9 auf S. 367 wiedergebenen Ratingkategorien) im Zusammenhang klassifiziert.

10.2 Universale Vorbedingungen verbaler Verständigung

Bei empirischen Analysen der Bedeutungsfelder von Vorstellungsinhalten hat es sich bewährt, zwischen „freien" und „restringierten" Assoziationen zu unterscheiden (Strube 1984). Bei *freien Assoziationen* ist die Versuchsperson in keiner Weise hinsichtlich des Bereichs möglicher Antworten eingeschränkt. Sie darf (und soll) jedes beliebige Wort nennen, das ihr gerade auf das jeweilige Reizwort hin einfällt. Demgegenüber unterliegen bei *restringierten Assoziationen* die möglichen Antworten einer Selektion.

In zwischenmenschlichen Gesprächen ist ein erhebliches Überwiegen restringierter gegenüber freien Assoziationen anzunehmen. Denn der Sprecher läßt, wenn er wirklich an einem Dialog mit seinem Gegenüber interessiert ist, seine Assoziationen i. allg. nicht völlig zügellos, also quasi in Form eines lockeren Gedankenfluges beliebig weit schweifen, sondern versucht auch, sie auf angenommene Interessen seines Gegenübers hin abzustimmen, also zu ordnen und zu filtern.

Implizite Kriterien dieses Ordnens und Filterns, d. h. der *Restriktionen des Assoziierens beim Sprechen,* sind, wie Habermas (1971) meint, 4 universale und konsensuelle Grundannahmen verbaler Verständigung, nämlich die Behauptung des Sprechers, daß seine Äußerungen *wahr* sind, daß sie *verständlich* sind, daß der offenkundige Ausdruck seiner Intentionen *wahrhaft* ist und daß seine Äußerungen *richtig* oder *angemessen* zum anerkannten normativen Kontext stehen (vgl. dazu auch Kreckel 1984).

Wenn wir nun Patienten einer ärztlichen Allgemeinpraxis bitten, mit uns als Ärzten ein Gespräch über ihre Ansichten über Krebs und Vorsorge zu führen, so müssen wir damit rechnen, daß manche Antworten nicht – wie beim unkontrollierten Denken im eigenen stillen Kämmerlein – als freie Assoziationen aufzufassen sein werden, sondern als Versuche der Befragten, sich auch auf uns einzustellen. Es ist also bei den Verbalisationen subjektiver Krankheitstheorien mit Verzerrungen im Sinne sozialer Konformität und Erwünschtheit zu rechnen. Die von Habermas herausgearbeiteten Kriterien allgemeiner Kommunikation, insbesondere die anzunehmende Intention, „richtig" bzw. „angemessen" zu sprechen, bedeuten im Hinblick auf das Sprechen über schwierige Krankheiten, daß wir nicht völlig ungefilterte, genuin subjektive Spontanassoziationen erhalten werden, sondern daß auch Sprachfiguren auftauchen werden, die mehr oder weniger unkritisch gesellschaftliche *„Denkvorgaben" über Krankheit* widerspiegeln (vgl. Schneider 1982).

Durch nichtdirektives Explorationsverhalten, weitestgehende Zurückhaltung hinsichtlich eigener Stellungnahmen, durch Schweigepausen und durch zahlreiche projektive Fragen haben wir uns bemüht, diesem Problem zumindest tendenziell gerecht zu werden.

Eine weitere Konsequenz aus diesem Gesichtspunkt betrifft die *Validitätskriterien* bei der Auswertung der erhaltenen Verbalisationen. Diejenigen Antworten, die im Erhebungskontext (Arztpraxis; Interviewer ist selbst auch Arzt) *nicht* „konform" sind, also z. B. als kritische Äußerungen über Ärzte, sind tendenziell als valider anzusehen als konforme Äußerungen wie z. B., man lebe „gesund".

10.3 Erkenntnistheoretische Bedeutung von Metaphern

Die, wie Lang (1973) es ausdrückt, „fundamentale Mehrdeutigkeit des Wortes" kann insbesondere dann, wenn ein Wort hauptsächlich oder teilweise *metaphorisch* oder *allegorisch* ist, zu gravierenden Erkenntnisschwierigkeiten bei der Bedeutungsanalyse führen. Am Beispiel unterschiedlicher allegorischer Darstellungen des Todes als Sensenmann, als Freund oder auch als Bruder des Schlafs zeigt Potthoff (1980), daß solche Allegorien nicht einfach bestimmte Einzeleigenschaften des Todes benennen, sondern daß sie umfassende Deutungsdimensionen der menschlichen Existenz bildhaft verdichten und *intuitiv* verstanden werden.

Auch bei *Metaphern* ist die Bedeutung des betreffenden Wortes im Rahmen der jeweiligen subjektiven Theorie nur schwer kognitiv-eindeutig zu fassen. Sie sprechen besonders stark auch das Gefühl und die *Imagination* an. Zu der durch Metaphern ausgedrückten Wirklichkeitserfahrung meint Faller (1982), man könne sie eher als „literarische" bezeichnen, deren Erkenntniswert auf jeden Fall noch ungeklärt sei.

Aufgrund ihrer bildhaften Anschaulichkeit neigen Metaphern zur *Reifikation,* d.h. sie werden zuweilen unzulässigerweise verdinglicht, „wörtlich" genommen. Was aber meint ein Mensch „wirklich", wenn er sagt, Krebs sei eine „Geißel der Menschheit", oder wenn er Krebserkrankungen für ansteckend hält? Wir hatten hierzu bereits gesehen, daß oft unklar ist, ob Ansteckungsfurcht tatsächlich wörtlich im medizinisch-biologischen Sinne ausreichend verstanden werden kann.

Nimmt man einen metaphorischen Ausdruck unhinterfragt wörtlich, so verliert die Metapher ihr *tentatives Moment.*

Die populärwissenschaftlichen Veröffentlichungen von Hackethal (z. B. 1978) enthalten geradezu prototypische Beispiele dafür, wie Metaphern auf diese Weise reifiziert werden können: metaphorische Begriffe wie „Haustierkrebs", „Raubtierkrebs", „Atomsprühfeuerkanonade" werden hier konsequent verdinglichend benutzt.

Zum Reifikationsrisiko beim Versuch, eine Metapher richtig zu verstehen, meint Faller (1982):

Bei ihrer Verwendung gerät aus den Augen, wozu sie gedacht war; stand sie zunächst in einer Lükke genaueren Wissens, so wird sie schließlich für dasjenige Wissen genommen, dessen Fehlen sie doch nur anzeigen sollte.

Letztlich muß es bei der inhaltlichen Auswertung das tragende Ganze eines jeweiligen Diskurses sein, das über die Bedeutungsfunktion des einzelnen Wortes entscheidet (vgl. hierzu auch Lang 1973).

10.4 Unschärfe von Begriffen im Gedächtnis

In verschiedenen Explorationssituationen äußerten unsere Befragten Schwierigkeiten, ihre Vorstellungen und Erfahrungen bedeutungsadäquat auszudrücken. Wir sind mit Dornheim (1983) der Meinung, daß solche Schwierigkeiten nicht einfach durch schichtspezifische defizitäre Sprachkompetenzen erklärt werden können, sondern besonders dann vorkommen, wenn zusätzlich zu einer mangelnden Einübung in die Umsetzung von Erfahrungen in Sprache *überhaupt differenzierte Bezeichnungsmöglichkeiten im Sprachsystem fehlen.*

Gerade im Hinblick auf Fragen der Prävention ist dieses Problem relevant, da das, was für die Zukunft verhütet werden soll, ja wahrscheinlich noch nicht selbst erlebt worden ist. Die gedankliche Auseinandersetzung damit kann entsprechend hypothetisch und begrifflich unscharf sein.

Auch unscharfe Begriffe können dennoch verbal-semantisch im Gedächtnis repräsentiert sein (Alisch 1983). Bilden sie nun die Basis komplexerer Sinnstrukturen wie subjektiver Theorien, so kann ihre Bedeutung oft nur noch implizit nachvollzogen werden. Beim Forscher setzt dies eine Bereitschaft zum *intuitiven* Verständnis voraus. Nachfragen ist hierbei unerläßlich: ein weiteres Argument gegen schriftliche und für persönlich-explorative Instrumente zur Erfassung subjektiver Theorien.

Bringt also beispielsweise jemand die Entstehung von (z. B. Krebs-)Krankheiten mit „der Lebensweise" in Verbindung, so muß dies noch nicht unbedingt eine Klassifizierung nach präzis verstandenen ätiologischen oder pathologischen Kriterien bedeuten. Es können ganz unscharf allgemeine Implikationen der Krankheit für das Leben einer Person gemeint sein. Auch muß die Formulierung nicht unbedingt bedeuten, es sei eine internale, also im Einflußbereich der einzelnen Person liegende Krankheitsursache gemeint. Erst genauere Nachbefragung führt oft zur Klärung, ob hier ein individualistisch-psychologisches Denken zugrunde lag oder ob die Formulierung „Lebensweise" vielleicht eher als Ausdruck gesellschaftlicher Zwänge, also als eine eher dem soziologischen Denken entsprechende Kategorie gemeint war.

Besonders bei den Ursachenvorstellungen begegneten wir häufig diesem Problem der Unschärfe von Begriffen. Worte wie „falsche Ernährung" oder „Unzufriedenheit am Arbeitsplatz" können sowohl einen Eigenanteil der Person als auch einen außerhalb der Person liegenden Einflußfaktor hinsichtlich der Krankheitsentstehung repräsentieren, etwa im Sinne einer wahrgenommenen mangelnden Verfügbarkeit gesunder Nahrungsmittel oder befriedigender Arbeitsplätze.

10.5 Mangelnde Vollständigkeit der Aktualisierung subjektiver Theorien beim Denken und Sprechen

Wenn wir subjektive Krankheitsvorstellungen erfassen möchten, stellt sich auch die Frage, unter welchen Bedingungen diese Kognitionen überhaupt zugänglich und „inventarisierbar" sind. Begriffliche Differenzierungen entsprechen nicht immer einer logischen Ordnung subjektiver Theorien. Sie sind oft eher als *Akzentuierungen* aufzufassen.

Nicht alle Kognitionen sind bewußt. Manche Bestandteile einer subjektiven Theorie sind nicht durch direkten Zugriff aktivierbar, sondern erst nach Suchvorgängen. Diejenigen Bestandteile subjektiver Theorien, deren *„Abrufbarkeit"* in einer Befragungssituation im Vergleich zu anderen Bestandteilen erschwert ist, können dennoch letztlich genauso bedeutungsvoll für das tatsächliche Handeln sein wie die leichter abrufbaren Bestandteile (vgl. Meerwein 1981; Alisch 1983; Becker 1984).

Gibt jemand also beispielsweise auf die Frage nach den möglichen Ursachen von Krebserkrankungen eine ganz bestimmte Ursachenvorstellung an, so ist es noch nicht gerechtfertigt, diese sogleich als subjektive Krankheitstheorie zu bezeichnen. Wir werden auf dieses Problem exemplarisch bei der Darstellung unserer Dreifachauswertung der ätiopathogenetischen Annahmen zurückkommen.

Auch in psychotherapeutischen Gesprächen begegnet der Patient, wie Lang (1973) es ausdrückt, „zunächst der fundamentalen Schwierigkeit, jenes, was eigentlich zu verbalisieren ist, nicht sagen zu können". Aus psychoanalytischer Sicht kann in solchen Fällen eine intrapsychische „Zensur" angenommen werden, die es seitens des explorierenden Gesprächspartners erfordert, auf die „Wahrheit zwischen den Zeilen" zu achten:

Hier wie dort werden es „Lücken", „Umschweifungen", Punkte von „Unklarheit" und „Verworrenheit", „Skandierungen", unangebrachte Punktuationen, Parallelismen und schließlich Pausen, Stocken, Verstummen sein, die wir als das „Interessanteste", die „beste Stelle" zu verstehen haben.

Da wir bei der Exploration subjektiver Krebstheorien damit rechnen müssen, auch Betroffenheit auszulösen und Ängste zu aktualisieren, ist eine besondere Aufmerksamkeit des Interviewers für solche indirekten Ausdrucksweisen gefordert.

10.6 Wissenseinheiten und Gedächtnisdynamik

Bei der Erfassung subjektiver Theorien ist auch mit einer Fehlerquote aufgrund von einfachem Vergessen zu rechnen. Man „weiß" eigentlich immer mehr, als einem momentan zu diesem eigenen Wissen „einfällt".

Der Gedächtnisbesitz einer Person verändert sich außerdem mit der Zeit auch qualitativ, z. B. durch Rationalisierungen, Transformationen und Auslassungen von nicht Einzuordnendem.

Aus gedächtnispsychologischer Sicht haben wir daher im Explorationsgespräch die Befragten nicht mit katalogartigen Checklisten konkretistischer Fragen konfrontiert, sondern auch die *hierarchische Struktur* von Kognitionen konzeptuell berücksichtigt. Dies erfolgte dadurch, daß im Sinne von Ausubels Konzept der „advance organizers" (1968) die angenommenen hauptsächlichen Relevanzbereiche der subjektiven Krankheitstheorien anhand von *Oberbegriffen* gegliedert wurden und zu Beginn jedes neuen Interviewkapitels auch explizit als solche angesprochen wurden. Formulierungsbeispiele finden sich im Interviewleitfaden im Kopf der Interviewkapitel Nr. 2, 6, 7, 8, 9 (Anhang A 1, S. 266 ff).

Gedächtnispsychologische Untersuchungen haben auch ergeben, daß solche Begriffe, die sehr leicht einen *bildhaften* Vorstellungsprozeß auslösen, bevorzugt gedächtnismäßig kodiert und erinnert werden. Nach der *dualen Kodierungstheorie* von Paivio (1977) wird das Wissen von der Welt durch zwei voneinander weitgehend unabhängige, aber miteinander verbundene mentale Kodierungssysteme repräsentiert und abgerufen, nämlich ein „imaginales" und ein „verbales" Kodiersystem. Beide Kodier- und Abrufvorgänge können parallel zueinander ablaufen und zugleich gegenseitig als Mediatoren das Erinnern erleichtern. Die methodische Konsequenz für die Erfassung subjektiver Krankheitstheorien ist das Herstellen von *Anschaulichkeit* im Explorationsgespräch.

10.7 Problem der Bestimmung „zentraler" Gedanken mit besonderem Erklärungscharakter

Solchen Sätzen, die bereits als Ganzheit einen argumentativen Erklärungscharakter haben, wird von Groeben u. Scheele (1977) ein besonderer Stellenwert zugesprochen. Auch Schütz (1974) analysiert als zentrales Element die *Weil- und Um-zu-Motive* der Alltagstheoretiker als besonders sinnhafte Gründe bzw. Ursachen für das betreffende Handeln.

Bei der Exploration subjektiver Theorien über Krebserkrankungen haben wir daher stellenweise versucht, neben der Evozierung freier Assoziationen durch offene Fragen auch direkt nach Argumenten und Begründungen zu fragen.

10.8 Inhomogenität und Inkonsistenz subjektiver Theorien; Ambivalenzen

Im Abschnitt 5.6 wurden bereits die wichtigsten Unterschiede zwischen „wissenschaftlichen" und „subjektiven" Theorien erläutert.

Methodisch stellt sich zur Inkonsistenz subjektiver Theorien die Frage, wie bei der inhaltsanalytischen Auswertung mit Widersprüchen und Ambivalenzen verschiedener Textstellen umgegangen werden soll.

Eine zutage getretene Inkonsistenz subjektiver Krankheitstheorien sollte keineswegs einfach als etwas Defizitäres aufgefaßt werden. Sie kann gerade im Gegenteil eine interaktionistische, von Situation zu Situation *flexible Orientierung* widerspiegeln. (Zur Situationsspezifität des Kontrollbewußtseins, d.h. einer von Situation zu Situation möglicherweise wechselnden Dominanz internaler und externaler Faktoren, vgl. Hoff 1982.)

In unserem Auswertungskonzept haben wir dieses Problem dadurch zu lösen versucht, daß wir zu den besonders wichtigen uns interessierenden Kategorien *Mehrfacherhebungen* durchführten und diese innerhalb verschiedener (jeweils definierter) Auswertungseinheiten zunächst unabhängig voneinander kodierten (z.B. die Einstellung zum „Image" von Krebskranken oder die verschiedenen Attributionsmöglichkeiten hinsichtlich primärer Prävention, sekundärer Prävention und Therapierbarkeit von Krebserkrankungen). Dadurch konnten Ambivalenzen teilweise gut verstanden werden, wenn deutlich gemacht werden konnte, daß sich widersprüchlich wirkende Äußerungen eben auf verschiedene Situationsbereiche bezogen. Bei abschließender Globalauswertung wurden verschiedene Ambivalenzen in einer eigenen Kategorie zusammengefaßt.

Immer ist daran zu denken, daß innerhalb des Gesamtsystems einer subjektiven Krankheitstheorie *Subsysteme* existieren, die unterschiedlich strukturiert sein können. So könnte eine bestimmte Krankheitsursache als stabil, die Krankheit als solche jedoch als veränderbar angesehen und klassifiziert werden (vgl. Faller 1983).

Bestimmte Kategorien, die auf den ersten Blick als bipolare Konstrukte angesehen werden könnten, wie z.B. internale vs. externale Kontrollattribution, haben wir aus diesen Gründen nicht auf *bipolaren* Ratingskalen klassifiziert, sondern auf voneinander unabhängigen Skalen. Wie wir bei der Darstellung der Ergebnisse sehen werden, hat sich diese unabhängige Erfassung von an sich zusammenhängend wirkenden Kategorien sehr bewährt.

Einander gänzlich widersprechende Kognitionen, sog. „Knoten", haben wahrscheinlich in vielen Fällen eine handlungsblockierende Funktion. Widersprüchlichkeiten konnten daher in den Interviews nicht einfach als solche angesprochen werden. Ein solches Ansprechen hätte die weitere Bereitschaft zur möglichst freien Assoziation sicherlich in vielen Fällen eher vermindert statt erhöht.

10.9 Assoziationsketten, Assoziationsblockaden und Wahrnehmungsabwehr

Wir hatten uns bereits mit dem Problem befaßt, daß Assoziationen zuweilen als *Verneinungen* ausgedrückt werden. Bei der Auswertung werfen Verneinungen daher oft Interpretationsprobleme auf.

Verneinungen müssen entweder im Kontext einer Argumentationsstruktur und – beispielsweise als verdeutlichende Kontrastierung gemeinter Bedeutungen zu Nichtgemeintem – wörtlich genommen werden; z. T. können sie aber auch, wie Lang es ausdrückt, als ein „Anklingenlassen des eigentlich Ungesagten" begriffen werden. In dieser letzteren Sicht bietet die Sprache in der Negation eine Möglichkeit an, *Intentionen „maskiert" zu artikulieren* (vgl. Lang 1973).

Nimmt man an, daß in Fällen *spontaner* Verneinungen, (z. B. „Ich habe keine Angst vor XY.") zumindest theoretisch Wahrnehmungsabwehr in Betracht zu ziehen ist (und diese Auffassung läßt sich sowohl mit semantischen als auch psychoanalytischen Forschungsergebnissen untermauern; vgl. Lisch u. Kriz 1978; Hentschel u. Smith 1980), so bedeutet dies im Hinblick auf die Explorationstechnik, daß es kontraindiziert wäre, im Falle einer spontan ausgesprochenen Verneinung unmittelbar die möglicherweise „dahinterstehende tatsächliche" Assoziation unverfälscht durch direktes Nachfragen hervorlocken zu wollen. Vielmehr ist es sinnvoll, solche Äußerungen zunächst lediglich zu registrieren und erst hinterher, sei es zu späterer Stelle im Interview, sei es bei der nachträglichen inhaltsanalytischen Auswertung des Gesprächsprotokolls, zu einer Interpretation zu gelangen.

Im Verweigern des unmittelbaren Verstehens und der „unmittelbaren Übersetzung Wort für Wort", im Verhalten der unmittelbaren Antwort enthüllt sich schließlich *im Ganzen* des Gesprächs eine Intention, ein Sinn der Rede (Lang 1973; Hervorhebung im Original; ähnlich dazu auch Lisch u. Kriz 1978).

Daher haben wir bei der nachträglichen inhaltsanalytischen Kodierung in vielen Fällen Verneinungen ausdrücklich als eigenständige Ausprägungen der jeweiligen Kategorie mit einem eigenen Code („thematisiert, daß nicht") erfaßt. Beispiele dieser Kodierungsmethode finden sich im Anhang auf den Seiten 292, 299, 303, 311.

10.10 Strukturiertheit und Erlebnisbezug

Die wissenschaftlichen Methoden zur Erfassung (Rekonstruktion) subjektiver Theorien können nach den Kriterien Strukturiertheit und Erlebnisbezug (Perspektive) geordnet werden. Dies soll die folgende Übersicht veranschaulichen (in Anlehnung an Huber u. Mandl 1982).

Zugänge zu subjektiven Theorien nach den Kriterien „Strukturiertheit" und „Erlebnisbezug". (Nach Huber u. Mandl 1982b)

Strukturiertheit \ Erlebnisbezug (intentionale Perspektive)	Vor/unabhängig von eigener Betroffenheit (präaktional)	Bei eigener Betroffenheit (periaktional)	Nach eigener Betroffenheit (postaktional)
hoch	Fragebogen Ratingskala		Fragebogen Ratingskala
	Strukturiertes Interview	Lautes Denken bei Handlungsunterbrechungen durch Versuchsleiter	Strukturiertes Interview, medienunterstütztes lautes Denken bei ausgewählten Aktionssequenzen (nachträgliches lautes Denken)
	Auflistung von Gedanken	Gedankenstichproben im engeren Sinne, kontinuierliches lautes Denken (Think-aloud-Technik)	Auflistung von Gedanken Medienunterstütztes, kontinuierliches lautes Denken („stimulated recall")
	Fokussiertes Interview	Lautes Denken bei spezifischen Inhalten	Fokussiertes Interview
	Narratives Interview		Narratives Interview
niedrig	Reflexion in natürlichem Handlungskontext - Gruppendiskussion, - Planung (z. B. in Anträgen), - persönliches Gespräch	Reflexion in natürlichem Handlungskontext - Gruppendiskussion, - Protokollnotiz - Selbstgespräche und -gesänge (z. B. bei Vorschulkindern)	Reflexion in natürlichem Handlungskontext - Gruppendiskussion, - Bericht - persönliches Gespräch - Tagebucheintrag

Von der *Strukturiertheit* der verschiedenen Methoden, die das Mitteilen eigener Kognitionen anregen sollen, hängen die Menge und die Art der Mitteilungen ab. Ferner spielt der jeweils hergestellte *Erlebnisbezug* eine Rolle, d. h. die *Perspektive,* die ein unterschiedliches Ausmaß eigener *Betroffenheit* aktualisieren kann: Es macht einen wichtigen Unterschied, ob jemand „in eigener Sache", d. h. hinsichtlich *eigener* Intentionen oder allgemeintheoretisch über einen Sachverhalt spricht.

Die Art des hergestellten Erlebnisbezuges und damit auch der Betroffenheit beeinflussen den *Verbindlichkeitsgrad* der Mitteilungen, d. h. auch ihre Relevanz für das tatsächliche Handeln. Während „*präaktionale"* Mitteilungen, die allgemeintheoretische Stellungnahmen bedeuten oder Absichtsbekundungen darstellen, für die Person noch relativ unverbindlich sein können, sind „*periaktionale"* Mitteilungen, die unmittelbar im Handlungskontext gewonnen werden, mit höherer Wahrscheinlichkeit tatsächlich handlungsrelevant. „*Postaktionale"* Mitteilungen können demgegenüber auch einen handlungsrechtfertigenden Charakter haben, d. h. auch (möglicherweise sogar häufig wechselnde) nachträgliche Umbewertungen eigener Handlungen und Absichten widerspiegeln.

Wenn der Strukturiertheitsgrad der Erfassungsmethode abnimmt, d. h. ihre Komplexität zunimmt, können die Ergebnisse unübersichtlicher werden, zumal die Anzahl und die Komplexität der stimulierten Assoziationen ebenfalls steigen. Zugleich steigt die Anzahl der durch den Probanden *selbst* stimulierten Assoziationen. Im Hinblick auf unsere Fragestellungen ist dieses zunächst im Prinzip erwünscht, da wir zum Vorstellungsthema „Krebs" nicht nur (denotative) Inhalte der äußeren Wirklichkeit, sondern auch (konnotative) Inhalte verschiedener Bewußtseinsebenen erfassen wollen.

In unserer Studie entschieden wir uns für ein kombiniertes Instrumentarium zur *gelenkten introspektiven Erinnerung* aus narrativen Explorationspassagen, fokussierten Explorationen, Ratingskalen und Fragebogen. Auch bei theoriegeleitetem Einsatz von Skalen (z. B. zur Kontrollattribution) und Listen (z. B. über Vorstellungen zu Krebsursachen) im Interviewverlauf haben wir die Probanden stets zum „lauten Denken" ermuntert und diese Äußerungen zusätzlich durch das mitlaufende Tonband erfaßt.

10.11 Zur Kontroverse um „offene" vs. „geschlossene" Interviews

Die *Fehlermöglichkeiten* sind bei den unterschiedlichen Strukturiertheitsgraden der Erhebungsmethoden jeweils verschieden (vgl. Gloger-Tippelt 1980). Bei geringer Strukturierung (z. B. im rein narrativen Interview) wird das Wissen der befragten Person eher zu wenig ausgeschöpft. Assoziiert beispielsweise ein älterer Mann auf Fragen nach dem Wesen von Krebs *Kriegserlebnisse* (was wir mehrfach erlebten), so sind diese Assoziationen sicherlich zunächst nicht völlig zufällig und daher prinzipiell aufschlußreich. Läßt man den Probanden jedoch ungehindert weiter assoziieren, so erfährt man schließlich nichts mehr über seine spezifischen subjektiven Theorien zur Krebserkrankung, da die durch die Erzählung aktualisierten neuen Bedeutungshorizonte (hier: Krieg) ihrerseits das weitere Assoziieren inhaltlich zunehmend verändern.

Bei sehr festgelegtem, d. h. stark vorstrukturiertem Vorgehen besteht demgegenüber das Risiko, daß nur solche Informationen vom Befragten gewonnen werden, die in den Rahmen der vorgegebenen Methode passen. Häufig hat der Proband dann nur noch die Wahl, vorformulierten wissenschaftlichen Statements über das verallgemeinerte Erleben von Krankheiten zuzustimmen bzw. sie abzulehnen:

Das zirkuläre Verfahren der Operationalisierung in der traditionellen Sozialforschung verhindert den direkten Zugang zur Empirie durch Verhaftetbleiben in Vorurteilen der Wissenschaftlergemeinschaft und verlagert ihre Anstrengungen auf meßtechnische Dimensionen, die einen Schein von Exaktheit produzieren (Witzel 1982).

Die seit vielen Jahren in der Sozialforschung geführte Kontroverse zwischen Anhängern von „geschlossenen" (standardisierten) und „offenen" (wenig strukturierten, explorativen, „qualitativen") Interviews ist dann fruchtlos, wenn diese Strukturiertheitsgrade als Extremausprägungen *alternativ* verstanden werden (vgl. Hopf 1978; Kohli 1978; Hopf u. Weingarten 1979; Witzel 1982).

Bei der Erforschung subjektiver Krankheitstheorien gilt es in jedem Fall, zunächst festzustellen, welche überhaupt denkbaren Elemente solcher subjektiver

Theorien im Alltagsbewußtsein der Probanden vorhanden, nachweisbar und rekonstruierbar sind. Dazu muß ein Verfahren gewählt werden, das die Reflexionen auf die verschiedenen Aspekte der zu rekonstruierenden Vorstellungsinhalte lenkt, also *problemzentriert* und zugleich so *offen* ist, daß den Befragten die Möglichkeit bleibt, in diesem Bereich ihre Reflexionen und Assoziationen möglichst ungehindert zu äußern. Hierzu besonders geeignet ist die *Exploration.*

Eine Exploration ist nicht automatisch zu den „weichen", d. h. nicht quantitativ sondern qualitativ orientierten Methoden zu zählen. Eine Exploration beinhaltet ein flexibles und reflexives Vorgehen. Inhaltliche Ergebnisse über Einzeldaten werden ständig reflektiert und können noch während der Untersuchung korrigiert werden.

Die Entscheidung für ein vorwiegend exploratives Verfahren schließt ferner keineswegs aus, daß dennoch zusätzlich quantitative, theoriegeleitete Erhebungsmethoden zu wissenschaftlich besonders interessierenden Einzelaspekten in die Erhebungsstrategie integriert werden. Dies wird in den folgenden Kapiteln demonstriert werden.

10.12 Fragestellungen des empirischen Teils

Ausgehend von eigenen Erfahrungen beim Umgang mit Krebspatienten und von einer ausführlichen Analyse bisheriger Studien über psychologische Bedeutungsdimensionen von Krebserkrankungen, gliederten wir die Erfassung subjektiver Laientheorien über Krebs nach folgenden Bedeutungshorizonten, d. h. Relevanzbereichen.

Fragestellung / Themen	Methoden
1) Kognitive Verarbeitung evtl. miterlebter Krebserkrankungen	Narrative Exploration, inhaltsanalytische Auswertung.
2) Affektive Konnotationen der miterlebten Krebserkrankung	Narrative Exploration, Affektquantifizierung nach Gottschalk-Gleser.
3) Bedeutung im Denken	Selbstrating.
4) Phantasien über Charakter und Wesen von Krebserkrankungen	Fokussierte Exploration, projektive Fragen, inhaltsanalytische Auswertung.
5) Kausalattribution (ätiopathogenetische Vorstellungen)	Fokussierte Exploration (Mehrpunkteerhebung), Selbstratings in Kombination mit „lautem Denken", inhaltsanalytische Auswertung, Clusteranalysen.
6) Risikoeinschätzung	Selbstrating.
7) Grad des Verständnisses	Fokussierte Exploration, inhaltsanalytische Auswertung.
8) Kontrollattribution I: zur Verhütbarkeit und zum „locus of control"	Selbstratings in Kombination mit „lautem Denken", Interviewerrating.

Fragestellung / Themen	Methoden
9) Ausmaß und Absichtlichkeit primärpräventiven Verhaltens	Fokussierte Exploration.
10) Umgang mit Krebsangst	Fokussierte Exploration, inhaltsanalytische Auswertung, Interviewerrating.
11) Primärpräventive Verhaltensbereitschaft und Einstellung	Fokussierte Exploration, Interviewerrating.
12) Kontrollattribution II: zur sekundären Prävention	Fokussierte Exploration, projektive Fragen, inhaltsanalytische Auswertung, Interviewerrating.
13) Sekundärpräventive Verhaltensbereitschaft und Einstellung	Fokussierte Exploration, Interviewerrating.
14) Kontrollattribution III: zur Therapierbarkeit	Selbstratings, fokussierte Exploration, inhaltsanalytische Auswertung.
15) Therapieverhaltensbereitschaft und Einstellung	Fokussierte Exploration, Interviewerrating.
16) Kontrollattribution IV: Bedeutung übergreifender Kontrollüberzeugungen	IPC-Skalen, Kontingenzanalysen.
17) Vorstellungen über soziale Folgen von Krebserkrankungen	Fokussierte Exploration (Mehrpunkteerhebung), projektive Fragen, inhaltsanalytische Auswertung, Interviewerrating.
18) Verhaltensrelevanz der subjektiven Krankheitstheorien	Fokussierte Exploration, Interviewerrating, Kontingenzanalysen und Korrelationsstatistik zu Zusammenhängen zwischen kognitiven, emotionalen und Verhaltensaspekten.
19) Gewinnung von „Typologien" subjektiver Krankheitstheorien	Inhaltsanalytische Auswertung, Interviewerglobalratings der gesamten Interviews, Clusteranalysen.
20) Erfassung unerwarteter Aspekte	Offene Kategorien, Interviewerpostskriptum.

10.13 Ethische Aspekte offener Interviews über Krebserkrankungen

Bevor wir uns nun der konkreten Beschreibung unserer Erhebungs- und Auswertungsinstrumente zuwenden, sollen noch einige ethische Aspekte der Untersuchung angesprochen werden.

Nicht selten erlebten wir, daß unsere Gesprächspartner durch bestimmte Themen offensichtlich belastet wurden. Die gelenkte Erinnerung aktualisierte eigene Erfahrungen und Ängste. Unsere Explorationen waren ferner dazu geeignet, auch Widersprüche oder „irrationale" Annahmen als solche bewußt zu machen. Die meisten

Probanden schätzten beispielsweise auf nacheinander vorgelegten Ratingskalen ihr eigenes Risiko, an Krebs zu erkranken, niedriger ein als das generelle Krebsrisiko für alle Menschen. Offensichtlich bedeutete die intensive Exploration in manchen Fällen eine Störung bestehender Abwehrstrukturen, also letztlich einen ungebetenen Eingriff in die individuelle Freiheit, bestimmte Lebensthemen (z. B. Krankheitsängste, Erinnerungen an den Tod wichtiger Bezugspersonen, Phantasien zum eigenen Sterbenmüssen) aus dem Bewußtsein auszublenden.

Am Beispiel von Explorationen subjektiver Theorien bei Schwangeren zeigte Schulmeister (1979) sehr einfühlsam, daß die verschiedenen Explorationszugänge zu subjektiven Theorien der Laien eine Infragestellung der von Laien bis dahin „wahrgenommenen kognitiven Kontrolle" bedeuten können. Kognitive Kontrolle besteht in dem Maße, in dem jemand *glaubt,* Lebensereignisse und Zustände erklären und beeinflussen zu können. Zeigt nun der Forscher durch seine vielen Fragen Deutungsspielräume auf, indem er beispielsweise zur Klärung des „eigentlich" Gemeinten durch gezielte „Störfragen" (ein Beispiel findet sich auf S. 147) auch die Möglichkeit anderer Erklärungsformen vor Augen führt, so können vertraute subjektive Ordnungsschemata der Lebenswirklichkeit in Frage gestellt werden (vgl. dazu auch ausführlich Schuler 1984; Spiegel-Rösing 1984).

Aus diesen Gründen machten wir bei der Rekrutierung der Probanden und noch einmal zu Beginn jedes Interviews deutlich, daß wir auch Verweigerungen selbstverständlich respektierten, daß der Proband jederzeit sein Einverständnis zur Tonbandaufzeichnung zurücknehmen könne und daß er anschließend seinerseits *uns* fragen könne, was er wolle. Tauchten solche Wünsche während eines Interviews auf, so wurden diese notiert und nach dem Interview besprochen. Diese ganz nach den Wünschen der Befragten ablaufenden informellen Nachgespräche dauerten in Einzelfällen genauso lange wie die strukturierten Explorationen selbst.

Wir boten für den Fall weiterer auftauchender Fragen ferner unsere Telefonnummer an und wiesen im übrigen darauf hin, daß eventuelle Sorgen oder Zusatzfragen zum Themenbereich „Krebserkrankung" gewiß auch mit dem Hausarzt besprochen werden können. Ferner boten wir jedem Befragten nach dem Interview eine Broschüre des Landeskrebsverbandes Baden-Württemberg an.

10.14 Zusammenfassung

Die für den empirischen Teil dieser Studie entwickelten qualitativen Erhebungs- und Auswertungsinstrumente wurden hergeleitet und begründet. Dazu wurden die forschungsmethodischen Probleme diskutiert, die berücksichtigt werden müssen, wenn man zu einer möglichst vollständigen Bestandsaufnahme der subjektiv-assoziativen Bedeutung der „Krebsbekämpfung" gelangen will, um diese hinsichtlich ihrer Relevanz für intentionales Gesundheitshandeln zu verstehen.

Jede Methode schränkt von vornherein den Bereich des Erfaßbaren ein. Verbalisierungsmethoden ermöglichen keinen direkten Zugang zu handlungsleitenden Kognitionen. Sie erlauben im Dialog lediglich eine fortlaufende Annäherung an das eigentlich Gemeinte. Beim Explorationsgespräch werden durch die Verbalisierung der subjektiven Krankheitstheorien lebensweltliche Horizonte aktualisiert, die dadurch, daß sie assoziativ in das Bewußtsein gelangen, sowohl sinnstiftend als auch bedeutungsklärend wirken können und daher bei der Auswertung konzeptuell zu berücksichtigen sind. Deshalb wurden sowohl bei der Erhebungs- als auch bei der Auswertungsstrategie verschiedene Relevanzbereiche des Themas Krebserkrankung voneinander abgehoben und unabhängig voneinander, nämlich jeweils bezogen auf definierte Bedeutungskontexte, ausgewertet. Die Erhebung der subjektiven Krankheitstheorien wurde konzeptuell als *Prozeß* verstanden. Der Prozeßcharakter der Datenerhebung soll bei der Darstellung der Ergebnisse grundsätzlich mit reflektiert werden.

Zu den Erschwernissen einer vollständigen Erfassung subjektiver Krankheitstheorien gehört die Tatsache, daß auch in Explorationsgesprächen die Assoziationen des Befragten stets restringiert sind. Es ist auch mit Sprachfiguren zu rechnen, die teilweise gesellschaftliche „Denkvorgaben" über Krankheit reproduzieren, wobei unklar bleiben kann, inwieweit diese Äußerungen tatsächlich Subjektivität widerspiegeln. Dieses Problem wurde insbesondere am Beispiel der erkenntnistheoretischen Bedeutung von Metaphern erläutert, die gerade beim kollektiven Umgang mit dem Krebsproblem bedeutsam sind.

Hinzu kommt das Problem der Unschärfe von Begriffen im Gedächtnis. Beim Denken und Sprechen werden bestehende subjektive Krankheitstheorien nur teilweise aktiviert. Diejenigen Bestandteile subjektiver Theorien, deren Abrufbarkeit in einer Explorationssituation erschwert ist, können dennoch letztlich genauso bedeutungsvoll für das tatsächliche Handeln sein wie die leichter abrufbaren Bestandteile. Bei unserer Erhebung wurde diesen Problemen u. a. dadurch Rechnung getragen, daß die hierarchische Struktur von Kognitionen konzeptuell durch Bezug auf Ausubels (1968) Konzept der „advance organizers" berücksichtigt wurde; weitere von uns berücksichtigte Mediatoren des Erinnerns wurden dargestellt. Insbesondere wurden Möglichkeiten diskutiert, auch der Inhomogenität und Inkonsistenz subjektiver Theorien forschungsmethodisch gerecht zu werden, nämlich durch kontextbezogene Mehrfacherhebungen zu besonders wichtigen Bedeutungskategorien der subjektiven Krankheitstheorien. Spontane Verneinungen von Befragten sind assoziationspsychologisch zumindest prinzipiell auch als Assoziationen zu betrachten und werden daher bei unserer Erhebung durch eigene Kategorien erfaßt. Im Abschnitt 10.12 wurden die unseren Erhebungsinstrumenten zugrundeliegenden Bedeutungshorizonte, d. h. Relevanzbereiche des Vorstellungsinhalts „Krebserkrankung" zusammengestellt. Abschließend wurden einige ethische Probleme angesprochen, die mit Intensivexplorationen zu belastenden Krankheitstheorien verbunden sein können und bei der Forschungskonzeption berücksichtigt werden sollten.

11 Erhebungsinstrumente. Zugänge zu subjektiven Bedeutungen, Phantasien, Erwartungen, Folgerungen, Wertungen

11.1 Interviewleitfaden

Der von uns in Vorstudien entwickelte Interviewleitfaden ist im Anhang A 1 wiedergegeben. Um die Eigenaktivität und Spontaneität der Befragten nicht zu sehr durch unsere ordnenden Fragen zu bremsen, wurde keineswegs strikt im Sinne eines festen Frage-Antwort-Rhythmus, sondern flexibel vorgegangen. Diejenigen Fragen, die zum Zwecke der Vergleichbarkeit in jedem Fall als *standardisierte Schlüsselfragen* in möglichst gleicher Formulierung zu stellen waren und nicht ausgelassen werden durften, sind im Leitfaden durch eingerahmte Ziffern gekennzeichnet. Die übrigen Fragen waren fakultative, *nichtstandarisierte Vertiefungsfragen*. Die wichtigsten Stichworte waren unterstrichen.

Gliederung des Interviewleitfadens („Interviewkapitel")

1) Einstieg/Problemaufriß,
2) persönlicher Erfahrungshintergrund des Befragten, Informationsquellen, persönliche Betroffenheit („Krebsgeschichte"),
3) Bedeutung im Denken,
4) Phantasien/das „Wesen" von Krebserkrankungen,
5) Ursachenvorstellungen (Ätiologie, Pathogenese),
6) Beeinflußbarkeitserwartungen: primäre Prävention (Krebsverhütung),
7) Beeinflußbarkeitserwartungen: sekundäre Prävention (Krebsfrüherkennung),
8) Beeinflußbarkeitserwartungen: Therapierbarkeit/Heilungsaussichten von Krebs,
9) soziale Folgen von Krebserkrankungen/„Image" krebskranker Menschen,
10) Angaben zur Person,
11) IPC-Fragebogen,
12) freies Abschlußgespräch.

Bei der Konstruktion des Leitfadens orientierten wir uns an folgenden von Merton u. Kendall (1979) herausgearbeiteten Kriterien:

1) Kriterium der *Nichtbeeinflussung:* Gemeint ist v. a. eine durchgängige nichtdirektive Gesprächsführung des Interviewers.
2) Kriterium der *Spezifität:* Durch Introspektion im Zusammenhang bereits erlebter relevanter Situationen sollen die spezifischen Stimulussituationen vergegenwärtigt, also praktisch nochmals erlebt werden, so daß die Reaktionen auch tatsächlich auf die subjektiv wesentlichen Aspekte bezogen sind.
3) Kriterium *Reichweite:* Die Befragten sollen eine maximale Chance haben, auf den Vorstellungsinhalt zu reagieren. Es soll also ein breites Spektrum der ins Gedächtnis zurückgerufenen Reize ermöglicht werden. Ebenfalls soll das Spektrum der im Interview mitgeteilten Reaktionen (Assoziationen) maximal sein.

4) Kriterium der *Tiefgründigkeit:* Der Interviewer versucht, ein Höchstmaß an selbstenthüllenden Kommentaren des Gegenübers über dessen kognitive, affektive und wertbezogene Erfahrungen zum Befragungsthema zu erhalten.

Die in 10.12 aufgeführten Relevanzbereiche des Vorstellungsthemas „Krebserkrankung" wurden im Leitfaden anhand von *Interviewkapiteln* gegliedert (s. obige Übersicht).

11.2 Narrative Passagen über miterlebte Krebserkrankungen

Im 2. Interviewkapitel versuchten wir, den Befragten in eine Situation zu bringen, die als erstes seine eigenen Vorerfahrungen mit dem Thema „Krebserkrankung" aktualisieren sollte. Das nichtdirektive Erzählenlassen sollte zugleich atmosphärisch für das weitere Gespräch deutlich machen, daß wir an spontanen Einfällen des Befragten interessiert waren und nicht ein starres Frage-Antwort-Schema applizieren wollten. Ferner diente uns diese narrative Passage zur nachträglichen, d.h. nichtreaktiven sprachinhaltsanalytischen Auswertung von dabei anklingenden Affekten nach dem noch zu erläuternden Gottschalk-Gleser-Verfahren.

11.3 Selbstratingskalen

An geeigneter Stelle wurden für solche Aspekte subjektiver Krankheitstheorien, die eine quantifizierende Antwort nahelegten (z.B. Risikoeinschätzungen, Ausmaß der Heilbarkeit), den Befragten Schätzskalen vorgelegt und mit ihnen inhaltlich besprochen. Die quantitativen Antworten wurden vom Interviewer in einem Ergebnisblatt festgehalten (Anhang A 3, S. 280). Kommentare wurden später in die inhaltsanalytische Auswertung einbezogen.

11.4 Skalen zur Ursachenvorstellung (Kausalattribution)

Zu besonders wichtigen Aspekten wurden Mehrfacherhebungen angestrebt, beispielsweise zu den Ursachenvorstellungen, die gemeinhin als die zentralen Bestandteile subjektiver Krankheitstheorien angesehen werden. In der „Krebsgeschichte" (2. Interviewkapitel) wurde eine offene Frage nach den möglichen Ursachen der selbst miterlebten Krebserkrankungen gestellt. Im 5. Interviewkapitel wurde zunächst durch offene Fragen nach den möglichen generellen Ursachen von Krebs gefragt. Erst danach wurde eine ausführliche Liste vieler uns bisher zu Ohren gekommener ätiopathogenetischer Vorstellungen als Selbstratingskalen mit den Ausprägungen „ja", „vielleicht", „nein" vorgelegt. Dies erfolgte mit der Bitte, beim Ausfüllen „laut zu denken", d.h. die Ursachenangaben zu kommentieren. Inhaltliche Anregungen für die Ursachenskalen gewannen wir v.a. von Dornheim (1983) sowie Faller (1982), der eine kritische Übersicht über in früheren Studien verwendete *Bedeutungskategorien* von Krankheiten vorstellte.

11.5 Skalen zur Beeinflußbarkeitsvorstellung (Kontrollattribution)

Speziell bei der an Rotters Locus-of-control-Konzept orientierten Erforschung von Kontrollattributionen hatte man früher meist angenommen, internale und externale Kontrollattributionen seien als Gegensätze aufzufassen.

Und häufig hatte man ferner angenommen, Attributionsunterschiede von Menschen hinsichtlich der Dimension internal-external seien im wesentlichen als Persönlichkeitseigenschaften („traits") aufzufassen.

Da die Kontrollattribution im Hinblick auf die Motivation zur Krankheitsvorsorge neben Kausalattributionen eine zentrale Bedeutung hat, bemühten wir uns, sie erstens durch verschiedene Zugänge zu erfassen (Selbstrating, Fremdrating) und sie zweitens in mehrfacher Hinsicht auch inhaltlich spezifiziert zu erheben, d.h. hinsichtlich verschiedener Aspekte (Bedeutungshorizonte) des Vorstellungsinhalts Krebsbekämpfung.

Im 6. Interviewkapitel (zur primären Prävention) legten wir zunächst eine Karte mit je 3 Items zur externalen vs. internalen Kontrollattribution vor, also zur Frage, ob Krebsverhütung als *innerhalb oder außerhalb des eigenen Einflußbereichs* angesehen wurde (Anhang A 2, S. 278, Karte Nr. 6.5). Tendierte der Befragte zur externalen Attribution, so wurde ihm anschließend noch eine weitere Karte vorgelegt, die anhand von je 2 weiteren Items fatalistische von sozial-externaler Kontrollattribution differenzieren sollte (Anhang A 2, S. 278, Karte 6.6). Zusätzlich wurden die Interviewkapitel 2, 6, 7 und 8 sowie das Interview in seiner Gesamtheit nachträglich durch Interviewerratingsskalen hinsichtlich der inhaltlichen Vorstellungen zur Kontrollierbarkeit von Krebserkrankungen eingeschätzt (Anhang A 9, S. 306–308, 338–341, 350–352, 361–363, 371–373).

11.6 IPC-Skalen (lebensweltliche Kontrollüberzeugungen)

Am Ende der Interviews baten wir die Befragten, noch einen Fragebogen über allgemeine Gewohnheiten auszufüllen, d.h. die aus 24 Items bestehende IPC-Skala von Levenson in der deutschsprachigen Fassung von Schönbach (s. dazu Mielke 1982, S. 131–138, 257; Anhang S. 281 f.).

Dieses Instrument dient der Erfassung lebensweltlicher Kontrollüberzeugungen im Sinne von Persönlichkeitsstilen und zugleich einer näheren Spezifizierung externaler Kontrollattributionen nach den Dimensionen „Kontrolle durch mächtige andere Personen" und „Kontrolle durch Zufall". Die 3 Subskalen des Fragebogens (I steht für „internal", P für „powerful others" und C für „chance") bestehen jeweils aus 8 Items, die mit Hilfe einer 6stufigen Skala beantwortet werden (vgl. Anhang A 4). Zu den Gütekriterien und bisherigen Verwendungen der IPC-Skalen vgl. Krampen (1981) und Mielke (1982).

Durch die getrennte Erhebung der auf das Vorstellungsthema „Beeinflußbarkeit von Krebserkrankungen" bezogenen *inhaltlichen* Kontrollerwartungen einerseits und die allgemeinen lebensweltlichen Kontrollüberzeugungen (Attributions*stile*) andererseits konnten bei der Auswertung beide Aspekte des Attributionsverhaltens unabhängig voneinander analysiert werden.

11.7 Offene Kommentare

Zu allen Fragen und Skalen wurden die Kommentare der Befragten durch Tonband aufgezeichnet. Ein Fallbeispiel soll die Wichtigkeit dieser ergänzenden Kommentare zu geschlossenen Fragen veranschaulichen.

In der Ursachenliste lautete ein Item „Schicksal, Pech, Zufall". Von der Konzeption her hatten wir angenommen, es sei geeignet, *globale,* unspezifische, also eher undifferenzierte Vorstellungen und zugleich Externalität zu erfassen. Eine 56jährige Verkäuferin kommentierte dieses Item, während sie „ja" ankreuzte, folgendermaßen:

B: Schicksal, Pech, Zufall: Würd ich sagen, das könnt vielleicht mit 'n Grund sein, wenn mer da immer, wie soll ich'n sagen, ja, da mach ich emal e ‚ja'. Ich weiß net, ob Sie mich verstehn, was ich damit jetzt mein? Wenn mer jetzt dauernd vom Pech verfolgt is,
I: mhm
B: is mer doch a niedergeschlagen dauernd,
I: Ach so, ah ja.
B: und so mein ich jetzt,
I: mhm
B: so wird mer eher krank.
I: Ja, schön, daß Sie das dazugesagt haben,
B: net
I: jetzt kann ich das besser verstehen.

Die Befragte hatte also keineswegs eine diffus-fatalistische Ursachenvorstellung, sondern – wie auch aus den übrigen Antworten hervorging – eine multikausale Konzeption von Krebs, bei der soziopsychosomatische Vorstellungen im Sinne einer ganzheitlichen Sichtweise von Wechselwirkungen zwischen Umwelt, Psyche und Körper eine wichtige Rolle spielten.

11.8 Interviewerratingskalen

Unmittelbar nach jedem Interview füllte der Interviewer ein aus 14 Items bestehendes Globalrating zum Interviewverlauf aus (s. Anhang S. 282). Damit sollten diejenigen Aspekte des Interviewverlaufs festgehalten werden, die das *Verhalten* des Befragten und die *Beziehung* zwischen Interviewer und Befragten während des Interviews betrafen.

Bei Item Nr. 12 (vgl. Anhang S. 282) waren die Pole zur Krebsangst wie folgt definiert:

- *vermeidend:* Befragter vermeidet offenes Ansprechen des Themas Krebs und eigener Ängste,
- *vigilant:* Befragter zeigt bewußte Besorgnis über das Thema, unternimmt aktiv Versuche, Informationen über Krebsbekämpfung und eigene Verhaltensmöglichkeiten zu erhalten, wendet sich also dem Thema aktiv in seinem Leben zu.

11.9 Postskriptum durch Interviewer

Unmittelbar nach jedem Interview füllte der Interviewer ein freies Postskriptum aus, um weitere allgemeine Eindrücke zum Gesprächsverlauf, einschließlich Kontaktaufnahme, Atmosphäre, Gefühlsausdruck, informelles Nachgespräch festzuhalten (Anhang S. 283). Diese Notizen erleichterten auch bei der nachträglichen inhaltsanalytischen Kodierung das Erinnern an die jeweilige Person und ihr Verhalten.

11.10 Gewinnung der Stichprobe; Durchführung der Interviews

Die 104 Interviews wurden abwechselnd vom Autor, Arzt und Psychologe mit 7jähriger psychotherapeutischer Berufserfahrung, sowie von 2 intensiv eingearbeiteten Doktorandinnen, Frau cand. med. Renate Daniel und Frau cand. med. Annelie Völcker, durchgeführt. Die anonym transkribierten Interviews erhielten später einen Code, aus dem auch der jeweilige Interviewer ersichtlich war. 3 Interviews waren wegen Unverständlichkeit der Tonbandaufnahmen nicht auswertbar.

Die Interviews fanden vom Herbst 1983 bis zum Frühjahr 1984 in 3 verschiedenen allgemeinärztlichen Arztpraxen am Heidelberger Stadtrand (Nordbaden), in einem Dorf bei Schwäbisch Gmünd (Nord-Württemberg) sowie in einem Dorf bei Baden-Baden (Mittelbaden) statt.

Die Diagnosen der befragten Patienten entsprachen dem üblichen Spektrum einer Allgemeinpraxis, insbesondere in der Winterzeit. Krebspatienten und Patienten mit schweren Krankheiten waren durch Befragung der Sprechstundenhilfe vor dem Ansprechen eines Patienten ausgeschlossen, da wir ja die subjektiven Theorien über Krebs vornehmlich hinsichtlich ihrer Bedeutung für *präventives* Gesundheitshandeln studieren wollten. Eine Mitarbeiterin unserer Projektgruppe, Frau Dipl.-Psych. Ute Michel, führte allerdings Anfang 1984 eine Studie über subjektive Krankheitstheorien mit 40 Krebspatientinnen durch. Die Ergebnisse eines Vergleichs beider Studien sollen später andernorts publiziert werden.

Aus den bereits dargelegten ethischen Gesichtspunkten wurde auf eine offensive Rekrutierung der Probanden verzichtet. Wir versuchten, eine zufallsgesteuerte „konsekutive Stichprobe" aus der Klientel des betreffenden Allgemeinarztes zu gewinnen, indem wir mit Einverständnis des Arztes und nach kurzer Rücksprache mit der Sprechstundenhilfe (Krebspatient? schwere Krankheit?) zu bestimmten Sprechzeiten eintreffende Patienten entsprechend dem im Anhang A 1, S. 266, wiedergegebenen Entwurf ansprachen. Die Verweigerungsquote lag bei ca. 35%. Durch Absprachen konnten wir einigermaßen ausgewogene Quoten der wichtigsten soziodemographischen Merkmale (Geschlecht, Alter, sozialer Status) nach den in Kap. 14 dargestellten Kriterien erreichen.

Die Beschränkung auf ca. 100 Personen wurde bewußt in Kauf genommen, um *Intensivität* der Explorationen zu ermöglichen. Eine *Extensivität* im Sinne einer Repräsentativität für die Gesamtbevölkerung ist für diese Art qualitativer Explorationen mit aufwendigen sprachinhaltsanalytischen Auswertungen nicht zu erreichen.

Die Explorationen selbst wurden in einem ungestörten Nebenzimmer der Praxis durchgeführt. Die Einstiegserläuterungen des Interviewers, auch zum Tonbandgerät, sind im Anhang A 1, S. 267, wiedergegeben.

11.11 Erfahrungen hinsichtlich der Beziehung zwischen Befrager und Befragtem beim Aufkommen von Affekten

Die meisten befragten Patienten äußerten am Ende der Explorationen, das Gespräch sei auch für sie selbst anregend gewesen. Häufig wurde bemerkt, man habe noch nie so gründlich über diese Themen nachgedacht.

Als besonders günstig erwies sich die Strategie, zu Beginn der Explorationen zunächst über einen Dritten zu sprechen, nämlich über eine miterlebte Krebserkrankung eines anderen. Dadurch wurde dem Empfinden einer zu raschen Zudringlichkeit des Interviewers vorgebaut und zugleich von Anfang an eine starke Ernsthaftigkeit des Gesprächs ermöglicht.

Obwohl wir uns als Arzt - bzw. im Falle von Frau Daniel und Frau Völcker als Medizinstudentin - vorgestellt hatten, gewannen wir den Eindruck, daß etwaige Enttäuschungen oder negative Affekte gegenüber Ärzten zumindest in indirekter Sprache, d.h. in Form meist unmißverständlicher Andeutungen, angesprochen werden konnten.

Strikte Neutralität seitens der Forscher wurde nicht angestrebt, da diese bei Explorationsgesprächen nicht nur unmöglich ist, sondern sogar ungünstig sein kann. Die Bereitschaft zur Introspektion und zur offenen Mitteilung darüber kann nur durch ein teilnehmendes Zuhören gefördert werden.

Hilfreich war es ferner, auch die eigenen Affekte als Zugänge zum Erkennen zu begreifen. Daher wurden diese im Postskriptum notiert, bei den Teamsitzungen angesprochen und auch in die Auswertung explizit einbezogen (vgl. 21.1). In einigen Fällen wurden eigene Affekte auch direkt im Explorationsgespräch angesprochen, z.B. wenn wir bemerkten, daß nicht nur der/die betreffende Patient/in, sondern auch wir selbst zunehmende Anzeichen von Anspannung spürten und dabei das Empfinden hatten, vielleicht zu zudringlich gewesen zu sein.

Ein metakommunikatives Ansprechen solcher Affekte führte meist zu einer beiderseitigen Entlastung und Entkrampfung. Ein Gesprächsabbruch erfolgte in keinem Fall.

11.12 Zusammenfassung

Es wurde ein für diese Studie entwickeltes Erhebungsinstrument subjektiver Krankheitstheorien und ihres assoziativen Bedeutungsumfeldes beschrieben, das eine Kombination aus qualitativen und quantifizierenden Methoden darstellt, indem es problemzentrierte Explorationen mit während der Exploration vorgelegten Ratingskalen verbindet. Das Ziel bestand darin, zu dem, was Menschen über präventive Krebsbekämpfung „wirklich" denken und erleben, einen möglichst umfassenden, validen und reliablen Zugang zu finden. Unsere Methode bestand aus der Erhebung möglichst umfassender Sprachproben und der nachträglichen inhaltsanalytischen Auswertung der Sprache von Menschen über Krebserkrankungen und präventive Krebsbekämpfung.

Um die zu erhebenden Sprachproben für die kategoriale inhaltsanalytische Auswertung vergleichbar zu machen, wurde ein differenzierter Interviewleitfaden entwickelt, dessen 9 Hauptkapitel nach den wichtigsten Bedeutungshorizonten (Relevanzbereichen) des Vorstellungsinhalts „Krebserkrankung" gegliedert waren. Innerhalb jedes einzelnen Interviewkapitels war jeweils eine flexible Explorationsführung möglich. Der Interviewleitfaden enthielt zur Sicherung von Vollständigkeit und Vergleichbarkeit der Erhebung standardisierte Schlüsselfragen, die in jedem Falle im Verlauf des betreffenden Interviewkapitels zu stellen waren, und fakultative Vertiefungsfragen.

Durch die Festlegung der in jedem Falle einzuhaltenden 9 Interviewkapitel wurde eine für alle Befragten gleichermaßen geltende Abfolge weitgehend standardisierter Bedeutungshorizonte gesichert, die bei der nachträglichen kontextsensitiven Auswertung der Sprachproben als Auswertungseinheiten dienen sollten.

Bei der Konzipierung der Explorationsmethodik orientierten wir uns an den Kriterien Nichtbeeinflussung, Spezifität, Reichweite und Tiefgründigkeit.

Die quantifizierenden Erhebungsinstrumente bestanden aus Selbstratingskalen zu verschiedenen Aspekten subjektiver Krankheitstheorien, insbesondere zur Kausal- und Kontrollattribution. Kontrollattributionen erhoben wir *themen*spezifisch und *personen*spezifisch, um mögliche Konfundierungen themenspezifischer, auf Krebsbekämpfung bezogener Beeinflußbarkeitserwartungen mit personenabhängigen, also allgemein-lebensweltlichen Attributionsstilen erfassen zu können.

Zu den wichtigsten Aspekten der subjektiven Krankheitstheorien führten wir Mehrfacherhebungen innerhalb der verschiedenen Bedeutungskontexte durch, um bei der Auswertung kontextspezifische Vergleiche von Krankheitsbedeutungen vornehmen zu können.

Zusätzlich zu den quantifizierenden Erhebungsinstrumenten erhoben wir offene Kommentare. Abschließend nach jedem Interview füllten wir Interviewerratingskalen und ein Postskriptum zum Interviewablauf aus.

Insgesamt gewannen wir 101 auswertbare Explorationen mit nicht an Krebs erkrankten Patienten dreier allgemeinärztlicher Praxen.

12 Auswertungsinstrumente: „kontextsensitive" inhaltsanalytische Kodierung

12.1 Inhaltsanalyse als Verstehen und Interpretieren

Das Hauptproblem bei der Inhaltsanalyse explorierter Krankheitsbedeutungen besteht darin, die vielen Bedeutungselemente einer begrenzten Anzahl möglichst differenzierter übergeordneter Kategorien zuzuordnen. Während bei manchen psychologischen Auswertungsaufgaben die Kategorien bereits vorgegeben sind (z.B. bei Signierung von Rorschach-Protokollen), kannten wir beim Beginn der Analyse noch kaum die Kategorien, die für die Klassifizierung wichtig sein könnten.

Bei der Entwicklung unserer inhaltsanalytischen Auswertungsmethoden stützten wir uns auf die methodologischen Arbeiten von Lisch u. Kriz (1978), Lisch (1979), Gloger-Tippelt (1980), Bosshardt (1981), Jüttemann (1981), Huber u. Mandl (1982), Mayring (1983), Merten (1983), Rust (1983), Eye u. Marx (1984), Reif (1984) und Ulich et al. (1985).

Letztlich entspricht eine Inhaltsanalyse genau dem, was bei jedem Versuch, Informationen aufzunehmen und zu verarbeiten, abläuft. Jedem *Verstehen* liegt eine implizite Inhaltsanalyse zugrunde, d.h. eine kategorial-interpretative Deutung des uns begegnenden Geschehens. Gegenüber dem Alltagsverstehen erfolgen bei der Inhaltsanalyse die Kategorienentwicklung und Zuordnung lediglich expliziter.

Sprachliches Geschehen hat, wie wir sahen, immer neben dem *manifesten Gehalt* auch einen situativen Kontext, der als *latenter Gehalt* in die Äußerungen eingeht und bei der Analyse mitberücksichtigt werden muß. Die Rekonstruktion der Bedeutungen impliziert somit auch einen Prozeß des Erschließens. Dazu muß der Kontext, zu dem die zu analysierenden Daten in Beziehung stehen, transparent gemacht werden.

Dieser Forderung entsprachen wir dadurch, daß wir trotz aller Flexibilität bei den Interviews darauf achteten, die 9 Interviewkapitel in jedem Fall als kontextbestimmende Einheiten *(Bedeutungshorizonte)* zu erhalten, da sie für die Inhaltsanalyse als definierte *Auswertungseinheiten* fungieren sollten. Ferner wurden nicht einzelne zentrale Begriffe kategorisiert, sondern innerhalb der Auswertungseinheiten wurde die gesamte *verbale Umgebung* dieser Begriffe mitberücksichtigt.

Bei der Rekonstruktion von Krankheitsbedeutungen konnten *vorgefaßte wissenschaftliche Kategorien* sowohl hilfreich als auch hinderlich sein. Ob beispielsweise die bisher in der Psychologie favorisierten Einteilungsversuche menschlicher Kausal- und Kontrollattributionen (stabil vs. variabel, global vs. spezifisch, internal vs. external) tatsächlich den Kategorien subjektiver *Krankheits*theorien von Menschen im Alltag entsprechen, konnte nicht einfach vorausgesetzt werden, wie bereits in Kap. 4 dargelegt wurde. Menschen orientieren ihr Handeln nicht unbedingt an denjenigen Bedeutungen, die ein Sozialwissenschaftler mit dem Thema dieser Handlungen verbindet, sondern wesentlich ist die Bedeutung, die dieses Thema für den

Handelnden selbst hat. Daher bezeichneten wir die inhaltsanalytischen Kategorien im Zweifel sowohl mit Begriffen aus der Wissenschaftssprache als auch mit solchen aus der Alltagssprache. Die jeweilige Person sollte ihre eigenen Äußerungen möglichst weitgehend in diesen Begriffen wiedererkennen können.

Neben dem Gesamtkontext war dabei auch die sog. „Mikrostruktur" der Explorationen zu berücksichtigen, d.h. die spezifische Frage-Antwort-Interaktion und dabei das Ausmaß der Offenheit vs. Geschlossenheit der Interviewfragen. Wir hatten bereits gesehen, daß für das Verständnis *verneinend* formulierter Äußerungen ein Wissen darüber wichtig ist, ob sie spontan oder auf direkte Befragung erfolgten. Daher legten wir im Interesse der Vergleichbarkeit bei den wichtigsten uns interessierenden Fragen (deren Ziffern im Interviewleitfaden eingerahmt sind) Wert darauf, daß deren Formulierungen, v.a. hinsichtlich der Offenheit/Geschlossenheit, bei allen Probanden gleich waren, und kodierten Negationen spezifisch. Antwortete also beispielsweise jemand auf die Frage nach den Ursachen von Krebs:

Man hört ja oft, daß auch Enttäuschungen des Lebens eine Rolle spielen, aber das kann ich mir nicht vorstellen,

so wurde diese Äußerung als Negation bei der entsprechenden Kategorie kodiert. (Im Kodierleitfaden, Anhang A 9, S.324, ist ersichtlich, daß in diesem Falle bei Variable 137 als Ausprägung eine 3 zu kodieren war.)

12.2 Transkription; Protokollierungsregeln

Alle narrativen Interviewpassagen zur miterlebten Krebserkrankung (2. Interviewkapitel) wurden vollständig wörtlich nach den Richtlinien des Gottschalk-Gleser-Verfahrens transkribiert (Schöfer 1980). Die übrigen Interviewkapitel (3-9) wurden in den ersten 30 Fällen ebenfalls vollständig wörtlich transkribiert, allerdings unter Auslassung von Füllwörtern (Transkriptionsregeln s. Anhang A 7). Die einzelnen Transkripte hatten eine durchschnittliche Länge von ca. 30 Seiten.

Die übrigen 71 Interviews wurden aus ökonomischen Gründen nicht mehr vollständig transkribiert, sondern in Form ca. 15- bis 20seitiger *systematischer Protokolle* verschriftet. Diese stellten eine vereinfachte Form der Transkription und zugleich 3 erste Schritte der *Materialverdichtung* dar (Mayring 1983):

1) Präzisierung der zu analysierenden Einheiten innerhalb des Rohmaterials,
2) Auswahl der Einheiten, die für die Inhaltsanalyse herangezogen werden sollten,
3) Zuordnung der Einheiten zu ihnen entsprechenden Oberkategorien anhand der Kapitel des Interviewleitfadens.

Die systematischen Protokolle ordneten die Ergebnisse des ersten Materialdurchgangs anhand der im Anhang A 8 aufgelisteten *offenen Kategorien*. Sie entsprachen den Oberbegriffen des Interviewleitfadens und bedeuteten noch keine Interpretation, sondern lediglich ein erstes Ordnungsraster. Es wurden nicht nur Stichworte, sondern immer ganze Sätze protokolliert.

Wurde zu einer bestimmten Kategorie des systematischen Protokolls (z.B. 6.9: Selbstgefährdung) eine Äußerung in einem anderen Zusammenhang gefunden (z.B. als Spontanäußerung im 5. Interviewkapitel über Ätiologie), so wurde diese

Äußerung unter Kennzeichnung der *Fundstelle* (Ziffer des betreffenden Interviewkapitels) unter der jeweils inhaltlich treffendsten Kategorie notiert. Der Kontext, in dem die betreffende sprachliche Äußerung stattgefunden hatte, konnte also auch in diesen Fällen jederzeit wieder nachgeschlagen werden.

12.3 Festlegung der Richtung der Analyse

Wir wollten Aussagen über kognitive, emotionale und handlungsbezogene Aspekte der subjektiven Theorien über Krebs gewinnen. Durch die übergreifenden Kategorien der systematischen Protokolle wurde die Richtung der Inhaltsanalyse insofern festgelegt, als darin Vorannahmen über einige zentrale Komponenten der subjektiven Krankheitstheorien (z.B. Ursachenvorstellungen, Kontrollattributionen, „Image" von Krebskranken) ihren Niederschlag fanden. Theoretische Grundlage war hier die psychologische Attributionstheorie. Darüber hinaus waren uns die intentionalen Aspekte sowie die emotionalen Konnotationen der Vorstellungsinhalte wichtig. Diese wurden nur teilweise explizit erfragt, d.h. oft auch implizit erschlossen. Beispiele hierzu finden sich im Kodierleitfaden zu den Variablen 12, 13, 14, 18, 19 (Anhang A 9, S. 289–291, 297 f.).

12.4 Inhaltsanalytisches Ablaufmodell

Die einzelnen Arbeitsschritte der inhaltsanalytischen Textauswertung waren im wesentlichen am Konzept von Mayring (1983) orientiert. Die *Auswertungs*kategorien des Kodierleitfadens waren nicht vollständig deckungsgleich mit den *Erhebungs*kategorien des Interviewleitfadens. Diese hatten wir ja aus der theoretsichen Analyse abgeleitet; sie konnten jedoch keinen Anspruch auf Vollständigkeit erheben.

In wöchentlichen Ratingkonferenzen wurden zunächst aus etwa 20 Interviews umfassende Sammlungen von *Ankerbeispielen* zu den Hauptkategorien zusammengetragen. Daraus wurde ein vorläufiger *Kodierleitfaden* zusammengestellt, der als Nachschlagewerk eine offene Sammlung der Kategorien, Ankerbeispiele und Kodierregeln enthielt, ferner ein vorläufiges *Kodierschema,* anhand dessen später jedes einzelne Interview kodiert werden sollte. Alle 6 Mitglieder der Projektgruppe führten sodann unabhängig voneinander zu den ersten 3 Interviews *Probekodierungen* durch, die zur Prüfung und Verbesserung der Interkoderreliabilität gemeinsam verglichen wurden. Nach weiterer Differenzierung und Ergänzung der Kategorien sowie Präzisierung der Kodierregeln wurden die endgültigen Fassungen von Kodierschema und -leitfaden mit *insgesamt 292 Kategorien* vervielfältigt (Anhang A 9, S. 285 f.), so daß alle Interviews durch den jeweiligen Interviewer anhand der Tonbandaufzeichnungen und der Transkripte bzw. systematischen Protokolle kodiert werden konnten. Neben der unter 13.3 noch zu beschreibenden Reliabilitätskontrolle wurden mehrmals während der Kodierungsphase zur forlaufenden Sicherung der Interkoderreliabilität Kodierregeln und weitere Ankerbeispiele im Team aufeinander abgestimmt.

12.5 Systematische Materialstrukturierung und Kategorienbildung: Kodierleitfaden und Kodierschema

Die systematische Reduzierung bei der Entwicklung von Kodierleitfaden und -schema soll noch etwas genauer beschrieben werden (vgl. Mayring 1983).

1) Paraphrasierung: Anhand der Transkripte bzw. der systematischen Protokolle von zunächst 20 exemplarischen Interviews wurden zu allen Fragen Kurzfassungen der Äußerungen in grammatikalischer Kurzform erstellt, d. h. nicht inhaltstragende Textbestandteile wurden gestrichen. An einem Beispiel sollen solche Kurzparaphrasen veranschaulicht werden. Die verschiedenen Vorstellungen der ersten 20 Befragten zu möglichen Veränderungen der Lebenseinstellung und Lebensgestaltung eines Menschen, der erfahren hat, daß er Krebs hat (vgl. Interviewleitfaden, Ziffer 4.2-4.7; Anhang A 1, S.269), ließen sich anhand der Interviewtranskripte zunächst als insgesamt etwa 100 inhaltstragende Kurzparaphrasen auflisten (Mehrfachnennungen waren möglich), z. B.:

a) die Zeit mehr nutzen,
b) jeden Tag als Geschenk betrachten,
c) nachholen, was bisher zu kurz kam,
d) Reise nach Indien unternehmen,
e) zur Flasche greifen,
f) sich hängen lassen,
g) den Kampf aufnehmen,
h) nochmal richtig aufleben,
i) die Krankheit in sich hereinfressen,
j) grübeln,
k) bewußter leben,
l) auf den Putz hauen,
m) Bankraub machen,
n) jetzt ist sowieso alles egal.

2) Generalisierung auf ein einheitliches Abstraktionsniveau: Hierarchien innerhalb des Kategoriensystems wurden festgelegt.

3) Erste Reduktion: In den Auflistungen der Paraphrasen zu den einzelnen Auswertungseinheiten wurden bedeutungsgleiche Paraphrasen innerhalb jeder Auswertungseinheit gestrichen, so daß nur diejenigen Paraphrasen für die Kategorienentwicklung übernommen wurden, die als zentral inhaltstragend erachtet wurden.

4) Zweite Reduktion: Paraphrasen mit ähnlichem Inhalt wurden im Sinne einer Bündelung zusammengefaßt. Lauteten beispielsweise die Antworten auf die Frage 4.7 nach möglichen Veränderungen der Lebenseinstellungen bei Krebs:

Vielleicht würde man sich wieder mehr über jeden einzelnen Tag freuen und auch Kleinigkeiten bewußter erleben,

so konnten diese Äußerungen unter der Kategorie „intensiver, reflexiver" kodiert werden. Die zu dieser Frage („Veränderungen der Lebenseinstellung") insgesamt gewonnenen Kategorien sind aus dem Anhang A 9, S.319-321 ersichtlich. Die Gestaltung des Kodierleitfadens soll abschließend anhand zweier Variablen zur Dimension „Veränderung der Lebenseinstellung" auszugsweise veranschaulicht werden (vgl. Anhang A 9, S.319f. und die folgende Übersicht).

Dimension: „Veränderung der Lebenseinstellung"

Wie verhalten sich Betroffene, wenn sie wissen, daß sie Krebs haben? Welche Reaktionen kann sich der Befragte für sich oder andere vorstellen?

Variable	*Definition*	*Ankerbeispiele*
V 106 Veränderung generell	Der Befragte gibt an, ob sich in einer solchen Situation überhaupt etwas verändern würde oder nicht.	
V 107 intensiver, reflexiver	Der Betroffene definiert neue Werte.	Über Kleinigkeiten freuen; bewußter leben; wieder Mensch werden; jeden Tag mehr genießen; Wohlstand und materielle Werte werden unwichtig; Leben ist höchstes Gut.
V 108 exzessiver, enthemmter	Durch die Erkrankung wird der Betroffene befreit von Schuld-, Schamgefühlen und Verantwortung (Freibrief). Er begehrt auf gegen eigene und fremde Normen und holt Versäumtes nach.	Extrem ausleben; auf Putz hauen; mitnehmen, was mitzunehmen ist; richtig reinhauen; besser essen; nicht mehr schuften und schaffen; vollsaufen; rauchen, es ist egal, woran man stirbt; Weltreise; Bankraub; Vermögen verprassen.
(usw. V 109–118, s. Anhang A 9, S. 319–321.)		

Für die Kodierung hörte sich der Kodierer das gesamte Interview anhand der vollständigen Tonbandaufnahmen noch einmal an und arbeitete das Transkript bzw. das systematische Protokoll Satz für Satz anhand des Kodierleitfadens durch. Für jeden Befragten wurde nun ein eigenes Kodierschema ausgefüllt (Anhang A 10, S. 375–385), in das nicht nur die jeweiligen Ausprägungscodes aus dem Kodierleitfaden, sondern auch Anmerkungen über Besonderheiten, prägnante Formulierungen und bemerkenswerte Passagen eingetragen wurden.

12.6 Zur Bedeutung „offener Kategorien" bei der Inhaltsanalyse freier Einfälle

Bei der Kategorisierung freier Assoziationen ist immer mit einem „inkommensurablen Rest" zu rechnen, der teilweise auf subjektive Verarbeitungen einzelner Personen zurückgeführt werden kann, also nicht ohne weiteres generalisierbar ist, aber nichtsdestoweniger aufschlußreich bei der letztlichen Interpretation sein kann (vgl. Reif 1984).

Der Kodierleitfaden diente jedem Kodierer daher zugleich als Raster, um besonders prägnante Originalzitate und kasuistische Auffälligkeiten unter den dazugehörigen inhaltlichen Kategorien (mit Verweis auf die jeweilige Fundstelle im Transkript) zu notieren, um auf diese bei der abschließenden Interpretation der Ergebnisse zurückgreifen zu können. Die Kategorien des Kodierleitfadens fungierten also auch als „Sammelbecken" für Notizen über individuelle Aussagen.

Dieses Vorgehen, auch ausdifferenzierte Kategoriensysteme zusätzlich zur computergerechten Kodierung zugleich als *offene Kategorien* für die geordnete Sammlung von Originalzitaten zu benutzen, hat sich sehr bewährt. Einige Kategorien mußten beispielsweise bei der elektronischen Datenverarbeitung später (z. B. mangels ausreichender Nennungshäufigkeiten) wieder verworfen werden. In diesen Fällen konnten wir bei der Interpretation zumindest auf das unter diesen Kategorien registrierte kasuistische Material zurückgreifen.

12.7 Spezielle sprachinhaltsanalytische Erfassung auftretender Affekte mit dem Gottschalk-Gleser-Verfahren

Am Anfang der Explorationen wurden unsere Interviewpartner gefragt, ob sie schon selbst eine Krebserkrankung bei einem anderen Menschen miterlebt hatten, sei es bei einem Verwandten, Nachbarn, Kollegen oder Freund (2. Interviewkapitel, vgl. Anhang A 1, S. 267 f.). Dies war bei 87 der 101 auswertbaren Explorationen der Fall. Davon konnten 83 Schilderungen ausgewertet werden. *In diesen 83 Fällen handelte es sich also um eine Studie mit Bezugspersonen von Krebskranken.*

Einige Befragte erinnerten bis zu 5 miterlebte Krebserkrankungen. Verwandtschaftsgrad, persönliche Wichtigkeit des betreffenden Krebspatienten für den Befragten u. ä. wurden selbstverständlich festgehalten (vgl. Anhang A 9, S. 287–289).

Diese 83 Befragten wurden nondirektiv gebeten, alle Erinnerungen und Einfälle über diejenige miterlebte Krebserkrankung, die ihnen am stärksten erinnerlich war, zu erzählen. Die so gewonnenen *narrativen Interviewpassagen* dauerten im Durchschnitt ca. 15 min, was pro zweitem Interviewkapitel Transkripte von je (im Mittelwert) 1230 Wörtern ergab. Insgesamt erhielten wir in diesen zweiten Interviewkapiteln („Krebsgeschichten") 102154 transkribierte Wörter. Dieses reichhaltige Material ist aufgrund der Ich-Nähe und Spontaneität der gewonnenen Äußerungen zum Studium der Assoziationen von Menschen zum Thema Krebserkrankung besonders gut geeignet. Seine Auswertung erfolgte daher mit besonders aufwendigen Techniken und möglichst umfassend.

Alle 83 Transkripte wurden doppelt, d.h. unabhängig voneinander durch 2 verschiedene Teams und nach 2 verschiedenen Methoden ausgewertet.

Zum einen erfolgte die Auswertung in *inhaltlicher* Hinsicht durch uns selbst anhand der im Anhang auf den Seiten 287–309 wiedergegebenen Kategorien. Wir wollten wissen, wie der medizinische und psychosoziale Krankheitsverlauf geschildert wurde, welche Einstellungen des Befragten zur Medizin dabei implizit oder explizit deutlich wurden, welche Vorstellungen über mögliche Ursachen der miterlebten Krebserkrankung zum Ausdruck kamen, ob und mit welchen Konnotationen die KFU erwähnt wurde, welche persönlichen und sozialen Veränderungen im Leben des betreffenden Krebskranken gesehen wurden, und ob der Befragte aus der von ihm persönlich miterlebten Krebserkrankung Schlußfolgerungen für sein eigenes Leben gezogen hatte, wie er die von ihm miterlebte Krebserkrankung also psychisch verarbeitet hatte. Die Ergebnisse dieser Teilstudie sind in Kap. 15 dargestellt.

Zum anderen wollten wir wissen, welche *Affekte* bei den Befragten ausgelöst wurden, während sie mit uns über selbst miterlebte Krebserkrankungen sprachen. Da wir uns bei den entsprechenden Interviewpassagen nondirektiv verhielten (Formulierungsbeispiele zur Exploration sind im Anhang A 1, S. 268, Ziffer 2.3, wiedergegeben), gehen wir davon aus, daß es sich bei den hier ausgedrückten Affekten um *Konnotationen* handelte, also um Elemente des *affektiven Bedeutungsumfeldes, das mit aktualisiert wird, wenn jemand an Krebserkrankungen und Krebskranke denkt bzw. über sie spricht.* Ihre Erfassung mit Hilfe des Gottschalk-Gleser-Verfahrens soll nun vorgestellt werden.[1] Die Ergebnisse sind im 23. Kap. dargestellt. Eine ausführliche Darstellung und Diskussion des Gottschalk-Gleser-Verfahrens in Bezug auf unsere Studie findet sich in der Dissertation unserer Projektmitarbeiterin Renate Daniel (1986).

Das von Gottschalk und Gleser (1969), Gottschalk (1979), Koch (1980), Schöfer (1980), Knappik (1980), Becker (1982) und v. Rad (1983) dargestellte sprachinhaltsanalytische Verfahren dient der Erfassung und Quantifizierung situativer, d. h. aktuell auftretender Affekte in der gesprochenen Sprache und wird auf transkribierte Texte angewendet. Es handelt sich also um eine Annäherung an eine nonreaktive Erfassung. Der sprachinhaltsanalytische Meßvorgang beeinflußt das Affektverhalten nicht. Die Spontaneität des narrativen Assoziationsflusses im eigentlichen Gespräch wird durch das erst nachträglich auf das Gesprächstranskript angewandte Gottschalk-Gleser-Verfahren nicht gestört.

Die 83 Transkripte des 2. Interviewkapitels wurden von einer seit 7 Jahren intensiv für dieses Verfahren geschulten Raterin satzweise mit Hilfe gewichteter Kategorien für ängstliche, aggressiv-feindselige und Hoffnungsaffekte mit insgesamt 22 Affektsubskalen ausgewertet. Diese Subskalen werden im 23. Kap. zusammen mit den Ergebnissen dargestellt. Die absichtlich ohnehin spärlichen und nondirektiven Äußerungen des Interviewers wurden dabei ausgeklammert, ferner wurden reaktive Gesprächsexkurse, die eindeutig durch Störungen von außen verursacht waren, wie z. B. Kommentare zu Tieffliegern, in den Transkripten besonders gekennzeichnet und ebenfalls aus der Auswertung ausgeschlossen. Zum Zwecke der Vergleichbarkeit der verschiedenen Sprachproben waren die Interviewerfragen im übrigen standardisiert; vgl. Anhang A 1, S. 268, und Kap. 23.

20 der 83 Sprachproben wurden zur *Reliabilitätsprüfung* zusätzlich von einer zweiten, ebenfalls seit mehreren Jahren intensiv geschulten Raterin nach denselben Skalen kodiert. Die Interraterreliabilität erwies sich angesichts der umfangreichen Operationalisierung des Verfahrens (Schöfer 1980, S. 43–193) mit insgesamt r = 0,86 als gut. Die statistische Reliabilitätsprüfung wurde von einem hierin besonders erfahrenen Kollegen, Herrn Dr. G. Deffner, Hamburg, durchgeführt. In einem 200 Seiten starken Auswertungsmanual (Schöfer 1980) sind die Kodierregeln und Ankerbeispiele zu den Affektskalen des Gottschalk-Gleser-Verfahrens ausführlich erläutert, daher sollen hier nur die Prinzipien des Verfahrens dargestellt werden.

Im Unterschied zu den meisten psychologischen Tests dient das Gottschalk-Gleser-Verfahren nicht der Erfassung überdauernder Persönlichkeitsdispositionen

---

[1] Für die Unterstützung bei Planung, Auswertung und Reliabilitätsüberprüfung dieser Teilstudie unseres Projekts habe ich den mit der Gottschalk-Gleser-Methode seit vielen Jahren arbeitenden Experten Herrn Prof. Dr. Dr. Uwe Koch, Freiburg, Frau Ingrid Riemann, Frau Ilsetraud Prockl-Pfeiffer und Herrn Dr. Gerhard Deffner, Hamburg, zu danken, ferner auch den Teilnehmern des Gottschalk-Gleser-Arbeitskreises beim Deutschen Kollegium für Psychosomatische Medizin, die anläßlich einer gründlichen Diskussion dieser Studie im November 1984 wertvolle Anregungen gaben.

(„traits"), sondern es ist ein Instrument zur Erfassung kurzfristiger affektiver Zustände im Sinne von „states". Gottschalk und Gleser gehen aufgrund zahlreicher Studien von der Annahme aus, daß sich das Ausmaß von Affekten hinreichend valide und reliabel aus transkribierten sprachlichen Äußerungen ableiten läßt (zur emotionspsychologischen Fundierung vgl. insbesondere Koch 1980). Das Ausmaß eines Affekts wird als direkt proportional zu folgenden sprachlichen Phänomenen angesehen:

1) Zur *Auftretenshäufigkeit der jeweiligen Affektkategorie.* Je öfter beispielsweise als „aggressiv" klassifizierbare Äußerungen in einer Sprachprobe vorkommen, um so höher ist der entsprechende Affekt einzuschätzen.

2) Zur *Direktheit des Ausdrucks.* Je deutlicher und unmittelbarer der Sprecher einen Affekt ausdrückt, desto stärker darf davon ausgegangen werden, daß er ihn auch tatsächlich entsprechend heftig erlebt hat. Äußerungen wie beispielsweise „Ich hätte ihn am liebsten umgebracht" oder „Ich mochte ihn nicht" werden bei den Gottschalk-Gleser-Skalen unterschiedlich gewichtet.

3) Zum *Ausmaß der persönlichen Beteiligung,* die der Sprechende bei Äußerungen über affektiv bedeutsame Gedanken, Ereignisse oder Erinnerungen erkennen läßt. Es ergeben sich unterschiedliche Affektbeträge, je nachdem, ob der Sprechende selber oder andere Personen im Mittelpunkt der von ihm geschilderten Handlung stehen. Die Äußerung „Ich habe mich wahnsinnig geärgert" wird bei der Kodierung stärker gewichtet als die Äußerung „Der Nachbar hat sich wahnsinnig geärgert". Auch die letztere Äußerung wird allerdings als affektrelevant angesehen: Es ist hinsichtlich des aktuellen Affekterlebens nicht bedeutungslos, wenn ein Mensch auch erinnerte Affekte *anderer* Personen erwähnt.

Das Ausmaß dieser 3 Faktoren wird bei der Kodierung der transkribierten Sprachproben mathematisch für jede einzelne klassifizierbare Äußerung durch einen *Gewichtungsfaktor* dargestellt. Jeder einzelne grammatikalische Satz (= Kodiereinheit) der transkribierten Sprachproben wird also danach beurteilt,

a) ob er eine Affektäußerung enthält, die einer der 22 Subskalen zu Angst, Aggressivität oder Hoffnung zugeordnet werden kann,
b) wie hoch der jeweilige Gewichtungsfaktor für die Stärke der betreffenden Affektäußerung ist.

Beide Zuordnungsprozeduren sind für *ängstliche* und *aggressive* Affekte im Auswertungsmanual von Schöfer (1980) für jede einzelne Affektsubskala durch Definitionen und insgesamt mehrere hundert Ankerbeispiele operationalisiert. Die Adaption des ursprünglich in Amerika entwickelten Verfahrens auf deutsche Sprachverhältnisse erfolgte durch eine Arbeitsgruppe um A.E.Meyer, G.Schöfer und U.Koch im Rahmen des Sonderforschungsbereichs 115 der Deutschen Forschungsgemeinschaft an der Universität Hamburg. Die im deutschen Sprachraum noch wenig verwendeten Subskalen zur ausgedrückten *Hoffnung* basieren auf der Arbeit von Knappik (1980).
  Das Produkt aus der *Häufigkeit* affektrelevanter Kategorien und dem mathematischen *Gewicht* jeder dieser Kategorien erlaubt im ersten Auswertungsschritt eine

ordinale Erfassung der Stärke der Affekte. Je stärker ein bestimmter Affekt (z. B. Todesangst) eines Sprechenden in einer Zeiteinheit ist, desto häufiger wird mit Äußerungen gerechnet, die diesen Affekt direkt oder indirekt repräsentieren.

Da Menschen unterschiedliche Sprechgeschwindigkeiten haben, variieren die gesprochenen Worte pro Zeiteinheit von Person zu Person. Daher wird beim Gottschalk-Gleser-Verfahren zum Zwecke der Vergleichbarkeit von Sprachproben ein Korrekturfaktor benutzt, der die Affektscores verschiedener Personen auf ein Standardmaß von 100 Wörtern transformiert. Für jede einzelne Sprachprobe ist vor der sprachinhaltsanalytischen Auswertung die genaue Wortzahl des Texts festzustellen. Die Scoreberechnung ist bei Schöfer (1980, S. 82–86) ausführlich hergeleitet und beschrieben. Jeder Satz der Sprachprobe, der einer der Affektskalen zugeordnet werden kann, erhält einen inhaltlichen Code, der zusätzlich eine Zahl als Gewichtungsfaktor für die Stärke des ausgedrückten Affekts enthält. Innerhalb jeder Subskala (z. B. Todesangst, Verletzungsangst, Schuldangst) wird über die gesamte Sprachprobe der Person hinweg ein *Summenwert* aus diesen Gewichtungsfaktoren errechnet. Dieser *Rohwert* (R) wird anschließend transformiert, um die Größe eines Affekts auf die Standardzahl von 100 Wörtern zu relativieren, so daß Sprachproben verschiedener Länge hinsichtlich der in ihnen enthaltenen Affektäußerungen miteinander vergleichbar werden. Die Transformationsformel für den Affektscore (S) lautet:

$$S = \sqrt{\frac{100}{WZ} \cdot (R + 0{,}5)}.$$

Die einzelnen *Transformationsschritte* sind:

a) Addition von 0,5 zum Rohwert (R), um Nullwerte zu vermeiden,
b) Multiplikation von (Rohwert + 0,5) mit 100 und Division durch die Wortzahl (WZ),
c) Bildung der Quadratwurzel, um eine Linksschiefe in der Verteilungskurve abzumildern. Durch diese Quadratwurzeltransformation wird die Ordinalskala an die Charakteristika einer Intervallskala angenähert, so daß parametrische Verfahren angewendet werden können (Schöfer 1980, S. 21).

Durch die Addition von 0,5 ergibt sich ein Fehler, dessen Größe von der Gesamtwortzahl abhängt. Bei Sprachprobengrößen ab 250 Wörtern kann der Fehler vernachlässigt werden (Schöfer 1980, S. 85 f.). In unseren Sprachproben lagen die Wortzahlen bei durchschnittlich 1230; daher kann der auf die rechnerische Transformation zurückzuführende Fehler vernachlässigt werden.

Erhält nun eine Person A in einer der Gottschalk-Gleser-Affektskalen (z. B. Todesangst) einen höheren Score als eine Person B, so können wir nicht behaupten, A habe tatsächlich eine höhere Todesangst als B. Wir können lediglich sagen, daß uns bei A dieser Affekt *in der von uns erhobenen Situation,* d. h. bezogen auf die Themen dieses spezifischen Gesprächs, deutlicher zugänglich war als bei B (vgl. dazu ausführlich Koch 1980).

Speziell bei unseren Sprachproben war ferner das Problem zu berücksichtigen, daß in vielen Interviews die Schilderung des Schicksals von Krebskranken auch Erwähnungen von *Verletzungen* im weiteren Sinne enthielt, z. B. Punktierungen, Amputationen, Hautverbrennungen durch Bestrahlung. Die Erwähnung solcher Verletzungen wird in den Gottschalk-Gleser-Affektskalen je nach Kontext und erkennbarer subjektiver Bedeutung entweder als Ausdruck von Angst (z. B. bei projizierter Schuldangst) oder als Ausdruck von Aggressivität/Feindseligkeit kodiert. Aus der Erwähnung *medizinischer* Maßnahmen kann allerdings nicht in jedem Fall automatisch auf einen dabei mitschwingenden Affekt geschlossen werden. Abweichend zum Kodiermanual von Schöfer legten wir daher für die Kodierung solcher Äußerungen, die medizinische Maßnahmen betrafen, folgende Kriterien fest: Medizinische Eingriffe sollten nur dann nach den Gottschalk-Gleser-Affektskalen kodiert werden, wenn die Wortwahl deutlich machte, daß diese medizinische Behandlung offensichtlich als verstümmelnd wahrgenommen wurde bzw. daß dem Patienten eine Verletzung zugefügt wurde, die eine emotionale Bedeutung für den Sprecher hatte, z. B. sichtbar in einer Vorwurfshaltung gegenüber den betreffenden Ärzten.

Beispiele:

Die Ärzte haben ihn operiert.
Die Brust wurde abgenommen.

Keine Kodierung nach den Affektskalen. Dagegen:

Die haben ihm die Drüsen rausgerissen.

Kodierung nach den Affektskalen. Hierbei traten auch Grenzfälle auf, bei denen die Kodierung Ermessenssache war. Zum Beispiel:

Sie haben nicht allein den Krebsherd weggemacht, sondern auch noch die Harnröhre durchgeschnitten.
Und durch dieses Einführen des Katheters wird natürlich immer wieder diese Stelle gereizt und entzündet.

Für solche Fälle wurde festgelegt, daß im Zweifel eine emotionale Bedeutung für den Sprecher anzunehmen war, so daß die Äußerung im Sinne der Affektskalen zu kodieren war. Ausführliche Formulierungsbeispiele zu sämtlichen Affektskalen sind der Dissertation von R. Daniel (1986) zu entnehmen.

12.8 Zusammenfassung

Bei der inhaltsanalytischen Auswertung der gewonnenen Sprachproben wurden nicht einzelne zentrale Begriffe kategorisiert, sondern innerhalb der definierten Auswertungseinheiten (Interviewkapitel) wurde jeweils die gesamte verbale Umgebung dieser Begriffe mit berücksichtigt. Grundlage der inhaltsanalytischen Auswertung waren (1) die bei der Auswertung abzuhörende Tonbandaufzeichnung der gesamten Exploration sowie (2) das in 30 Fällen erstellte vollständige wörtliche

Transkript bzw. in 71 Fällen das systematische Protokoll der Exploration, dessen Kriterien expliziert wurden. Das so gewonnene und vollständig auszuwertende Textmaterial hatte einen Gesamtumfang von 2446 Seiten. Bei den systematischen Protokollen wurden immer auch die Fundstellen (Ziffern des betreffenden Interviewkapitels) notiert, in denen die betreffende sprachliche Äußerung stattgefunden hatte, so daß deren Kontext jederzeit nachgeschlagen werden konnte.

Anhand von zunächst 20 ausgewerteten Interviews wurde eine umfassende Sammlung von Ankerbeispielen zu den Hauptkategorien zusammengetragen. Aus ihnen wurde ein vorläufiger Kodierleitfaden zusammengestellt, ferner ein Kodierschema, anhand dessen jedes einzelne Interview kodiert werden sollte. Nach Ablauf von Probekodierungen, die zur Prüfung und Verbesserung der Interkoderreliabilität dienten, ergab sich die endgültige Fassung von Kodierschema und Kodierleitfaden mit insgesamt 292 Kategorien. Zur fortlaufenden Sicherung der Interkoderreliabilität wurden während der Auswertungsphase wöchentliche Auswertungskonferenzen durchgeführt.

Anhand der Kategorien des Kodierleitfadens wurden ferner in Sammelmappen kasuistische Beobachtungen festgehalten.

In 83 Fällen wurden narrative Interviewpassagen über miterlebte Krebserkrankungen gewonnen. In diesen 83 Fällen handelte es sich also um eine Studie mit Bezugspersonen von Krebskranken. Die Transkription dieser im Durchschnitt 15 min dauernden narrativen Interviewpassagen nach den Richtlinien des Gottschalk-Gleser-Verfahrens ergab für die spezielle affektpsychologische Auswertung ein Sprachmaterial von insgesamt 102154 Wörtern. Diese 83 Transkripte wurden doppelt, d.h. unabhängig voneinander durch 2 verschiedene Teams und nach 2 verschiedenen Methoden ausgewertet: Die inhaltlichen Konnotationen zum Verlauf und zur subjektiven Verarbeitung der miterlebten Krebserkrankungen wurden nach einem eigenen Kategoriensystem ausgewertet, deren Ergebnisse in Kap.15 dieses Buchs dargestellt werden. Zusätzlich wurden dieselben Transkripte von einer speziell für das Gottschalk-Gleser-Verfahren geschulten Raterin nach den von diesen Autoren entwickelten affektpsychologischen Skalen ausgewertet. Dadurch sollte erfaßt werden, welche Affekte bei den Befragten ausgelöst wurden, während sie mit uns über selbst miterlebte Krebserkrankungen sprachen. Diese Teilstudie diente also der Ermittlung des affektiven Bedeutungsumfeldes, das mit aktualisiert wird, wenn Menschen an Krebserkrankungen und Krebskranke denken bzw. über sie sprechen. Die Prinzipien des Gottschalk-Gleser-Verfahrens wurden vorgestellt; eine für die vorliegende Studie vorgenommene spezielle Differenzierung einzelner Affektskalen hinsichtlich der Kodierung sprachlicher Äußerungen über medizinische Maßnahmen wurde dargestellt.

13 Wahrheitskriterien

13.1 Zur Validierung der verbalen Daten

Mit dem schwierigen Problem der Validierung verbaler Daten befaßten sich bereits ausführlich, insbesondere im Hinblick auf die Erforschung subjektiver Theorien, Groeben u. Scheele (1977, 1983), Lisch u. Kriz (1978), Schulmeister (1979) sowie Huber u. Mandl (1982).

Das Validierungsproblem betrifft die Frage, ob ein wissenschaftlicher Rekonstruktionsversuch einer subjektiven Theorie einer Person angemessen und zutreffend ist: ob also tatsächlich das erfaßt wurde, was der Forscher zu erfassen bestrebt war. Der wissenschaftliche Versuch der Rekonstruktion einer subjektiven Theorie gilt dann als valide (gültig), wenn die wissenschaftlichen Ergebnisse mit dem jeweils vorgegebenen tatsächlichen Sachverhalt übereinstimmen. Die gewählten Operationalisierungen müssen also den theoretisch-begrifflich vorgegebenen Merkmalsbereich erschöpfend erfassen, mit dem wissenschaftlichen Bezugsrahmen grundsätzlich in Einklang zu bringen sein und als Prognosekriterien für von der wissenschaftlichen Theorie vorhergesagte und empirisch meßbare Phänomene (Außenkriterien) dienen können.

In der psychologischen Einstellungsforschung gilt als Validitätskriterium meist die Übereinstimmung zwischen wissenschaftlich gemessenen Einstellungen der Person und dem empirisch überprüften, mit dieser Einstellung konformen tatsächlichen Verhalten dieser Person. Dieses Validitätskriterium ist, wie unsere gesamten bisherigen Ausführungen zeigen sollten, hinsichtlich subjektiver Krankheitstheorien weitgehend ungeeignet, da mit einer eindeutigen Zuordnung von Kognitionen zu Handlungen (und umgekehrt) in den komplexen und nur schwer operationalisierbaren Bereichen von Gesundheit und Krankheit prinzipiell nicht gerechnet werden kann. Dies gilt ganz besonders hinsichtlich subjektiver Krankheitstheorien über emotional belastende Aspekte von Krankheiten, wie wir insbesondere anhand des prozessualen Charakters subjektiver Krankheitstheorien im Rahmen von problem- und situationsspezifisch oft schnell wechselnden Copingprozessen zu zeigen versuchten.

Grundsätzlich kann unterschieden werden zwischen 2 Aspekten der Validierung verbaler Daten: der Überprüfung der *„Realitätsadäquanz"* im soeben beschriebenen Sinne, d.h. vor allem als Handlungsvalidierung, und ferner der Überprüfung der *„Rekonstruktionsadäquanz"*, d.h. der auf den Forschungsprozeß selbst gerichteten Gültigkeitsüberprüfung, z.B. kommunikative Validierung, die auch als dialogkonsenstheoretische Validierung bezeichnet wird (vgl. Groeben u. Scheele 1977; Huber u. Mandl 1982).

Die Überprüfung der Rekonstruktionsadäquanz hat ihrerseits in einer inhaltsanalytischen Studie 2 Aspekte, die sich auf (1) die Erhebungssituation und (2) die Auswertungssituation beziehen.

13.2 Dialogkonsenstheoretisches Wahrheitskriterium

Angesichts der dargelegten besonderen Schwierigkeit, wissenschaftliche Aussagen über subjektive Krankheitstheorien durch Handlungsvalidierung zu überprüfen, kommt der v. a. von Groeben u. Scheele (1977) propagierten kommunikativen Validierung durch Konsensbildung zwischen (1) Forscher (Interpreten) und Interviewtem bei der *Erhebung* und (2) den Wissenschaftlern im Team bei der *Auswertung* eine hervorragende Bedeutung zu. Der Grundgedanke besteht darin, Interpretationen bereits während des Dialogs mit der interviewten Person zu besprechen und ferner auch bei der Auswertung im Forscherteam alle unklaren inhaltsanalytischen Aussagen zu diskutieren, bis Konsens hergestellt ist.

Unser eigener Forschungsansatz ist diesem Grundgedanken verpflichtet. Dabei sind wir uns darüber im klaren, daß auch dieses Validitätskriterium bei der Erforschung komplexer Kognitionen über belastende Themen nicht unproblematisch ist, wie unsere ausführlichen Erörterungen zur Inkonsistenz subjektiver Krankheitstheorien bereits zeigen sollten. Speziell zur Bedeutung von *Wahrnehmungsabwehr* innerhalb subjektiver Krankheitstheorien war bereits wiederholt auf die ausführliche Arbeit von Becker (1982) verwiesen worden, die anschauliche Beispiele für den Prozeßcharakter subjektiver Krankheitstheorien enthält. Einen „Prozeßcharakter" subjektiver Krankheitstheorien zu erkennen, bedeutet im Hinblick auf das Anliegen der Validierung, daß die *Zeitdimension* ein entscheidendes Problem beim wissenschaftlichen Validierungsversuch darstellt. Was in einem bestimmten Erhebungskontext subjektiv „wahr" war, kann bereits nach einigen Augenblicken sogar von der Person selbst subjektiv als „nicht wahr" empfunden werden, sofern sich wichtige Aspekte des Kontexts geändert haben, z. B. hinsichtlich der Beziehungsdynamik im Gespräch.

Selbst bei (für einen geschulten Arzt oder Psychologen) offenkundiger „Wahrnehmungsabwehr" wird es während der Exploration nur in seltenen Fällen möglich sein, diesen Befund durch Rückmeldung an den Interviewten und durch Konsensbildung mit ihm zu validieren. Würde ein solcher Versuch ohne weiteres und einfach tatsächlich gelingen, so wäre zunächst zu überprüfen, ob hier nicht möglicherweise eine epistemologische Paradoxie vorliegt.

Die Einigung zwischen Forscher und interviewter Person über eine Interpretation verbaler Daten hängt somit auch vom Abstraktionsniveau der Interpretation ab und insbesondere von wissenschaftlichen Konstrukten. Konsensvalidierung bedeutet genau wie die Datenerhebung selbst einen *fortlaufenden Annäherungsprozeß an das „eigentlich Gemeinte".* Dieser Prozeßcharakter von Datenerhebung und Validierungsversuchen im Interviewverlauf wird in unserer Studie durch das Konzept der *Mehrfacherhebung* besonders wichtiger Variablen unterstrichen.

Eine weitere Konsequenz aus diesen Überlegungen für den eigenen Forschungsansatz besteht darin, daß wir in der vorliegenden Arbeit die Validierungsproblematik hinsichtlich der Erforschung subjektiver Krankheitstheorien durch maximale Transparenz der eigenen Erhebungs- und Auswertungsmethodik in das Blickfeld rücken wollen. Die Darstellung der Ergebnisse ist am inhaltlichen Ablauf der Erhebungen orientiert, so daß der Leser an verschiedenen Stellen die Möglichkeit hat, Erhebungen und Validierungsschritte konkret nachzuvollziehen.

Die Ausführungen zur Validitätsproblematik sollten also keineswegs so verstanden werden, als seien wir der Meinung, die wissenschaftlichen Erkenntnisse über subjektive Krankheitstheorien seien nicht validierbar. Wir wollen uns allerdings mit der eigenen empirischen Studie diesen erkenntnistheoretischen Schwierigkeiten bewußt stellen und sind uns der Vorläufigkeit mancher im empirischen Teil gewonnener Erkenntnisse bewußt.

13.3 Reliabilitätskontrolle

Prinzipiell die gleichen Probleme stellen sich hinsichtlich der Reliabilität der verbalen Daten, d.h. des Grades der Genauigkeit der Erfassung subjektiver Krankheitstheorien.

Reliabilitätskriterien wurden ebenso wie Validitätskriterien v.a. im Rahmen der klassischen psychologischen Testtheorie entwickelt. Ein vollständig reliabler psychologischer Test müßte, wenn er wiederholt wird, bei beiden Applikationen bei derselben Person zu genau den gleichen Ergebnissen führen (Test-Retest-Reliabilität). Wenn Ergebnisse wiederholter Testanwendungen voneinander abweichen, werden Meßfehler angenommen.

Reliabilitätskontrollen sind am einfachsten hinsichtlich konsistenter Merkmale eines Menschen. Subjektive Krankheitstheorien sind jedoch nur teilweise konsistent. Eine hohe Reliabilität ist also nur bezüglich der konsistenten und leicht operationalisierbaren Anteile subjektiver Krankheitstheorien zu erwarten.

Bei inhaltsanalytischen Studien wie der vorliegenden ist die Reliabilitätsüberprüfung bei der Auswertung als Überprüfung der *Interraterreliabilität* möglich.

Das Vorgehen zur Reliabilitätskontrolle im eigenen Team bei der sprachinhaltsanalytischen Auswertung der Gesamtinterviews wurde bereits in 12.4 beschrieben. Entscheidend für die Sicherung der Interraterreliabilität war die regelmäßige wöchentliche Raterschulung anhand von Kodierbeispielen exemplarischer Interviews, deren Transkripte jeweils für das gesamte Auswerterteam kopiert wurden. Dabei wurde intensiv überprüft, *ob die Rater zu denselben verbalen Daten die gleichen Begriffe bildeten.*

Zur empirischen Überprüfung der Reliabilität der inhaltsanalytischen Kategorienbildung und des Kodiersystems wurden insgesamt 20 der 101 Interviews nach Zufall ausgewählt und auch von einem zweiten Rater kodiert. Dabei ist zu berücksichtigen, daß der Zweitkodierer über weniger Informationen als der Erstkodierer verfügte. Der Erstkodierer, der ja auch selbst das Interview durchgeführt hatte, konnte zusätzlich zum transkribierten Text auch auf seine Beobachtungen des Sprachverhaltens und der Beziehung im Interviewverlauf zurückgreifen. Die gerade für die Einschätzung evaluativer Stellungnahmen (wie z.B. Skepsis oder Vertrauen gegenüber Ärzten) besonders wichtigen parasprachlichen Komponenten waren nur dem Erstkodierer präsent und lebendig, zumal der zeitliche Abstand zwischen Interview und Erstkodierung noch kürzer war.

Grundlage der Berechnung war der Reliabilitätskoeffizient nach Lawlis u. Lu (vgl. Kübler 1984):

$$RK = \frac{B - E}{M - E}.$$

In dieser Formel gibt B für jede Variable die absolute Häufigkeit der Rater-/Kategorienübereinstimmung an. M ist die maximal mögliche Rater-/Kategorienübereinstimmung (in unserem Fall also 20). E gibt an, welche absolute Häufigkeit für B unter Zufallsbedingungen zu erwarten wäre: Im Falle des Reliabilitätskoeffizienten nach Lawlis u. Lu geht man dabei von einer gleichen Wahrscheinlichkeit für jede Kategorie und jeden Rater aus (ausführlich dazu: Kübler 1984).

Die Reliabilität der binären und der mehrfachskalierten Variablen wurde getrennt berechnet und anschließend jeweils gemittelt. Grundlage dieser Interraterreliabilitätsprüfung war ein auf die wesentlichen Interviewvariablen ausschließlich Kap. 2 reduzierter Kodierleitfaden. Dabei wurden alle 98 binären Variablen und 36 der insgesamt 56 mehrfachskalierten Variablen (d. h. 64,3%) von einem zweiten Rater rekodiert. Der Grundgedanke dieses Vorgehens war neben der Arbeitserleichterung für die Rater die Konzentration auf die wichtigsten Variablen des Interviews, die für die Darstellung und den Argumentationsgang einen besonderen Stellenwert einnahmen, wie die Variablen zur Kontrollattribution und der präventiven Verhaltensbereitschaft.

Für die binären Variablen ergab sich eine gemittelte Interraterreliabilität nach Lawlis u. Lu von 0,72. Für die mehrfachskalierten Variablen ergab sich ein mittlerer Reliabilitätskoeffizient von 0,67.

Bei der Durchsicht der Raterübereinstimmungen zeigte sich, daß bei den mehrfachskalierten Variablen eine diametral entgegengesetzte Einschätzung nicht vorkam. Abweichungen zwischen Erst- und Zweitkodierer kamen vornehmlich durch eine Tendenz zur Mitte bei den Zweitkodierungen zustande. Diese ist dadurch zu erklären, daß dem Zweitkodierer Informationen fehlten, die eine Entscheidung für eine Extremausprägung der Variablen gerechtfertigt hätten. Dieser Eindruck wurde in einer intensiven nachträglichen Diskussion und Durchsicht von Raternichtübereinstimmungen bestätigt. Während manche Indikatoren zur Ausprägung einer Variablen vom Erstkodierer (Interviewer) durch zusätzliche Hintergrundinformation aus dem Interview ergänzt werden konnten, um eine Extremeinschätzung zu rechtfertigen, wurde dieser Hinweis vom Zweitkodierer nicht immer als hinreichend für eine solche Entscheidung angesehen. Einigkeit bestand meist darüber, daß der Zweitkodierer mit demselben Wissen wie der Erstkodierer (Interviewer) zu einer gleichen Entscheidung gelangt wäre.

Auch der Prozeß der Reliabilitätsüberprüfung ist also als solcher von einer Unschärfe belastet. Für künftige inhaltsanalytische Studien wäre es erwägenswert, zumindest von denjenigen Explorationen, die in die Reliabilitätsstudie einbezogen werden sollen, Videoaufzeichnungen anzufertigen und die Kodierungen anhand dieser Videoaufzeichnungen vorzunehmen.

Hinsichtlich der in unserer Studie verwendeten affektpsychologischen Gottschalk-Gleser-Instrumente wurde die Reliabilitätskontrolle bereits in 12.7 vorgestellt: Sie ergab ein gutes Ergebnis von $r = 0,86$.

13.4 Zusammenfassung

Die in der psychologischen Forschung üblichen Validitäts- und Reliabilitätskriterien stammen im wesentlichen aus der Testforschung und sind für die Erhebung subjektiver Krankheitstheorien nur teilweise geeignet. Dies gilt besonders hinsichtlich sprachlicher Äußerungen über emotional belastende Aspekte von Krankheiten, da hier problem- und situationsspezifisch rasch wechselnde Copingprozesse mit dem Versuch der Person interferieren können, eine konsistente subjektive Krankheitstheorie zu entwickeln.

Validierungsversuche wurden unterschieden hinsichtlich ihrer Realitätsadäquanz und der Rekonstruktionsadäquanz. Für die eigene Studie wurde die Bedeutung des dialogkonsenstheoretischen Wahrheitskriteriums hervorgehoben, das sich sowohl (bei der Erhebung) auf die Konsensbildung zwischen Forscher und Interviewtem als auch (bei der Auswertung) auf die Konsensbildung innerhalb des Auswertungsteams bezieht. Am Beispiel der Bedeutung von Wahrnehmungsabwehr innerhalb subjektiver Krankheitstheorien wurden methodische Einschränkungen der Validierungsmöglichkeiten dargestellt.

Bei der Reliabilitätskontrolle treten prinzipiell die gleichen Probleme auf, insbesondere angesichts der Inkonsistenz subjektiver Krankheitstheorien. Bei der Darstellung der empirischen Ergebnisse der vorliegenden Studie wird dem Problem der Validitäts- und Reliabilitätskontrolle eine besondere Aufmerksamkeit gewidmet. 20 Interviews wurden zum Zwecke der Interraterreliabilitätsüberprüfung auch von einem zweiten Rater kodiert. Die gemittelte Interraterreliabilität ergab für die binären Daten einen Reliabilitätskoeffizienten nach Lawlis u. Lu von 0,72, für die mehrfachskalierten Daten einen Reliabilitätskoeffizienten von 0,67 und für die affektpsychologischen Skalen nach Gottschalk u. Gleser einen Reliabilitätskoeffizienten von 0,86. Wir sehen diese Ergebnisse zur Zuverlässigkeit unserer inhaltsanalytischen Kodierungen als befriedigend an.

Teil III

Ergebnisse des empirischen Teils

14 Soziodemographische Beschreibung der Befragten; kontextbezogene Mehrfacherfassung der präventiven Verhaltensbereitschaft im Interviewverlauf

14.1 Soziodemographische Beschreibung der Befragten

Von den 101 Befragten wurden insgesamt 5 demographische Daten erhoben, nämlich das Alter, das Geschlecht, die Schulbildung, der Beruf und das Einkommen (V 4–V 8). Die Kategorienhäufigkeiten dieser Variablen sind der folgenden Übersicht zu entnehmen.

Kategorienhäufigkeiten

1) Geschlecht (V 5)

Männlich:	47
Weiblich:	54

2) Schulbildung (V 6)

Volksschule:	54
Handelsschule/Mittelschule:	19
Höhere Fachschule:	12
Abitur:	7
Hochschule:	7

3) Beruf (V 7) (Bei Hausfrauen wurde der Beruf des Ehemanns kodiert)

Arbeiter:	12
Facharbeiter, Landwirt:	22
Angestellter, Beamter (ausführend):	34
Angestellter, Beamter (leitend):	11
Selbständig:	10
Freier, intellektueller Beruf, führender Selbständiger:	12

4) Gesamtnettoeinkommen der Familie

< 1500 DM:	12
1500–3500 DM:	67
> 3500 DM:	22

Die geschlechtsspezifische Altersverteilung in Dekaden (Abb. 3) zeigt im Vergleich mit dem „Altersaufbau der Wohnbevölkerung am 31. 12. 1981", so wie er vom Statistischen Bundesamt im Statistischen Jahrbuch 1983 für die Bundesrepublik Deutschland veröffentlicht wurde, folgende Besonderheiten.

Für die männlichen Teilnehmer unserer Studie ergibt sich ein mit Vorsicht vergleichbares Profil der Altershäufigkeiten mit 2 Altersgipfeln in den Dekaden 20–30
und 40–50 Jahre und einer Abnahme der Altershäufigkeit ab 50 Jahre, die innerhalb
der Gesamtbevölkerung im weltkriegsbedingten Geburtenausfall begründet ist.

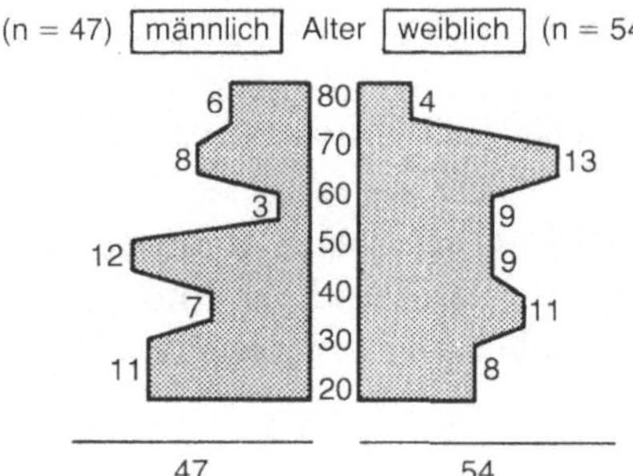

Abb. 3. Geschlechtsspezifische Altersverteilung der Befragten in Dekaden

Die Altersverteilung der Frauen unserer Stichprobe zeigt dagegen im Vergleich
mit der Gesamtbevölkerung ein etwas unterschiedliches Häufigkeitsprofil: Die im
Altersaufbau der Gesamtbevölkerung eher unterrepräsentierten Altersgruppen zwischen 30 und 40 Jahren und über 60 Jahre sind in unserer Studie eher überrepräsen-
tiert. Dies mag mit der spezifischen Stichprobenselektion in 3 allgemeinärztlichen
Praxen zusammenhängen (vgl. 11.10).

Der statistische Zusammenhang zwischen diesen soziodemographischen Variablen ist in der folgenden Matrix dargestellt. Für diese Darstellung wurden nur die
auf dem 1%-Niveau signifikanten Interkorrelationen berücksichtigt, wobei je nach
Datenniveau entweder punkt-biseriale oder Spearman-Rangkorrelationen gerechnet wurden. Die Überprüfung erfolgte, um eventuelle Konfundierungen der Variablen aufzudecken, die für die Interpretation bedeutsam sein könnten.

Interkorrelationen der soziodemographischen Variablen

	V4	*V5*	*V6*	*V7*	*V8*
Alter (V4)					+
Geschlecht (V5)					
Schulbildung (V6)				+	+
Beruf (V7)					+
Einkommen (V8)					

Die Interkorrelationen bestätigen die zu erwartenden Konfundierungen zwischen den soziodemographischen Variablen. Je jünger die Befragten waren, um so
niedriger war ihr Einkommen; je besser die Schulbildung und je qualifizierter der
Beruf der Befragten, um so höher war ihr Einkommen; je besser die Schulbildung
der Befragten, um so qualifizierter war ihr Beruf. Ein statistisch gesicherter Zusammenhang zwischen dem Geschlecht der Befragten und den anderen soziodemographischen Variablen ergab sich nicht.

Auf die Frage der Repräsentativität unserer Befragtenstichprobe wurde bereits in 11.10 eingegangen. Die Studie hat keinen demoskopischen, sondern einen medizinpsychologischen Charakter. Für demoskopische Zwecke wird Repräsentativität allgemein erst ab einer Stichprobengröße von etwa n = 2000 angenommen. Eine Generalisierung unserer Ergebnisse auf die Gesamtbevölkerung ist daher nicht zulässig. Allerdings darf festgehalten werden, daß die Quoten der soziodemographischen Kategorien insgesamt ausgewogen sind.

Da unsere Befragten ja allesamt anläßlich eines Besuches beim Arzt für die Interviews gewonnen wurden, ist insgesamt mit einer etwas niedrigeren Hemmschwelle gegenüber Ärzten als in der „Durchschnittsbevölkerung" zu rechnen. Für die Interpretation einiger Ergebnisse kann dies bedeuten, daß in der Gesamtbevölkerung diejenigen Antwortmuster, die die Beziehung zu den Ärzten betreffen, teilweise etwas anders (wahrscheinlich etwas negativer) ausgeprägt sein dürften als bei unseren Befragten.

14.2 Mehrfacherhebung der präventiven Verhaltensbereitschaft und der Kontrollattributionen im Interviewverlauf *

Über die 101 Befragten unserer Studie wurden im Verlauf des Interviews insgesamt je 16 Einschätzungen der präventiven Verhaltensbereitschaft und der Kontrollattributionen vorgenommen. Bei den 83 Befragten, die im 2. Kap. des Interviews eine Krebsgeschichte berichtet hatten, wurden die Kontrollattributionen und die präventive Verhaltensbereitschaft auch am Ende des 2. Interviewkapitels eingeschätzt.

Die Einschätzungen dieser Variablen wurden jeweils auf 3stufigen Skalen vorgenommen, auf denen eine niedrige, eine mittlere und eine hohe Ausprägung der Variable differenziert werden sollte. Die Definition dieser Ausprägungsgrade und ihre Veranschaulichung durch Ankerbeispiele ist im Kodierleitfaden beschrieben (Anhang 9, S. 338–341, 350–353, 361–364, 371–374; vgl. Abb. 4).

Die über alle Interviewten eingeschätzten 16 Variablen zur Kontrollattribution und präventiven Verhaltensbereitschaft ordnen sich dabei auf 2 (jeweils 4stufigen) Dimensionen an (vgl. Abb. 4):

Die *Dimension „Locus"* entstand in Anlehnung und Erweiterung des Locus-of-control-Konzepts, wobei wir nicht nur versuchten, die *internale, sozial-externale* und *generelle* Kontrollattribution und Beeinflußbarkeitserwartung der Befragten einzuschätzen, sondern auch ihre präventive Verhaltensbereitschaft und *-einstellung* („Intentionalität") zu erfassen.

Innerhalb der *Dimension „Thema"* wird die kontextsensitive Einschätzung der Kontrollattributionen und Verhaltensbereitschaften deutlich. Die Kontrollattributionen und Verhaltensbereitschaften der Befragten wurden nämlich themenspezifisch beurteilt, d.h. im Hinblick und in bezug auf den *primär*präventiven, *sekundär*präventiven und den *Therapie*bereich. Sie wurden in der Auswertung jeweils am

---

* Anmerkung: Abschn. 14.2 kann von Lesern, die nicht besonders an dieser statistischen Heuristik zur Attribution interessiert sind, problemlos ausgelassen werden. Autor dieses Abschnitts ist S. Schilling.

Ende des betreffenden Interviewkapitels eingeschätzt. Die Themenkategorie „global" verweist auf eine Gesamteinschätzung am Ende des Interviews.

Die Einschätzungen der jeweils 4 Variablen zur Kontrollattribution und Verhaltensbereitschaft (Dimension „Locus") wurden also jeweils auf den konkreten inhaltlichen Kontext bezogen. Damit war es möglich, Ausprägungsunterschiede dieser 4 Variablen in Abhängigkeit von ihrem inhaltlichen Bezug zu erfassen. Diese Unterschiede wären verwischt worden, hätte man die Kontrollattributionen und Verhaltensbereitschaften losgelöst von ihrem Kontext und quasi als situationsübergreifende Einstellungen im Sinne von Persönlichkeitseigenschaften konzipiert.

Beide Dimensionen und die relative Häufigkeit der einzelnen Ausprägungen sind aus dem folgenden Blockdiagramm (Abb. 4) ersichtlich.

Schon bei einem ersten Überblick über dieses Blockdiagramm werden 2 Ergebnisse deutlich: bei den relativen Ausprägungshäufigkeiten der Variablen ergeben sich themenspezifische Unterschiede, die ja durch die kontextbezogene Mehrfacherhebung sichtbar gemacht werden sollten. So wurde die sozial-externale Beeinflußbarkeitserwartung der Befragten im sekundärpräventiven Bereich deutlich öfter als hoch eingeschätzt als im primärpräventiven Bereich. Gleichzeitig zeigte sich, daß die jeweiligen Verhaltensbereitschaften („Einstellung") deutlich häufiger als hoch beurteilt wurden als die „entsprechenden", d. h. themengleichen Kontrollattributionen.

Da jedoch die einzelne Person hinter den Verteilungen dieser Graphik „ver-

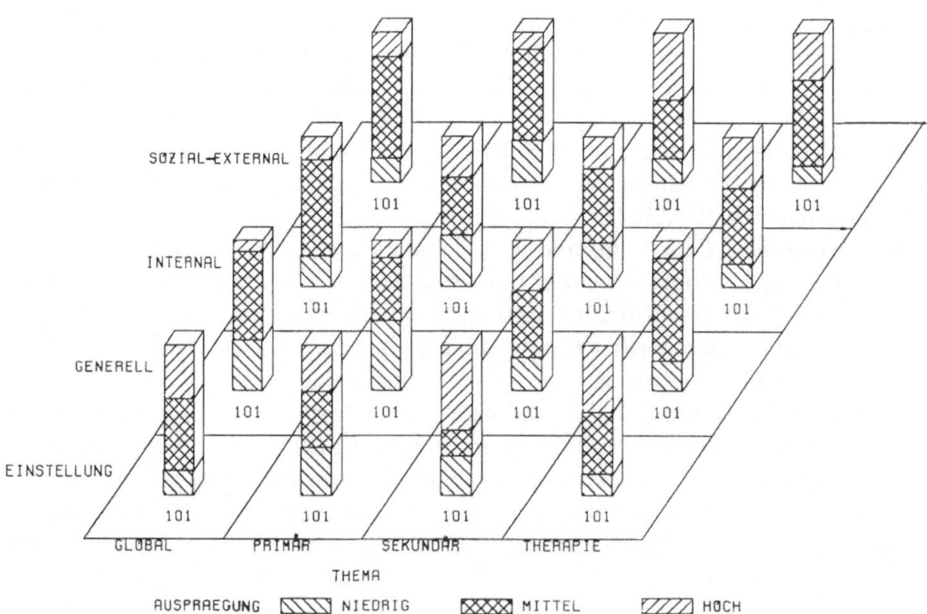

Abb. 4. Relative Ausprägungshäufigkeiten der 16 Variablen zu Kontrollattribution und Verhaltensbereitschaft innerhalb der Dimensionen „Locus" und „Thema". (Erläuterungen s. Text)

schwindet", interessierte uns, ob sich statistisch signifikante Einschätzungs*muster* innerhalb der Mehrfacherhebung dieser 16 Variablen erkennen ließen.

Zu diesem Zweck rechneten wir einen Wilcoxon-Vorzeichentest über alle paarweisen Kombinationen dieser 16 Variablen. In der folgenden diagonal-symmetrischen Matrix (Abb. 5) sind alle auf dem 1‰-Niveau signifikanten Ergebnisse dieses Tests aufgeführt. Der Wilcoxon-Test berücksichtigt Richtung und Größe der Differenz für 2 abhängige Stichproben auf Ordinalskalenniveau. Wie bereits gesagt, ist diese Matrix (Abb. 5) diagonal-symmetrisch: In ihr ist jeweils die Differenz der Ausprägung zwischen Spaltenvariable und Zeilenvariable dargestellt. Ein Minuszeichen (−) zeigt an, daß auf dem 1‰-Signifikanzniveau die entsprechende Spaltenvariable niedriger eingeschätzt wurde als die entsprechende Zeilenvariable. Ein Pluszeichen (+) zeigt an, daß die entsprechende Spaltenvariable höher eingeschätzt wurde als die entsprechende Zeilenvariable. Ist z. B., wie in Abb. 5 ersichtlich, V 221 signifikant niedriger eingeschätzt als V 219, so ist entsprechend V 219 höher eingeschätzt als V 221.

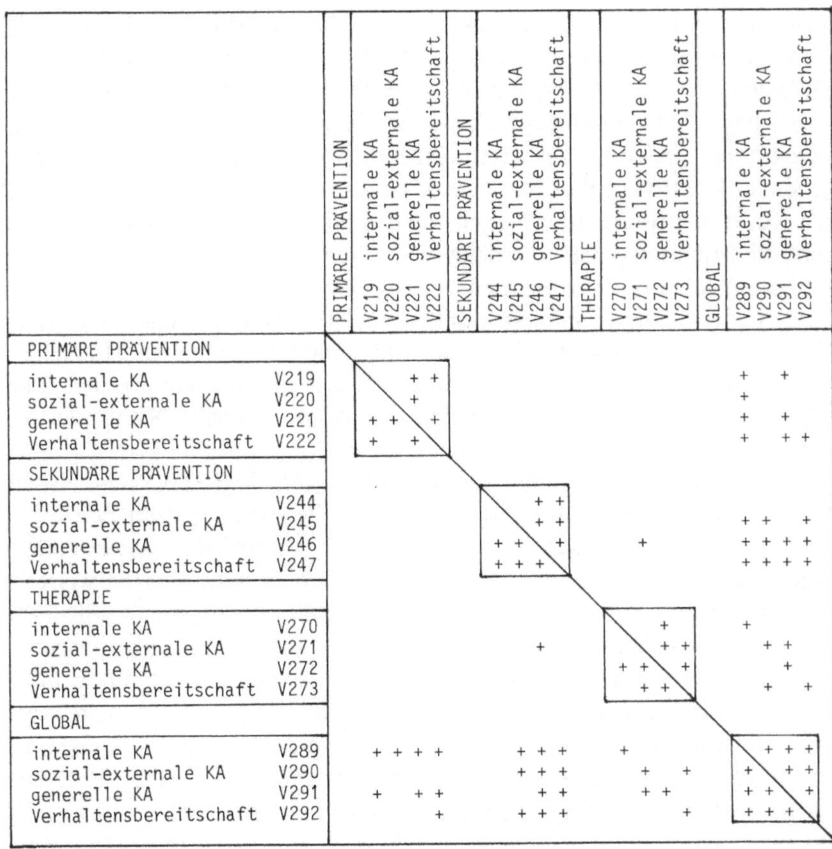

	PRIMÄRE PRÄVENTION				SEKUNDÄRE PRÄVENTION				THERAPIE				GLOBAL			
	V219	V220	V221	V222	V244	V245	V246	V247	V270	V271	V272	V273	V289	V290	V291	V292
PRIMÄRE PRÄVENTION																
internale KA — V219			+	+									+		+	
sozial-externale KA — V220			+										+			
generelle KA — V221	+	+		+									+		+	
Verhaltensbereitschaft — V222	+		+										+		+	+
SEKUNDÄRE PRÄVENTION																
internale KA — V244							+	+								
sozial-externale KA — V245							+	+					+	+		+
generelle KA — V246					+	+		+		+			+	+	+	+
Verhaltensbereitschaft — V247					+	+	+						+	+	+	+
THERAPIE																
internale KA — V270											+		+			
sozial-externale KA — V271							+				+	+		+	+	
generelle KA — V272									+	+		+			+	
Verhaltensbereitschaft — V273										+	+			+		+
GLOBAL																
internale KA — V289	+	+	+	+		+	+	+	+					+	+	+
sozial-externale KA — V290						+	+	+		+		+	+		+	+
generelle KA — V291	+		+	+			+	+		+	+		+	+		+
Verhaltensbereitschaft — V292				+		+	+	+				+	+	+	+	

Abb. 5. Paarweise Ausprägungsdifferenzierungen innerhalb der Kontrollattributionen *(KA)* und Verhaltensbereitschaften (Wilcoxon-Vorzeichentest)

Ohne diese Matrix vollständig und im Detail interpretieren zu wollen, möchten wir auf 2 interessante Ergebnisstrukturen hinweisen. Wie schon aus Abb. 4 zu vermuten war, wurde der Ausprägungsgrad einiger Variablen im Signifikanzbereich durchgängig entweder höher oder niedriger eingeschätzt als der Ausprägungsgrad anderer Variablen. Aus den Spalten der Matrix ist ersichtlich, daß bei diesen Variablen kein Vorzeichen- oder Richtungswechsel stattfindet. Dies gilt für die generelle Kontrollattribution im primärpräventiven Bereich, die fast durchgängig niedriger, d. h. skeptischer ausfiel als die übrigen Kontrollattributionen oder mit umgekehrtem Vorzeichen für die therapeutische Verhaltensbereitschaft, die fast durchweg höher, d. h. positiver eingeschätzt wurde.

Die zweite interessante Struktur, auf die wir hinweisen möchten, zeigt sich innerhalb der „Quadrate", die auf der Diagonale liegen. Hier sind die themenspezifischen Einschätzungsstrukturen erfaßt, also die Beziehung der 4 Kontrollattributions- und Verhaltensbereitschaftsvariablen, die zum gleichen inhaltlichen Kontext gehören, nämlich „primär", „sekundär", „Therapie" und „global". Innerhalb von 3 der 4 erfaßten Themenbereiche taucht dabei eine äquivalente Einschätzungsstruktur auf, nämlich in „primär", „Therapie" und „global", wobei die Struktur in „primär" als reduziertes Muster verstanden werden kann.

Für diese 3 Bereiche zeigt sich, daß jeweils die generelle Kontrollattribution als Einschätzung des „was kann *man* überhaupt tun" niedriger, d. h. skeptischer beurteilt wurde als die internale und sozial-externale Kontrollattribution (außer bei „primär") und sogar niedriger als die entsprechende Verhaltensbereitschaft.

Dies ließe sich auf den zugegebenermaßen plakativen Nenner bringen: *„Du hast keine Chance, aber nütze sie!"* Denn: eigentlich kann *man* im Grunde eher wenig tun (generelle Kontrollattribution ist niedrig), also weniger als die Person selbst (internale Kontrollattribution) und auch weniger als bestimmte andere (sozial-externale Kontrollattribution), und trotzdem ist die Verhaltensbereitschaft im entsprechenden Bereich eher hoch anzusetzen.

Das bedeutet darüber hinaus, daß selbst auf der Grundlage einer eher skeptischen oder vorbehaltlichen Gesamteinschätzung der generellen Möglichkeiten der Krebsbeeinflussung eine Verhaltensbereitschaft ausgemacht werden konnte, die sich möglicherweise aus den internalen und sozial-externalen Kontrollattributionen speiste.

Der mögliche Einwand, daß das generelle „Man" logisch verträglich sein müsse mit „die Person selbst" (internal) oder „andere Personen" (sozial-external), berücksichtigt nicht die spezifische, nicht an Konsistenzkriterien zu bewertende Struktur subjektiver Krankheitstheorien. Die befragte Person hat möglicherweise für beide Einschätzungen gute Gründe, Beispiele und Erfahrungen, sowohl für Fälle, in denen „man" nichts tun konnte, als auch für Fälle, in denen irgend jemand etwas bewirkte oder beeinflußte (internal und sozial-external). Die Gründe mögen aber noch nicht hinreichend sein für eine Entscheidung, die damit konsistent wäre.

Von diesem Muster ist der sekundärpräventive Bereich ausgenommen. Hier wurden die sozial-externale Kontrollattribution (in diesem Fall also die Einschätzung von Kompetenz und Möglichkeiten derjenigen Ärzte, die die KFU durchführen) und die entsprechende Verhaltensbereitschaft, zur KFU zu gehen, höher eingeschätzt als die internale Kontrollattribution. Das Urteil, als Person selbst in diesem Bereich weniger Einflußmöglichkeiten zu haben, kollidiert aufgrund der kompensierenden sozial-externalen Kontrollattribution nicht mit der entsprechenden Verhaltensbereitschaft.

Nun kann der Wilcoxon-Vorzeichentest keinerlei Aussagen über den korrelativen Zusammenhang zwischen Variablen machen. Aus diesem Grund berechneten wir Spearman-Rangkorrelationen zwischen den einzelnen Variablen. Deren auf dem 1‰-Niveau signifikante Ergebnisse sind in der folgenden diagonal-symmetrischen Matrix (Abb. 6) dargestellt.

Hier sind v. a. 2 Ergebnisse interessant: erstens die hohen themenspezifischen Interkorrelationen der Variablen in den Quadraten der Diagonale, die im weiteren Verlauf der empirischen Auswertung zur Konstruktion und Analyse von Sub- bzw. Globalskalen über den primärpräventiven, sekundärpräventiven und therapeutischen Bereich führten, und zweitens die bis auf eine Ausnahme nicht signifikanten Interkorrelationen zwischen den einzelnen Themenbereichen.

Dies spricht für eine *Unabhängigkeit der Einschätzungen über die Bereiche hinweg* und rechtfertigt im nachhinein die kontextspezifische Mehrfacherhebung der Kon-

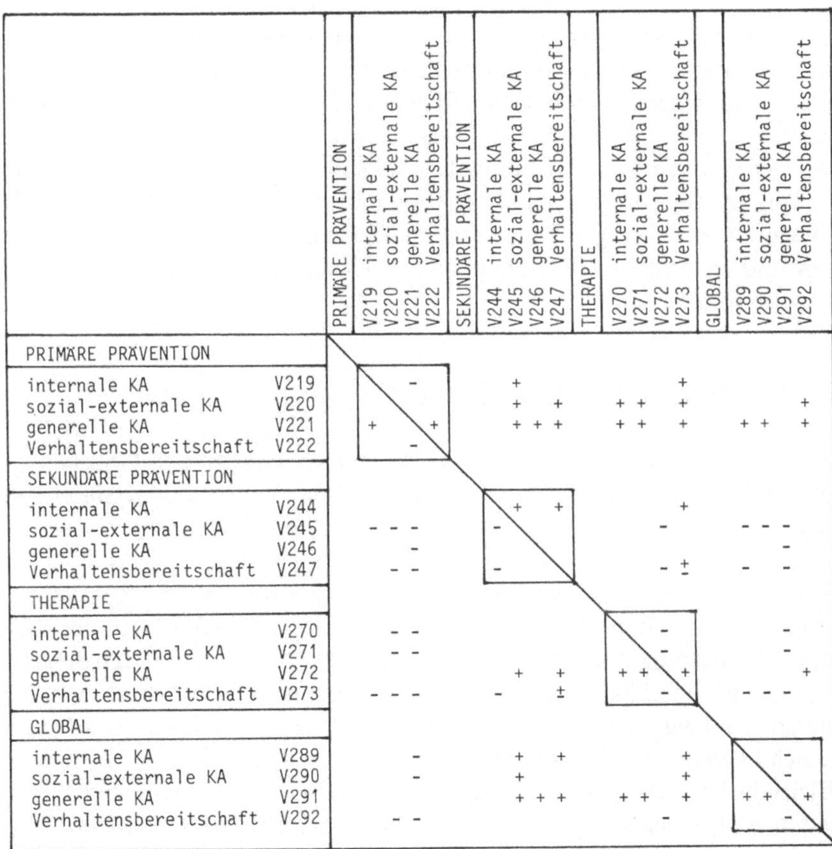

		V219	V220	V221	V222	V244	V245	V246	V247	V270	V271	V272	V273	V289	V290	V291	V292
PRIMÄRE PRÄVENTION																	
internale KA	V219		−	+		+						+					
sozial-externale KA	V220	−		+	−	+		+		+	+	+					+
generelle KA	V221	+	+			+	+	+		+	+	+		+	+		+
Verhaltensbereitschaft	V222		−														
SEKUNDÄRE PRÄVENTION																	
internale KA	V244	+	+	+			+		+							+	
sozial-externale KA	V245			+		+			±	−				−	−	−	
generelle KA	V246		+	+												−	
Verhaltensbereitschaft	V247					+	±					−	±	−		−	
THERAPIE																	
internale KA	V270		+	+			−					+		−			
sozial-externale KA	V271		+	+								+		−			
generelle KA	V272	+	+	+					−	+	+		−				+
Verhaltensbereitschaft	V273								±			−		−	−	−	
GLOBAL																	
internale KA	V289			+		+	−		−	−	−		−		+	+	−
sozial-externale KA	V290			+			−						−	+		+	−
generelle KA	V291			+		+	−	−	−				−	+	+		−
Verhaltensbereitschaft	V292		+	+								+		−	−	−	

Abb. 6. Korrelativer Zusammenhang der Kontrollattributionen *(KA)* und Verhaltensbereitschaften (Spearman-Rangkorrelationen)

trollattributionen und Verhaltensbereitschaften. Im Gegensatz dazu stehen die deutlichen Interkorrelationen der Bereiche „primäre Prävention", „sekundäre Prävention" und „Therapie" mit der Einschätzungen am Ende des Interviews („global").

Hier wurde, wie aus der Matrix ersichtlich, die themenübergreifende Einschätzung von Internalität, Sozialexternalität, genereller Kontrollattribution und Verhaltensbereitschaft angestrebt.

Da wir auf die hier nur zum Zwecke einer ersten Übersicht zusammengestellten und möglicherweise noch recht abstrakt wirkenden Ergebnisse zur Beeinflußbarkeit von Krebskrankheiten noch mehrfach und ausführlich im jeweiligen Erhebungskontext eingehen werden, wird ihre inhaltliche Bedeutung für das Verständnis der Laientheorien über Krebsbekämpfung im Laufe der folgenden Kapitel zunehmend anschaulicher und nachvollziehbarer werden.

Unserem Konzept der kontextsensitiven Sprachinhaltsanalyse entsprechend nehmen wir bei der Darstellung der Ergebnisse stets auf den jeweils spezifischen Erhebungskontext Bezug, d.h. auf die 9 Interviewkapitel. Daher empfehlen wir dem Leser, vor der weiteren Lektüre des Ergebnisteils zunächst den Interviewleitfaden durchzulesen (Anhang S. 266–283): Diese Orientierungshilfe erleichtert das Verständnis der kontextsensitiven Inhaltsanalyse erheblich.

Da die *Auswertungs*kategorien des Kodierleitfadens aus bereits früher erläuterten Gründen nicht immer deckungsgleich waren mit den *Erhebungs*kategorien des Interviewleitfadens, wird bei allen folgenden Ergebnisdarstellungen jeweils auf die relevanten Seiten des Kodierleitfadens verwiesen. Der Leser hat die Möglichkeit, alle Definitionen und Operationalisierungen (einschließlich der Ankerbeispiele) der von uns aus den Interviewtranskripten entwickelten sprachinhaltsanalytischen Kategorien im jeweiligen Bedeutungszusammenhang nachzuvollziehen. Alle Variablen sind im Anhang A 9 fortlaufend aufgelistet und können dort jeweils nachgeschlagen werden.

14.3 Kriteriumsvariablen für statistische Untergruppenvergleiche

Bei der Datenverarbeitung der Variablen wurden immer auch Gruppenvergleiche anhand folgender, uns besonders interessierender Kriteriumsvariablen vorgenommen:

V 233: Teilnahme an der Krebsfrüherkennungsuntersuchung (nie/gelegentlich-unregelmäßig/regelmäßig). Diese Ausprägungen wurden entsprechend der subjektiven Selbsteinschätzung des Befragten kodiert (vgl. 19.1). Eine ursprünglich beabsichtigte präzisere Operationalisierung der Ausprägungen „gelegentlich-unregelmäßig" und „regelmäßig", z.B. nach Jahres- oder Zweijahresintervallen, wurde verworfen, da sich herausstellte, daß die Unterscheidung zwischen dem in 3.2 beschriebenen offiziellen Krebsfrüherkennungsprogramm und weiteren sekundärpräventiv motivierten Arztbesuchen, die oft ebenfalls als „Vorsorgeuntersuchungen" bezeichnet wurden, in vielen Fällen schwierig war und unscharf blieb. V 233 erfaßte also die *subjektive* Selbsteinschätzung der Häufigkeit auf Krebs bezogener, sekundärpräventiv motivierter Arztbesuche als Ordinalskala.

V 247: Sekundärpräventive Verhaltensbereitschaft und Einstellung. Diese Variable diente der Erfassung der Einstellung und Bereitschaft des Befragten, sich sekundärpräventiv zu verhalten. Ob er dieses Verhalten auch tatsächlich zeigte (nämlich regelmäßig zur KFU ging) oder nicht, geht in diese Kodierung nicht unbedingt ein: Es ging um die prinzipielle *Bereitschaft* im Sinne der subjektiven *Aufgeschlossenheit* des Befragten gegenüber der Krebsfrüherkennung.

14.4 Zusammenfassung

Die Beschreibung der Befragtenstichprobe nach soziodemographischen Merkmalen zeigte, daß die Merkmale Alter, Geschlecht, Schulbildung, Berufsqualifikation und Einkommen im wesentlichen ausgewogen verteilt waren.

Es wurde zunächst ein Überblick über die Ergebnisse der kontextspezifischen Mehrfacherhebungen von Indikatoren der präventiven Verhaltensbereitschaft und der Kontrollattribution (Vorstellungen zur Beeinflußbarkeit von Krebserkrankungen) im Interviewverlauf gegeben. Die Kontrollattributionen der Befragten wurden hinsichtlich zweier Bedeutungsdimensionen erhoben: Innerhalb der Dimension „Locus" wurden jeweils unabhängig voneinander anhand je 3stufiger Skalen die internale, die sozial-externale und die generelle Kontrollattribution eingeschätzt, d.h. es wurde beurteilt, inwieweit der Befragte Krebsbekämpfung als Möglichkeit der eigenen Person (internale Kontrollattribution), als Möglichkeit anderer (Ärzte/Staat: sozial-externale Kontrollattribution) bzw. überhaupt als wirksam (generelle Kontrollattribution) empfindet. Als Erweiterung wurde zusätzlich auch die präventive Verhaltensbereitschaft und -einstellung (Intentionalität) eingeschätzt. Innerhalb der Dimension „Thema" wurden die Kontrollattributionen und Verhaltensbereitschaften bezogen auf die im Interview nacheinander aktualisierten heterogenen Bedeutungskontexte beurteilt: nämlich in bezug auf die primärpräventive, die sekundärpräventive und die therapeutische Krebsbekämpfung. Zusätzlich wurde am Ende jedes Interviews über alle angesprochenen Bedeutungskontexte hinweg eine globale Gesamteinschätzung der Kontrollattributionen vorgenommen.

Eine erste orientierende 3 dimensionale Häufigkeitsauswertung (Abb. 4) zeigte deutlich, daß tatsächlich je nach Bedeutungskontext (primäre Prävention, sekundäre Prävention, Therapie, global) die internalen, sozial-externalen und generellen Vorstellungen zur Beeinflußbarkeit von Krebserkrankungen unterschiedlich ausgeprägt waren. Beispielsweise war die sozial-externale Kontrollattribution (Ärzte/ Staat können Krebserkrankungen wirksam bekämpfen) im Bereich der Früherkennung deutlich höher ausgeprägt als im Bereich der primären Prävention von Krebserkrankungen.

Die generelle Kontrollattribution (*man* kann überhaupt Krebserkrankungen wirksam bekämpfen) wurde interessanterweise in den Bedeutungskontexten primäre Prävention, Therapie und „globale" Einschätzung der Krebsbekämpfung insgesamt niedriger eingeschätzt als die spezielle internale und sozial-externale Kontrollattribution sowie die entsprechende Verhaltensbereitschaft. Es gibt also nicht wenige Menschen, die selbst dann, wenn sie die Chancen einer Krebsbekämpfung insgesamt nicht als hoch ansehen (entsprechend genereller Kontrollattribution), dennoch bereit sind, sowohl sich selbst als auch den Ärzten eine mögliche Wirksamkeit zuzuschreiben.

Auch bei eigentlich eher skeptischer Gesamteinschätzung der Effektivität von Krebsbekämpfung kann also eine Bereitschaft vorhanden sein, selbst etwas zu tun.

Berechnungen von Spearman-Rangkorrelationen zu den eingeschätzten Kontrollattributionen lieferten schließlich auch einen deutlichen numerischen Beleg dafür, daß die Vorstellungen von Menschen zur Beeinflußbarkeit von Krebserkrankungen tatsächlich signifikant kontextabhängig sind. Innerhalb der themenspezifischen Einschätzungen (primäre Prävention, sekundäre Prävention, Therapie) waren die Korrelationen der Kontrollattributionen weit höher ausgeprägt als zwischen diesen Bereichen.

Am Schluß des 14. Kapitels wurden die Kriteriumsvariablen V 233 (Teilnahme an der Krebsfrüherkennungsuntersuchung) und V 247 (sekundärpräventive Verhaltensbereitschaft und Einstellung) vorgestellt, die bei den folgenden Analysen für Subgruppenvergleiche herangezogen wurden.

15 „Krebsgeschichte": psychische Verarbeitung miterlebter Krebserkrankungen

15.1 Miterleben von Krebserkrankungen in der eigenen Lebenswelt; Verwandtschaftsnähe; Wichtigkeit; emotionale Betroffenheit

Wir gingen von der Annahme aus, daß die Vorstellungen von Menschen über Krebserkrankungen und Krebsbekämpfung in wechselndem Ausmaß als Resultate bisheriger *eigener Betroffenheit,* d.h. eigener Erinnerungen an selbst miterlebte Schicksale Krebskranker verstanden werden können oder auch bloß „theoretisch" sein können, wenn sie nicht gar nur Aktualisierungen von - möglicherweise auch kollektiven - Phantasien sind.

Auch nahmen wir an, daß auch die Bereitschaft zur Frühdiagnostik vom persönlichen Erfahrungshintergrund geprägt ist, wozu auch die psychische Verarbeitung real bei Betroffenen miterlebter Folgen der möglichen Diagnose „Krebserkrankung" gehört.

Die verschiedenen denkbaren Erfahrungs- und Vorstellungshorizonte berücksichtigten wir sowohl bei der Erhebung als auch bei der Auswertung. Im 2. Interviewkapitel (freie Erzählung evtl. bisher miterlebter Krebserkrankungen, im folgenden vereinfacht *„Krebsgeschichte"* genannt) sprachen wir Vorstellungen über Veränderungen des Lebens bei Krebs als subjektive Realität an, d.h. als Erinnerungen an tatsächlich miterlebte Krankenschicksale, wobei wir zum Schluß insbesondere auch nach eigenen Gefühlen und Schlußfolgerungen fragten. Im 4. Interviewkapitel (zum „Wesen" von Krebs) erfaßten wir Vorstellungen über Veränderungen des Lebens bei Krebs eher als allgemeine Phantasien und Spontanassoziationen, indem wir allgemein gehaltene hypothetisch-projektive Fragen über denkbare Beziehungen zwischen Krebskranken und anderen Menschen stellten. Im 9. Interviewkapitel (zum subjektiven „Image" von Krebskranken) wurde schließlich anhand von Konkretisierungsfragen das vorgestellte eigene Verhalten im Sinne eigener Stellungnahmen zu Krebskranken anhand hypothetischer paradigmatischer Situationen erfaßt.

Wir berichten nun zunächst über unsere Inhaltsanalyse der gewonnenen „Krebsgeschichten", d.h. der narrativen Interviewpassagen zu von den Befragten selbst real miterlebten Krebserkrankungen. Zuvor muß noch erwähnt werden, daß die Reaktionen auf den Einstiegsteil der Explorationen (1. Interviewkapitel, Anhang A 1, S. 267) inhaltlich wenig ergiebig waren, so daß wir etwa ab der 10. Exploration beschlossen, fortan nach der Kontaktherstellung gleich mit dem 2. Interviewkapitel zu beginnen.

Die erste inhaltliche Frage in den Explorationen sollte also ermitteln, ob der Befragte schon einmal in seiner eigenen näheren Umgebung eine Krebserkrankung miterlebt hatte. Bereits die Reaktionen auf diese einfach wirkende Frage rechtfertigen unser aufwendiges Auswertungssystem. In vielen Fällen kam es erst im späteren Interviewverlauf zu einem *sukzessiven Erinnern* von anfangs nicht erwähnten miterlebten Krebserkrankungen, sogar des Vaters oder anderer Mitglieder der eigenen Kernfamilie, dies insbesondere in denjenigen Interviewkapiteln, die dem *Verhalten* gegenüber Krebskranken und der *Therapie* bei Krebs galten, also besonders anschauliche Vorstellungen aktualisierten. Insgesamt äußerten 87 der 101 Befragten Erinnerungen an miterlebte Krebserkrankungen. In 4 dieser 87 Fälle konnte keine narrative Schilderung über die miterlebte Krebserkrankung gewonnen werden, da das Ereignis zu weit zurücklag. Es wurden erinnert:

eine miterlebte Krebserkrankung:	38 Befragte,
mehrere miterlebte Krebserkrankungen:	49 Befragte,
keine miterlebte Krebserkrankung:	14 Befragte.

Jeder zweite Befragte hatte also bereits mehrmals eine Krebserkrankung miterlebt. Wir baten die Befragten, alle Einfälle zu erzählen, die ihnen zu der ihnen am besten erinnerlichen miterlebten Krebserkrankung in den Sinn kämen. Die so gewonnenen 83 Schilderungen wurden wörtlich transkribiert und anhand des im Anhang A 9 auf den Seiten 285-374 wiedergegebenen Kategoriensystems ausgewertet. Ferner waren sie Grundlagen für die affektpsychologische Auswertung nach dem Gottschalk-Gleser-Verfahren, dessen Ergebnisse erst im 23. Kap. dargestellt werden.

Um den subjektiven Stellenwert der miterlebten Krebserkrankungen zumindest annäherungsweise einschätzen zu können, beurteilen wir alle 83 „Krebsgeschichten" zunächst nach den 3 Kategorien *Verwandtschaftsnähe* (V 10), *persönliche Wichtigkeit* (V 11) und *emotionale Betroffenheit* (V 12; Definitionen vgl. Anhang A 9, S. 287-290):

Krebskranker mit Befragtem

blutsverwandt/verheiratet:	52%,
entfernt verwandt:	27%,
nicht verwandt:	21%.

Da der formale Verwandtschaftsgrad nicht unbedingt mit persönlicher Nähe bzw. persönlicher Bindung einhergehen muß, kodierten wir diese Kategorien unabhängig voneinander:

Krebskranker für Befragten

sehr wichtig:	47%,
nahestehend:	36%,
unwichtig:	17%.

Das Ausmaß einer emotionalen Betroffenheit durch eine miterlebte Krebserkrankung kann wiederum zumindest teilweise unabhängig sein vom Ausmaß der persönlichen Bindung zu dem erkrankten Menschen. In vielen Interviews wurde deutlich, daß auch ein entfernter Nachbar oder ein bis dato wenig zur Kenntnis genommener Arbeitskollege plötzlich durchaus sehr starke Betroffenheit auslösen kann, wenn er von einer schweren Krankheit heimgesucht wird. Die persönliche emotionale Betroffenheit der Befragten durch Art, Verlauf oder Folgen der miterlebten Krebserkrankung wurde von uns zusammenfassend wie folgt eingeschätzt:

Befragter wirkte

sehr betroffen: 60%,
etwas betroffen: 31%,
überhaupt nicht betroffen: 9%.

Zur Veranschaulichung der oft durchaus *komplexen Erinnerungsdynamik,* die durch Fragebogen wohl kaum erfaßbar gewesen wäre, sei eines von vielen Beispielen eines schwierigen „Abrufens" miterlebter Krebserkrankungen angeführt.

Ein 59jähriger Frührentner (ehemaliger Rundfunkangestellter) erwähnt im 2. Interviewkapitel nur „weitläufige Fälle", bis ihn ein Freund, der zu Beginn der Exploration dabeisitzt, an seinen Bruder erinnert. Von diesem Bruder kennt er die Geschichte aber eigentlich nur durchs Telefon. Später berichtet er beiläufig, daß sein Vater Krebs hatte. Zuvor hatte er im 2. Interviewkapitel formuliert: „Gott sei dank, in meiner Familie ist nichts". Die Erklärung für diese starke anfängliche Abwehr könnte hinter folgender Aussage zu suchen sein: „Bei mir haben sie unlängst einen schweren Magenkrebs vermutet".

Dieses Fallbeispiel zeigt zugleich, wie belastend Explorationen dieser Art für die explorierten Menschen sein können: ein weiteres Argument für die persönlich durchgeführte Exploration. Sie bietet im Unterschied zu unpersönlichen „Paper-and-pencil"-Studien auch die Möglichkeit, die durch den Forscher induzierten Belastungen nachträglich im Abschlußgespräch wieder aufzufangen.

Die Kategorie „Betroffenheit" werden wir in Kap. 23 noch einmal aufgreifen, wenn wir die Ergebnisse der affektpsychologischen Sprachinhaltsanalyse nach Gottschalk u. Gleser darstellen werden.

15.2 Konnotationen des medizinischen und des psychosozialen Krankheitsverlaufs

Die Konnotationen (d.h. die affektiven Nebenbedeutungen) des Krankheitsverlaufs ließen sich in 80 Fällen in medizinischer Hinsicht und in 74 Fällen in psychosozialer Hinsicht wie folgt durch Interviewerrating kategorisieren (Tabelle 1, Ankerbeispiele s. Anhang A 9 auf den Seiten 290 und 298).

Tabelle 1. Konnotationen des miterlebten Krankheitsverlaufs

„Medizinisch"	[%]	„Psychosozial"	[%]
Gut	8	Gut	25
Neutral/ambivalent	19	Neutral/ambivalent	25
Schlecht	68	Schlecht	38
Keine Angabe	5	Keine Angabe	12

Bei der Interpretation der vorwiegend ungünstigen Einschätzungen des medizinischen Krankheitsverlaufs ist zu berücksichtigen, daß ein evtl. geschilderter tödlicher Ausgang der miterlebten Krebserkrankung in Einzelfällen auch in der Kategorie „neutral/ambivalent" erscheinen konnte, wenn nämlich die Äußerungen erkennen ließen, daß der Befragte den Ausgang der Krankheit trotz des Todeseintritts nicht als schlechten medizinischen Verlauf zu empfinden schien, z. B.:

Er ist zwar gestorben, aber es war, Gott sei Dank, ein ruhiger Tod. Irgendwann muß man ja sterben.

In den meisten Fällen standen jedoch Leiden, körperlicher Zerfall und Tod im Vordergrund. Bei vielen Schilderungen wurde deutlich, daß körperlicher Zerfall und Leiden nicht nur auf die Krankheit als solche zurückgeführt wurden, sondern ebenso auf die medizinische Behandlung, z. B.:

Der Schwiegervater, der hat Zungenwurzelkrebs gehabt, der ist regelrecht erstickt. Essen konnt' er ja gar nichts. Der ist in K. bestrahlt worden, und durch die Bestrahlung ist alles offen, der Hals war ganz offen, er konnt' überhaupt nichts mehr essen (52jährige Hausfrau, Elektrikerehefrau).

Der psychosoziale Verlauf wurde 3mal so häufig positiv geschildert wie der medizinische Verlauf. Immerhin in der Hälfte aller Fälle wurde der psychosoziale Verlauf nicht als schlecht eingestuft. Körperliches Leiden und körperlicher Zerfall wurden also nicht zwangsläufig mit sozialer Isolation oder Resignation im Sinne eines schlechten psychosozialen Verlaufs gleichgesetzt.

Ein schlechter psychosozialer Verlauf, sichtbar etwa an Verzweiflungsreaktionen des Kranken, ging oft mit vielfältigen Ambivalenzen beim Sprecher einher, z. B.:

Die wurde hysterisch, da mußte ich abends um acht immer schon 's Licht ausmachen, durfte kein Fernseh mehr gucken, kein Radio mehr hören, dann wollt' sie mir an die Kehle gehen, die hat echt durchgedreht. Das war, als wenn die richtig mordlüstern war, als wenn sie mir an die Kehle gehen wollte. Aber ich war der Frau nicht böse, irgendwie hab ich sie ja verstanden, ich hatte keinen Krebs, ich war praktisch gesund, obwohl ich auch „Total" hatte (Anmerkung: gemeint war eine Unterleibsoperation), die wurde halt nicht damit fertig (34jährige Fabrikarbeiterin über eine bei eigenem Krankenhausaufenthalt im gleichen Zimmer befindliche Krebspatientin).

15.3 Äußerungen zum „Aufgehobensein" in der Medizin

In eine eigene Kategorie ordneten wir diejenigen Äußerungen ein, die bei der Schilderung der miterlebten Krebserkrankung Aufschluß über emotionale Reaktionen des Befragten zu den Ärzten bzw. den medizinischen Institutionen gaben (V 14; Anhang A 9, S. 291). Diese Kategorie wurde auch in weiteren Auswertungseinheiten verwendet und wird später noch im Zusammenhang (vergleichend) ausgewertet. Die Äußerungen zum „Aufgehobensein" in der Medizin ergaben bei den „Krebsgeschichten" folgendes Muster (nachträgliches Rating durch Interviewer):

eher positive Einstellung des Befragten zur Medizin: 20 %,
indifferent/neutral/ambivalent: 44 %,
eher negative Einstellung: 26 %.

Interessant ist ein Vergleich mit den im vorigen Abschnitt vorgestellten Äußerungen zum medizinischen Krankheitsverlauf, die eher dem Fortgang der Krankheit als solcher und weniger der Arzt-Patient-Beziehung galten. Während nur 8 % den medizinischen Krankheitsverlauf als positiv für den betreffenden Krebskranken schilderten, zeigten dennoch immerhin 20 % positive Meinungen über die ärztliche Betreuung.

Mit 26 % überraschend hoch sind allerdings auch die eher ungünstigen Stellungnahmen der Befragten zu den bei der „Krebsgeschichte" vorkommenden Ärzten. Etwa die Hälfte dieser kritischen Stellungnahmen wurde vorsichtig, aber dennoch deutlich distanzierend formuliert. Manche Äußerungen enthielten auch sehr heftige

Vorwürfe. Bei einigen der kritischen Stellungnahmen gegenüber den Ärzten (insbesondere bei deutlich aggressivem Unterton) war nicht eindeutig erkennbar, ob nicht auch projektive Schuldzuweisungen derart einflossen, daß ein schlechter Krankheitsverlauf letztlich dem Arzt als persönliches Versagen oder gar als Schuld angelastet wurde, z. B.:

Die haben ihn bei vollem Bewußtsein operiert. Ja natürlich keine Röntgenuntersuchung gemacht, nur immer Tabletten, damit es nicht so weh tut. Da hatte ich den Eindruck, daß da die Mühen nicht mehr so sind, wie sie hätten sein können (69jähriger technischer Kaufmann).

Oder:

Die haben sie von einer Vorsorgeuntersuchung zur anderen geschleift, und jeder hat was gefunden, und jeder hat dran 'rumgeschnipselt, sie ist natürlich tot (69jährige Hausfrau).

Man darf nicht vergessen, daß die Konnotationen der geschilderten miterlebten Krebserkrankung nicht einfach als abhängige Variable, d. h. als psychische *Reaktion* des Befragten auf das von ihm miterlebte Patientenschicksal zu interpretieren sind, sondern daß die Erzählung einer Krebsgeschichte auch ein *subjektives Projektionsfeld* bedeuten kann, das zur Evozierung ohnehin bei einer Person bereits vorbestehender Assoziationen geeignet ist. Hat also ein Mensch eine besonders kritische Haltung zu Ärzten, so wird er bei seiner „Krebsgeschichte" möglicherweise eher ungünstige als günstige Verhaltensweisen von Ärzten erinnern. Mit dem sprachinhaltsanalytischen Instrumentarium können wir die Gewordenheit dieser Assoziationen im Sinne von Ursache-Wirkung-Zusammenhängen nicht erschließen. Wir können lediglich deskriptiv ihr Auftreten in jeweiligen Bedeutungshorizonten feststellen.

15.4 Ätiologievorstellungen; Begreifbarkeit der miterlebten Krebserkrankung

Um erste Anhaltspunkte über die Ätiologievorstellungen zu gewinnen, fragten wir im Verlauf jeder „Krebsgeschichte" an geeigneter Stelle explizit, ob der Befragte eine Vorstellung dazu habe, warum gerade dieser Mensch, von dem die Rede war, an Krebs erkrankt sei. Mit 23 % am häufigsten wurde die *Lebensweise* genannt, d. h. falsches Essen und Trinken, Rauchen und Alkohol. Mit 12 % an zweiter Stelle standen *Luft- und allgemeine Umweltverschmutzung,* des weiteren folgten *Vererbung* (10 %) und *körperliche Veranlagung* (6 %).

Die inhaltlichen Äußerungen zur Ätiologie wurden von uns anhand des selben aus 27 Items bestehenden Kategoriensystems ausgewertet wie die später im „Ursachenkapitel" noch spezieller gestellten Fragen. Die vollständige Darstellung erfolgt daher erst in Kap. 17 ausführlicher und im Zusammenhang, d. h. vergleichend in bezug auf verschiedene Bedeutungshorizonte der Ätiologievorstellungen.

Wir beurteilten alle narrativen Schilderungen der miterlebten Krebserkrankung hinsichtlich der Ätiologievorstellungen zusätzlich anhand der Kategorie „Grad des Verständnisses der Ursachen von Krebs" (V 16; Anhang A 9, S. 294). Damit war die Ausprägung der *subjektiven Begreifbarkeit* der Ursachen von Krebs gemeint, d. h. die subjektive Gewißheit, mit der die Vorstellungen vertreten wurden. Die „Richtigkeit" oder Konsistenz der Ätiologievorstellungen sollte hierbei nicht beurteilt werden. Es ergab sich folgende Verteilung:

Krebsursachen
mit subjektiver Gewißheit verstanden: 4%,
teilweise verstanden: 42%,
nicht verstanden: 20%.

In 34% der „Krebsgeschichten" war dieser Aspekt nicht beurteilbar. In vielen Ausführungen wurde die Schwierigkeit deutlich, zwischen „Ursachen" und „Auslösern" von Krebserkrankungen zu unterscheiden, z. B.:

Er war zum ersten Mal in seinem Lebe in Urlaub, bei einem alten Kriegskolleg' im Odenwald, un is die Trepp nuffgfalle abends. Un da hab ich ihn ein paar Tag später mit em Auto gholt, da hab ich gsagt, Mensch, du gfallsch mer gar net. Ja mei Vater hat früher viel Sport gmacht, un er war ä starker Raucher, Raucher sin ja viel anfälliger aus dem einfache Grund durch den Teer un alles, der in die Lung geht, also was mer so alles liest. Die frühzeitige Auslösung war der Bruch von dem Schulterblatt, das hat ihn so gschwächt, daß des andere dann ausgbroche ist, es ware keine Abwehrkräfte in dem Maße mehr da (44jähriger Baumaschinenschlosser).

Auf die Bedeutung solcher *mehrfaktorieller Vorstellungen zur Ätiopathogenese* werden wir in Kap. 17 und unter 21.2 ausführlich zurückkommen, da wir an anderer Stelle versuchten, Globalkategorien für die Charakteristika der subjektiven Ursachentheorien aus den Gesamtinterviews zu entwickeln.

15.5 Angenommener Einfluß des Krebskranken auf den Verlauf

Obwohl wir im 2. Interviewkapitel nicht direkt nach Einflußmöglichkeiten auf den Verlauf der geschilderten Krebserkrankung fragten, gingen viele Befragte von sich aus darauf ein. *Hilfe von außen* seitens der Ärzte, Bezugspersonen, Selbsthilfegruppen oder auch der Religion wurde in 37% der Krebsgeschichten spontan als wesentlich für den Krankheitsverlauf erwähnt. 31% betonten die Bedeutung des *Genesungswillens,* 19% die Einhaltung *ärztlicher Anordnungen* und 12% die Notwendigkeit einer generellen Änderung der *Lebensweise* (V 20–24; Anhang A 9, S. 299).

15.6 Angenommene Veränderung der Lebenseinstellung des Kranken

33% der Äußerungen über mögliche Veränderungen der Lebenseinstellung bei Krebskranken betrafen Vorstellungen über *Resignation.* Am zweithäufigsten wurden Vorstellungen über *soziale Isolation* geäußert (28%), am dritthäufigsten wurde die Notwendigkeit zu *kämpfen* angesprochen (23%; V 25–37, Anhang A 9, S. 300–302). In keinem Fall wurde beschrieben, daß der Patient nach der Diagnoseeröffnung Risikofaktoren wie falsche Ernährung, Rauchen oder Alkohol gemieden hätte. Diese Feststellung ist insofern bemerkenswert, als diese Risikofaktoren im selben Interviewabschnitt am häufigsten als Krebsursachen genannt worden waren.

Auch die Vorstellungen über Veränderungen der Lebenseinstellung bei Krebs wurden noch in einem anderen Erhebungskontext erfaßt und mehrfach kodiert. Wir kommen darauf noch ausführlicher zurück (16.6, 16.7).

15.7 Soziale Folgen der miterlebten Krebserkrankung

In der Hälfte (bei 49%) aller „Krebsgeschichten" wurde eine *Zunahme sozialer Unterstützung* aufgrund der Krebserkrankung beschrieben. Jede dritte Schilderung (35%) enthielt jedoch Spontanäußerungen über *größere Verschwiegenheit* und *Tabuisierung* (V 65–73; Anhang A 9, S. 303 f.).

Tabuisierung im Verhalten bedeutet keineswegs einfach Distanzierung im Gefühl. Welche innere seelische Not gerade auch mit Tabuisierung einhergehen kann, zeigt ein Zitat einer 53jährigen Hausfrau (Straßenbaupolierehefrau):

Ich hab gedenkt, er schläft, und da hab ich mich auch dazugelegt und hab mich halt nicht beherrsche könne und hab halt da geweint. Da ist er verwacht und hat gesagt, warum weinst denn. Na hab ich gsagt, ja, ich, ich, ja ich schwitz halt.

Tabuisierungstendenzen müssen also keineswegs eine faktische Ausgrenzung oder einen Kommunikationsabbruch bedeuten. Im obigen Beispiel stellten das Zugehen auf den Kranken und das Weinen auch Kommunikationen dar, die gewiß den Kranken erreichten, selbst wenn auf der sprachlichen Ebene, vordergründig betrachtet, kein offener Ausdruck der eigenen Gefühle möglich war. Aus zahlreichen ähnlichen Kasuistiken schließen wir ferner, daß viele Menschen durchaus den Wunsch haben, offener mit Krebskranken zu kommunizieren, aber ihrem sprachlichen Kommunikationsvermögen diesen offenen Austausch nicht zutrauen.

15.8 Schlußfolgerungen aus der miterlebten Krebserkrankung

Am Ende der narrativen Interviewpassage über miterlebte Krebserkrankungen fragten wir, ob der Befragte sich noch daran erinnern könne, damals für sich selber irgendwelche Schlußfolgerungen gezogen zu haben: ob die Erlebnisse also seine *eigenen* Ansichten über Gesundheit und Krankheit, vielleicht über das Leben überhaupt, beeinflußt hätten. Mit diesen Fragen wollten wir einen *ausdrücklichen Selbstbezug der Gedanken* anregen. Die gezielte Unterteilung der „Krebsgeschichte" in 2 Abschnitte mit vorwiegendem Fremdbezug (Thema ist das Schicksal des Krebskranken) im 1. Teil und vorwiegendem Selbstbezug im 2. Teil (Thema sind die eigenen Gefühle, Erinnerungen und Schlußfolgerungen des Befragten selbst) war, wie wir noch sehen werden, ein wichtiges und ergiebiges Hilfsmittel unserer affektpsychologischen Auswertung nach dem Gottschalk-Gleser-Verfahren, auf dessen Ergebnisse wir jedoch erst im 23. Kap. eingehen werden.

In 64% der „Krebsgeschichten" wurde geäußert, man habe Schlußfolgerungen für sich selbst gezogen. Inhaltlich waren diese Äußerungen derart heterogen, daß wir auf eine thematische Kategorisierung verzichten mußten (einzelne Kasuistiken werden jedoch an geeigneter Stelle noch eingebracht werden), außer hinsichtlich der Schlußfolgerungen zu „Vorsorge" und „Früherkennung".

15.9 Thematisierung und Konnotationen der „Vorsorge"

Insgesamt 25 Befragte, d. h. fast ein Drittel, gingen im Verlauf der 83 Krebsgeschichten spontan auf die Krebsfrüherkennungsuntersuchung ein, die meist als „Vorsorgeuntersuchung" bezeichnet wurde. Es war dabei nicht immer das unter 3.2 definierte offizielle Krebsfrüherkennungsprogramm gemeint, sondern es wurden auch darüber hinausgehende, der Früherkennung und Symptomaufmerksamkeit dienende Arztbesuche subsumiert. In 15 Fällen wurde erwähnt, daß der betreffende Krebspatient an einer „Vorsorgeuntersuchung" teilgenommen hatte, in 10 Fällen, daß er nicht teilgenommen hatte. Beide Versionen wurden von uns hinsichtlich der Konnotationen der Krebsfrüherkennungsuntersuchung ausgewertet (V 18; vgl. Anhang A 9, S. 297). In 15 Fällen, d. h. 60 % der Erwähnungen, waren die Konnotationen der KFU eher positiv, z. B.

Ich vermute, daß sie so glimpflich davongekommen ist, weil man's gleich am Anfang erwischt hat.

Oder:

Es wäre besser gewesen, wenn sie zur Vorsorge gegangen wäre.

In 10 Fällen, d. h. 40 % der Erwähnungen, waren sie eher negativ, z. B.

Also z. B. mein Vater, der beim Lungenröntgen war und ein halbes Jahr später starb, und der Arzt also noch gesagt hat, er hätte Erfahrung. Also, da denk ich, das ist einfach ein Bereich, der nicht erfaßbar ist.

Die gedankliche Verbindung: *„ein paar Wochen zuvor noch bei der Vorsorgeuntersuchung gewesen – dann dennoch Krebs bekommen"* kam auch an anderen Stellen der Interviews recht häufig vor. Sie wurde von uns jedoch keineswegs zwangsläufig als Indikator negativer Konnotationen der KFU kategorisiert, da manche Befragten zugleich ausdrückten, dies sei nun einmal ein unvermeidbarer Unsicherheitsrest. In diesen Fällen bedeuteten diese Äußerungen keine negative, sondern eine realistische Einschätzung der Möglichkeiten der Krebsfrüherkennungsuntersuchung.

Wenngleich angesichts der geringen Häufigkeit von Erwähnungen der KFU in den Spontanschilderungen miterlebter Krebserkrankungen jegliche Generalisierung abwegig wäre, setzten wir dennoch aus heuristischen Gründen die Variablen „Bedeutung und Konnotation der KFU" in der miterlebten Krebserkrankung (V 18) kontingenzanalytisch mit den Kriteriumsvariablen „eigene Teilnahme an der Krebsfrüherkennungsuntersuchung" (V 233) und „sekundäre Verhaltensbereitschaft und Einstellung" (V 247) in Beziehung. Je positiver die Konnotationen der in der miterlebten „Krebsgeschichte" erwähnten KFU waren, desto höher war die regelmäßige Beteiligung an der KFU ($p < 0{,}01$) und desto positiver war ebenfalls die allgemeine Einstellung bezüglich der sekundären Prävention ($p < 0{,}05$).

Dieser Zusammenhang ist selbstverständlich nicht als ein gerichteter interpretierbar. Es ist beispielsweise denkbar, daß diejenigen Befragten, die selbst der KFU fernbleiben, auch in retrospektiven Schilderungen miterlebter Schicksale anderer Menschen die KFU abwerten. Eine Gleichsinnigkeit von Urteilstendenzen bzw. Assoziationen in verschiedenen Bedeutungskontexten kann jedoch als Indikator für deren Konsistenz interpretiert werden.

15.10 Vorstellungen zur Beeinflußbarkeit der miterlebten Krebserkrankung

Abschließend führten wir Ratings zu den in der narrativen „Krebsgeschichte" ausgedrückten Kontrollattributionen durch, d. h. zur Frage, in welchem Ausmaß die Schilderungen miterlebter Krebserkrankungen Hinweise für internale und externale Kontrollattribution bezüglich der Möglichkeit, die Krebserkrankung unter Kontrolle zu bringen, enthielten.

Die Kontrollattributionen wurden hier nicht direkt auf den Sprecher, unseren Befragten, bezogen erfaßt, sondern nur indirekt aus seinen Äußerungen über die Erfahrungen des von ihm beschriebenen Krebskranken erschlossen. *Internale Kontrollattribution* wurde hier als hoch eingestuft, wenn die Äußerungen deutlich zeigten, daß in der Sicht des Befragten der Krebskranke Einflußmöglichkeiten auf den Verlauf bzw. die Entstehung der Krankheit hatte. *Externale Kontrollattribution* wurde demgegenüber als hoch eingestuft, wenn stark die Bedeutung der Ärzte oder der Umwelt für den Krankheitsverlauf betont wurde. Beide Ratings erfolgten unabhängig voneinander, d. h. wir gingen, wie bereits mehrfach dargelegt, davon aus, daß ein Mensch sowohl subjektiv internale als auch subjektiv externale Instanzen zur Beeinflussung von Krebserkrankungen als bedeutsam empfinden kann (zur Operationalisierung der Variablen 75 und 76 vgl. Anhang A 9, S. 306 f.). Da wir die für das Gottschalk-Gleser-Verfahren wichtige Spontaneität der Schilderungen im 2. Interviewkapitel nicht durch thematische Fragen zur Kontrollattribution stören wollten, waren nicht alle 2. Interviewkapitel nach den Kategorien zur Kontrollattribution auswertbar (Tabelle 2). Sie konnten daher auch nicht in die bereits in Kap. 14 vorgestellte vergleichende kontextbezogene Mehrfachauswertung der Kontrollattributionen einbezogen werden.

Tabelle 2. Einschätzungen zur Kontrollattribution in der narrativen „Krebsgeschichte". (n = 83 ≙ 100 %)

	„Locus of control"	
	Internal (V 75) [%]	External (V 76) [%]
1 Niedrig	29	25
2 Indifferent	32	42
3 Hoch	23	23
9 Keine Angabe	16	10

Das relative Gewicht internaler Einflußfaktoren (hier: seitens des Krebskranken selbst) und externaler Einflußfaktoren (seitens der Ärzte sowie der Bezugspersonen des Krebskranken) wurde kaum unterschiedlich eingeschätzt. Die Einflußmöglichkeiten des Kranken auf den Krankheitsverlauf und die Einflußmöglichkeiten derer, die einem Krebskranken helfen können, wurden insgesamt als jeweils etwa gleichgewichtig betrachtet. Internalität bezog sich sowohl auf die Verursachung der Erkrankung, z. B. durch Risikoverhalten, als auch auf (gezeigte oder mangelnde) Symptomaufmerksamkeit und (gezeigte oder mangelnde) Kooperation mit Ärzten.

15.11 Zusammenfassung

Jeder zweite Befragte hatte in seinem Leben bereits mehrmals eine Krebserkrankung miterlebt. Insgesamt wurden 83 narrative Schilderungen miterlebter Krebserkrankungen gewonnen und inhaltsanalytisch ausgewertet. An Beispielen wurde die oft komplexe Erinnerungsdynamik bezüglich miterlebter Krebserkrankungen veranschaulicht. Die Konnotationen der miterlebten Krankheitsverläufe wirkten in psychosozialer Hinsicht tendenziell weniger ungünstig als in medizinischer Hinsicht. Körperliches Leiden und körperlicher Zerfall wurden nicht zwangsläufig mit psychosozialer Isolation oder Resignation gleichgesetzt. Äußerungen zum „Aufgehobensein in der Medizin" spiegelten nicht vollständig die Einschätzungen des miterlebten medizinischen Krankheitsverlaufs wider. Während nur 8 % den medizinischen Krankheitsverlauf als positiv für den betreffenden Krebskranken schilderten, zeigten immerhin 20 % deutlich positive Meinungen über die ärztliche Betreuung.

Zur Ätiologie der miterlebten Krebserkrankung standen Vorstellungen über falsche Lebensweise, also subjektiv internale Faktoren, an erster Stelle, gefolgt von Vorstellungen über die Bedeutung der allgemeinen Umweltverschmutzung, also subjektiv externalen Faktoren.

Als Einflußmöglichkeit auf den Verlauf einer Krebserkrankung wurde an erster Stelle Hilfe von außen geäußert, an zweiter Stelle die Bedeutung des Genesungswillens, an dritter Stelle die Einhaltung ärztlicher Anordnungen.

Äußerungen über miterlebte Veränderungen der Lebenseinstellung eines Menschen bei Krebserkrankung betrafen vorwiegend Resignation und soziale Isolation, aber auch die Notwendigkeit zu kämpfen.

Als soziale Folge der selbst miterlebten Krebserkrankung wurden in der Hälfte aller Schilderungen Formen von Unterstützung erwähnt. Jede dritte Schilderung enthielt jedoch Spontanäußerungen über größere Verschwiegenheit und Tabuisierung.

In einem Drittel der Schilderungen wurde auch die „Vorsorge" erwähnt. Deren subjektive Konnotationen wurden von uns in 60 % der Erwähnungen als eher positiv, in 40 % als eher negativ eingeschätzt. Je positiver die Konnotation der in der miterlebten „Krebsgeschichte" erwähnten KFU war, desto höher war die tatsächliche regelmäßige Beteiligung des Befragten an der KFU.

Die Einflußmöglichkeiten eines Krebskranken auf den Krankheitsverlauf und die Einflußmöglichkeiten anderer Personen (Ärzte, Angehörige) auf den Krankheitsverlauf wurden insgesamt von den Befragten als etwa gleichgewichtig angesehen.

16 Spontanphantasien zum „Wesen" von Krebs

16.1 Bedeutung im Denken

Nach der narrativen „Krebsgeschichte" einschließlich der selbstreferentiellen Zusatzfragen legten wir allen Befragten quasi als Zäsur im Interview eine 4stufige Selbstratingskala zur Häufigkeit gedanklicher Beschäftigung mit Krebs vor. Die Skala sollte nicht schriftlich ausgefüllt werden, was den Explorationsverlauf zu stark unterbrochen hätte, sondern diente nur als Überlegungsanreiz. (So gingen wir auch bei den weiteren Selbstratingskalen, außer bei der Ursachenliste und den IPC-Skalen, die persönlich vom Befragten ausgefüllt wurden, vor, vgl. Kap. 11 und Anhang A 2 – A 4). Die absichtlich nicht genauer operationalisierten Globalkategorien des 3. Interviewkapitels wurden wie folgt beantwortet:

„Ich denke an Krebs":
oft: 22%,
manchmal: 42%,
selten: 25%,
nie: 11%.

Diese Selbstratingkarte wurde von uns nicht nur als eine inhaltliche Interviewfrage eingesetzt. Sie war zugleich als Intervention gedacht, die im Sinne eines *„advance organizer"* (Ausubel 1968) unterstreichen sollte, daß wir nun besonders an den eigenen Gedanken des Befragten zu Krebserkrankungen interessiert waren, selbst wenn die weiteren Fragen des Interviewers zunächst noch weitgehend allgemein gehalten blieben, um Abwehrreaktionen nicht zu provozieren. Wie wir sehen werden, bewährte sich diese Methode eines wechselnden, d. h. nicht zu stark fordernden Ansprechens von Selbstreferenz gut.

Daß das Phänomen eines *wechselnden Ausmaßes des Selbstbezuges* von Gedanken manchen Befragten bewußt war, kam in verschiedenen Kommentaren explizit zum Ausdruck.

Man hört so oft die Krankheit Krebs, aber man denkt nicht daran, daß es einen selber betreffen kann. Man hört das immer von anderen, aber ich beziehe das nicht auf mich, daß ich das kriegen kann. So denke ich nicht. Ich denke so nie daran (47jähriger technischer Zeichner).
Und ähnlich:
I: Wie häufig, würden Sie sagen, daß Sie sich gedanklich mit dem Thema Krebs beschäftigen? (Vorlage der Karte)
B: Nie.
I: Nie? Obwohl Sie so direkt damit zu tun haben? (Anmerkung: Zuvor war eine plastische Beschreibung der Brustkrebserkrankung seiner Schwägerin vorausgegangen, mit der der Befragte im selben Haus lebt.)
B: Ich von meinem Standpunkt aus tät nie für mich denken, daß ich das kriege. (Auf Klärung der Interviewerin hin, daß sie nur die gedankliche Beschäftigung allgemein gemeint hatte):

B: Ja, seit meine Schwägerin den hat, da müßte ich ja sagen, oft, weil, wenn ich aufstehe und sehe sie, dann denk ich: wie lang lebt sie noch? Das ist ganz klar. Ich habe gemeint, Sie meinen mich persönlich. Da denk ich gar nicht dran (48jähriger Postangestellter).

Die offensichtliche Schwierigkeit vieler Personen, eindeutig *eigene* Stellungnahmen über Empfindungen und Gedanken zum Wesen von Krebs abzugeben, rechtfertigt auch im Nachhinein unsere Strategie, im nun in der Darstellung folgenden 4. Interviewkapitel zum „Wesen" von Krebserkrankungen vorwiegend *projektive* Fragen gestellt zu haben, die u. E. einen Selbstbezug der Kognitionen faktisch eher ermöglichten, als es offensiver auf das Selbst orientierte Fragen vermocht hätten (vgl. Interviewleitfaden im Anhang A 1, S. 268 f., Ziffern 4.1-4.8).

16.2 Charakter und „Wesen" von Krebs

Spontanassoziationen zum „Wesen" von Krebserkrankungen wurden im 4. Interviewkapitel durch verschiedene Zugänge evoziert. Wir fragten
(4.1) nach dem wichtigsten Unterschied zwischen Krebs und anderen Krankheiten,
(4.2) nach dem, was sich bei einem Menschen wohl verändert, wenn er Krebs bekommt,
(4.3) nach weiteren freien Einfällen, die dem Befragten in den Sinn kämen, wenn er an Krebs denke,
(4.4) wie man wohl einem 10jährigen Kind, das noch nicht weiß, daß es Krebs gibt, erklären könne, was Krebs ist und was eine Krebserkrankung für einen Menschen bedeuten kann,
(4.5) was wohl der erste Gedanke eines Menschen sein möge, wenn er von einem Arzt erfährt, daß er Krebs hat,
(4.6) was der Kranke wohl nach der Diagnose tun würde,
(4.7) ob sich seine Lebenseinstellung und Lebensgestaltung durch diese Diagnose verändern könne,
(4.8) ob Menschen mit jemandem, von dem sie wissen, daß er Krebs hat, von da ab anders umgehen werden als sonst.

Bei der Auswertung klassifizierten wir die Antworten teils für jede Frage einzeln, teils für das gesamte 4. Interviewkapitel im Zusammenhang nach dem im Anhang A 9 auf den Seiten 311-323 (V 80-127) wiedergegebenen Kategoriensystem.

Viele Personen drückten die emotionale Komponente bildhaft-drastisch aus, z. B. auf die Frage, wie man wohl einem 10jährigen Kind erklären könne, was Krebs ist:

Ein ganz großes ekelhaftes Viech, und krallt dich mit allen Fingern, das hat mindestens zehn, und du bist im Nu weg (69jährige Beamtenehefrau).

Ja, ich hab meinem Sohn immer, wenn er krank war, gesagt, das sind also Soldaten, die eindringen in den Körper, und der Körper hat auch eigene Soldaten, der kämpft dagegen, aber irgendwie ist der Körper zu schwach und unterliegt, die Soldaten dringen ein und erreichen das Übergewicht (64jährige Bibliotheksangestellte).

Und wenn ein Mensch die Brust weghat, das ist kein Mensch mehr (73jähriger Rentner, ehemaliger Metzger).

Der von uns nahegelegte Vergleich mit anderen Krankheiten löste in vielen Fällen auch Gedanken an Tuberkulose, Pest, Cholera, Lepra und Geschlechtskrankheiten aus. Hier deuteten sich wie bereits im 2. Interviewkapitel einige – noch nicht direkt ausgesprochene – Ansteckungsphantasien an, die erst im weiteren Interviewverlauf Konturen gewannen.

16.3 „Erster Gedanke"

Unsere Frage, was wohl der erste Gedanke eines Menschen sein möge, wenn er von seinem Arzt erfahre, daß er Krebs hat, war projektiv formuliert. Sie stellte einen Versuch dar, die *eigenen* ersten Assoziationen des Befragten zur Sprache zu bringen. Wahrscheinlich laufen viele dieser spontanen Assoziationen auch in der medizinischen Realität ab, wenn ein Arzt einem Patienten die Krebsdiagnose eröffnet. Die meisten Befragten ließen erkennen, daß sie tatsächlich eher die *eigenen* Spontanassoziationen ausdrückten, z. B.:

Ja, ich kann natürlich nicht für die Menschheit schlechthin sprechen, sondern kann nur sagen, was bei mir der Gedanke auslösen würde. Schon sowas wie ein Todesurteil, also die Vorstellung, daß mir dann die Brüste amputiert würden; die ist für mich auch keine ermutigende Vorstellung im Sinne einer Heilung, wie wenn man sich ein Bein bricht, das geschient wird, und weiß, man kann in ein paar Wochen wieder genauso laufen wie vorher (41jährige Lehrerin).

Der Versuch, anhand der Originaltranskripte für alle Äußerungen zum „ersten Gedanken" ausreichend differenzierte Kategorien zu entwickeln, erwies sich nach ersten Zusammenstellungen der Zitate als besonders schwierig. Wir kamen zu folgenden Kategorien mit folgenden Häufigkeiten (Definitionen und Ankerbeispiele: vgl. Anhang A 9, S. 312 f., Mehrfachkodierungen bei heterogenen Antworten waren möglich):

1) (V 86) Schock, Lähmung, Depression: 47 %,
2) (V 87) Zeit, Perspektive einer notwendigen Verarbeitung: 32 %,
3) (V 88) Todesurteil: 25 %,
4) (V 85) Situation schwer vorstellbar: 22 %,
5) (V 91) Angst: 14 %,
6) (V 92) Familie, verantwortlicher Lebensabschluß: 12 %,
7) (V 90) Auflehnung, Hadern mit dem Schicksal: 11 %,
8) (V 89) Leugnung: 10 %.

Die Vielgestaltigkeit und der Prozeßcharakter der Assoziationen, zugleich die Schwierigkeit, diese anhand eines einfachen Kategoriensystems zu ordnen, soll an einem Beispiel veranschaulicht werden.

Panik. Ich spür das richtig, wie Sie das sagen jetzt, ich würde Panik kriegen. Also erst mal gar nix, und dann möchte ich wissen, was ist jetzt eigentlich. Ja, ich würde ganz schnell denken, was ist jetzt, wie gehe ich damit um, was mache ich jetzt, wie sieht jetzt mein Leben aus. Wie geht das jetzt weiter. Panik heißt für mich, daß ich einen Riesenschreck krieg und daß ich, eh, versuche, ganz schnell zu überlegen, was ich jetzt machen kann. Wie ich mich darauf einstellen kann. Abzuschätzen, was es jetzt überhaupt für Veränderungen gibt. Ja, das habe ich jetzt gesagt, weil Sie sagten, der erste Gedanke, nicht. Der allererste wäre das, nicht. Und ich glaube, dann würde ich versuchen, mir zu sagen, so, cool bleiben, und jetzt erst mal gucken, was sagt der Arzt jetzt eigentlich genau, was ist, und was sagt er jetzt, wie weit das eigentlich ist und wie schlimm das eigentlich ist und ob das überhaupt stimmt. Und vielleicht kann man dann gucken, daß er sich vielleicht geirrt hat, ich würde bestimmt zu mehreren Ärzten gehen, um das absichern zu lassen. Und dann würde ich, glaube ich, versuchen mir zu sagen, erst mal versuchen, ruhig zu bleiben und erst mal zu gucken, was zu tun ist (31jährige Psychologin).

In ganz seltenen Fällen wurde die Vorstellung „Todesurteil" nicht nur negativ betrachtet.

Ja, das hat wohl den Vorteil, daß er im Gegensatz zu uns anderen dann wenigstens weiß, wann er abtreten muß, ne, aber ob das natürlich so ein entscheidender Vorteil ist, also nee, der wird natürlich erst mal sich überlegen, was er dann noch anfängt mit denen paar Jährchen und so. Daß dann die Sinnfrage wahrscheinlich wieder etwas stärker in den Vordergrund tritt (22jähriger Musikstudent).

In Abb. 7 ist zusammengefaßt, welche inhaltsanalytischen Kategorien wir am häufigsten aus den Gesamtantworten innerhalb dieses Interviewkapitels gewannen.

Das Überwiegen der Kategorie „tödliche Perspektive" (63%) sollte allerdings nicht vergessen lassen, daß immerhin ein Drittel der Antworten *nicht* eine tödliche Perspektive zum Inhalt hatte.

Typisch für die zweithäufigste Antwortkategorie („unberechenbarer Verlauf", 49%) waren Äußerungen wie:

Krebs ist eben heimtückisch, der ist nicht erfaßbar.
Das kann jeder kriegen, zu jeder Zeit, egal, wie man lebt.
Da tappt man im dunkeln.

Es ging also um die Möglichkeit eines unerwarteten Ausbruchs wie auch um die schwierige Beeinflußbarkeit. Äußerungen der Kategorie „Gefährlichkeit" (44%) bezogen sich eher direkt auf den Bedrohungscharakter der Krankheit und die Angst der Menschen vor ihr.

Etwa jeder 4. Befragte (27%) sah die Bezeichnung „Krebs" korrekterweise als Sammelbegriff und hob hervor, daß es „den" Krebs nicht gibt, sondern daß man *verschiedenartige* Krebsarten mit verschiedenartigen Verläufen unterscheiden müsse.

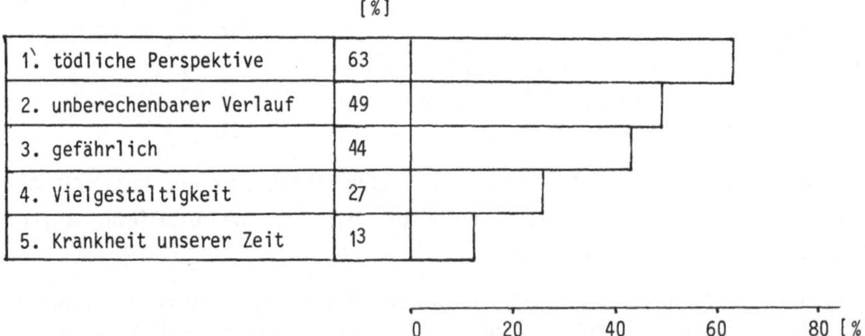

Abb. 7. Charakter und „Wesen" von Krebs: Kategorisierung der Spontannennungen (Mehrfachkodierungen waren möglich)

16.4 Verständnis des Phänomens Krebs und seiner Ursachen

Der Versuch, die Ausführungen im 4. Interviewkapitel zum „Wesen von Krebs"
hinsichtlich der Ausprägung der subjektiven Begreifbarkeit zu klassifizieren, wurde
getrennt für das „Phänomen Krebs" generell und für die „Ursachen" von Krebs
speziell vorgenommen. Die Richtigkeit oder Konsistenz dieser Vorstellungen sollte
dabei nicht beurteilt werden (V95 und V96; Anhang A 9, S. 314–316). Die Interviewerratings ergaben folgende Häufigkeitsverteilung:

Phänomen Krebs nicht verstanden:	17%,
Phänomen Krebs teilweise oder ganz verstanden:	69%,
nicht klassifizierbar:	14%.
Ursachen von Krebs nicht verstanden:	14%,
Ursachen von Krebs teilweise oder ganz verstanden:	33%,
nicht klassifizierbar:	53%.

Die Äußerungen der Befragten über Ursachen von Krebs gingen also mit geringerer
subjektiver Gewißheit einher als die globaleren Äußerungen über das Phänomen
Krebs überhaupt. Da diese Kategorien jedoch verhältnismäßig unscharf definiert
waren, ist dieses Ergebnis lediglich als Tendenzaussage zu betrachten.

16.5 Vorstellungen zum Verlauf von Krebserkrankungen

Ebenfalls schwierig und nur mit Vorbehalten klassifizierbar waren die geäußerten Vorstellungen zum Verlauf von Krebserkrankungen (V97–105; Anhang A 9,
S. 317f.). Es sollen nur einige Einzelergebnisse zu diesen Kategorien erwähnt werden.

Spontan von 14% aller Befragten wurde der Gesichtspunkt „Beschleunigung des
Verlaufs durch Operation" genannt, z. B. durch Herankommen von Luft an den
Krankheitsherd bei jeglicher Eröffnung des Körpers.

Da es sich hier um Spontanäußerungen auf eine sehr allgemein gehaltene Frage
nach den Veränderungen bei Krebs handelte, ist anzunehmen, daß diese Vorstellungen bei wesentlich mehr Menschen vorkommen. Am Beispiel der kontextbezo-
genen Dreifachauswertung der ätiopathogenetischen Vorstellungen werden wir
noch deutlich sehen, daß Spontanäußerungen zu bestimmten Vorstellungskatego-
rien meist nur einen kleinen Teil der tatsächlich abrufbaren Vorstellungen repräsentieren. Aus diesem Grund erfaßten wir zu den uns besonders interessierenden Kategorien jeweils sowohl Spontanäußerungen, als auch stellten wir danach direkte
Fragen.

Es liegt auf der Hand, daß die Vorstellung, eine Operation (die bei positivem Befund ja oft einer Krebsfrüherkennungsuntersuchung folgt) könne den Verlauf einer
Krebserkrankung durch Heranbringen von Luft *beschleunigen* statt verlangsamen,
auch die Motivation zur Krebsfrüherkennungsuntersuchung beeinflussen kann.

Daß es hier lohnen würde, den denkbaren metaphorischen Bedeutungskompo-
nenten dieser Vorstellungen nachzugehen, sei nur am Rande vermerkt. „Luft heran-
lassen" könnte z. B. möglicherweise auch überhaupt bedeuten: die „Abgrenzun-
gen" ein Stück weit öffnen, dem „schlummernden Raubtierkrebs" Licht und
Freiraum gewähren.

8% der Befragten erwähnten, der Verlauf einer Krebserkrankung werde beschleunigt, wenn man dem Kranken die Wahrheit sage. Da es sich auch hier um Spontannennungen handelt, ist auch hier damit zu rechnen, daß solche Vorstellungen weit häufiger vorkommen.

Insoweit körperliche Symptome als bezeichnend für Krebserkrankungen angesprochen wurden, dominierten Schwäche (45%) und Schmerzen (38%).

16.6 Vorgestellte Lebenseinstellung und Lebensgestaltung bei Krebs

Die Vorstellungen über Veränderungen der Lebenseinstellung und -gestaltung bei Krebs untersuchten wir unabhängig voneinander, jedoch nach dem gleichen Kategoriensystem, anhand zweier Auswertungseinheiten: zum einen anhand der entsprechenden Äußerungen in der narrativen Interviewpassage über miterlebte Krebserkrankungen (V 25–37; Anhang A 9, S. 300–302, vgl. auch 15.6), zum anderen anhand der Antworten auf die offene diesbezügliche Frage im 4. Interviewkapitel (V 106–118; Anhang A 9, S. 319–321). Die Ergebnisse sind in Abb. 8 zusammengefaßt.

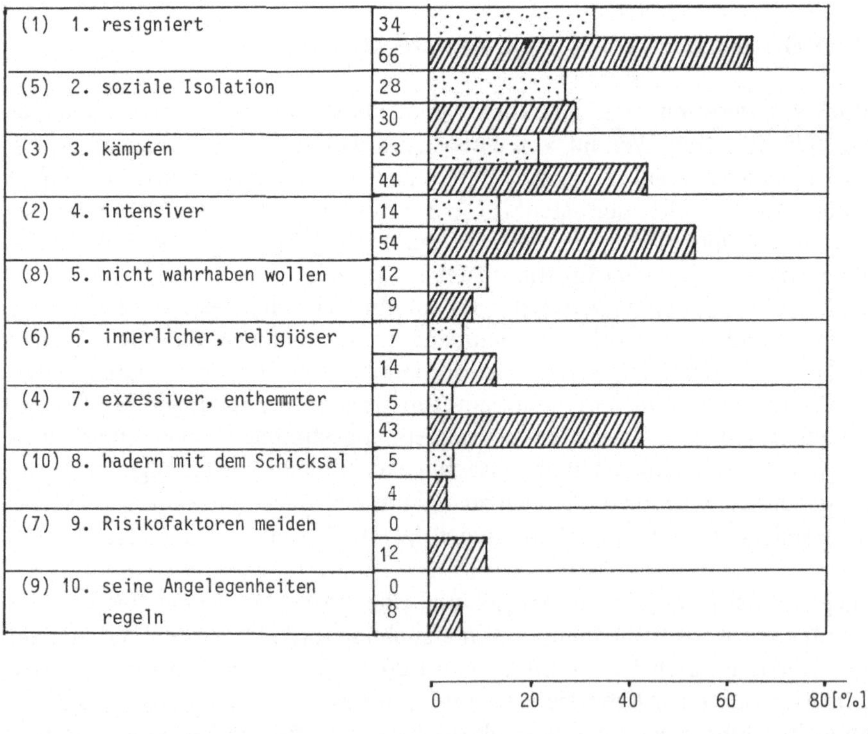

(1) 1. resigniert	34	
	66	
(5) 2. soziale Isolation	28	
	30	
(3) 3. kämpfen	23	
	44	
(2) 4. intensiver	14	
	54	
(8) 5. nicht wahrhaben wollen	12	
	9	
(6) 6. innerlicher, religiöser	7	
	14	
(4) 7. exzessiver, enthemmter	5	
	43	
(10) 8. hadern mit dem Schicksal	5	
	4	
(7) 9. Risikofaktoren meiden	0	
	12	
(9) 10. seine Angelegenheiten regeln	0	
	8	

0   20   40   60   80 [%]

Abb. 8. Angesprochene Veränderungen der Lebenseinstellung bei Krebs. 1) Spontanäußerungen in narrativer Schilderung der miterlebten Krebserkrankungen (2. Interviewkapitel, n = 83 ≙ 100%; *gepunktet*); 2) Antwortkategorien auf globale Frage (4. Interviewkapitel, n = 101 ≙ 100%; *schraffiert*). Von 1. bis 10. abnehmende Häufigkeit im 2. Interviewkapitel („Krebsgeschichte"), in Klammern ganz links jeweils Rang im 4. Interviewkapitel (globale Frage). Mehrfachnennungen möglich

Auf die offene Frage im 4. Interviewkapitel, wie sich wohl das Leben und die Lebenseinstellung eines Menschen verändere, wenn er erfährt, daß er Krebs hat, kreisten zwei Drittel aller Antworten um Vorstellungen von *Resignation* (Abb. 8, schraffiert). Auch in den Spontanäußerungen der „Krebsgeschichte" (2. Interviewkapitel) stand diese Kategorie an erster Stelle (Abb. 8, gepunktet). In der „Krebsgeschichte" standen an zweiter Stelle Vorstellungen *sozialer Isolation.*

Interessant sind die Zeilen 4 und 7 in Abb. 8. Vorstellungen, das Leben bei Krebs könne intensiver oder gar exzessiver werden, tauchten auf die allgemeingehaltene Frage in 54 % bzw. 43 % aller Äußerungen auf, hatten jedoch kaum ein Pendant in den Spontanerinnerungen während der „Krebsgeschichten", d. h. bei den Erzählungen miterlebter Verläufe von Krebserkrankungen, die wir nach den gleichen Kategorien klassifizierten (gepunktet in Abb. 8).

Vorstellungen, das Leben bei Krebs könne *exzessiver, enthemmter* sein als sonst (Beispiel: „Ich würde meine Barschaft verprassen!"), ließen sich also auf globaltheoretische Befragung 9mal so häufig (in 43 %) eruieren wie bei der Klassifizierung der Spontanschilderungen der real miterlebten Krebserkrankungen (in 5 %). Eine ebenfalls große Diskrepanz ergab sich bei den Vorstellungen, das Leben bei Krebs könne *intensiver, reflexiver* werden (54 % vs. 14 %). Es ist anzunehmen, daß diese Diskrepanz zwischen – wohl eher von Wunschdenken geprägten – Phantasien und den realen Erfahrungen ein weiteres Korrelat vielfältiger Verunsicherungen zwischen Krebskranken und ihren Mitmenschen bedeutet.

Die Definitionen sowie Ankerbeispiele der Kategorien „intensiver" und „exzessiver" wurden bereits in 12.5 vorgestellt. Beispielhaft für viele ähnliche Äußerungen zur Kategorie „intensiver" seien einige Zitate angeführt, in denen teilweise zugleich der Wunschbildcharakter dieser Vorstellungen explizit mit reflektiert wurde.

Ja, man muß vielleicht intensiver lebe, des halbe Johr, würd ich sage. Man würd Eindrücke mitnehme, die mer immer grad so beseite gschobe hat und würd sage, Mensch, 's ist doch schön, net. Oder mer macht grad noch 's Frühjahr mit, sage mer a mol, wenn wieder alles grün werd, anfange blühe, Mensch her, den Boom da drübe noch blühe sehe, auf die Art, net. Ich würd sage, 's wär intensiver des Lebe, also tät ich mich jedenfalls einschätze. Aber das ist jetzt momentan, wo mer meint, mer wär gsund. Es ist sehr schwer, so was zu sage. Des kann mer erst sage, in dem Augeblick wo mer betroffe ist. Ich glaube, daß das viele mache, net. Ich glaub, viele wo von einer schwere Krankheit gezeichnet sind, daß die es, wenn sie es geistig und körperlich am Anfang noch schaffe und sie wisse davon, daß die sich net hängelasse. Ich habe Leut erlebt, also ein Dachdecker, der hot a, eh, Prostatakrebs ghabt, und der hot gsagt, vor der Bezirkssparkass, da hat er soi Rente gholt, hat er gsagt, Günter siehst, hat er gsagt, jetzt hol ich mei Rente, er war so abgemagert, da ist nix mehr drin, hat er gsagt zu mir, da ist Feierabend, net. Aber ich glaub, daß der, auch wenn er seine Rente geholt hat mit 44 oder 45 damals – das ist auch schon lange Jahre her –, daß er solange wie er noch da war, und sich immer noch für was interessiert hat, daß er das eben intensiver gesehe hat wie vorher, weil das das Letzte ist was er mitnimmt, tät ich sage. Aber wie gesagt, in die Phase kann mer sich net stelle momentan, aber ich würde sage, daß ich das versuche würde, net (44jähriger Baumaschinenschlosser).

Also ich bin beispielsweise seit 10 Jahren im Lehrberuf, dazwischen waren oder davor waren 8 Semester Studium, davor waren 10 Jahre Berufstätigkeit, also insgesamt habe ich seit meinem 14. Lebensjahr ein sehr arbeitsintensives Leben gehabt, und ich würde, wenn ich wüßte, wie begrenzt die Lebensdauer wäre, sicherlich mein Leben so gestalten, daß ich versuchen würde, all die Dinge, die bislang zu kurz gekommen sind, möglichst intensiv noch zu erleben (41jährige Lehrerin).

Ja, daß er vielleicht alles irgendwie bewußter erlebt, intensiver erlebt, daß er also auch nicht so in den Tag reinlebt, sondern einfach jeden Tag eben als Geschenk ansieht oder so, in der Weise könnt ich mir das schon vorstellen. Ja, daß er vielleicht irgendwelche Dinge tut, die er schon seit Jahren geplant hat, aber aus irgendwelchen blödsinnigen Gründen immer wieder zurückstellt. Und daß er eben jetzt sagt, nee, jetzt mach ich das eben, weil ich nicht weiß, wie lang ich noch Zeit hab, wenn ich noch ein Jahr warte, kann ich's vielleicht nicht mehr. Daß er also beispielsweise, ich mein, wenn einer vorhat, mal irgendwie 'ne Reise zu machen, nach Indien oder so, so als Fernziel, naja, wenn ich mal pensioniert bin und meine Pension kriege und vielleicht noch meine Lebensversicherung, dann mach ich des. Und daß er halt dann sagt, nee, jetzt, das mach ich halt jetzt noch in dem Sommer, denn ich weiß nicht, ob ich nächsten Sommer noch dazu Gelegenheit hab. Oder daß er vielleicht auch einfach sich sportlich bissl mehr betätigt, daß er einfach versucht, sich fit zu halten, und auch mit dem Essen irgendwie sich da ein bißchen einschränkt oder einfach ein bißchen bewußter lebt und net grad alles in sich reinstopft (36jähriger Lehrer).

Die beeindruckende Diskrepanz zwischen den offensichtlich eher theoretischen Phantasien, gerade im Angesicht des Todes werde das Leben möglicherweise intensiver und reicher, und den diesen Gesichtspunkt kaum ausdrückenden Betrachtungen der real miterlebten Lebensgestaltungen bei Krebskranken aus dem eigenen Erfahrungsbereich im 2. Interviewkapitel ist erklärungsbedürftig. Sie wurde übrigens auch von Jonasch (1985) bei einem Vergleich der Äußerungen von tatsächlich an Krebs Erkrankten mit hypothetischen Vorstellungen Nichterkrankter gefunden.

Zunächst ist denkbar, daß die real betroffenen Krebskranken von ihren Mitmenschen im Lichte einer viktimisierenden Außenperspektive so stark als Opfer wahrgenommen werden, daß deren subjektive Lebenseinstellung und Lebensgestaltung selbst dann, wenn sie tatsächlich mit intensiverem Erleben im beschriebenen Sinne verbunden sind, nicht in dieser Weise von Außenstehenden zur Kenntnis genommen werden. Die mangelnde Kommunikation zwischen Krebskranken und ihren Mitmenschen wäre somit ein Hinderungsgrund für einen tatsächlichen Austausch über Möglichkeiten „intensiver" und „bewußterer" Lebensgestaltung, bei der „oberflächliche" Belange stärker in den Hintergrund treten.

Eine andere Erklärungsmöglichkeit der Diskrepanz könnte in einer systematischen Wahrnehmungsspaltung gesucht werden. Die eher „theoretischen" Vorstellungen auf die allgemeingehaltene Frage könnten als Wunschphantasien interpretiert werden, die ein Mensch mit der Vorstellung verbindet, daß der Krebs ihn *selber* treffen könnte. Für diese Interpretation spricht die Beobachtung, daß die Äußerungen im 4. Interviewkapitel tatsächlich in den meisten Fällen einen ausgeprägteren *selbstreferentiellen Charakter* hatten als die narrativen Betrachtungen des miterlebten Schicksals betroffener Krebskranker.

Eine dritte Erklärungsmöglichkeit könnte in der Annahme liegen, daß Krebsdiagnosen so häufig Krankenhausaufenthalte oder sonstige den Kranken immobilisierende Maßnahmen nach sich ziehen, daß den beschriebenen Wunschvorstellungen keine Realisationsmöglichkeit mehr bleiben.

Weitere Untersuchungen zu diesen Fragen erscheinen uns sehr wünschenswert, da hier existentielle Aspekte des intersubjektiven Erlebens von Krebserkrankungen berührt werden. Sie wurden von der onkologischen Forschung bisher fast vollständig ausgeklammert.

16.7 Diskussion: Zur Bedeutung der Spontanphantasien über Krebs für die Motivation zur Krebsvorsorge

Die von uns im 4. Interviewkapitel erfaßten Spontanphantasien zum Wesen von Krebserkrankungen hatten weniger den Charakter differenzierter subjektiver Krebstheorien, sondern spiegelten eher das *unwillkürlich-assoziative Bedeutungsumfeld des Vorstellungsinhaltes „Krebserkrankung"* wider. Wie wir bereits in Kap. 6 erläuterten, ist damit zu rechnen, daß solche assoziativen Prozesse insbesondere dann, wenn sie eine starke emotionale Bedeutung haben, mit dem Bemühen interferieren können, sich „logisch", „rational" oder „konsistent" in Situationen zu verhalten, die eine Annäherung an diesen Vorstellungsinhalt, gleich in welcher Form, mit sich bringen könnten.

Diejenigen Befragten, die auf die Frage nach dem „ersten Gedanken" äußerten, die Situation der Eröffnung einer Krebsdiagnose sei für sie schwer vorstellbar (V 85), gehörten signifikant häufiger zu denjenigen, deren sekundärpräventive Verhaltensbereitschaft und Einstellung (V 247) eher als niedrig eingestuft worden war (p < 0,05).

Das Entsprechende galt für diejenigen, die der Meinung waren, im Falle einer Diagnosestellung werde es durch das Wahrheitsagen zu einer Beschleunigung des Krankheitsverlaufs kommen (V 99; p < 0,01).

Angesichts der beeindruckenden Häufigkeit der um Tod und Heimtücke kreisenden Assoziationen sind Abwehrreaktionen gegenüber jeglicher „Berührung" mit diesem Thema sicherlich verständlich, sei es als Wahrnehmungsabwehr bezüglich des eigenen Risikos, an Krebs zu erkranken, sei es als Kontaktvermeidung gegenüber Krebskranken oder auch gegenüber der Krebsfrüherkennungsuntersuchung.

Solange zwei Drittel aller durch die Vorstellung „Krebserkrankung" ausgelösten Assoziationen um Tödlichkeit kreisen, können wir nicht damit rechnen, daß den betreffenden Menschen ein unbefangeneres Sicheinlassen auf auch nur eine dieser Erscheinungsformen von Krebserkrankungen möglich sein wird. Einfache Appelle zu einem „rationalen" Umgang mit Krebskranken oder mit dem Thema „Krebsfrüherkennungsuntersuchung" können somit kaum verändernd wirken, da die assoziativ mit anklingenden eigenen Todesvorstellungen und Ängste der Angesprochenen einer weit intensiveren Auseinandersetzung bedürfen.

Ich mein halt, daß beim Krebs oder beim kleinsten Ding irgendwie die Angst aufkommt und daß die Angst einen irgendwie umformt ... also die Angst halt, die Angst (51jährige Hausfrau, Ehemann Postangestellter).
Der wichtigste Unterschied, das ist die Angst (40jährige Zeitschriftenhändlerin).
Ich wär mit der Angst, mit der Angst könnt ich nicht mehr leben, oder ich müßt versuchen, mit der Angst zu leben, wenn ich was hätt, ich hab furchtbar Angst dann (45jährige Putzfrau).
Bei den anderen Krankheiten ist man beruhigter, während man beim Krebs mehr Ängste hat (44jährige Hausfrau, Ehemann Lehrer).

Die Ergebnisse sprechen insgesamt dafür, daß Ängste vor eigener Krebserkrankung häufiger mit Abwehrreaktionen als mit einer Motivation zur Krebsfrüherkennung einhergehen dürften. Hierauf werden wir noch ausführlicher zurückkommen.

16.8 Zusammenfassung

Anhand vorwiegend projektiv formulierter Fragen gewannen wir Spontanassoziationen zum vorgestellten „Wesen" von Krebserkrankungen. Sie wurden anschließend inhaltsanalytisch ausgewertet. Es überwogen dabei Assoziationen von tödlicher Perspektive (63%), von unberechenbarem Verlauf (49%) und von Gefährlichkeit (44%). Jeder 4. Befragte hob die Notwendigkeit einer Unterscheidung der verschiedenartigen Krebsarten mit verschiedenartigen Verläufen hervor. Operationen und „Wahrheitsagen" wurden hinsichtlich des Krankheitsverlaufs teilweise auch als beschleunigend angesehen.

Bei der Befragung über Vorstellungen zur Lebenseinstellung und zur Lebensgestaltung eines Krebskranken wurde ebenso wie bei den narrativen Schilderungen miterlebter Krebserkrankungen an erster Stelle Resignation genannt.

Vorstellungen, das Leben eines Menschen bei Krebserkrankung könne exzessiver, enthemmter werden, kamen bei globaltheoretischer Befragung mit 43% fast 10mal so häufig vor wie bei den Schilderungen der real miterlebten Krebserkrankungen (5%). Eine ebenfalls große Diskrepanz ergab sich bei den geäußerten Vorstellungen, das Leben bei Krebserkrankung könne intensiver, reflexiver werden (54% vs. 14%).

Die Diskrepanz zwischen den offensichtlich eher theoretischen Phantasien, gerade im Angesicht einer lebensbedrohlichen Erkrankung werde das Leben möglicherweise intensiver und reicher, und den diesen Gesichtspunkt kaum widerspiegelnden Erinnerungen an real miterlebte Krebserkrankungen aus dem eigenen Erfahrungsbereich läßt sich interpretieren als Zeichen einer mangelnden Kommunikation zwischen Krebskranken und ihren Mitmenschen oder auch als Ausdruck von Wunschphantasien, vielleicht auch als eine psychologische Folgeerscheinung miterlebter Hospitalisierungen bei diesen Erkrankungen.

Die Ergebnisse der inhaltsanalytischen Auswertung der Spontanassoziationen zum Vorstellungsinhalt „Krebserkrankung" belegen insgesamt die Feststellung, daß ein unbefangenes Sicheinlassen auf Gedanken an jedwede Erscheinungsform von Krebserkrankungen nur einer Minderzahl von Menschen möglich ist. Ein „rationaler" Umgang mit Krebskranken oder dem Thema Krebsfrüherkennungsuntersuchung erscheint schwierig, da die mit der Krebserkrankung verknüpften Todesvorstellungen und Ängste eine intensivere Auseinandersetzung erfordern.

17 Ursachenvorstellungen zu Krebserkrankungen

17.1 Kontextbezogene (Dreifach)auswertung der ätiopathogenetischen Annahmen

In den meisten bisherigen Studien zur subjektiven Krankheitstheorie wurden Ursachenvorstellungen als das zentrale Bestimmungsmerkmal einer subjektiven Krankheitstheorie angesehen. Um der hervorragenden Bedeutung der Ursachenvorstellungen gerecht zu werden, entwickelten wir zu ihrer Erhebung und Auswertung ein Dreifachinstrumentarium. Seine Ergebnisse sind auch in methodenkritischer Hinsicht aufschlußreich.

a) Im 2. Interviewkapitel, der „Krebsgeschichte", stellten wir eine offene Frage nach den möglichen Ursachen der selbst miterlebten Krebserkrankung. Deren Ergebnisse wurden bereits unter 15.4 dargestellt.

b) Im nun zu beschreibenden 5. Interviewkapitel, das direkt den grundsätzlichen ätiopathogenetischen Vorstellungen gewidmet war, wurde zuerst durch *offene Fragen* nach den möglichen generellen Ursachen von Krebserkrankungen gefragt (vgl. Interviewleitfaden; Anhang A 1, S. 269 f.), und

c) erst nach dieser Erhebung von Spontanantworten legten wir eine ausführliche Liste mit 27 möglichen ätiopathogenetischen Kategorien als 3stufige *Selbstratingskalen* mit den Ausprägungen „ja", „vielleicht", „nein" vor, verbunden mit der Bitte, in jeder Zeile nur ein Kreuz zu machen und beim Ausfüllen „laut zu denken", d. h. die Ursachenangaben zu kommentieren (vgl. Anhang A 2, S. 276).

Für die nachträgliche Auswertung der unter den Ziffern a) und b) genannten Spontanantworten wurde dasselbe Kategoriensystem, nämlich die aus 27 Items bestehende Ursachenliste verwendet, die auch den Selbstratings zugrunde gelegen hatte (Anhang, S. 276, 295 f., 324–327). Die Ergebnisse sind in Abb. 9 zusammengefaßt. Die Reihenfolge der Items ist hier nach der summierten Nennungshäufigkeit „ja" und „vielleicht" bei vorgelegter Liste geordnet.

Bei der Betrachtung ist zu berücksichtigen, daß die Items in den 3 Erhebungskontexten a), b) und c) nicht dasselbe erfassen. Im 2. Interviewkapitel, Balken a), ging es um die ätiopathogenetische Vorstellung zur miterlebten Krebserkrankung, also bezogen auf einen ganz bestimmten, nämlich den subjektiv besonders erinnerlichen Krebskranken. Die Balken b) und c) kennzeichnen demgegenüber Ausprägungen desselben, lediglich unterschiedlich erhobenen Gegenstandes, nämlich die generellen Vorstellungen zur Ätiopathogenese von Krebserkrankungen.

In allen 3 Auswertungsbezügen a), b) und c) hatten die beiden globalen Items „Luftverschmutzung/Gift in der Nahrung" *(Umweltfaktor)* und „Lebensweise: falsches Essen und Trinken, Rauchen, Alkohol" *(persönlicher Faktor)* etwa gleichhohe Ausprägungen.

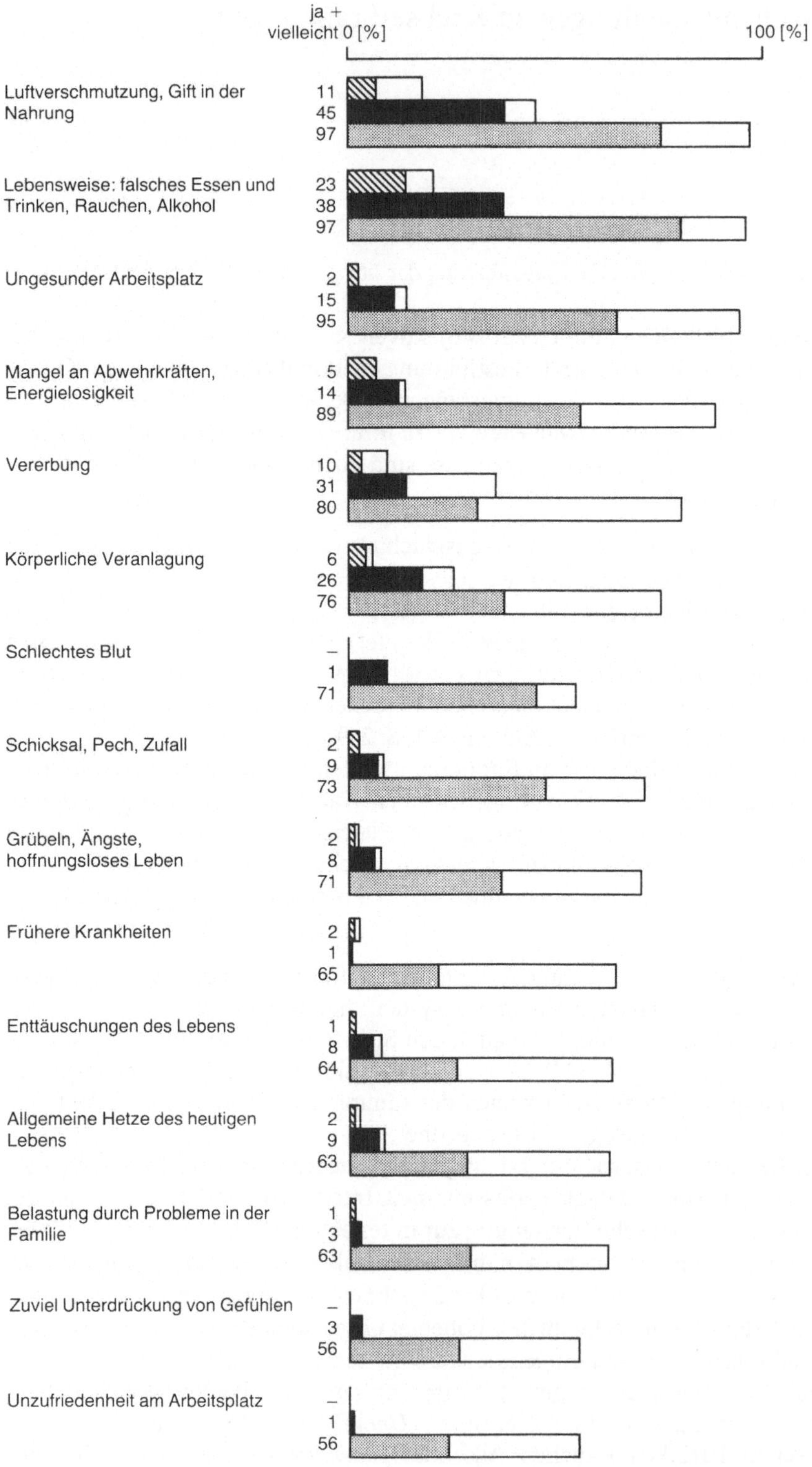
ja +
vielleicht 0 [%]
100 [%]
Luftverschmutzung, Gift in der Nahrung
11
45
97
Lebensweise: falsches Essen und Trinken, Rauchen, Alkohol
23
38
97
Ungesunder Arbeitsplatz
2
15
95
Mangel an Abwehrkräften, Energielosigkeit
5
14
89
Vererbung
10
31
80
Körperliche Veranlagung
6
26
76
Schlechtes Blut
—
1
71
Schicksal, Pech, Zufall
2
9
73
Grübeln, Ängste, hoffnungsloses Leben
2
8
71
Frühere Krankheiten
2
1
65
Enttäuschungen des Lebens
1
8
64
Allgemeine Hetze des heutigen Lebens
2
9
63
Belastung durch Probleme in der Familie
1
3
63
Zuviel Unterdrückung von Gefühlen
—
3
56
Unzufriedenheit am Arbeitsplatz
—
1
56

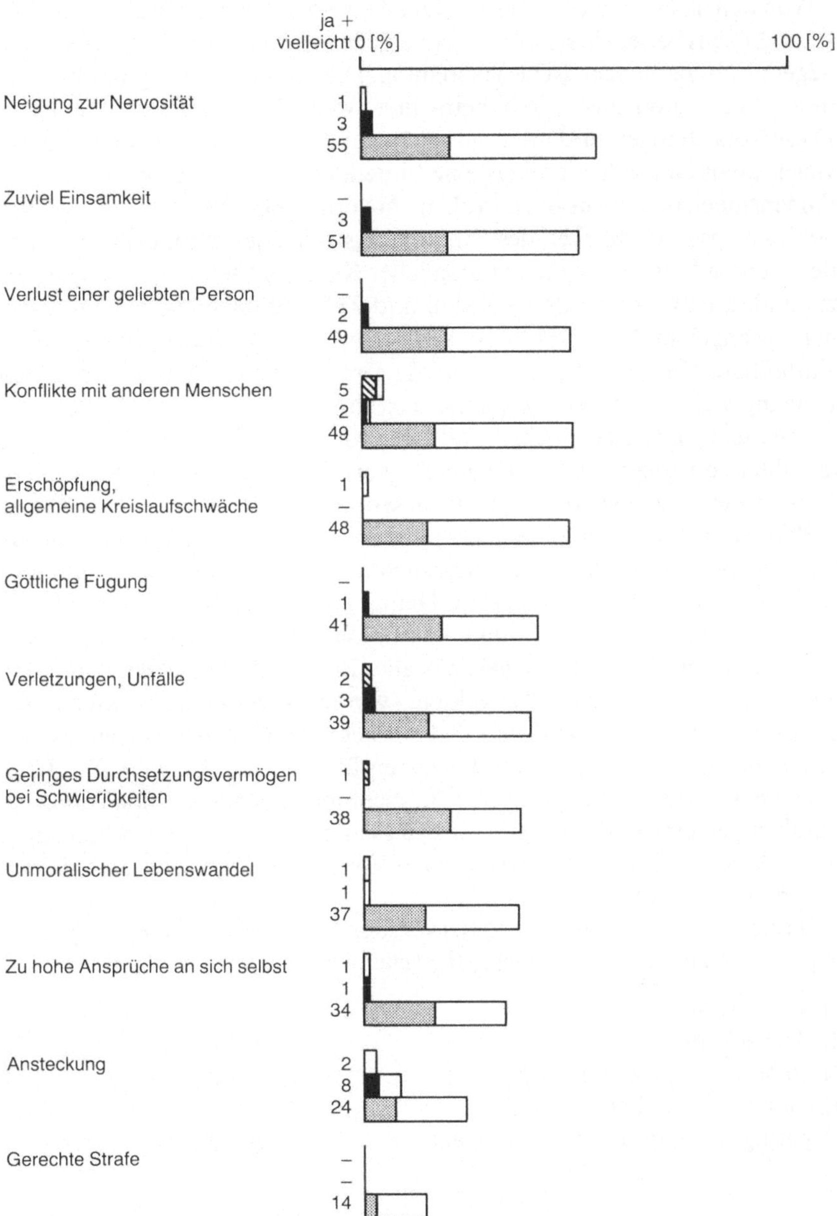

Abb. 9. Kontextbezogene Dreifachauswertung ätiopathogenetischer Annahmen.
Int. Kap. = Interviewkapitel

<table>
<tr><td>a)</td><td></td><td>Ursachenangaben zur miterlebten Krebserkrankung (2. Int. Kap.; n = 83 = 100%)</td></tr>
<tr><td>b)</td><td></td><td>Ursachenangaben auf offene Frage (5. Int. Kap.; n = 101 = 100%)</td></tr>
<tr><td>c)</td><td></td><td>Ursachenangaben bei vorgelegter Liste (vgl. Anhang S.276; n = 101 = 100%)</td></tr>
</table>

ja   vielleicht

Mehrfachnennungen möglich

Von den nach der Nennungshäufigkeit ersten 8 Items repräsentiert nur das zweite Item (Lebensweise) eine eindeutig im eigenen Einflußbereich der einzelnen Person liegende ätiopathogenetische Vorstellung. Die übrigen 7 häufigsten Items repräsentieren, attributionstheoretisch betrachtet, weitgehend *„fatalistische Externalität".* Diese Vorstellungen fördern gewiß nicht ein engagiertes präventives Verhalten. Bei vielen Items läßt sich allerdings eine Einteilung nach den attributionstheoretischen Dimensionen des „locus of control" nicht vornehmen, da internale vs. externale Beeinflussungsmöglichkeiten des Erkrankungsrisikos jeweils unterschiedlich verstanden werden können. Bezüglich möglicher Karzinogene in der Nahrung kann man zumindest teilweise bei der Auswahl und Zubereitung einen Einfluß ausüben. Einen „Mangel an Abwehrkräften" kann man in wechselndem Maße auf wenig beeinflußbare Veranlagung und externale Krankheitsursachen oder aber auf eigene Umgangsweisen mit dem Körper zurückführen.

Das Item „Schicksal, Pech, Zufall", das von uns als Indikator für fatalistische Externalität konzipiert war, wurde auf der vorgelegten Ursachenliste etwa von jedem zweiten Befragten (47%) mit „ja" beantwortet.

Wie wir in Kap. 18 noch sehen werden, wurde im nachträglichen Interviewerrating die „primärpräventive Verhaltensbereitschaft und Einstellung" nur bei 27% aller Befragten als „hoch" eingestuft. Demgegenüber ist die Feststellung interessant, daß der primärpräventiv relevante Faktor „falsche Lebensweise" als Krebsursache bei vorgelegter Ursachenliste bei 38% aller Befragten mit „ja" und von 97% entweder mit „ja" oder „vielleicht" angekreuzt wurde. Damit stellt sich wiederum die Frage nach der *Konsistenz* und dem *Selbstbezug* solcher Vorstellungen. Es besteht die Möglichkeit, daß Items, die auf den ersten Blick als repräsentativ für „Internalität" interpretiert werden, bei genauerer Betrachtung vom Betreffenden gänzlich unverbindlich gemeint sind oder gar Schuldzuschreibungen bedeuten können. Sie können lediglich auf die jeweils betroffenen Erkrankten gemünzt sein: vgl. hierzu auch unsere Ausführungen unter 9.2.

Interessant ist auch, welche Items von den Befragten am häufigsten in der vorgelegten Liste zur Ätiopathogenese *abgelehnt* wurden:

1) gerechte Strafe: 86% „nein",
2) Ansteckung: 76% „nein",
3) zu hohe Ansprüche an sich selbst: 66% „nein",
4) unmoralischer Lebenswandel: 63% „nein",
5) geringes Durchsetzungsvermögen: 62% „nein".

17.2 Erläuterungen zu den Ursachenvorstellungen

Sämtliche Kommentare der Befragten zu den Ursachenlisten wurden von uns auf Tonband augenommen, transkribiert, in einer eigenen Mappe gesammelt und – z. T. auch kasuistisch – ausgewertet. Einige besonders aufschlußreiche Aspekte sollen nun vorgestellt werden.

Angst vor Krebs als Risikofaktor für Krebserkrankung wurde im Kontext der Ätiologievorstellungen spontan von etwa 10% der Befragten erwähnt und erläutert. Zusätzliche ähnliche Äußerungen kamen auch an weiteren Stellen der Interviews vor. Im Interviewkapitel über Krebsverhütung bezeichneten 25 % aller Befragten Angst vor Krebs als einen Risikofaktor für Krebs. Einige besonders typische Beispiele:

Wenn man sich in die Angst reinsteigert, vielleicht kriegt man es dann (38jährige Altenpflegehelferin).

Die, die soviel Angst haben vor Krebs, kriegen ihn eher (75jährige Rentnerin, frühere medizinisch-technische Assistentin).

Wenn mer immer denkt, mer bekommt des, dann wird man es schließlich auch bekommen (35jährige arbeitslose Abiturientin).

Wenn ich jetzt denk, jetzt bekomm ich Krebs, schon ist es da. Wenn jemand die Gedanken hat, also jetzt bekomm, jetzt hab ich Krebs, daß das viel schneller geht (73jähriger Rentner, früher selbständiger Wagner).

Oh lieber Gott! Also, ich sag immer, wenn mer uns emal über des Thema unterhalte, dann sag ich immer, ich mein, ich weiß net, ob's richtig is, aber ich - vor e paar Jahr war's noch, was heißt, vor e paar Johr, schon vor 20, 30 Johr, da war die Tb. Da hot doch alle Gott und die Welt hat Angst gehabt vor Tb. Und ich kann mir vorstelle, daß des die Angst emal in der Hauptsach, die Angst: Hoffentlich krieg ich sowas net! Und schon allein die Angst, wo mer sich, und die Gedanke, wo sich die Leut do drüber mache, daß des vielleicht ausschlaggebend sei kann und das ganze Ding a beeinflusse kann. Denn jetzt hot mer ja gesagt, oder in letzter Zeit segt mer jo, jeder Mensch hot e Tb durchgemacht, beim ene is se rauskomme, beim andere net. Und ich stell mir einfach vor, daß evtl. der Körper a die Abwehrkräfte hot, um des zu verhindern ... Ei ja, mer kann sich auch e Krankheit einrede ... Ich vermute, daß die Angst, wenn sich eins morgens uffsteht, ach Gott, heit do scho wieder uffstehe, ach Gott, hoffentlich kriegst sowas net; es gibt ja so Leut, die denke bloß in so Regione. Und wenn sie dann e Zeitschrift uffschlage, dann heißt's wieder: Krebs, des und des. Und dann werd des vom Krebs gelese: oh, des hab ich, oh, mir tut's a do weh. Und so fängt's doch an, mer kann sich doch was eibilde, dann zum Schluß kann's ja möglich sei, daß es durch irgendwelche Reaktione vom Körper dann halt auch passiert ... Ehrlich, da bin ich überzeugt davon, das is ... (einige Worte unverständlich) Wenn ich schon vor irgendwas Angst hab, und dann is es ja meistens so, daß es dann irgendwie auch eintrifft (55jähriger Maler).

In vielen Äußerungen kamen Vorstellungen zum Ausdruck, die die Entstehung von Krebs ganz allgemein auf - etwas plakativ und vereinfachend ausgedrückt - Abweichungen des betreffenden Erkrankten von einem Leben im Mittelmaß zurückführten.

Hodentumor ... das sind junge Männer, die enge Jeans tragen, die mit dem Schuhlöffel angezogen werden müssen! (44jähriger Fahrlehrer).

Krebs ist viel psychisch mitbedingt, das ist meine Überzeugung ... Der viele Kuchen und süße Sachen, und man sagt ja heute nicht umsonst, Zucker ist ja wie die Hefe für den Krebs ... Ernährung, Umwelt, und wie der Mensch lebt, denn ich glaube, daß alles, was zu viel genossen wird, ob essen, trinken, leben, rauchen, alles im Maß ist das beste. Und nehmen wir mal Hautkrebs an, hab ich kürzlich gelesen, daß zuviel Sonnenbestrahlung Hautkrebs auslöst. Und warum machen es die Leute? Sehen Sie, die Eitelkeit auch in Maßen genossen, würde ich sagen (53jährige Krankenpflegehelferin).

Spezifisches Expositionsverhalten gegenüber bekannten Risikofaktoren wurde hier, wie auch in vielen ähnlichen Ausführungen, nicht einfach als umschriebenes Risikoverhalten betrachtet, sondern zugleich in einen *normativen Kontext* letztlich ganz grundsätzlich verwerflicher oder zumindest mit abwertenden Begriffen portraitierter Lebensführung und Eigenschaften gestellt. Dabei waren die Grenzen zu einer nichtwertenden soziopsychosomatischen Sichtweise oft fließend. Eine 38jährige Altenpflegehelferin:

Die Psyche spielt eine ungeheure Rolle bei allen Krankheiten, was die Entstehung anbetrifft. Körperliche Dinge sind erst zweitrangig, die kommen dazu dann. Beim Krebs könnte ich mir das auch so vorstellen. Streß, wenn ich überhaupt nicht mit mir zufrieden bin, 40 Jahre dahinlebe, machst du es richtig oder machst du es nicht richtig, oder jage dem beruflichen Erfolg nach, vom Magengeschwür habe ich es ja nicht mehr so arg weit.

Mir kam eben der Gedanke, ob das introvertierte Typen sind, bevorzugt, die einfach nicht herausgeben können, was sie bewegt, daß die irgendetwas in sich hineinfressen, was der Organismus nicht verkraftet und auf irgendeine Art reagiert und kompensiert. Ich würde sagen, die Psyche (44jährige Redaktionssekretärin).

Die letzten Fallbeispiele zeigen, daß auf einen impliziten normativen Verhaltenskodex „richtiger" Lebensführung bezogene Ätiologievorstellungen nicht unbedingt in jedem Fall als abwertend-distanzierend zu verstehen sind, sondern eher ein psychosomatisches Denken im eigentlichen Sinne repräsentieren. Ähnlich auch eine 35jährige arbeitslose Abiturientin:

Was ich glaub, daß Krebs eben mit psychisch bedingt ist, durch Spannung oder Unterdrückung, oder daß man Schwierigkeiten hat, die an der Stelle sich äußern. Aber daß das halt nicht die alleinige Ursache ist, aber bestimmt eine wichtige. Manche sind in ihrer Lebensweise, Einstellung, Ernährung überhaupt gesünder als andere, übernehmen sich nicht, haben nicht so große Erwartungen, leben harmonischer, ich glaub nicht, daß die Krebs bekommen, sondern jemand, der unter einer Spannung leidet, und daß das sich vielleicht im Körper festsetzt.

Und ein 26jähriger Architekturstudent:

Also bei der ersten Tante, die wo gestorben ist, da hab ich immer gedacht, die muß irgendwann krank werden, weil, … das war eine Übervorsichtige, die war immer wegen Sauberkeit … und ja nix hinbringen, also Bakterien und da, gell, bei der hab ich immer darauf gewartet, daß die was kriegt, die war so vorsichtig, da können sich ja überhaupt keine Abwehrstoffe bilden.

Bei der qualitativen Analyse ätiopathogenetischer Kommentare konnten wir keine schichtenspezifischen Tendenzen hinsichtlich einer Bevorzugung bestimmter Ätiologievorstellungen feststellen. Insbesondere als „psychosomatisch" klassifizierbare Vorstellungen fanden wir bei Personen aus allen sozialen Schichten gleichermaßen häufig. Ergänzend sei noch angemerkt, daß auch viele Krebskranke selbst solche psychosomatischen Ätiologievorstellungen haben (Jonasch 1985).

Aus medizinisch-professioneller Sicht allgemein als irrational betrachtete Vorstellungen fanden wir ebenfalls bei Angehörigen aller sozialer Schichten. Keineswegs „exotisch" war beispielsweise folgende Äußerung des 26jährigen Architekturstudenten, von dem auch das vorige Zitat stammt:

Nach Ursachen ist auch geforscht worden. Zum Beispiel da war ein Rutengänger da. Ich studiere Architektur, und mein Vater ist auch Architekt, und wegen den Wasseradern und Erdstrahlen, da hab ich auch ein bißchen was mitgekriegt, und der hat also festgestellt, daß das Bett von meiner Tante mitten in einer Ader gestanden ist, also grad, der hat das gleich so vermessen und gleich festgestellt, sie müßte doch was mit dem Unterleib haben, obwohl er ja vorher keine Ahnung gehabt hat. Und dann haben die also das Bett umstellen müssen. Und jetzt wartet man mal, ob es besser wird.

17.3 Clusteranalyse der Ursachenvorstellungen

Zusätzlich zur kasuistischen Auswertung der freien Antworten und Kommentare zu ätiopathogenetischen Vorstellungen führten wir mehrere statistische Faktoren- und Clusteranalysen zur Erforschung der inhaltlichen Antwortstrukturen innerhalb der im 5. Interviewkapitel vorgelegten Ursachenlisten durch. (Da die Clusteranalysen zu besser interpretierbaren Ergebnissen führten als die Faktorenanalysen, werden im folgenden nur die Clusteranalysen vorgestellt.)

Ein Cluster ist dadurch gekennzeichnet, daß die Items, die er enthält, untereinander ähnlicher beantwortet werden als die Items außerhalb dieses Clusters.

Die Interpretation gewonnener Cluster erschließt Bedeutungsfelder (zur Clusteranalyse als Technik der empirischen Wortfeldanalyse vgl. ausführlich: Strube 1984).

Die inhaltlich sinnvollste und am besten zu interpretierende Lösung ergab sich innerhalb einer hierarchischen Clusteranalyse nach Ward (Wishart 1984; Clustan 1 C). Ausgehend von einer 27-Cluster-Lösung, in der jedes Item der Ursachenliste ein eigenes Cluster bildet, werden in jedem Schritt der statistischen Analyse diejenigen Cluster bzw. Items in einem neuen Cluster vereinigt, die sich am ähnlichsten sind bzw. deren Fusion den Zuwachs der Fehlerquadratsumme minimiert. Neben inhaltlichen Überlegungen ist es v. a. dieser Zuwachs der Fehlerquadratsumme nach einem Fusionsschritt, der als Entscheidungshilfe bei der Auswahl einer bestimmten Clusterlösung dienen kann.

Die nun vorzustellende 4-Cluster-Lösung verfolgt 2 Ziele. Zum einen sollte sie, wie bereits gesagt, die inhaltliche Struktur möglicher Ursachenvorstellungen über Krebs explorieren helfen. Zum zweiten sollte sie die Konstruktion und Analyse von Globalskalen über die Ursachenvorstellungen erlauben.

Aus diesen Globalskalen wurden dabei in späteren empirischen Analysen (vgl. Kap. 25 und 26) „neue" Variablen gewonnen, nämlich durch Bildung des Mittelwerts aus den Werten der jeweils zu einem Cluster gehörenden Ursachenitems. Dieses Verfahren ist die vereinfachte Version der vom Grundgedanken her vergleichbaren Berechnung von Factor-Scores. Dieser Konstruktion „neuer" Variablen (d. h. Globalskalen) ging eine Itemanalyse voraus, wie sie aus der Testkonstruktion bei der Analyse von Subskalen bekannt ist. Die Berechnung der Reliabilität, d. h. Meßgenauigkeit einer Skala (in unserem Fall „Cronbach Alpha" als Maß für die interne Konsistenz der Skala), ermöglicht es, diejenigen Items aus der Skala zu eliminieren, die aufgrund ihrer geringen Trennschärfe (d. h. multiple Korrelation des Items mit der Skala) die Reliabilität der Skala erniedrigen („Reliability", SPSS 9).

Insgesamt 3 Ursachenitems wurden aus diesem Grund aus den entsprechenden Subskalen eliminiert.

Selbst wenn die Reliabilitätskoeffizienten außer bei der Variable V 404 („Psyche") eher mäßig sind, was auch an der geringen Zahl der sie konstituierenden Items liegen kann, ist u. E. der heuristische Wert dieser Analyse nicht gering. Neben der inhaltlich deutlichen Trennung biologisch-naturalistischer und psychosomatischer Ursachenvorstellungen, die ergänzt werden durch eine Variable V 401 („Welt"), in der über persönliche Verantwortlichkeit hinweg Situation und Leben in unserer heutigen, d. h. hektisch-industrialisierten Welt als Ursache von Krebs denkbar scheint, ist v. a. die inhaltliche Assoziation der Variable V 131, „Ansteckung" im Bereich von Schuld, Strafe und Moral (V 402, „Strafe") interessant und verblüffend, selbst wenn die interne Konsistenz der Variable V 402 kaum befriedigen kann (s. folgende Übersicht; Koeffizient in Klammern).

Reliabilitätskoeffizienten

V 401: „Welt" (0,58)

V 130: Ungesunder Arbeitsplatz,
V 133: Luftverschmutzung, Gift in der Nahrung
V 154: Falsche Lebensweise

V 402: „Strafe" (0,50)

V 131: Ansteckung
V 140: Gerechte Strafe
V 148: Unmoralischer Lebenswandel

V 403: „Biologie" (0,63)

V 132: Vererbung
V 139: Körperliche Veranlagung
V 145: Schlechtes Blut
V 146: Frühere Krankheiten
V 147: Mangel an Abwehrkräften, Energielosigkeit

V 404: „Psyche" (0,93)

V 134: Unzufriedenheit am Arbeitsplatz
V 135: Erschöpfung, Kreislaufschwäche
V 137: Enttäuschungen des Lebens
V 138: Belastungen durch familiäre Probleme
V 141: Grübeln, Ängste, hoffnungsloses Leben
V 142: Hetze des heutigen Lebens
V 143: Verlust geliebter Personen
V 144: Unterdrückung von Gefühlen
V 149: Konflikte mit andern Menschen
V 150: Zuviel Einsamkeit
V 151: Geringes Durchsetzungsvermögen
V 152: hohe Ansprüche an sich selbst
V 153: Neigung zu Nervosität

Es ist bemerkenswert, mit welchem Ausmaß auch statistischer interner Konsistenz insbesondere diejenigen Items der Ursachenliste, die „psychologische" Vorstellungen der Befragten zur Krebsentstehung repräsentieren, in einem homogenen Cluster mit hohem Reliabilitätskoeffizienten erscheinen.

Insgesamt zeigt die Clusteranalyse, daß eine typologische Klassifikation ätiopathogenetischer Vorstellungen, den Ergebnissen der bereits im theoretischen Teil diskutierten Krankheitskonzeptforschung entsprechend, auch im Hinblick auf die Vorstellungen von Menschen zur Krebsgenese nach hervorstechenden Dimensionen möglich ist. Die durch die Clusteranalyse gewonnenen zusätzlichen Variablen V 401 – V 404 wurden in die abschließenden typologischen Analysen zur subjektiven Krankheitstheorie und zur präventiven Verhaltensbereitschaft einbezogen, über die in Kap. 25 und 26 berichtet wird.

17.4 Topologie: „von innen" vs. „von außen"

Vor der statistischen Clusteranalyse hatten wir bereits versucht, bei der Kodierung der im 5. Interviewkapitel gewonnenen Antworten die *spontan* genannten ätiopathogenetischen Vorstellungen nach der topologischen Dimension „von innen" vs. „von außen" durch 3stufige Ratingskalen zu klassifizieren. Dabei ging es um die vektorielle Gerichtetheit der vorgestellten „Krebsursachen" in bezug auf die Person: um die Frage also, ob Krebs als *im Körper selbst entstehend* oder als *in den Körper hereinkommend* betrachtet wird.

Diese Dimension muß deutlich von den Kontrollattributionen unterschieden werden. So liegt „körperliche Veranlagung" weitgehend außerhalb des persönlichen Einflußbereichs, d. h. sie ist subjektiv nicht internal kontrollierbar, jedoch ist sie topologisch deutlich „innen". „Gift in der Nahrung" ist demgegenüber zwar über das Konsumentenverhalten zumindest teilweise durch die Person selbst (also internal) kontrollierbar, jedoch topologisch deutlich „außen" (zur Operationalisierung vgl. Anhang A 9, S. 327). Zusammengefaßt ergaben die Ratings zur vorgestellten „Topologie" der spontan genannten Krebsursachen folgende Verteilung:

Ursache „eher innen als außen":   30%,
Ursache „sowohl innen als auch außen":   45%,
Ursache „eher außen als innen":   25%.

Kontingenzanalysen hinsichtlich der Kritierumsvariablen V 233, „Teilnahme an der Krebsfrüherkennungsuntersuchung", und V 247, „sekundär-präventive Verhaltensbereitschaft und Einstellung", ergaben keine bemerkenswerten Zusammenhänge mit den Vorstellungen zur „Topologie" der Krebsursachen.

17.5 Risikoeinschätzungen: selbst/andere

Nachdem der Befragte die Ursachenratings vorgenommen und kommentiert hatte, wurden ihm noch weitere Selbstratingskalen als Karten vorgelegt, die nicht von ihm selbst ausgefüllt werden sollten, sondern der Aufmerksamkeitslenkung und Fragenstandardisierung dienten (Anhang A 2, S. 277, Karten Nr. 5.4 und 5.5). Bei Vorlage der ersten Karte fragte der Interviewer sinngemäß:

„Wie schätzen Sie Ihr eigenes Risiko ein, daß Sie in Ihrem Leben jemals Krebs bekommen könnten?"

Bei Vorlage der zweiten Karte:

„Und wenn Sie sich einmal diese Liste ansehen: Wieviele Menschen bekommen Ihrer Meinung nach Krebs?"

Die Antworthäufigkeiten gehen aus Tabelle 3 hervor.

Tabelle 3. Einschätzungen des eigenen und des generellen Erkrankungsrisikos (Selbstratings; n = 101 = 100 %)

Eigenes Krebsrisiko	[%]	[%]	Generelles Krebsrisiko	[%]	[%]
Sehr groß	5	24	Sehr viele Menschen	21	81
Ziemlich groß	19		Ziemlich viele Menschen	60	
Ziemlich klein	45	71	Nur wenige Menschen	17	18
Sehr klein	26		Fast niemand	1	
Weiß nicht/keine Angabe	5		Weiß nicht/keine Angabe	2	

Während 81 % das *generelle Krebsrisiko* für Menschen als sehr groß bis ziemlich groß einschätzen, stuften nur 24 % ihr *eigenes Risiko* als sehr groß bis ziemlich groß ein. Thematisch war die Häufigkeitsverteilung fast reziprok.

Diese in der Mehrzahl der Explorationen offenkundige Diskrepanz wurde jedoch nur von wenigen Befragten als solche angesprochen. Auch wir selbst vermieden es, auf den Widerspruch aufmerksam zu machen, um nicht der weiteren Spontaneität der Antworten entgegenzuwirken; denn der Widerspruch schien durch psychische Abwehrhaltungen aufrechterhalten zu werden.

Eine interessante Kasuistik soll die gerade hinsichtlich des *Selbstbezuges* besonders deutliche Inkonsistenz vieler subjektiver Krankheitstheorien veranschaulichen.

Auszug aus dem Ende des 2. Interviewkapitels („Krebsgeschichte"):

I: Können Sie sich erinnern, irgendwelche Schlußfolgerungen (aus den miterlebten Krebsfällen) gezogen zu haben?

B: Ja, hab da mit Dr. W. gesprochen, ob das ganze irgendwie von der Familie abhängt, bei uns war's jetzt, das war jetzt der vierte Fall, so der Großvater und Großonkel und zwei Tanten, und da hab ich mir gedacht, ob das nicht irgendwie vererblich ist oder so, weil, bei mir war jetzt der Fall, Ende des letzten Jahres hab ich auf einmal fünf Kilo abgenommen, so Appetitlosigkeit, und dann halt auch so Krebsvorsorge gemacht, und dann macht man sich auch ein bißchen Gedanken darüber, gell, war Gott sei Dank natürlich nix! (lacht)

Auszug aus dem 5. Interviewkapitel derselben Exploration:

I: Wenn Sie jetzt mal Ihr eigenes Risiko einschätzen müßten, anhand einer Tabelle, selber Krebs bekommen zu können, wie würden Sie sich da entscheiden? (Vorlage der ersten Karte)

B: Aha, muß also praktisch von meiner Lebensweise ausgehen … Also, von meinem Verhalten aus würde ich schließen, also doch ziemlich klein.

I: Ja, und so allgemein? (Vorlage der zweiten Karte)

B: Ja, also ziemlich viele Menschen (26jähriger Architekturstudent).

Mit beiden Variablen (eigene/generelle Risikoeinschätzung) getrennt durchgeführte Kontingenzanalysen hinsichtlich der Variable V 233, Teilnahme an der Krebsfrüherkennungsuntersuchung (KFU), und V 247, sekundärpräventive Verhaltensbereitschaft und Einstellung, ergaben keine Zusammenhänge. Auch eine Einschätzung des eigenen Erkrankungsrisikos als groß ging also nicht mit einer höheren sekundärpräventiven Verhaltensbereitschaft einher.

Dieses Ergebnis ist bedeutsam für gesundheitspolitische Bestrebungen, die Krebsfrüherkennungsuntersuchung vermehrt für Risikopopulationen vorzusehen und an diese gezielt zu appellieren.

Wie man annehmen sollte, ist eine bewußte Einschätzung des eigenen Krebsrisikos als groß häufig mit Angst verbunden. Diese Angst kann sowohl zur Teilnahme an der KFU als auch zur Vermeidung der KFU beitragen.

Umgekehrt ist noch überlegenswert, ob evtl. die regelmäßigen KFU-Teilnehmer sich wegen eben dieses Verhaltens für besser geschützt halten und daher ihr eigenes Erkrankungsrisiko als niedrig einschätzen. Die Kontextabhängigkeit von Einschätzungen des Krebsrisikos zeigte sich übrigens auch in einer Untersuchung von Jonasch (1985). Krebskranke schätzten die allgemeine Wahrscheinlichkeit, an Krebs zu erkranken, signifikant höher ein als Nichterkrankte.

17.6 „Krebsmodelle"

Als „subjektive Krankheitstheorie" sollten nicht nur Ursachenannahmen als solche, sondern auch Begriffsaggregate und Argumentationsstrukturen bezeichnet werden.

Die Transkripte der „Ursachenkapitel" (5. Interviewkapitel) jedes einzelnen Interviews wurden von uns im Zusammenhang hinsichtlich vorherrschender Modellannahmen zur Krebsentstehung eingeschätzt (V 185–187; Anhang A 9, S. 329). Dieser vorläufige und gewiß noch unbefriedigende Deskriptionsversuch ergab folgendes Ergebnis:

1. Denkmodell: „Abwehr/Anfälligkeit" (Häufigkeit: 50%)

Definition: Die Erschöpfung von persönlicher Widerstandskraft gegenüber Noxen steht im Vordergrund der subjektiven Theorie zur Krebsätiologie.

Ankerbeispiele:
Mein Schwager mit Leukämie, der hat oft Blut gespendet für Geld. Da hat man sich nachher auch Gedanken gemacht: hat er sich selber kaputt gemacht, die Milz überstrapaziert war (44jährige Hausfrau, Ehemann Lehrer).

Jeder Mensch hat Abwehrkräfte gegen vieles. Der eine kriegt einen Schnupfen bei der gleichen Situation, in der ein anderer nichts kriegt, der hat eben mehr Abwehrkräfte, und so kann ich mir das vorstellen, daß einer nicht genug Abwehrkräfte besitzt (41jährige selbständige Drogistin).

2. Denkmodell: „Disposition/Auslöser" (Häufigkeit: 24%)

Definition: Ein auslösendes Ereignis macht die latente Krankheit manifest.

Ankerbeispiele:
Man sagt ja immer, jeder Mensch hat Krebszellen in sich, ich mein, die Luftverschmutzung und die chemischen Sachen, die tragen vielleicht dazu bei, daß das zum Ausbruch kommt (42jährige Näherin).

Meine Tante hatte Brustkrebs, aber das war 1942. Die war noch jung, ich glaube 39. Die hat nie etwas gespürt, und plötzlich hat sie sich angeschlagen, ich glaube, es war die linke Brust, und dann hat sie gesagt, sie hat da einen Knoten, sie glaubt, daß es von dem kommt (52jährige Hausfrau, Ehemann Elektriker).

Ich habe vor Jahren eine Frau gekannt, die haben Landwirtschaft gehabt, und die ist im Stall von der Kuh an der Brust gestoßen worden, die hat tatsächlich Brustkrebs bekommen. Also man kann nicht sagen, das kommt von dem oder dem, aber das hat bei ihr das ausgelöst (62jährige Hausfrau, Ehemann Postbeamter).

Ich hab schon gehört, jeder Mensch hat einen Krebserreger, und bei manchem löst er sich aus, und bei manchem löst er sich nicht aus (53jährige Hausfrau, Ehemann Straßenbaupolier).

Ich frag mich manchmal bei Frauen, Brustkrebs, daß vielleicht doch die Frau, empfindlicher auf der Brust, vielleicht sollten die Männer darauf hingewiesen werden, daß man da nicht zugreift oder so, das ist eine empfindliche Stelle, und da müßte man vorsichtig mit umgehen (61jähriger Frührentner, ehemaliger Zeitungsdrucker).

3. Multifaktorielles Modell (Häufigkeit: 19 %)

Definition: Jede der möglichen Ursachen der Krebserkrankung ist nicht hinreichend: Mehrere zusammen werden als notwendig gesehen.

(Die Trennschärfe zwischen den Kategorien 2 und 3 ist gering; die Unterscheidung hat lediglich einen heuristischen Wert)

Ankerbeispiel:

Daß sehr viele Faktoren zusammenwirken müssen, oder daß das Zusammenwirken von psychisch belastenden und körperlich labilen da in Kombination mit psychophysisch labilen Bedingungen, schlechten Lebens-, Wohn-, Arbeitsverhältnissen, also z. B. 'ner bestimmten sozialen Schicht anzugehören, aber das müßten Sie vielleicht besser anhand der Fachliteratur prüfen, ob es da nachweislich Zusammenhänge gibt, ich weiß das nur von anderen Krankheiten. Ich denke beispielsweise an komplexe Krankheiten, und ich denke gerade an Schizophrenie, wo Habermas Ende der 60er Jahre mit Zahlenmaterial auch belegt hat, die weitaus höchste Häufigkeit von Schizophrenie tritt in der sog. Unterschicht auf; und ich könnte mir einfach aufgrund des Zusammenwirkens von problematischen Bedingungsfaktoren, die einen Menschen krankmachen – was mich kränkt macht mich krank – und das kann sehr vielseitig sein, vorstellen, daß man da ähnliche Korrelationen findet (41jährige Lehrerin).

Bemerkenswert ist, daß das erstgenannte Krankheitsmodell, in dem die Bedeutung körpereigener Abwehrkräfte als wesentlich hervorgehoben wird, mit Abstand am häufigsten vorgefunden wurde.

17.7 Entwicklung einer Kategorie „Krebswissen"

Wie schon bei der Auswertung der Ätiologievorstellungen in der miterlebten „Krebsgeschichte" (2. Interviewkapitel) und im 4. Interviewkapitel zum „Wesen" von Krebs, wurde auch bei der Auswertung des 5. Interviewkapitels („Ursachenkapitel") der Grad des Verständnisses der Ursachen von Krebs im Sinne der subjektiven Begreifbarkeit und subjektiven Gewißheit eingeschätzt, wobei die Richtigkeit der Ursachenvorstellungen aus der Sicht des Kodierers nicht berücksichtigt wurde (V 188; Anhang A 9, S. 330). Es ergab sich in diesem Auswertungskontext folgende Häufigkeitsverteilung:

Ursachen von Krebs
„nicht verstanden":   12 %,
„teilweise verstanden":   77 %,
„verstanden":   11 %.

Kontingenzanalysen bezüglich dieser Variablen V 188 und der Variablen V 233, Teilnahme an der Krebsfrüherkennungsuntersuchung, sowie V 247, sekundärpräventive Verhaltensbereitschaft und Einstellung, ergaben keine Zusammenhänge. Auch diejenigen Befragten, deren Ursachenverständnis als hoch eingestuft wurde, zeigten also keine höheren Ausprägungen in diesen beiden Kriteriumsvariablen.

Die Ergebnisse der insgesamt in 3 verschiedenen Auswertungseinheiten vorgenommenen Ratings zum Grad des Verständnisses von Krebs wurden (wie weiter oben entsprechend in 17.3 skizziert) für jede Person durch Mittelwertbildung zu einer neuen Variablen, V 410, „Krebswissen", zusammengefaßt, nämlich:

V 95, Grad des Verständnisses von Krebs (im 4. Interviewkapitel),
V 96, Grad des Verständnisses der Ursachen von Krebs (im 4. Interviewkapitel),
V 188, Grad des Verständnisses der Ursachen von Krebs (im 5. Interviewkapitel).

Die Interkorrelationen dieser 3 Variablen sind auf dem 1‰-Niveau signifikant; die interne Konsistenz dieser Skala beträgt 0,64. Kontigenzanalysen bezüglich dieser Mittelwertvariablen V 410 und den oben genannten Kriteriumsvariablen zur sekundärpräventiven Verhaltensbereitschaft ergaben keinen Zusammenhang.

17.8 Zur Bedeutung der Ursachenvorstellungen für die Motivation zur Krebsvorsorge

Die insgesamt hohen Nennungshäufigkeiten solcher Krebsursachen, die – attributionstheoretisch interpretiert – als repräsentativ für fatalistische Externalität gelten können, sind gewiß bedeutsam für die primär- und sekundärpräventive Verhaltensbereitschaft. Da es sich hierbei weitgehend um *kognitive* Phänomene handelt, sind ärztliche Aufklärungsbemühungen zur Verbesserung *realistischer* Orientierungen erfolgversprechend. Inwieweit die Ursachenvorstellungen allerdings auch tatsächlich handlungsleitend wirksam werden, kann bisher – auch im Lichte unserer Ergebnisse – kaum beantwortet werden. Es ist immer auch zu bedenken, daß, wie unsere kasuistischen Fallbeispiele belegen sollten, viele Ätiologievorstellungen ihre Wurzeln und ihre Funktion in der psychischen Verarbeitung subjektiv miterlebter Krebserkrankungen oder der Abwehr eigener Krebsängste haben. Hier handelt es sich zu einem beachtlichen Teil um *retrospektive Sinngebungsversuche* miterlebter Krankenschicksale oder sonstiger bisheriger Konfrontationen mit dem Vorstellungsinhalt „Krebsrisiko".
Bei Ursachenvorstellungen zu Krebskrankheiten ist außerdem oft nur schwer auszumachen, inwieweit Menschen ihre Ursachenvorstellungen überhaupt auf sich *selbst* beziehen.
Auch diese Feststellung hat eine Bedeutung für ärztliche Aufklärungsbemühungen. Die Schlußfolgerung daraus sollte nicht darin bestehen, „internale" Verursachungsfaktoren sehr stark herauszustellen. Viele unserer Ergebnisse sprechen eher dafür, daß ein solches Vorgehen lediglich zu einer weiteren Steigerung der vielfach festgestellten Tendenzen zur Wahrnehmungsabwehr bzw. -spaltung führen könnte. Aufklärung über Krebsursachen und Prävention sollte möglichst sachlich und allgemein gehalten realisiert werden.
Eine Ausnahme bildet die *von sehr vielen Befragten erkannte Bedeutung körperlicher Abwehrkräfte.* Hier besteht sicherlich ein wichtiger Ansatzpunkt für primärpräventive ärztliche Aufklärungstätigkeit über konkrete Möglichkeiten, die eigenen Abwehrkräfte zu stärken. Unsere Ergebnisse sprechen dafür, daß hier ein beachtliches Interesse bei den Laien besteht.
Zu sämtlichen Ursacheitems wurden von uns Kontingenzanalysen hinsichtlich der bereits mehrfach genannten Kriteriumsvariablen sekundärpräventiver Verhaltensbereitschaft, V 233 und V 247, durchgeführt. Das einzige Item, das einen signifikanten Zusammenhang mit V 247 ergab, war V 131, „Ansteckung" in seiner Verneinungsform (p < 0,01). Personen mit als „hoch" eingestufter sekundärpräventiver Verhaltensbereitschaft und Einstellung verneinten eher Ansteckung als Ursache von Krebs.

Insgesamt ist die Verhaltensrelevanz von Ursachenvorstellungen bezüglich der Krebserkrankungen sehr schwer bestimmbar. Es ist somit wenig wahrscheinlich, die Bereitschaft zur Krebsfrüherkennung könne durch eine verbesserte Aufklärung über die Ätiologie von Krebserkrankungen erhöht werden. Unberührt bleibt die Sichtweise, daß eine gezielte Aufklärung der Bevölkerung über die *Pathogenese* derjenigen Krebsarten, die bei rechtzeitiger Früherkennung wirksam bekämpft werden können, sinnvoll ist. Auf diese wichtige Unterscheidung zwischen Ätiologie und Pathogenese, die von sehr vielen unserer Befragten auch sinngemäß nicht vorgenommen wurde, werden wir im 19. Kap. noch einmal zurückkommen.

17.9 Zusammenfassung

Ätiopathogenetische Vorstellungen zur Krebserkrankung wurden kontextbezogen mit Hilfe eines Dreifachinstrumentariums erhoben und ausgewertet. Unabhängig voneinander wurden a) Äußerungen zu Ursachen der selbst miterlebten Krebserkrankung, b) Spontanantworten auf offene allgemeintheoretische Befragung und c) Antworten bei Vorlage von 27 jeweils 3stufigen ätiopathogenetischen Kategorien nach demselben Kategoriensystem ausgewertet und miteinander verglichen.

In allen 3 Auswertungsbezügen hatten die globalen Vorstellungsinhalte Umwelt (v. a. Luftverschmutzung, verunreinigte Nahrung) und persönliche Lebensweise etwa gleich hohe Ausprägungen. Das als Indikator für fatalistische Externalität konzipierte Item „Schicksal, Pech, Zufall" beantwortete jeder zweite Befragte bei vorgelegter Ursachenliste mit „ja".

Kasuistische Auswertungen zusätzlicher freier Kommentare der Befragten zeigten, daß auch Angst vor Krebs von manchen Laien als Risikofaktor für Krebs betrachtet wurde. Viele Personen führten die Entstehung von Krebs auf allgemeine Abweichungen des betreffenden Erkrankten vom Leben im Mittelmaß zurück. Dabei waren die Grenzen zwischen normativ-abwertenden und psychosomatisch zu nennenden Sichtweisen fließend.

Die Daten der vorgelegten Liste ätiopathogenetischer Kategorien wurden durch Clusteranalysen nach Ward hinsichtlich möglicher Bedeutungsfelder, d. h. möglicher inhaltlicher Strukturen der Ursachenvorstellungen untersucht. Die am besten interpretierbare 4-Cluster-Lösung ergab die übergreifenden Ursachendimensionen „Psyche", „Biologie", „Welt", „Strafe". Sie zeigte, daß eine typologische Klassifikation ätiopathogenetischer Vorstellungen zur Krebserkrankung nach hervorstechenden Dimensionen prinzipiell möglich ist. Die interne Konsistenz der so gewonnenen Bedeutungsfelder war allerdings außer beim Cluster „Psyche" (mit einem Reliabilitätskoeffizienten von $r = 0{,}93$) nicht sehr hoch. Dies bedeutet, daß Variabilität subjektiver Theorien zur Ätiopathogenese gegenüber Konsistenz überwog.

Ein zusätzlicher inhaltsanalytischer Ordnungsversuch der ätiopathogenetischen Annahmen anhand der topologischen Dimension „von innen" vs. „von außen" ergab, daß von den befragten Personen 30% die Ursachen von Krebserkrankungen eher als im Körper selbst liegend betrachteten, 25% als eher von außen in den Körper hereinkommend, und 45% als sowohl innen entstehend als auch von außen hereinkommend.

Einschätzungen des eigenen im Vergleich zum allgemeinen Risiko von Menschen, an Krebs erkranken zu können, ergaben (anhand nacheinander vorgelegter Selbstratingskalen) einen deutlichen Beleg dafür, daß aktuell geäußerte subjektive Krankheitstheorien vom jeweils aktualisierten Selbstbezug der Gedanken abhängen. Während 81 % das generelle Krebsrisiko für Menschen als sehr groß bis ziemlich groß einstuften, schätzten nur 24 % ihr eigenes Risiko als sehr groß bis ziemlich groß ein. Kontingenzanalysen zeigten keinen statistisch bedeutsamen Zusammenhang zwischen diesen Selbsteinschätzungen und der Bereitschaft zur Krebsfrüherkennung.

Insgesamt ergaben sich wenige Hinweise dafür, daß die ätiopathogenetischen Vorstellungen von Menschen zur Krebsgenese handlungsleitend wirken. Die Ergebnisse sprechen aber dafür, daß ihre Funktion darin bestehen kann, eine persönliche Begegnung und Erfahrung mit einem Krebskranken zu „verarbeiten". Die Frage nach dem eigenen „Krebsrisiko" löste bei den Befragten verschiedene Abwehrhaltungen aus. Dies deutet zum einen darauf hin, daß die persönliche Bedrohung durch eine Krebserkrankung in der Phantasie Gesunder außerordentlich groß ist und daß der empathischen Beziehung zwischen Gesunden und Kranken psychische Barrieren entgegenwirken.

18 Vorstellungen zur Krebsvorsorge

18.1 Angenommene Möglichkeiten der Krebsvorsorge

Als Überleitung vom 5. Interviewkapitel über Ursachenvorstellungen zum 6. Interviewkapitel über Vorstellungen zur Verhütbarkeit von Krebserkrankungen legten wir den Befragten eine Selbstratingskala zur Frage vor, ob es nach ihrer Meinung möglich sei, Krebserkrankungen vorzubeugen/zu verhüten, also dafür zu sorgen, daß weniger Menschen an Krebs erkranken. (Zum Ablauf des 6. Interviewkapitels vgl. Anhang A1, S. 270f.; Selbsratingskala 6.1, vgl. Anhang A2, S. 277.) Die Antworthäufigkeiten auf diese allgemeingehaltene Frage waren:

Krebs zu verhüten ist

1)	sehr leicht möglich:	6%	66%,
2)	mit etwas Bemühen möglich:	60%	
3)	kaum möglich:	25%	32%,
4)	überhaupt nicht möglich:	7%	
7/9)	weiß nicht/keine Angabe	2%.	

Angesichts der im vorhergehenden Interviewkapitel über Ursachenvorstellungen sehr häufigen Nennungen von Krebsursachen, die aus der Sicht des einzelnen Menschen wenig beeinflußbar wirken, erstaunt die hohe Zustimmungsrate zur Verhütbarkeit von Krebs bei zwei Drittel aller Befragten. Wir fragten anschließend zunächst in projektiv formulierter Weise weiter, was man wohl einem einzelnen Menschen empfehlen könne, wie er sich selbst im täglichen Leben vor Krebs schützen könne. Die gewonnenen vielfältigen Antworten ließen sich folgendermaßen kategorisieren (Mehrfachkodierungen waren möglich).

Möglichkeiten primärer Prävention:

1)	(V 193) Risikofaktoren meiden:	59%,
2)	(V 192) bewußte Ernährung:	54%,
3)	(V 191) gesunde Lebensweise im weiteren Sinne:	52%,
4)	(V 194) KFU/„Vorsorgeuntersuchung" beim Arzt:	35%,
5)	(V 190) Psychohygiene:	34%,
6)	(V 195) Bewegung:	25%.

Aus den kasuistischen Analysen der Ausführungen ging hervor, daß die unter den Ziffern 2) und 3) kategorisierten Antworten nicht unbedingt mit Vorstellungen „asketischer" Lebensführung gleichzusetzen sind. „Gesunde" Lebensweise hatte vielmehr in vielen Fällen durchaus auch ausgesprochen hedonistische Merkmale.

In anderen Kleinigkeiten verhalte ich mich eher inkonsequent, wie ich das mit der Ernährung sagte, weil ich immer wieder denke, selbst wenn jetzt bestimmte Ernährungsstoffe Nitrosamine enthalten, finde ich immer, daß ein anderer Faktor dabei unberücksichtigt bleibt, nämlich so die Lust am Essen, und die ist für mich sehr wichtig. Und ich denk' manchmal so, wer weiß, was ich wettmache, daß ich wirklich mit Lust und Appetit mein Schinkenbrot esse, oder andere ihr Bier trinken. Das gilt zwar nicht für mich, aber das könnte ich genauso übertreiben, wer weiß, was wichtiger ist. Also, wenn ich jetzt wirklich auf alles so ganz vernünftig jetzt verzichten würde, dann assoziiere ich immer so ein karges Leben, darben, wer weiß, ob das rein psychisch ausgewirkt nicht das Gegenteil ist (lacht) … Es sei denn, man verliebt sich in seine Askese. Also, wenn man dabei darbt bei der Askese, also asketisch leben, und wirklich was vermißt, und auch es einem schwerfällt, dann denke ich, das ist nicht gut … Also, das gehört auch so zur Vorsorge im psychischen Bereich, ich denke schon, daß man im psychischen Bereich, daß man was machen kann, um Erkrankungen vorzubeugen, obwohl ich das für mich nicht als krebsspezifisch sehen würde. Und auch auf andere Krankheiten bezogen, überhaupt daß ich meine Abwehrlage, daß ich die beeinflussen kann durch mein psychisches Befinden, das könnte ich mir vorstellen (31jährige Psychologin).

Viele ähnliche Ausführungen legen die Schlußfolgerung nahe, daß ärztliche Aufklärung über „gesunde" Lebensführung und Steigerung der körperlichen Abwehrkräfte nicht zu stark den *asketischen,* sondern auch den *hedonistischen* Aspekt berücksichtigen sollte. Die gleiche Befragte griff die *Dialektik von Askese und Genuß* im Hinblick auf gesunde Lebensführung an späterer Stelle noch einmal wieder auf und soll zitiert werden, da diese Sichtweise stellvertretend für viele Äußerungen auch anderer Personen steht.

B: Ja, also so Höhensonne z. B., da schränke ich ein. Und da denke ich merkwürdigerweise auch immer sehr dran an die Krebsbedrohung, wenn ich das mach', während ich bei der normalen Sonnenbestrahlung nicht dran denke, das hat aber wieder mit Genießen zu tun.
I: Womit?
B: Mit dem Genießen zu tun.
I: Genießen.
B: Höhensonne ist auch, ja eher so, daß das Davorsitzen nicht besonders genußvoll, mehr der Zustand hinterher, als das In-der-Sonne-Liegen, selbst zu baden.
I: Könnt man ja sagen, wenn also das, was eigentlich an sich gefährlich ist,
B: ja
I: so gewisses Genußausmaß erreicht, kippt das um
B: dann kippt's um
I: in der Bedeutung
B: kippt's um, ja, ganz eindeutig.
I: für unser Thema, daß man sagen könnte, wenn die Genußseite überwiegt, macht das ja eigentlich gar nichts.
B: Nicht, daß es gar nichts macht, aber tue ich Bedenken eher ein bißchen weg.
I: mh
B: So zum Beispiel im Winter habe ich schon oft überlegt, ob ich mal in so ein Sonnenstudio gehe, daß ich da wirklich Lust dazu hätte und wüßte, ich würde mich hinterher wohler fühlen, aber da ist einfach im Kopf zu stark drin, tu das nicht, das ist gefährlich wegen Hautkrebs. Und da halte ich mich zurück. Während bei der Sommersonne ist mir das ganz egal.

18.2 Klarheit der Unterscheidung zwischen Krebsverhütung (primärer Prävention) und Krebsfrüherkennung (sekundärer Prävention)

Ein besonders wichtiges Ergebnis der erfaßten Vorstellungen über Möglichkeiten der primären Prävention sehen wir darin, daß über ein Drittel aller Befragten spontan die Krebsfrüherkennungsuntersuchung bzw. „Vorsorgeuntersuchung" beim Arzt *fälschlicherweise* als eine Möglichkeit nannte, Krebserkrankungen zu *verhüten.* Hätten wir statt der offenen Frage eine Liste mit verschiedenen Präventionsitems vorgelegt, so wäre diese Nennungshäufigkeit wahrscheinlich noch wesentlich höher gewesen, wie an anderer Stelle (am Beispiel von Abb. 9) sinngemäß deutlich wurde.

Die objektiv falsche Vorstellung, eine KFU könne vor einer Krebserkrankung schützen, kann in Einzelfällen unvorhersehbare Folgen für einen betroffenen Patienten haben. Im Falle eines positiven Krebsbefundes bei der KFU würde ja genau das Gegenteil dessen eintreten, was er erwartet hatte und das ihn gegebenenfalls zum Arztbesuch motiviert hatte. In diesen Fällen bestünde also zwischen dem betroffenen Patienten und seinem Arzt eine fundamentale Diskrepanz bezüglich der Bedeutung dessen, was beide zusammengeführt hatte.

Unmittelbar nach Abschluß jeder Exploration führte der Interviewer zu einigen uns besonders interessierenden Variablen Einschätzungen auf Ratingskalen durch (Anhang A5). Dazu gehörte auch die Einschätzung des jeweiligen Gesamtinterviews hinsichtlich der Klarheit der Unterscheidung zwischen primärer und sekundärer Prävention seitens des Befragten. Diese Interviewereinschätzung ergab folgendes Ergebnis:

Die Unterscheidung zwischen primärer u. sekundärer Prävention war klar: 43 %,
Die Klarheit/Unklarheit war schlecht einschätzbar: 19 %,
Die Unterscheidung zwischen primärer u. sekundärer Prävention war unklar: 38 %.

Nicht einmal bei der Hälfte aller Befragten konnte also diese für das Verständnis des Grundgedankens der KFU wesentliche Unterscheidung festgestellt werden. Daß dies ein wichtiger Aspekt für zukünftige ärztliche Aufklärungsbemühungen ist, liegt auf der Hand.

Zugleich ist jedoch möglich, daß eine Richtigstellung dieses Mißverständnisses bei den Betroffenen mit dem Ziel einer realistischeren Orientierung ihrer subjektiven Krankheitstheorien nicht unbedingt die Beteiligung an den Früherkennungsuntersuchungen erhöhen wird. Eine realistische Krebsaufklärung führt nicht automatisch zu einer höheren „Mitmachbereitschaft" der Menschen bei der Krebsbekämpfung.

Wie wir in Kap. 19 noch sehen werden, nannten viele unserer Befragten als Grund für Nichtbeteiligung an den Krebsfrüherkennungsuntersuchungen, sie hätten einen Fall von Krebserkrankung erlebt, obwohl der Betreffende zur „Vorsorgeuntersuchung" gegangen sei. In diesem Mißverständnis liegt eine wichtige Erklärung für mangelndes Vertrauen vieler Menschen gegenüber dem Krebsfrüherkennungsprogramm. Die Erwartungen sind dann einerseits zu hoch und werden zugleich durch eigene widersprüchliche Erfahrungen in Frage gestellt.

18.3 Absichtlichkeit primärpräventiven Verhaltens

Unsere folgenden Fragen nach *eigenen* Verhaltensweisen zur Krebsverhütung ergaben im wesentlichen ähnliche Antwortmuster wie die Fragen nach den bereits dargestellten generellen Möglichkeiten der Krebsverhütung. Wir versuchten auch, durch gezielte Fragen und nachträgliche Kodierung die *Absichtlichkeit* primärpräventiven Verhaltens zu erfassen. Diese Dimension sollte zwischen dem primärpräventiven *Verhaltens-* und *Handlungs*aspekt unterscheiden. Von „Handlung" kann nur gesprochen werden, wenn das Verhalten zu dem Zweck gezeigt wird, die Wahrscheinlichkeit einer Krebserkrankung günstig zu beeinflussen. Wenn dies der wichtigste Verhaltensgrund war, kategorisierten wir die jeweils genannten Verhaltensweisen als „absichtlich". Die Kategorisierung ergab folgende Häufigkeitsverteilung.

1) absichtlich: spezifische Krebsvermeidung: 6%
(Definition: primärpräventives Verhalten wird nur aus primärpräventiven Gründen gezeigt, um das Krebsrisiko zu senken.)
Ankerbeispiel:
Ich habe mit dem Rauchen aufgehört, weil es Krebs macht.

2) teils absichtlich: allgemeine Gesundheitsorientierung: 51%
(Definition: die Gründe des primärpräventiven Verhaltens sind mit maßgeblich, aber nicht ausschlaggebend.)
Ankerbeispiel:
Ich habe mit dem Rauchen aufgehört, weil es zu teuer ist, außerdem ist es ungesund, weil es Krebs macht.

3) unabsichtlich: sonstige Gründe überwiegen: 33%
(Definition: primärpräventiv wirksames Verhalten wird zwar gezeigt, aber nicht aus primärpräventiver Absicht. Andere Gründe sind maßgeblich.)
Ankerbeispiel:
Ich rauche nicht, weil mir Zigaretten nicht schmecken.

Mehr als die Hälfte aller Befragten betrachtete also der Krebsverhütung dienendes Gesundheitsverhalten als Teil der allgemeinen Gesundheitsorientierung. Letztlich handelte es sich bei den meisten Nennungen um allgemeine Lebensgewohnheiten, die *weitgehend unabhängig von Gesundheitsmotiven* bestanden. Wir hatten dabei meist den Eindruck, daß diese allgemeinen Lebensgewohnheiten nur deshalb als gesundheitsrelevant dargestellt wurden, weil wir durch das Interview einen Kontext von Gesundheitsdenken hergestellt hatten.

Selbst bei Kenntnis von Risikofaktoren betonten viele Personen spontan, daß sie daraus kein primärpräventives Verhalten ableiteten.

Und wir wohnen in X, da ist die, die Luft unheimlich schlecht. Und da haben wir also gehört schon, daß z. B. die Leukämierate bei Kindern oder die Lungenkrebsrate bei Kleinkindern erhöht sein soll. Aber das ist also irgendwie kein, kein richtiger Grund, daß mer da, daß mer da weg wollten. Also ich glaub z. B., daß mit der, mit der Luft in X, daß wenn mer da, wenn meine Freundin einen Hautausschlag von kriegt vielleicht, daß des also wesentlich näher uns wär als Motiv da wegzuziehen, in 'ne gesündere Luft als - also vielleicht wär's so, wenn wir genau wüßten, daß, wenn wir da zehn Jahre leben, wir Krebs bekämen, würden wir auch weg. Aber im Augenblick ist's dann also eher so, daß so Vorteile wie billige Wohnung und jetzt erstmal was gefunden haben, das eigentlich aufwiegen, und deswegen also da auch nicht - also das nicht, nicht einbeziehen so als Möglichkeit. In diesem Ungewißheitsbereich, wo keiner weiß, was richtig ist, da, da läßt sich das gut, gut aushalten (29jähriger Psychologe).

Je stärker wir in den Gesprächen Risikofaktoren aus der Umwelt ansprachen, umso geringer wurden Hinweise zur Absichtlichkeit primärpräventiven Verhaltens. Ein für sehr viele Personen typisches Beispiel:

B: Da muß eine andere Welt geschaffen werden wieder. Da müssen wir sicherlich nochmal von vorne anfangen. Ich weiß nicht, ob die Höhlenmenschen auch schon Krebs hatten. Ich weiß es nicht. Aber vielleicht hatten sie keinen Krebs. Weil sie gesund gelebt, gesünder gelebt haben. Ich meine, daß wir nicht bemüht sind, gesund zu leben und daß man das gar nicht abstellen kann, Pkw, Heizwerke, überhaupt alles ist, ob Sie Wurst essen oder sonst was essen, es sind Stoffe drin, Frischhaltestoffe und was weiß ich. Ob das gesund ist? Die Medikamente, die viel gegessen werden müssen. Die ganze Umwelt ist nicht dazu angetan, daß der Krebs bekämpft wird, im Gegenteil, die Umwelt sorgt dafür, daß wir Krebs haben.

I: mh. Würden Sie denn sagen, daß der einzelne Mensch eine Möglichkeit hat, sich vor Krebs zu schützen trotz dieser schwierigen Umwelt?

B: Das ist sehr, sehr schwierig und sehr, sehr begrenzt. Gut, er kann sagen, ich rauch nicht mehr. Das ist das einzige, aber was soll da sonst noch sein. Ich geh nicht mehr raus, ich geh nicht mehr auf die Straße, ich trink kein Wasser mehr, oder ich trink nichts mehr, ich eß nichts mehr. Na dann kann er gleich sagen ... Der einzelne kann gar nichts machen. Er kann aufhören zu rauchen, aber weiter weiß ich nichts.

I: Also Sie meinen, man kann sich deswegen nicht vor Krebs schützen, weil einfach die Risiken überall sind.

B: Sind überall. In der ganzen Umwelt, ob es nun im täglichen Leben, im Essen, im Ausgang, im Laufen, im Arbeiten und am Arbeitsplatz, überall ist Krebsgefahr.

I: Ja ich dachte grad, man könnte ja auch z. B. grad hier in Heidelberg in den Odenwald fahren, da gibt's noch gute Luft.

B: Gut, dann sind Sie oben, da müssen Sie doch was essen auch, oder wollen Sie da nicht essen? Gut, dann essen Sie jetzt wieder was und das ist wieder eh, auf Frischhalten gemacht und dies und jenes, und das ist überall drin, und Obst und was Sie essen, ist gespritzt und, eh, Kartoffeln, die Sie essen, sind gespritzt. Ich schätze, daß überall was dabei ist, was dazu beiträgt, das man Krebs kriegen kann. Vielleicht kommt man mal auf den Gedanken, daß der Körper so behandelt wird, daß er immun ist gegen all diese Stoffe, vielleicht kommt man dazu. Daß man so den Krebs bekämpfen kann. Nicht, da werden Tabletten eingenommen, dann kann man ruhig laufen, da macht das nichts mehr aus, das alles, was in der Luft ist, und was dazu beiträgt, daß man Krebs kriegt. Der Mensch müßte angepaßt werden. Er paßt sich ja an, genauso wie die Tiere sich anpassen, wenn die „Psy 9" oder wie das Zeug heißt da und Motten und so. Ja, nicht? Und nach 'ner Weile da macht das den Fliegen gar nichts mehr aus, die können es schon aushalten wieder, die haben sich umgestellt. Und so müßte es mit den Menschen gehen, wissen Sie. Versuchen, gesund zu leben, versuchen, aber versuchen Sie es mal hier, wenn Sie rausgehen, mit einer Gasmaske zu laufen, oder wie? Oder essen Sie mal nichts mehr, trinken Sie mal nichts mehr. (69jähriger technischer Kaufmann, Leiter eines Ingenieurbüros)

18.4 Bewußtheit von Selbstgefährdungen

Explizit versuchten wir auch zu eruieren, ob der Befragte auch Verhalten zeigte, das seinem eigenen primärpräventiven Wissen zufolge als ungünstig oder schädlich eingeschätzt werden müßte (Frage 6.9, Anhang, S. 271; V 200, Anhang, S. 335). Die inhaltsanalytische Kategorisierung ergab folgende Häufigkeitsverteilung:

Bewußtheit einer Selbstgefährdung durch eigenes Verhalten:

1) nie: 23 %
   (Definition: Der Befragte zeigt kein Verhalten, das mit seinem primärpräventiven Wissen unvereinbar ist.),
2) schwach/oft bzw. stark/selten: 50 %
   (Definition: Der Befragte zeigt solches Verhalten entweder selten oder nur in schwachem Ausprägungsgrad.),
3) stark/oft: 8 %
   (Definition: Der Befragte zeigt häufig und in ausgeprägtem Maße ein Verhalten, das seinem primärpräventiven Wissen widerspricht.),
4) keine Angabe/nicht beurteilbar: 19 %.

Nur 8% bezeichneten sich somit als stark durch eigenes Verhalten gefährdet. Dieses Ergebnis hat ein Korrelat in der bereits angeführten niedrigen Rate der Einschätzung des eigenen Krebsrisikos im Vergleich zum generellen Krebsrisiko der Menschen. Wir sind geneigt, beide Ergebnisse als Zeichen einer geringen Bereitschaft anzusehen, sich mit Krebserkrankungen als Möglichkeit für die eigene Person auseinanderzusetzen. Das Motiv von Menschen, bei Bewußtheit eigener Gefährdung und gleichzeitiger Angst vor den Folgen dieser Gefährdung die entstehende kognitive Dissonanz allein durch kognitive Umbewertung zu reduzieren, war offensichtlich allgemein sehr hoch, wie aus zahlreichen kasuistischen Beobachtungen hervorging. Diese können hier aus Raumgründen nicht weiter ausgeführt werden.

Kontingenzanalytisch konnte kein Zusammenhang zwischen dem Grad der Bewußtheit von Selbstgefährdungen (V 200) und der sekundärpräventiven Verhaltensbereitschaft und Einstellung (V 247) ermittelt werden, auch nicht mit der Teilnahme an der KFU (V 233). Auch dieses Ergebnis spricht dafür, daß ärztliche und gesundheitspolitische Bemühungen, verstärkt *Risikogruppen zur KFU zu motivieren* (z.B. bei Rauchern Früherkennungsuntersuchungen auf Krebs der Mundhöhle und des Kehlkopfes durchzuführen), wahrscheinlich auf wenig Bereitschaft der betreffenden Risikogruppen zur tatsächlichen Kooperation stoßen werden.

18.5 Angst vor Krebs: andere vs. selbst

Das Ausmaß der Angst eines Menschen vor eigener Krebserkrankung kann nicht numerisch erfaßt werden, wie im 6. Kap. bereits ausgeführt wurde. Die Intensität der Angst kann von Kontext zu Kontext schwanken, und in jeder sprachlichen Formulierung können sich bereits Bewältigungsmodi ausdrücken. Jonasch (1985) fand bei Krebskranken ein weit höheres Ausmaß an eingestandener Angst, als es Nichterkrankte vermuten. Während unserer Explorationen stellten wir im Kontext des 6. Interviewkapitels einige direkte Fragen zur Krebsangst (andere vs. selbst; Fragebeispiele s. Anhang A 1, S. 271, Ziff. 6.10–6.13). Wir nehmen an, daß im Kontext dieser Explorationen Krebsängste angesichts der bis zu diesem Zeitpunkt bereits angesprochenen vielfältigen Bedeutungsdimensionen von Krebsrisiken relativ zugänglich gewesen sein dürften.

Das Vorkommen von Krebsängsten *bei anderen* bestätigten 53%. Das Vorkommen solcher Ängste *bei sich selbst* bestätigten 52% aller Befragten.

Die Antworten auf unsere offenen Fragen nach möglichen *Umgangsweisen* mit solchen Ängsten ergaben bei der Auswertung folgendes Kategoriensystem (Tabelle 4).

Nahezu die Hälfte der Befragten gab *spontan* bei sich *selber* den Bewältigungsmodus „verdrängen, ablenken" an. Dieses Ergebnis zeigt besonders prägnant die *Bewußtseinsnähe* der bereits verschiedentlich konstatierten Tendenzen zur Wahrnehmungsabwehr hinsichtlich des möglichen Selbstbezuges subjektiver Theorien über Krebserkrankungen. Die Teilnahme an der KFU konfrontiert demgegenüber massiv mit solchen Ängsten. Sie interferiert somit mit der Tendenz zur Wahrnehmungsabwehr.

Ein Viertel der Befragten bezeichnete spontan die *Angst als einen eigenständigen*

Tabelle 4. Umgangsmöglichkeiten mit Krebsangst

Verhalten anderer Menschen	[%]	Eigenes Verhalten	[%]
1. Verdrängen, ablenken	22	1. Verdrängen, ablenken	49
2. Angst ist eigener Risikofaktor	15	2. Akzeptieren	39
3. Informieren, zum Arzt gehen	10	3. Angst ist eigener Risikofaktor	25
4. Hilflos	9	4. Informieren, zum Arzt gehen	24
5. Akzeptieren	6	5. Risikoverhalten ändern	13
6. Beten	4	6. Hilflos	10
7. Risikoverhalten ändern	1	7. Psychopharmaka	5
8. Psychopharmaka	0	8. Beten	5
Mehrfachnennungen möglich (offene Frage)			

Risikofaktor. Bereits an früherer Stelle, im Ursachenkapitel (s. 17.2), hatten wir einige typische Zitate zur gleichen subjektiven Theorie vorgestellt.

Die Vorstellung „Angst als eigener Risikofaktor" (V 208) hing signifikant mit einer geringen sekundärpräventiven Verhaltensbereitschaft und Einstellung zusammen (V 247, p < 0,05).

Dieser Zusammenhang ist sehr bedeutsam für das Verständnis der Dynamik von Angstverarbeitung im Hinblick auf die Motivation zur Krebsfrüherkennungsuntersuchung.

18.6 Einschätzungen der Verantwortlichkeit bei der Krebsvorsorge

An geeigneter Stelle im 6. Interviewkapitel legten wir eine Karte mit je 3 Items zur externalen vs. internalen Kontrollattribution bezüglich der primären Prävention vor, d.h. zur Frage, ob Krebsverhütung, jetzt global verstanden, also nicht auf konkrete Ansatzmöglichkeiten bezogen, als *eher innerhalb oder eher außerhalb des eigenen Einflußbereichs* angesehen wurde (Anhang A 2, S. 278, Karte Nr. 6.5). Tendierte der Befragte zu externaler Attribution, so wurde ihm anschließend noch eine weitere Karte vorgelegt, die anhand von je 2 weiteren Items *fatalistische* von *sozial-externaler* Kontrollattribution unterscheiden sollte (Anhang A 2, S. 278, Karte 6.6). Diese Items waren von uns in Anlehnung an die wichtigsten Items aus den in 4.9 diskutierten Health Locus of Control Scales von Wallston u. Wallston auf die primärpräventive Kontrollattribution zu Krebserkrankungen adaptiert worden. Die Stellungnahmen einschließlich der Kommentare zu diesen Skalen wurden in die inhaltsanalytische Auswertung einbezogen.

Es ergab sich folgende Häufigkeitsverteilung der Selbsteinschätzungen zur Verantwortlichkeit bei der Krebsverhütung:

internale Kontrollattribution:	52%,
sozial-externale Kontrollattribution:	28%,
external-fatalistische Kontrollattribution:	42%.

Da Versuche, unentschiedene Personen durch „forced choice" zu einer Festlegung für eine der Alternativen zu bewegen, nicht in allen Fällen erfolgreich waren, kam es zu mehreren Sowohl-als-auch-Antworten, so daß die Summe der hier gewonnenen Stellungnahmen 100 % übersteigt: ein Meßfehler, der durch das im nächsten Abschnitt vorzustellende differenziertere, auf der Inhaltsanalyse des gesamten 6. Interviewkapitels basierende Fremdrating kompensiert werden soll. Bemerkenswert ist nichtsdestoweniger die verhältnismäßig niedrige Ausprägung der selbst eingeschätzten sozial-externalen Kontrollattribution (Staat/Ärzte als verantwortlich für die Krebsverhütung). Sowohl bei der Selbsteinschätzung als auch beim Fremdrating ist hinsichtlich der Interpretation zu bedenken, daß hier persönliche Attributions*stile* der befragten Personen und themenspezifische Stellungnahmen prinzipiell konfundiert sind.

Interessant ist die Kontingenzanalyse zum denkbaren Zusammenhang zwischen sozial-externaler Selbsteinschätzung (V 197: hauptsächlich Staat/Ärzte müßten/könnten etwas zur Krebsverhütung tun) und V 247, sekundärpräventive Verhaltensbereitschaft und Einstellung. Sie ergab einen signifikant negativen Zusammenhang ($p < 0{,}05$). Mit der „sozial-externalen" Stellungnahme, für die Krebsverhütung seien hauptsächlich der Staat und die Ärzte verantwortlich, ging eine eher *geringe* sekundärpräventive Verhaltensbereitschaft und Einstellung einher, die ja eigentlich gerade ein besonderes Vertrauen zu den Ärzten erfordert. Dies ist ein weiteres Beispiel für die Inkonsistenz der subjektiven Theorien über Krebserkrankungen. Zur KFU zu gehen, setzt freilich sozial-externale Kontrollattribution *und* internale Kontrollattribution voraus. Man muß sowohl Vertrauen zum Arzt haben als auch selbst aktiv werden, d.h. durch den Arztbesuch einen eigenen Beitrag leisten. Insgesamt sind die Zusammenhänge zwischen Kontrollattributionen und präventivem Verhalten sehr komplex.

Zum Abschluß des 6. Interviewkapitels legten wir den Befragten eine Karte zum Selbstrating des Ausmaßes eigenen primärpräventiven Verhaltens vor (Anhang A2, S. 278), Karte 6.14). Die Antworthäufigkeiten zur vorgelegten Karte „insgesamt tue ich in meinem Leben, um mich vor Krebs zu schützen", lauteten:

sehr viel	6 %	
ziemlich viel	28 %	} 34 %,
ziemlich wenig	50 %	
nichts	14 %	} 63 %,

(keine Stellungnahme bei 3 %).

Einen besonders prägnanten und aufschlußreichen Kommentar lieferte ein 29jähriger Raucher anläßlich einer Ausführung über einen an Krebs gestorbenen Onkel.

Aber auch bei dem denk ich, der hat sein ganzes Leben im Grund genossen, der hat jeden Tag seine Flasche Wein getrunken und seine Zigaretten geraucht und hat vor'm Fernseher gelegen und war zum Skifahren und war zwar für die Frau 'n Ekel, aber ihm selber ging's gut. Und als er dann den Krebs hatte, dann ging's unheimlich schnell. Und die drei Wochen, die waren schwierig, aber das wiegt's halt nicht auf.

18.7 Interviewereinschätzungen zur primärpräventiven Kontrollattribution

In Kap. 1.4 wurde bereits dargestellt, wie wir durch inhaltsanalytische Ratingskalen Mehrfacherfassungen der Dimensionen präventiver Kontrollattribution im gesamten Interviewverlauf vorgenommen haben (vgl. die dreidimensionale Abb. 4 in Kap. 14, S. 130), nämlich

a) bezogen auf den *Bedeutungskontext (Thema):* d. h. hinsichtlich primärpräventiver, sekundärpräventiver, therapeutischer und globaler (über alle Themenbereiche hinweg übergreifender) Beeinflußbarkeitsvorstellungen von Krebserkrankungen, und

b) bezogen auf die *Dimension „Locus":* d. h. hinsichtlich der relativen Ausprägungen internaler, sozial-externaler und genereller Beeinflußbarkeitsvorstellungen, wobei hier die attributionstheoretische Dimension „fatalistische Externalität" nicht eigens eingeschätzt wurde, sondern als Negation der „generellen Kontrollattribution" erfaßt wurde.

Bezogen auf den Bedeutungskontext „primäre Prävention" ergab sich folgende Häufigkeitsverteilung (Tabelle 5) der nachträglichen Kategorisierungen jeweils des gesamten 6. Interviewkapitels, d. h. unter Berücksichtigung sämtlicher Stellungnahmen der Personen zur Verantwortlichkeit bei der Krebs*verhütung* (V 219 – V 221; Anhang A 9, S. 338–340).

Tabelle 5. Vorstellungen zur Verantwortlichkeit hinsichtlich der Krebsverhütung (primäre Prävention)

Unabhängige Fremdratings in jeder Skala einzeln	Internale Kontrollattribution (Beeinflußbarkeit durch die Person selbst) [%]	Externale Kontrollattribution (Beeinflußbarkeit durch Staat/Ärzte) [%]	Generelle Kontrollattribution (Beeinflußbarkeit überhaupt) [%]
Niedrig	34	28	47
Mittel	40	61	42
Hoch	26	11	11

Bei Würdigung sämtlicher Stellungnahmen und Konkretionen der Befragten im *gesamten* 6. Interviewkapitel zur Verhütbarkeit von Krebserkrankungen kamen wir also im Vergleich zu den anfänglichen, noch sehr unverbindlichen Selbsteinschätzungen der Befragten (vgl. 18.6) zu einer niedrigeren Einschätzung der internalen Kontrollattribution bezüglich der Krebsverhütung.

Die generelle Kontrollattribution schätzten wir bei 47 % insgesamt als niedrig ein. Die subjektiven Theorien zur Krebsverhütung wirkten also etwa bei der Hälfte der Befragten letztlich als eher fatalistisch.

18.8 Primärpräventive Verhaltensbereitschaft und Einstellung

Neben den Kontrollattributionen beurteilten wir auch die „primärpräventive Verhaltensbereitschaft und Einstellung" anhand einer 3stufigen Ratingskala. Dabei lagen ebenfalls als Auswertungseinheit sämtliche Äußerungen der Person im gesamten 6. Interviewkapitel zugrunde (V 222; Anhang A 9, S. 341). Diese Einschätzungen der Einstellungen und der Bereitschaft der Befragten, sich primärpräventiv zu verhalten, ergaben folgende Häufigkeitsverteilung:

primärpräventive Verhaltensbereitschaft und Einstellung

positiv:	31%,
mittel/indifferent/neutral:	38%,
skeptisch:	32%.

Die Kontingenzanalysen zum möglichen Zusammenhang dieser Variablen V 222 mit den sekundärpräventiven Kriteriumsvariablen V 233 (Teilnahme an der KFU) und V 247 (sekundärpräventive Verhaltensbereitschaft und Einstellung) ergaben: Zwischen der Bereitschaft zur primären Prävention und der Bereitschaft zur Krebsfrüherkennungsuntersuchung konnte *kein* Zusammenhang festgestellt werden.

Bei Aufklärungsmaßnahmen ist also nicht ohne weiteres mit einem Transfer zwischen primär- und sekundärpräventiven Informationen und Verhaltensempfehlungen zu rechnen. Personen, die zu Maßnahmen der primären Prävention bereit sind, sind nicht im gleichen Maße zur Teilnahme an der KFU zu motivieren. Personen, die bereit sind, an der KFU teilzunehmen, zeigen nicht unbedingt auch eine Bereitschaft, in ihrem alltäglichen Leben viel für den eigenen Gesundheitsschutz zu unternehmen. Der typische Teilnehmer an der KFU kann nicht unhinterfragt gleichzeitig als ein „Typus" des vorsichtigen, ganz grundsätzlich mehr zur Prävention neigenden Menschen betrachtet werden.

Konstruktion der Variable V 405, „primärpräventive Intentionalität"

Wie bereits unter 14.2 angedeutet, zeigten sich jeweils zwischen denjenigen Kontrollattributionen und Verhaltensbereitschaften sehr hohe Interkorrelationen (1‰-Signifikanzniveau), die zum gleichen themenspezifischen Kontext gehörten, d.h. zum primärpräventiven, sekundärpräventiven und therapeutischen Bereich.

Über jeden dieser 3 Bereiche wurden Variablen konstruiert, die die entsprechende themenspezifische Verhaltensbereitschaft der Person erfassen sollten (zur „sekundärpräventiven Intentionalität" vgl. 19.9; zur „therapeutischen Intentionalität" vgl. 20.11).

Diese drei „*Intentionalitätsvariablen*" sind Erweiterungen und Fundierungen der entsprechenden Variablen zur Verhaltensbereitschaft und Einstellung. In ihnen wurden zusätzlich zur eigentlichen Verhaltensabsicht die entsprechenden Kontrollüberzeugungen der Person miterfaßt. Dies sollte der Erhöhung der „Glaubwürdigkeit" einer Verhaltensabsicht dienen: So war eine hohe primärpräventive Verhaltensbereitschaft und Einstellung (V 222) nur dann „glaubwürdig", wenn sie nicht mit einer niedrigen internalen Kontrollattribution im primärpräventiven Bereich kollidierte. Mit anderen Worten: Hatten 2 Befragte die gleiche hohe Ausprägung auf der Variable V 222 „primärpräventive Verhaltensbereitschaft und Einstellung", so konnten sie mit der Variable V 405 „primärpräventive Intentionalität" noch danach differenziert werden, wie das Ausmaß ihrer internalen und generellen Kontrollüberzeugungen im primärpräventiven Bereich war.

Die Berechnung der internen Konsistenz der Skala V 405, die ursprünglich mit den im Interview erfaßten Einstellungen oder tatsächlichen Verhaltensweisen zum primärpräventiven Bereich gefüllt war, ergab für eine nur aus 3 Items bestehende Skala den optimierten Reliabilitätskoeffizienten von 0,78 (zur Vorgehensweise vgl. 17.3). Der Wert der Variable V 405 ergab sich jeweils aus dem Mittelwert der 3 sie konstituierenden Items.

V 405: „primärpräventive Intentionalität" (Reliabilitätskoeffizient 0,78):
V 219: internale Kontrollattribution, primärpräventiv,
V 221: generelle Kontrollattribution, primärpräventiv,
V 222: präventive Verhaltensbereitschaft und Einstellung, primärpräventiv.

Die Eliminierung der Variable V 220 „sozial-externale Kontrollattribution, primärpräventiv" führte hier ebenso zur Erhöhung der internen Konsistenz der Variable V 405 wie die Eliminierung der Variable V 223 „Ausmaß primärpräventiven Verhaltens". Die primärpräventive Intentionalität einer Person war sowohl wenig von den Überzeugungen der Person darüber abhängig, was andere tun können, als auch weitgehend verträglich mit einem eher geringen tatsächlichen Handeln im primärpräventiven Bereich.

Die Variable V 405 wurde in den Kapiteln 25 und 26 in die Analyse einbezogen.

18.9 Zusammenfassung

Die Vorstellungen zur primären Prävention, d. h. zur grundsätzlichen Verhütbarkeit von Krebserkrankungen, waren insgesamt inkonsistent. Nicht einmal die Hälfte der Befragten unterschied zwischen Krebsverhütung und Krebsfrüherkennung. Diese Unterscheidung ist für das Verständnis des Grundgedankens der Krebsfrüherkennungsuntersuchung wesentlich. Über ein Drittel der befragten Personen sah die Krebsfrüherkennungsuntersuchung bzw. „Vorsorgeuntersuchung" fälschlicherweise als eine Möglichkeit an, Krebserkrankungen zu verhüten.

Angegebenes primärpräventives Verhalten im alltäglichen Leben imponierte weitgehend als Bestandteil allgemeiner Lebensgewohnheiten, die im wesentlichen unabhängig von Gesundheitsmotiven zu bestehen schienen. Nur 6% aller Befragten verwiesen auf solche primärpräventiven Verhaltensweisen, die spezifisch und absichtlich einer Krebsvermeidung dienten. Nur 8% äußerten die Ansicht, durch eigenes Verhalten sich selbst zu gefährden. Dieses Ergebnis hat ein Korrelat in der niedrigen Rate eingeschätzten eigenen Krebsrisikos im Vergleich zum generellen Krebsrisiko der Menschen. Beide Ergebnisse zusammen können als Zeichen einer geringen Bereitschaft angesehen werden, sich mit Krebserkrankungen als Möglichkeit für die eigene Person auseinanderzusetzen. Zwischen dem Grad der Bewußtheit von Selbstgefährdungen und der Bereitschaft zur Krebsfrüherkennungsuntersuchung bestand kein statistisch bedeutsamer Zusammenhang. Dieses Ergebnis weist darauf hin, daß Versuche, in Zukunft verstärkt Risikogruppen für die Krebsfrüherkennung zu motivieren, möglicherweise auf wenig Bereitschaft der betreffenden Risikogruppen zur tatsächlichen Kooperation stoßen werden.

Hinsichtlich des möglichen Umgangs mit Krebsängsten ist bemerkenswert, daß fast die Hälfte der Befragten spontan bei sich selbst den Bewältigungsmodus Vermeiden/Ablenken angab. Dieses Ergebnis zeigt die häufige Bewußtseinsnähe von Wahrnehmungsabwehr.

Ein Viertel aller Befragten äußerte in diesem Zusammenhang spontan, Angst vor Krebs sei ein eigenständiger Risikofaktor für Krebs.

Die primärpräventive Verhaltensbereitschaft und Einstellung wurde bei Würdigung aller Äußerungen zur Krebsverhütung nur bei 31 % aller Befragten als positiv, die internale Kontrollattribution hinsichtlich der Krebsverhütung nur bei 27 % als hoch eingeschätzt. Die subjektiven Theorien zur Krebsverhütung wurden in etwa der Hälfte aller Fälle (46 %) als eher fatalistisch beurteilt.

Zwischen einer als hoch eingeschätzten primärpräventiven Verhaltensbereitschaft und der Bereitschaft zur Krebsfrüherkennung konnte kein statistisch bedeutsamer Zusammenhang festgestellt werden. Personen, die zu Maßnahmen der primären Prävention bereit sind, können nicht in gleichem Maße zur Teilnahme an der Krebsfrüherkennungsuntersuchung motiviert werden.

Der typische Teilnehmer an der Krebsfrüherkennung kann nicht unhinterfragt gleichzeitig als ein allgemein vorsichtiger, ganz grundsätzlich mehr zur Prävention neigender Mensch betrachtet werden.

19 Vorstellungen zur Bedeutung von Symptomaufmerksamkeit und Früherkennung

Zur Orientierung über den Ablauf des nun darzustellenden 7. Interviewkapitels, das den subjektiven Theorien zur Krebs*früherkennung* galt, sei auf die Fragebeispiele des Interviewleitfadens verwiesen (Ziff. 7.1–7.10, Anhang A1, S. 271f.). Noch einmal sei betont, daß diese Fragen nicht nach einem starren Schema abgelesen wurden, sondern dem Interviewer als Vorlage dazu dienten, beim Explorationsgespräch keinen Aspekt auszulassen.

19.1 Bisherige Beteiligung an Krebsfrüherkennungsuntersuchungen

Die Ausprägungen der bereits mehrfach für Subgruppenvergleiche verwendeten Variablen V233, Teilnahme an der KFU, waren wie folgt verteilt:

Teilnahme an der KFU,
„nein, nie":	19%,
„gelegentlich, unregelmäßig":	25%,
„ja, regelmäßig":	40%,
zu jung, Kodierung unmöglich:	17%.

Die im Vergleich zur Gesamtbevölkerung erhöht angegebene Beteiligungsquote ist zum einen dadurch zu erklären, daß unsere Befragtenstichprobe aus dem Patientengut allgemeinärztlicher Praxen rekurriert worden war, d.h. man kann tendenziell mit einer höheren Arztaffinität als in der Gesamtbevölkerung rechnen. Im Kap. 14 wurde bereits ausführlich begründet, daß eine Generalisierung der Ergebnisse aus unserer Stichprobe nicht für die Gesamtbevölkerung zulässig ist. Allerdings ist die Stichprobe wohl als typisch für das durchschnittliche Patientengut allgemeinärztlicher Praxen anzusehen. Zum zweiten stellte sich heraus, daß einige Befragte unter „Krebsfrüherkennungsuntersuchung" und „Krebsvorsorgeuntersuchung" auch solche sekundärpräventiv motivierten Arztbesuche subsummierten, die über das gegenwärtige offizielle KFU-Programm hinausgehen. Da wir die *subjektive* Sichtweise untersuchen wollten, akzeptierten wir die entsprechenden Stellungnahmen. Wir nahmen in Kauf, daß die so gewonnenen Ausprägungen der Variable V233 nur eine unscharfe Ordinalskala ergaben.

19.2 Beruhigung und/oder Beunruhigung

Die direkte – offene – Frage „Lebt man ruhiger mit oder ohne Vorsorgeuntersuchung?" ergab folgende Antwortverteilung (V224):

Man lebt ruhiger: 65 %,
man lebt nicht ruhiger: 16 %,
unentschieden/keine Angabe: 19 %.

Zwischen der Einschätzung, man lebe ruhiger mit der KFU (V 224), und der angegebenen tatsächlichen Beteiligung an der KFU (V 233) bestand ein signifikanter Unterschied ($p < 0,05$).

Bei einer beträchtlichen Anzahl von Personen verbleibt allerdings eine Diskrepanz zwischen der Einschätzung, die Vorsorgeuntersuchung vermittle Beruhigung (65 %) und der deutlich niedrigeren faktischen Beteiligungsrate. Sie weist auf die Inkonsistenz subjektiver Theorien zur Krebsbekämpfung hin. Zur Erklärung der Diskrepanz ist wieder die Dimension des „Selbstbezugs" von Gedanken hilfreich. Bei allgemeingehaltenen Stellungnahmen kann ein Selbstbezug eher vermieden werden. Unter denjenigen, die Beruhigung durch Vorsorgeuntersuchungen angeben, können viele sein, die nicht regelmäßig (70 %), sondern nur gelegentlich/unregelmäßig teilnehmen (25 %). Wie auch Kirschner (1985a) feststellte, sind viele dieser *diskontinuierlichen Teilnehmer* prinzipiell aufgeschlossen für gezieltere, einen tatsächlichen Entschluß auslösende Ansprachen.

Von denjenigen Personen, die eine beruhigende Wirkung der Vorsorgeuntersuchung *verneinen,* sind fast die Hälfte regelmäßige oder diskontinuierliche Teilnehmer an der KFU. Hier dürfen wir wohl eine realistischere Vorstellung zur KFU bei gleichzeitigem vigilantem Umgang mit Angst annehmen.

Das Auftreten von Angst darf ebenso wie das Auftreten von Beruhigung nicht als Alles-oder-nichts-Phänomen betrachtet werden. Es kann im Rahmen individueller Verarbeitungsprozesse stehen und sich verändern. So kann beispielsweise im Augenblick der KFU-Teilnahme „Beunruhigung" im Vordergrund des Erlebens stehen. Beim Eintreffen der Bestätigung, es sei kein Krebsbefund aufgedeckt worden, kann sie sich in Richtung auf „Beruhigung" verändern. Diese Sichtweise faßt eine 25jährige Biologiestudentin prägnant zusammen.

I: Würden Sie denn sagen, daß man ruhiger mit oder ohne diese Vorsorgeuntersuchung lebt?
B: Mit.
I: Ja, es gibt auch Menschen, die sagen, ich leb ohne ruhiger.
B: Ja, das sind auch die, die nicht zum Zahnarzt gehen, bis ihnen die Zähne ausfallen. Das sind genau die. Klar, das sind die, die Angst haben davor, was ihnen der Arzt sagen könnte. Aber man denkt ja nicht das ganze Jahr über an den nächsten Besuch. Also, sind das vielleicht ein, zwei Wochen maximal vorher, wo man sich überlegt, Mensch, das Jahr ist um, ich müßte wieder hin, da hat man vielleicht die zwei Wochen Angst, aber dann war man da und weiß, es ist nix und dann hat man wieder ein Jahr keine Angst bzw. sagt, wenn jetzt nichts ist, wird ja wohl nächstes Jahr auch nichts sein.
I: mhm. Zumindest finden Sie wohl, daß diese Angst was ist, mit dem man auch leben kann.
B: Ja.
I: Daß man die halt in Kauf nimmt.
B: Ja, auf jeden Fall.
I: Und dafür insgesamt ruhiger lebt?
B: Außerdem glaub ich, daß diese Angst beim erstenmal garantiert wesentlich abnehmen würde, nur kommt dann die Faulheit dazu, ich glaube einfach, daß die meisten Menschen zu faul, zu bequem sind, das zu machen. Daß sie effektiv zu wenig an ihre Gesundheit denken und tun, nach dem Motto: Wenn ich krank bin, dann hol ich mir Pillen, ne, und damit ist der Fall erledigt.

19.3 Argumente zur Motivation: selbst vs. andere

Sowohl durch projektive als auch durch direkt auf den Befragten bezogene Fragen gewannen wir ausführliche Erläuterungen zur Motivation für die Teilnahme an der KFU bzw. für das Fernbleiben von ihr. Alle Argumentationen wurden in einer eigenen Rubrik als Kurzfassung wörtlicher Zitate gesammelt und inhaltsanalytisch ausgewertet. Die vollständige, inhaltsanalytisch gegliederte und kommentierte Auswertung der vielfältigen Originalzitate wird im Rahmen der Dissertation unserer Projektmitarbeiterin A. Völcker (1986) vorgelegt. Die inhaltsanalytischen Kategorien wurden – wie auch bei den übrigen Auswertungseinheiten der Studie – aus dem Originalmaterial heraus durch Diskussion typischer Ankerbeispiele in der Projektgruppe entwickelt. Es ergaben sich die in Tabelle 6 dargestellten Häufigkeitsverteilungen. Dabei wurden selbstbezogene und auf andere Menschen bezogene Vorstellungen zusammengefaßt.

Die unter „Demotivierende Aspekte" (Tabelle 6) aufgeführten Äußerungen spiegelten der Tendenz nach eher Vermutungen über Einstellungen *anderer* Menschen wider.

Besonders aufschlußreich ist zunächst, daß *Angst* bei beiden „Denkrichtungen" (motivierende/demotivierende Aspekte) die höchste Nennungshäufigkeit hatte. Assoziationspsychologisch betrachtet, schien Angst bei beiden „Denkrichtungen" jeweils die *naheliegendste Konnotation* zu sein. Ferner wurde Angst in nahezu gleicher Häufigkeit sowohl als motivierender als auch als demotivierender Faktor betrachtet.

Zu allen Kategorien wurden Kontingenzanalysen zur Überprüfung eines möglichen Zusammenhangs mit den beiden Kriteriumsvariablen V 233 (Teilnahme an der KFU) und V 247 (sekundärpräventive Verhaltensbereitschaft und Einstellung) gerechnet. Diese Ergebnisse sind in den vier rechten Spalten von Tabelle 6 wiedergegeben.

Es ließen sich kaum systematische Zusammenhänge zwischen „Argumenten" und der tatsächlichen sekundärpräventiven Verhaltensbereitschaft sichern.

Die Mehrzahl der Argumentationen, die mit keiner der beiden Kriteriumsvariablen sekundärpräventiver Verhaltensbereitschaft und Einstellung in statistischem Zusammenhang stehen, muß also als *wenig verhaltensbestimmend* angesehen werden.

Daß um „Selbstverantwortlichkeit/Vernunft" kreisende Argumentationen mit einer höheren sekundärpräventiven Verhaltensbereitschaft einhergehen, verwundert nicht. Daß „Bequemlichkeit, Leichtsinn, Dummheit" als angenommenes Motiv vorwiegend der anderen Menschen genannt wurden, die der Untersuchung fernbleiben, kann aus der Sicht der KFU-Teilnehmer eher als Abwertung von Standpunkten der anderen im Sinne einer Abgrenzung von diesen verstanden werden. Dies bedeutet letztlich, daß es sich hier eher um nachträgliche verhaltensbegründende als um eigene verhaltensmotivierende Kognitionen handeln dürfte.

Bei dem inhaltsanalytischen Versuch, die subjektiven Theorien von Menschen über motivierende und demotivierende Aspekte der Krebsfrüherkennungsuntersuchung anhand übergreifender Kategorien zu ordnen, ließ sich also kaum eine *generalisierbare,* d.h. auch kontingenzanalytisch nachweisbare Verhaltensrelevanz dieser Argumentationslinien ausmachen. Dies führen wir darauf zurück, daß die

Tabelle 6. Zusammenhänge zwischen Argumentationen zur Beteiligung an der KFU und den Kriteriumsvariablen V 233 und V 247. (Inhaltsanalytische Auswertung der Spontanantworten auf offene Fragen; Mehrfachnennungen möglich)

Nennung motivierender Aspekte		Nennungs-häufigkeit [%]	V 233 Teilnahme an der KFU		V 247 Sekundärpräventive Verhaltensbereitschaft und Einstellung	
			Zusammen-hang	p <	Zusammen-hang	p <
V 226	Beruhigung eigener Angst durch Gewißheit	64	–	–	–	–
V 227	Selbstverantwortlichkeit, Vernunft	58	Positiv	0,05	Positiv	0,001
V 228	Beziehung zum Arzt, Routine	25	–	–	–	–
V 225	Verantwortlichkeit für andere (z. B. Familie)	9	–	–	–	–
Nennung demotivierender Aspekte						
V 230	Angst, Scham	61	–	–	–	–
V 229	Bequemlichkeit, Leichtsinn, Dummheit (der anderen)	44	Positiv	0,05	Positiv	0,01
V 232	Unnötig, überflüssig, wenn man sich gesund fühlt	39	–	–	–	–
V 231	Fatalismus	36	–	–	–	–

inhaltsanalytischen Kategorien letztlich noch zu grob sind, und ferner darauf, daß die präventive Verhaltensbereitschaft von Menschen nicht eindimensional, sondern multipel determiniert ist. Anhand zahlreicher Kasuistiken, die in der Dissertation von A. Völcker vorgelegt werden, wurde sehr deutlich, daß die Motivationen zur KFU sich nicht auf als solche hinreichende Bestimmungsmerkmale zurückführen lassen.

In Kap. 25 und 26 dieser Studie werden wir auf diese Fragen erneut zurückkommen. Dabei werden wir uns dann beim Versuch, zu einer „Typologie hoher präventiver Verhaltensbereitschaft" zu gelangen, nicht nur auf die expliziten Angaben der Befragten zur KFU-Motivation, sondern auf die Daten aller Auswertungseinheiten, also aus den gesamten Interviewabläufen, stützen.

19.4 Erste Anlässe und Auslöser

Wir baten alle Personen, die in ihrem Leben wenigstens einmal an einer Krebsfrüherkennungsuntersuchung teilgenommen hatten, zu versuchen, sich an das erste Mal zu erinnern, als sie diesen Entschluß faßten. Die eruierten Beweggründe beim ersten Entschluß waren sehr heterogen. Inhaltsanalytisch kamen wir schließlich zu einem Kategoriensystem, das „Anlässe" und „Auslöser" der angegebenen Gründe und Ursachen des ersten Entschlusses zur KFU-Teilnahme berücksichtigte. „Anlaß" (extern/intern) bezog sich darauf, ob die Motivation als eher von innen oder eher von außen kommend betrachtet wurde. Mit „Auslöser" war das Vorhandensein eines Ereignisses gemeint, das die Notwendigkeit der KFU plötzlich für den Befragten unmittelbar begreifbar machte. Es ergaben sich folgende deskriptive Kategorien und Häufigkeiten.

V 234, Anlaß und Auslöser für eigenes sekundärpräventives Verhalten

1) Extern/nicht betroffen (34%)
Definition: Ohne subjektiven Auslöser wird Befragter durch andere Ergebnisse oder Personen motiviert.
Ankerbeispiel: Angesprochen und aufgefordert von Arzt, Ehepartner, Kollegen; Schein von der Krankenkasse zugeschickt.

2) Extern/betroffen (4%)
Definition: Es gibt ein Krebs betreffendes Ereignis, das den Befragten persönlich berührt. Zusätzlich aber noch externe Motivation.
Ankerbeispiel: Vater hatte Krebs. Gespräche über KFU geführt.

3) Intern/betroffen (11%)
Definition: Befragter hat sich aufgrund eigener Überlegungen und persönlicher Betroffenheit durch krebsverdächtiges Symptom zur KFU entschieden.
Ankerbeispiel: Blutigen Ausfluß gehabt.

4) Intern/nicht betroffen (11%)
Definition: Aufgrund eigener Werte, Überlegungen hat Befragter an der KFU teilgenommen, ohne krebsverdächtige Symptome gehabt zu haben.
Ankerbeispiel: Nicht leichtsinnig gegenüber der Familie sein, sich später keine Vorwürfe machen wollen.

9) Keine Angabe/nicht kategorisierbar (38%).

Insgesamt wurden eher von außen kommende Anlässe und Auslöser mit 38% Gesamtnennungen häufiger als für die KFU-Teilnahme motivierend angesehen als eigene Überlegungen (insgesamt 23%).

Die Bereitschaft zum aktiven sekundärpräventiven Verhalten ist also stark durch externe Anlässe und Auslöser beeinflußbar, insbesondere im Verlauf der eigenen Verarbeitung miterlebter oder selbst erlebter verdächtiger Symptome sowie ferner durch ärztliche Motivierung oder durch den Erhalt eines Berechtigungsscheins von der Krankenkasse.

19.5 Äußerungen zum „Aufgehobensein in der Medizin" hinsichtlich der Krebsfrüherkennung

Das 7. Interviewkapitel zur sekundären Prävention wurde von uns als Ganzes nach einer Kategorie zum „Aufgehobensein in der Medizin" anhand einer 3stufigen Ratingskala eingeschätzt. Die im Zusammenhang mit der Krebsfrüherkennung gewonnenen Äußerungen wurden danach beurteilt, welche Einstellungen zur Medizin darin zum Ausdruck kamen (V 235; Anhang A 9, S. 347). Es ergab sich folgende Häufigkeitsverteilung dieser nachträglichen Einschätzungen:

Die Einstellung zur Medizin bezüglich der Krebsfrüherkennung war
positiv/vertrauensvoll: 50%,
indifferent/neutral: 26%,
negativ: 24%.

Kontingenzanalytisch ergab sich ein zu erwartender hochsignifikanter Zusammenhang (p < 0,001) zwischen dieser Variablen V 235 und der Kriteriumsvariablen V 247, sekundärpräventive Verhaltensbereitschaft und Einstellung, die im Unterschied zur V 235 stärker den *intentionalen* Aspekt berücksichtigte.

19.6 Kenntnis von Krebswarnzeichen

Durch offene Fragen versuchten wir herauszufinden, bei welchen verdächtigen Symptomen die Befragten an Krebs und einen Arztbesuch denken würden (Anhang A 1, S. 272, Ziff. 7.8 und 7.9, und Anhang A 9, S. 348 f., V 236–V 242). Folgende krebsverdächtige Symptome wurden genannt (Mehrfachnennungen möglich):

1) (V 237) Knoten, Verdickungen   52%,
2) (V 239) Magen- und/oder Darmbeschwerden, Gewichtsverlust 34%,
3) (V 241) blutige, eitrige Absonderungen   27%,
4) (V 238) Veränderungen an Warze, Muttermal   16%,
5) (V 242) unregelmäßige Monatsblutungen, Ausfluß   15%,
6) (V 240) Heiserkeit, Husten   14%,
7) (V 236) Wunde, Geschwür, das nicht heilt   9%.

Da die betreffende Frage offen formuliert war, repräsentieren die Antworten lediglich den besonders gut zugänglichen Gedächtnisbesitz der Personen zur Frage krebsverdächtiger Symptomatik. Das tatsächliche Wissen ist als höher anzusetzen.

Bei der Aufklärung über Krebswarnzeichen ist ein besonders vorsichtiges Vorgehen notwendig, wie folgendes Zitat eines 69jährigen technischen Kaufmanns stellvertretend für viele ähnliche Äußerungen zeigen soll.

I: … und die Frage ist, ob Sie selber meinen, daß man auch bei Krebs frühzeitige Anzeichen spürt.
B: Also, ich hab noch keinen Krebs gehabt, deshalb weiß ich's nicht. Nicht?
I: mh
B: Ich weiß nicht, was. Dann sollte man aufklären dadrüber, wie man dies und jenes feststellen kann.
I: mh
B: Wie kann ein Mensch, einen Mann nehme ich jetzt mal an, feststellen, ob er was … Magenkrebs, na gut, dann hat er Magenbeschwerden eben dann, ja.
I: mh
B: Aber was kann sonst an Krebs sein. Wie merkt man das, nicht.
I: Das ist nicht sehr spezifisch?
B: Man müßte da irgendwie, ich weiß nicht, ob man das herausarbeiten kann, dies und jenes. Darauf achten, darauf achten, aber da wird er schon wieder verrückt, wenn er überall drauf achten muß. Aber Merkmale, wie so was festzustellen ist, vielleicht kann man es erarbeiten, ich weiß es nicht.

Für die weitere Datenverarbeitung (vgl. Kap. 25 u. 26) bildeten wir eine zusammenfassende Variable V 408, „*Warnzeichen*". Deren Ausprägung für jede Person wurde als einfache Mittelwertbildung aus den 7 Variablen V 236–V 242 errechnet. Anhand dieses Wertes konnten also die Personen danach unterschieden werden, wie viele dieser krebsverdächtigen Symptome sie genannt hatten. Eine Berechnung der internen Konsistenz mit anschließender Itemselektion erschien uns hier im Gegensatz zu ähnlichen Variablenkonstruktionen nicht sinnvoll (vgl. z. B. 17.3 und 18.8).

Ein Zusammenhang zwischen der Ausprägung dieser Variablen und den Kriteriumsvariablen sekundärpräventiver Verhaltensbereitschaft und Einstellung, V 233 und V 247, wurde nicht festgestellt, wohl aber zwischen diesen Variablen und V 237, Knoten/Verdickungen.

19.7 Selbstuntersuchung bei Frauen

Wir fragten alle Frauen der Stichprobe, ob sie ihre Brust regelmäßig selber untersuchen, damit im Falle einer Veränderung sofort und rechtzeitig etwas getan werden könne. Regelmäßige Selbstuntersuchungen wurden bestätigt von 29%, gelegentliche Selbstuntersuchungen von 52% der Frauen. 19% der Frauen gaben an, dies nie zu tun.

Die angegebene Bereitschaft zur zumindest gelegentlichen Selbstuntersuchung der Brust ist also deutlich höher als die Bereitschaft zur Krebsfrüherkennungsuntersuchung durch den Arzt.

Mehrere Frauen gaben zu erkennen, sie wüßten gerne Genaueres, um überhaupt einen möglichen Befund einschätzen zu können.

19.8 Interviewereinschätzungen zur sekundärpräventiven Kontrollattribution

Nach dem gleichen Ratingsystem wie in 18.7 bereits (dort entsprechend zur primärpräventiven Kontrollattribution) beschrieben, schätzten wir sämtliche Stellungnahmen zur Verantwortlichkeit bei der Krebsfrüherkennung, also jeweils anhand aller Äußerungen im gesamten 7. Interviewkapitel, hinsichtlich der Kontrollattributionen ein (V 244–246; Anhang A9, S. 350–352).

Bezogen auf den Bedeutungskontext sekundärer Prävention ergab sich folgendes Bild (Tabelle 7).

Tabelle 7. Vorstellungen zur Verantwortlichkeit hinsichtlich der Krebsfrüherkennung (sekundäre Prävention)

Unabhängige Fremdratings in jeder Skala einzeln	Internale Kontrollattribution (Beeinflußbarkeit durch die Person selbst) [%]	Externale Kontrollattribution (Beeinflußbarkeit durch Staat/Ärzte) [%]	Generelle Kontrollattribution (Beeinflußbarkeit überhaupt) [%]
Niedrig	29	22	16
Mittel	50	45	40
Hoch	21	33	44

Während im 6. Interviewkapitel zur *primär*präventiven Kontrollattribution nur 11% die wahrgenommene Beeinflußbarkeit von Krebs überhaupt („generelle Kontrollattribution") als „hoch" einschätzten (vgl. die rechte Spalte der Tabelle 5 in 18.7), wurde die generelle *sekundär*präventive Kontrollattribution bei 44% aller Personen als „hoch" eingeschätzt (rechte Spalte in Tabelle 7). Die generelle Beeinflußbarkeit von Krebserkrankungen durch *Früherkennung* wurde also als ganz entschieden höher eingeschätzt als diejenige durch Versuche zur *Verhütung*. Dieses Ergebnis bestätigt erneut unser Konzept der kontextsensitiven Analyse subjektiver Krankheitstheorien. Krankheitsbedeutungen hängen weitgehend vom jeweiligen themenspezifischen Bedeutungszusammenhang ab.

Während die *internale* Kontrollattribution (wahrgenommene eigene Möglichkeiten der Person selbst) hinsichtlich der primär- und der sekundärpräventiven Beeinflußbarkeit von Krebserkrankungen kaum unterschiedlich eingeschätzt wurde (internale Kontrollattribution hoch: 27% primärpräventiv, 21% sekundärpräventiv), wurde die *externale* Kontrollattribution (wahrgenommene Beeinflußbarkeit von Krebserkrankungen durch Staat/Ärzte) hinsichtlich der sekundärpräventiven Krebsbekämpfung mit 33% deutlich höher eingeschätzt als hinsichtlich der *primär*präventiven Krebsbekämpfung mit nur 11% (Tabelle 5, S. 180).

Den Ärzten traute man also hinsichtlich der Krebsbekämpfung durch Früherkennung deutlich mehr Wirksamkeit zu als hinsichtlich der Krebsbekämpfung durch primäre Prävention.

Für jede Dimension der Kontrollattribution unabhängig durchgeführte Kontingenzanalysen hinsichtlich eines möglichen Zusammenhangs zwischen der Kontrollattribution und der Kriteriumsvariable „sekundärpräventive Verhaltensbereitschaft und Einstellung" (V 247) ergaben für alle 3 Dimensionen der in Tabelle 7 zusammengefaßten, auf sekundäre Prävention bezogenen Kontrollattribution jeweils einzeln einen hochsignifikanten Zusammenhang. Dies bedeutet, daß die Bereitschaft zur Beteiligung an einer Krebsfrüherkennungsuntersuchung sowohl abhängt von einer hohen eigenen Verantwortlichkeitszuschreibung (internale Kontrollattribution) als auch von einem starken Vertrauen in die Ärzte (externale Kontrollattribution) und gleichermaßen von der Einschätzung, daß Krebs überhaupt durch Früherkennungsuntersuchungen beeinflußbar ist (generelle Kontrollattribution).

19.9 Sekundärpräventive Verhaltensbereitschaft und Einstellung

Ebenso wie entsprechend zur primärpräventiven Verhaltensbereitschaft (vgl. 18.8) wurde neben den Kontrollattributionen auch die „sekundärpräventive Verhaltensbereitschaft und Einstellung" anhand einer 3stufigen Ratingskala beurteilt. Es handelt sich hier um die bereits in Kap. 14 ebenso wie V 233 (Teilnahme an der KFU) eingeführte und bereits häufig für Subgruppenvergleiche verwendete Variable V 247.

V 247 diente der Erfassung von Einstellung und Bereitschaft der Person, sich sekundärpräventiv zu verhalten. Ob sie dieses Verhalten auch tatsächlich bisher zeigte (nämlich regelmäßig an der KFU teilnahm oder nicht), ging in dieses Rating nicht unbedingt ein. Es ging um die Ausprägung der prinzipiellen *Bereitschaft* im Sinne der subjektiven *Aufgeschlossenheit* gegenüber der Krebsfrüherkennung (Anhang A9, S. 353).

Als Auswertungseinheit lagen beim Rating zur Variablen V 247 jeweils alle Äußerungen der Person im gesamten 7., speziell den subjektiven Theorien zur Krebsfrüherkennung gewidmeten Interviewkapitel zugrunde. Die Einschätzungen der Einstellung und der Bereitschaft der Befragten, sich sekundärpräventiv zu verhalten, ergaben folgende Häufigkeitsverteilung:

sekundärpräventive Verhaltensbereitschaft und Einstellung
positiv: 56%,
mittel, indifferent, neutral: 18%,
skeptisch: 26%.

Unter Würdigung sämtlicher Stellungnahmen zur sekundärpräventiven Krebsbekämpfung wurde also als deutlich skeptisch nur ein Viertel aller Befragten eingeschätzt. Der überwiegende Teil aller befragten Personen zeigte sich als prinzipiell aufgeschlossen für den Grundgedanken der Krebsfrüherkennung.

Der statistische Zusammenhang zwischen den Ausprägungen von V 247 (sekundärpräventive Verhaltensbereitschaft und Einstellung) und V 233 (Teilnahme an der KFU) war erwartungsgemäß hochsignifikant (p < 0,001). Nur ein Fünftel (19%) derjenigen, deren sekundärpräventive Verhaltensbereitschaft und Einstellung als „hoch" eingeschätzt wurde, hatten bisher „nie" oder nur „gelegentlich" an der KFU teilgenommen.

Konstruktion der Variablen V 400, „sekundärpräventive Intentionalität"

Für die weitere Datenverarbeitung wurde nach dem gleichen Prinzip wie entsprechend in 18.8 für die „primärpräventive Intentionalität" bereits beschrieben, auch eine Variable V 400, „sekundärpräventive Intentionalität", konstruiert. Dieses Vorgehen drängte sich aufgrund der hohen kontextspezifischen Interkorrelationen der Variablen zur Kontrollattribution und zur tatsächlichen Verhaltensbereitschaft auf (vgl. 14.2 und 18.8).

Von besonderem Interesse war die Konstruktion einer solchen Variablen v. a. für eine „Konstruktvalidierung" der Variable V 247, „sekundärpräventive Verhaltensbereitschaft und Einstellung", die als Kriteriumsvariable innerhalb der statistischen Auswertung aller Daten dieser Studie einen exponierten Stellenwert einnahm. Mit diesem Ziel der weiteren inhaltlichen Absicherung werden auch später, im 26. Kap. dieser Arbeit, beide Variablen (V 247 und V 400) im Vergleich einander gegenübergestellt. Auch hier diente die Variable V 400, wie entsprechend zum Kontext primärpräventiver Verhaltensbereitschaft bereits dargelegt, der Kontrolle der „*Glaubwürdigkeit*" einer sekundärpräventiven Verhaltensabsicht durch die Einbeziehung der entsprechenden Kontrollüberzeugungen.

Vergleichbar der in 18.8 entwickelten Variablen V 405 ergab sich auch bei der Variable V 400 eine Erhöhung der internen Konsistenz durch die Nichtberücksichtigung des tatsächlichen sekundärpräventiven Verhaltens (V 233) und durch die Eliminierung von V 244, „internale Kontrollattribution, sekundär". Für die optimierte Finalversion aus 4 Items ergab sich ein beachtlicher Reliabilitätskoeffizient von 0,90 (vgl. 17.3). Die individuelle Ausprägung von V 400 wurde für jede Person durch Mittelwertbildung aus diesen 4 Items errechnet.

V 400: „Sekundärpräventive Intentionalität" (Reliabilitätskoeffizient 0,90):
V 235: Einstellung zur Medizin, sekundärpräventiv
V 245: Sozialexternale Kontrollattribution, sekundärpräventiv
V 246: Generelle Kontrollattribution, sekundärpräventiv
V 247: Sekundärpräventive Verhaltensbereitschaft und Einstellung

Diese Variable V 400 wurde in Kap. 25 und 26 in die Analyse einbezogen. Sie wurde dort als zusätzliche Kriteriumsvariable für Subgruppenvergleiche verwendet.

19.10 Zusammenfassung

Subjektive Theorien der untersuchten Laien über motivierende und demotivierende Gedanken zur Krebsfrüherkennungsuntersuchung wurden durch projektive und durch selbstreferentielle, d. h. direkt auf den jeweiligen Befragten bezogene Fragen erfaßt und getrennt voneinander nach den gleichen inhaltsanalytischen Kategorien ausgewertet.

Bei beiden „Denkrichtungen" (motivierende/demotivierende Aspekte) war Angst das dominierende Gefühl. Angst wurde in gleicher relativer Häufigkeit sowohl als motivierender als auch als demotivierender Faktor betrachtet. Zwischen inhaltsanalytisch kategorisierten Argumenten und der tatsächlichen sekundärpräventiven Verhaltensbereitschaft ließen sich statistisch kaum bedeutsame systematische Zusammenhänge sichern, außer bei der wenig spezifischen Kategorie „Selbstverantwortlichkeit/Vernunft". Die Mehrzahl der subjektiv vorgetragenen Argumente für bzw. gegen die Krebsfrüherkennungsuntersuchung mußte als wenig verhaltensbestimmend angesehen werden. Bei den bisherigen Teilnehmern der Krebsfrüherkennungsuntersuchung wurden äußere Anlässe und Auslöser häufiger als zur Teilnahme motivierend betrachtet als eigene Überlegungen.

Im Unterschied zu spezifischen rational-argumentativen Vorstellungen war die übergreifende *Haltung,* z. B. sichtbar als positiv-vertrauensvolle Einstellung zur Medizin und speziell zur Krebsfrüherkennungsuntersuchung, relevanter für das tatsächliche sekundärpräventive Verhalten. Auch das Wissen über Krebswarnzeichen war wenig verhaltensrelevant.

Die generelle Beeinflußbarkeit von Krebserkrankungen durch Früherkennung wurde mit 44% entschieden höher eingeschätzt als diejenige durch Versuche zur Verhütung (11%). Auch die sozial-externale Kontrollattribution (wahrgenommene Beeinflußbarkeit von Krebserkrankungen durch Staat/Ärzte) wurde hinsichtlich der Krebsfrüherkennung mit 33% deutlich höher eingeschätzt als hinsichtlich der Krebsverhütung (11%). Den Ärzten wurde also hinsichtlich der Krebsbekämpfung durch Früherkennung deutlich mehr Wirksamkeit zugetraut als hinsichtlich der Krebsbekämpfung durch primäre Prävention.

Unter Würdigung sämtlicher Stellungnahmen zur sekundärpräventiven Krebsbekämpfung wurde insgesamt nur ein Viertel aller Befragten als deutlich skeptisch eingeschätzt. Der überwiegende Teil aller befragten Personen zeigte sich von der Haltung her als prinzipiell aufgeschlossen für den Grundgedanken der Krebsfrüherkennung, selbst wenn dieser nicht immer korrekt im medizinischen Sinne verstanden worden war.

20 Vorstellungen zur Therapierbarkeit

In denjenigen Einführungskapiteln dieser Arbeit, die klinischen Aspekten von Krebserkrankungen gewidmet waren, hatten wir die These begründet, daß die Erwartungen und Phantasien von Menschen bezüglich dessen, was eine Krebsfrüherkennungsuntersuchung im Falle eines stets grundsätzlich denkbaren positiven Krebsbefundes mit sich bringen könnte, die Motivation zur Krebsvorsorge und Krebsfrüherkennung beeinflussen dürften.

Im nun darzustellenden 8. Interviewkapitel eruierten wir die subjektiven Theorien über die Therapierbarkeit, d.h. die Heilungsaussichten bei Krebs. Ferner versuchten wir, die wichtigsten Konnotationen der subjektiven Vorstellungen über den gegenwärtigen Stand der *therapeutischen* Krebsbekämpfung inhaltsanalytisch zu erfassen.

Einen orientierenden Überblick über die inhaltlichen Themen dieser Auswertungseinheit unserer Explorationen vermitteln die entsprechenden Stichworte des Interviewleitfadens unter den Ziffern 8.1–8.10 im Anhang A 1, S. 272 f.

Zum Zweck der Vergleichbarkeit legten wir am Beginn des 8. Interviewkapitels zunächst 4 Selbstratingskalen als Karten vor, d.h. als geschlossene Fragen mit jeweils 4 vorgegebenen Antwortmöglichkeiten (Anhang S. 278 f., Ziff. 8.1–8.4).

20.1 Heilungsaussichten

Die Antworten auf die geschlossene Frage zur grundsätzlichen Heilbarkeit von Krebserkrankungen waren wie folgt verteilt:

Krebs ist
immer heilbar: 1 %
oft heilbar: 43 % } 44 %,
selten heilbar: 51 %
nie heilbar: 4 % } 55 %,
keine Antwort: 1 %.

Zwischen der Einschätzung von Krebserkrankungen als heilbar (V 248) und der tatsächlichen Beteiligung an der Krebsfrüherkennungsuntersuchung (V 233) bestand ein signifikanter Zusammenhang (p < 0,05).

20.2 Vertrauen in die Wissenschaft

Die Antworten zur geschlossenen Frage „Wie gut weiß die Wissenschaft heutzutage über Krebs Bescheid?" verteilten sich wie folgt:

Die Wissenschaft weiß

sehr gut Bescheid:	4 %
ziemlich gut Bescheid:	43 %

47 %,

ziemlich schlecht Bescheid:	47 %
sehr schlecht Bescheid:	4 %

51 %,

keine Antwort: 2 %.

Viele Personen relativierten diese Antworten insofern, als sie betonten, den Krebs erklären zu können, bedeute noch nicht, ihn auch wirksam bekämpfen zu können. Diese Frage wurde von vielen Befragten eher auf das wissenschaftliche Verständnis der Pathogenese als auf die Therapierbarkeit bezogen.

Zwischen der Einschätzung, die Wissenschaft wisse gut oder sehr gut über Krebs Bescheid (V 249), und der tatsächlichen Teilnahme an der KFU (V 233) bestand ein hochsignifikanter Zusammenhang ($p < 0{,}001$).

20.3 Bleibende Schäden

Die geschlossene Frage nach der Möglichkeit, bei einer Krebserkrankung wieder gesund werden zu können, ergab folgende Antwortverteilung:

Wer einmal Krebs bekommen hat,

kann wieder ganz gesund werden:	22 %
wird wieder gesund, bleibt aber angeschlagen:	48 %

70 %,

behält Körperschäden:	18 %
wird nie wieder gesund:	6 %

24 %,

keine Antwort: 6 %.

Diesen hohen therapeutischen Optimismus hatten wir nicht erwartet. Es widerspricht dem in 16.2 mitgeteilten Ergebnis, nach dem als häufigstes Charakteristikum des Wesens von Krebs Vorstellungen geäußert wurden, die unter die Kategorie „Todesurteil" fielen (63 %; vgl. Abb. 7, S. 150).

Auf die Frage nach dem „ersten Gedanken" bei einer eröffneten Krebsdiagnose hatte ein Viertel aller Personen Assoziationen eines Todesurteils geäußert.

Zwischen den nun im „Therapiekapitel" gewonnenen Antworten zur möglichen Wiedergesundung bei Krebs und den beiden Kriteriumsvariablen sekundärpräventiver Verhaltensbereitschaft, V 233 und V 247, bestand kein statistischer Zusammenhang, auch nicht der Tendenz nach.

Dieses Ergebnis läßt sich entweder so interpretieren, daß die Antworten auf diese Frage nach den Gesundungsmöglichkeiten bei Krebs wenig valide sind, oder daß gerade diese für das Verständnis der KFU eigentlich essentielle Sichtweise, eine Gesundung nach (v. a. frühzeitiger) Krebsdiagnose sei möglich, wider Erwarten *nicht* verhaltensrelevant ist. Dies würde zugleich bedeuten, daß andere Gründe für die Teilnahme an der KFU maßgeblicher sind.

20.4 Tödlichkeit

Auf die vorgelegte Selbstratingskala zur eingeschätzten Tödlichkeit von Krebserkrankungen erhielten wir folgendes Antwortmuster:

Krebs bedeutet

immer ein Todesurteil: 7 %
oft ein Todesurteil: 55 % $\rangle$ 62 %,
manchmal ein Todesurteil: 35 %
selten ein Todesurteil: 0 % $\rangle$ 35 %,
keine Antwort: 3 %.

Dieses Antwortmuster widersprach dem unmittelbar zuvor erhaltenen Antwortmuster auf die Frage nach den Gesundungsmöglichkeiten. Es steht dagegen im Einklang mit den soeben erwähnten früheren ebenso häufigen Assoziationen zur Tödlichkeit von Krebserkrankungen.

Wahrscheinlich läßt diese direkt konfrontierende Frage im Unterschied zu der vorherigen keinen Spielraum zur Verleugnung der an anderen Stellen nachgewiesenen Tödlichkeitsvorstellungen.

Zwischen den Antworten zur Tödlichkeit von Krebserkrankungen und den Kriteriumsvariablen zur sekundärpräventiven Verhaltensbereitschaft und Einstellung bestand kein statistischer Zusammenhang.

20.5 Kenntnis medizinischer Behandlungsmethoden

Auf die nun folgende offene Frage nach medizinischen Behandlungsmethoden von Krebs wurden genannt:

(V 252) Operation: 83 %,
(V 253) Strahlentherapie: 82 %,
(V 254) Chemotherapie, Medikamente: 48 %,
(V 255) sonstiges: 13 %.

Insgesamt wurden die Therapiemethoden weitgehend realistisch dargestellt. Objektiv falsche Vorstellungen, wie z.B. die Vorstellung eines 24jährigen Berufskraftfahrers:

Sie versuchen zwar, den Krebs von außen zu bestrahlen mit, soweit ich weiß, mit ganz normalen Bestrahlungsinstrumenten, da so Infrarot oder so, wie meinetwegen ein Knie bestrahlt wird, wenn man Knieverletzungen hat,

waren selten.

Emotionale Konnotationen, z.B. als heftige Ablehnung operativer Methoden, wie wir sie in der narrativen Krebsgeschichte (2. Interviewkapitel) häufig erlebt hatten, traten im – eher auf Wissen bezogenen – 8. Interviewkapitel über Therapiemethoden seltener zutage. Dasselbe galt für auch bereits früher angesprochene skeptische Phantasien, wie z.B., Operationen seien gefährlich, da Luft an den Krebsherd kommen könne. Sie kamen in dieser Auswertungseinheit der Explorationen zwar ebenfalls vor, blieben aber die Ausnahme.

Ja, aber das is auch so, wenn da Luft drankommt, an den Punkt, daß der dann eventuell grad dadurch angeregt wird, das Karzinom, daß das dann dadurch angeregt wird, daß das streut, meinetwegen, daß das da seine Bakterien ausstreut, und daß das dann irgendwie im Körper verteilt wird. Das müßte eventuell, ohne daß eine Person da aufgemacht wird, daß man dann sagt, der Mann wird so operiert wie meintwegen bei 'ner Gallenoperation, wenn man en Gallenstein hat oder en Nierenstein, da gibt's ja jetzt auch schon Geräte, wo man das von außen bekämpft, daß die Person gar nimmer aufgemacht wird. Und so irgendwie müßte oder sollte es Geräte geben, daß man da irgendwie sagt, man bekämpft den Krebs von außen (24jähriger Kraftfahrer).

Statistisch bedeutsame Zusammenhänge zwischen den Nennungshäufigkeiten der einzelnen Therapiemethoden und den Kriteriumsvariablen zur sekundärpräventiven Verhaltensbereitschaft bestanden nicht.

Konstruktion der Variablen V 409, „Therapiewissen"

Durch einfache Mittelwertbildung wurden die 4 Variablen zur Kenntnis medizinischer Therapiemöglichkeiten bei Krebs (V 252–255) zur Variable V 409, „Therapiewissen", zusammengefaßt. Die Berechnung der internen Konsistenz mit anschließender Itemselektion erschien uns hier, wie auch bei der Variable V 408 (vgl. 19.6) nicht sinnvoll. Die einzelne Person hatte auf dieser Variable (wie auch bei V 408) einen um so höheren Wert, je mehr Behandlungsmöglichkeiten sie auf Befragen im Interview nennen konnte.

Zwischen der Ausprägung dieser Variablen V 409 und der erfaßten sekundärpräventiven Verhaltensbereitschaft und Einstellung (V 247) bestand ein signifikanter Zusammenhang (p < 0,05). Die Variable V 409 wurde in den Abschlußkapiteln 25 und 26 in die Analyse einbezogen.

20.6 Äußerungen zum „Aufgehobensein in der Medizin" hinsichtlich der Krebstherapie

Sämtliche in der Auswertungseinheit „Therapievorstellungen" (8. Interviewkapitel) gewonnenen Äußerungen und persönlichen Kommentare wurden bei der inhaltsanalytischen Begutachtung im Zusammenhang anhand einer 3stufigen Ratingskala zum angenommenen „Aufgehobensein in der Medizin" beurteilt (V 256; Anhang A9, S. 357; die gleiche Skala war sinngemäß auch hinsichtlich der Krebsfrüherkennung verwendet worden; vgl. 19.5). Die Einstellungen einer Person zur Medizin konnten bei diesem Rating auch dann als positiv eingeschätzt werden, wenn sie die Krankheit zwar als nicht heilbar betrachtete, die Ärzte aber als hilfreich schilderte. Im Vordergrund des Ratings stand nicht die Einschätzung der Heilbarkeit von Krebserkrankungen durch die Person, sondern der von der Person wahrgenommenen Menschlichkeit der Medizin. Diese zusammenfassenden Einschätzungen ergaben folgende Häufigkeitsverteilungen:

Einstellung zur medizinischen Krebstherapie

positiv:	27 %,
indifferent/ambivalent:	48 %,
negativ:	25 %.

Je positiver/negativer die Einstellung der Befragten zur medizinischen Krebstherapie eingeschätzt wurde (V 256), desto höher/geringer war auch entsprechend ihre sekundärpräventive Verhaltensbereitschaft (V 247; p < 0,05).

Negative Therapieeinschätzungen bezogen sich hauptsächlich auf die als aggressiv im wörtlichen Sinne empfundenen therapeutischen Vorgehensweisen als solche, weniger auf ihre mangelnde Wirksamkeit. Einige Zitate aus unseren gesammelten Kasuistiken sollen dies veranschaulichen.

Ah, des is doch – ich bitt Sie doch! Des, des is doch kei Lebe mehr für des Mädel. Kann nur noch die Lippe bewege und die Auge, das is alles, was se bewege kann, und sonst gar nix mehr. Wird künstlich ernährt, hängt do am Tropf, und dann habe se ihr jetzt de Hals uffgemacht und habe Sauerstoff nei, ah, ich bitt Sie, des is doch kei Lebe. Dann läßt mer doch en Mensch glei do, wo er is, segt mer halt: Gott, die is weg, und? Da braucht sich doch kein Mediziner zu rühmen, wenn er sowas gemacht hat, daß dann so – ah, do is die Natur doch besser. Die Natur sagt, du bist nimmer lebensfähig, also weg. Ei ja, es is doch so, Mensch (55jähriger Maler).

Äußerungen dieses Tenors waren nicht nur auf den Wunsch nach Beendigung lebensverlängernder Therapiemaßnahmen im Finalstadium Krebskranker bezogen, sondern auf den Wunsch nach zurückhaltenderer ärztlicher Vorgehensweise überhaupt.

Das ist falsch, daß sie gleich zu arg auf's Ganze, daß sie gleich zu arg etwas machen, wissen Sie, daß man nicht gleich operieren sollte, daß man zuerst gucken soll, wie man's sonst wegbringt (57jährige Hausfrau, Ehemann Versicherungsvertreter).

Kritische Äußerungen über die Methoden der ärztlichen Krebstherapie waren dabei nur z. T. pauschal ablehnend. Der Wunsch, man solle einen Betroffenen in Würde ggf. auch sterben lassen, kollidierte oft mit der Einsicht, daß man im Falle eigener Betroffenheit möglicherweise anders denken würde.

Man sollte doch irgendwie die Menschen da mit Würde sterben lassen. Obwohl, man kann sehr gut die Worte gebrauchen, wenn man nicht davon betroffen ist. Wenn man in die Situation kommt, dann entfacht der Lebenswille … (letzte Worte nicht verstehbar). Auf der einen Seite bin ich gegen die so unmenschliche Lebensverlängerung, ja, aber auf der anderen Seite, wie gesagt, jetzt bin ich 40 Jahre, wenn ich mit 40 Krebs bekomme, und es besteht eine Heilungsaussicht oder eine Chance, gesund zu werden, ich glaube, ich würde nicht resignieren und sagen, nein, ich nutze die letzte Zeit, die mir zur Verfügung steht, und bin froh, ich glaube, das ist unehrlich, ja (40jährige Betriebswirtin).

Solchermaßen bewußt erlebte Ambivalenzen hinsichtlich der Möglichkeiten und Grenzen medizinischer Krebstherapie sprechen gewiß dafür, bei der ärztlichen Therapieplanung gemeinsam mit dem Patienten einen „informed consent" herzustellen, vgl. 8.5). Aus unseren gesammelten Kasuistiken ging deutlich hervor, daß die überwiegende Mehrzahl der Befragten die Therapie bei Krebs eher in einer Weise schilderte, die erkennen ließ, daß man wenig damit rechnete, Ärzte würden ggf. die Wünsche eines betroffenen Krebskranken bei der Therapieplanung berücksichtigen. Zugleich bestand jedoch deutlich dieser Wunsch nach mehr Berücksichtigung der individuellen Wünsche und Belange des Patienten. Erneut sei darauf hingewiesen, daß die hier erfaßten Therapievorstellungen sich im tatsächlichen Erkrankungsfall ändern können. So fand Jonasch (1985), daß aufgeklärte Krebspatienten signifikant häufiger (76%) an eine Heilbarkeit von Krebserkrankungen glaubten als nichterkrankte Kontrollpatienten einer chirurgischen Ambulanz (46%). Auch das Vertrauen zum Können der Ärzte war bei Krebskranken höher als bei Nichterkrankten (46% vs. 24%).

20.7 Angenommener persönlicher Einfluß auf den Verlauf

Auf unsere Frage, ob auch persönliche Faktoren oder Verhaltensweisen des einzelnen Menschen einen Einfluß darauf haben, wie eine Krebserkrankung weitergeht, oder sogar eine Krebserkrankung aufhalten könnten, wurde von 88% die Bedeutung des *Genesungswillens* des Patienten hervorgehoben. 44% betonten die Bedeutung einer Kooperation mit den Ärzten im Sinne von therapeutischer *Compliance*, 27% verwiesen auf die Notwendigkeit einer Änderung der bisherigen *Lebensweise*.

Die Bereitschaft, den persönlichen Genesungswillen als wichtig für den weiteren Krankheitsverlauf anzusehen, kann somit auch für den Fall einer persönlichen Betroffenheit als zunächst sehr hoch angenommen werden. Auch in der Studie von Jonasch (1985) betrachteten 85% der Krebskranken und 82% der Nichterkrankten die Heilungsaussichten von Krebserkrankungen als abhängig vom seelischen Zustand und der persönlichen Einstellung des Patienten.

20.8 Einstellungen zu paramedizinischer Behandlung

22% aller Personen äußerten, im Fall einer eigenen Erkrankung sicherlich auch nichtärztliche Hilfe zu suchen, z. B. bei Heilpraktikern, Wunderheilern, Gesundbetern, Rutengängern oder durch Trinken von Petroleum oder Einnahme anderer paramedizinischer Mittel im Sinne eines „Greifens nach jedem Strohhalm". Weitere 28% gaben an, dies „vielleicht" in Betracht zu ziehen. Jeder 2. Befragte zeigte also Aufgeschlossenheit gegenüber nichtmedizinischen Ansätzen zur Krebsbehandlung.

20.9 Kenntnis und subjektive Erklärung von Krebsheilungen

Auf die direkte (offene) Frage, ob der Befragte Fälle von Krebsheilung kenne, bestätigten 45% eine solche Kenntnis. Diese überraschend hohe Nennungshäufigkeit steht im Widerspruch zur Häufigkeit der Tödlichkeitsassoziationen. Eine Erklärung für diese Heilungen wurde von 36% angegeben (V 263-269; Anhang A9, S. 360).

An erster Stelle dieser subjektiven Erklärungen rangierte die *medizinische Therapie*. Sämtliche Personen, die überhaupt eine Erklärung für eine Krebsheilung äußerten, nannten die medizinische Therapie (36%). Zusätzlich wurde die Bedeutung des *Stadiums der Erkrankung* genannt (26%) und in ebenso großer Häufigkeit *psychosoziale Ursachen* (25%), womit v. a. die persönliche Energie des Kranken sowie die soziale Unterstützung durch seine Mitmenschen gemeint waren. 4% führten die Krebsheilung auf *paramedizinische Maßnahmen* zurück, 3% auf eine *ärztliche Fehldiagnose*.

Zwischen einer angegebenen Kenntnis von Krebsheilungen (V 263) und der sekundärpräventiven Verhaltensbereitschaft (V 247) sowie der Beteiligung an der KFU (V 233) bestanden keine signifikanten Zusammenhänge. Kein statistischer Zusammenhang bestand ferner zwischen diesen Kriteriumsvariablen und V 265, Begründung der Krebsheilung durch Rechtzeitigkeit der Therapie.

20.10 Interviewereinschätzungen zur therapiebezogenen Kontrollattribution

Am Ende der inhaltsanalytischen Auswertung des 8. Interviewkapitels wurden nach den bereits entsprechend für die primär- und sekundärpräventiven Kontrollattributionen dargestellten Ratingskalen die auf Krebstherapie bezogenen Kontrollattributionen eingeschätzt. Dabei wurden die gesamten Äußerungen der Person in dieser Auswertungseinheit (8. Interviewkapitel) berücksichtigt (V 270–272; Anhang A9, S. 361–363; vgl. auch 14.2 sowie 18.7 zur primärpräventiven Kontrollattribution und 19.8 zur sekundärpräventiven Kontrollattribution). Die Ergebnisse sind aus Tabelle 8 ersichtlich.

Tabelle 8. Vorstellungen zur Verantwortlichkeit hinsichtlich des Erfolges der Therapie bei Krebserkrankungen

Unabhängige Fremdratings in jeder Skala einzeln	Internale Kontrollattribution (Beeinflußbarkeit durch die Person selbst) [%]	Externale Kontrollattribution (Beeinflußbarkeit durch Staat/Ärzte) [%]	Generelle Kontrollattribution (Beeinflußbarkeit überhaupt) [%]
Niedrig	15	11	20
Mittel	51	58	69
Hoch	34	31	11

Insgesamt zeigt Tabelle 8, daß die generelle Beeinflußbarkeit von Krebserkrankungen durch medizinische Therapie nur von 11 % als hoch angesehen wird. Der Anteil der Ärzte am Erfolg medizinischer Therapie (externale Kontrollattribution) und der Anteil der betroffenen Person selbst (internale Kontrollattribution) wird kaum unterschiedlich gesehen.

Die internale Kontrollattribution wurde bezüglich der Krebs*therapie* (mit 34 % „hoch") als bedeutsamer eingeschätzt als bezüglich der primären Prävention (27 % „hoch") und der sekundären Prävention (21 % „hoch"; vgl. 18.7 und 19.8).

Zwischen dem Ausmaß der externalen Kontrollattribution bezüglich der Krebstherapie, d. h. der eingeschätzten Beeinflußbarkeit von Krebs durch ärztliche Therapie, und der Beteiligung an der KFU (V 233) bestand ein tendenzieller statistischer Zusammenhang (p < 0,053).

20.11 Therapieverhaltensbereitschaft und Einstellung

Sämtliche Äußerungen im 8. Interviewkapitel wurden anhand einer 3stufigen Ratingskala auch danach beurteilt, wie stark eine tatsächliche Bereitschaft der Person erkennbar war, sich im Erkrankungsfall ggf. medizinisch behandeln zu lassen (V 273; Anhang A9, S. 364; Rating entsprechend wie bereits in 18.8 und 19.9 dargestellt). Es ergab sich folgende Häufigkeitsverteilung:

Therapieverhaltensbereitschaft
positiv: 45%,
indifferent/ambivalent: 42%,
negativ: 14%.

Je positiver diese Bereitschaft ausgeprägt war, desto höher wurde auch die sekundärpräventive Verhaltensbereitschaft und Einstellung eingeschätzt (p < 0,01).

Konstruktion der Variablen V 406, „therapeutische Intentionalität"

Ähnlich wie bei den Variablen V 400, „sekundärpräventive Intentionalität" (vgl. 19.9), und V 405, „primärpräventive Intentionalität" (vgl. 18.8), sollte mit dem Ziel der Absicherung der „Glaubwürdigkeit" der therapeutischen Verhaltensabsicht und Bereitschaft die Variable V 406, „therapeutische Intentionalität", konstruiert werden, wobei nach demselben Prinzip vorgegangen wurde, wie entsprechend in 18.8 und 19.9 beschrieben ist.

Für die aus 4 Items bestehende Finalversion ergab sich eine interne Konsistenz von 0,76 (zur Vorgehensweise vgl. 17.3). Für die Selektion der Items gilt Vergleichbares wie bei den Variablen V 400 und V 405. Während aus einsichtigen Gründen das tatsächliche Therapieverhalten hier schwerlich erfaßt werden kann, spielt v.a. für eine therapeutische Intentionalität das Ausmaß der internalen Kontrollattributionen der Person eine untergeordnete Rolle, so wie dies auch schon bei der sekundärpräventiven Intentionalität der Fall war.

V 406: „Therapeutische Intentionalität" (Reliabilitätskoeffizient 0,76):
V 256: Einstellung zur Therapie
V 271: Externale Kontrollattribution, therapiebezogen
V 272: Generelle Kontrollattribution, therapiebezogen
V 273: Therapieverhaltensbereitschaft und Einstellung

Die durch den Mittelwert der 4 Variablen errechnete V 406 wurde in Kap. 25 und 26 in die Analyse einbezogen. Zwischen der Ausprägung dieser Variablen und den Kriteriumsvariablen zur sekundärpräventiven Verhaltensbereitschaft und Einstellung (V 247, V 400) bestand ein hochsignifikanter Zusammenhang (p < 0,001).

20.12 Zusammenfassung

Zwischen der Einschätzung von Krebserkrankungen als heilbar und der tatsächlichen Beteiligung an Krebsfrüherkennungsuntersuchungen bestand ein signifikanter Zusammenhang, desgleichen mit der Einschätzung, die Wissenschaft wisse gut über Krebs Bescheid.

Das Nebeneinanderbestehen von überwiegend als hoch eingeschätzten Gesundungsmöglichkeiten bei Krebserkrankungen (70%) und ebenfalls überwiegend hoch eingeschätzter Tödlichkeit (62%) belegte erneut die Inkonsistenz subjektiver Theorien über Krebserkrankungen.

Die unter Würdigung sämtlicher Äußerungen zur medizinischen Therapie bei Krebs vorgenommene Einschätzung zum angenommenen Aufgehobensein in der

Medizin hinsichtlich der Krebstherapie ergab bei 27 % eine positive Einstellung zur medizinischen Krebstherapie, bei 48 % eine indifferente/ambivalente Einstellung und bei 25 % eine negative Einstellung. Diese Einstellungen korrelierten signifikant mit der Bereitschaft zur Krebsfrüherkennung. Die Bereitschaft, sich bei Krebserkrankung einer medizinischen Therapie zu unterziehen, war allgemein positiver als die Therapieeinstellung als solche. Die tatsächliche Wirksamkeit der medizinischen Therapie bei Krebserkrankung wurde insgesamt nur in 11 % aller Fälle als hoch angesehen (generelle Kontrollattribution zur Krebstherapie). Die Bedeutung des persönlichen Genesungswillens für den Verlauf einer Krebserkrankung wurde von 88 % hervorgehoben.

Fast jeder zweite Befragte bestätigte, er kenne Fälle von Krebsheilungen; diese Häufigkeit steht in Widerspruch zur Häufigkeit der an anderen Stellen mehrfach erhobenen Tödlichkeitsassoziationen und zur insgesamt nur in wenigen Fällen als hoch eingeschätzten generellen Kontrollattribution bezüglich der Krebstherapie.

Insgesamt waren die Vorstellungen zur Effektivität der medizinischen Therapie von Krebserkrankungen und zum Aufgehobensein in der Medizin widersprüchlich. Wichtig ist der auch statistisch gesicherte Zusammenhang zwischen einer positiven Einstellung zur medizinischen Krebstherapie und der Bereitschaft zur Krebsfrüherkennung. Haltungen im Sinne globaler, evaluativer Stellungnahmen zur medizinischen Therapie und zu Ärzten wirkten konsistenter als die einzelnen kognitiven Stellungnahmen, die ein eher verwirrendes Gesamtbild ergaben.

21 Weitere Datenreduktion durch Globalkategorien; IPC-Skalen

Bevor wir uns nun, dem chronologischen Interviewablauf entsprechend, den subjektiven Theorien über soziale Folgen von Krebserkrankungen zuwenden (Kap. 22 und 23), sollen zunächst einige Auswertungsschritte dargestellt werden, die eine weitere Datenreduktion zu den bisher dargestellten Ergebnissen zum Ziel hatten.

21.1 Abschlußratings nach den Interviews

Unmittelbar nach jedem Interview füllte der Interviewer Ratingskalen zum Interviewverlauf aus. Sie betrafen v.a. das *Verhalten* des Befragten und die *Beziehung* zwischen Befragtem und Interviewer im Interviewverlauf (Anhang A5, S. 282).

Unserem Anliegen der kontextsensitiven Erfassung subjektiver Krankheitstheorien hatten wir bisher bereits dadurch entsprochen, daß bei der inhaltsanalytischen Auswertung jeweils die inhaltlichen Auswertungseinheiten definiert waren, nämlich den „Interviewkapiteln" entsprechend.

Zum Kontext unserer Erhebung gehörten aber zusätzlich auch die Beziehungsaspekte zwischen Befragtem und Interviewer. Um auch diese Aspekte festzuhalten und in der Auswertung mit zu berücksichtigen, wurden die nun darzustellenden Interviewerratingskalen eingesetzt.

Die Ergebnisse der einzelnen Ratingskalen gingen nicht nur in die inhaltsanalytische Auswertung der Interviews ein, sondern sie wurden auch kontingenzanalytisch hinsichtlich möglicher Zusammenhänge mit den Kriteriumsvariablen V233 (Teilnahme an der KFU) und V247 (sekundärpräventive Verhaltensbereitschaft und Einstellung) ausgewertet. Sie sollen jetzt zusammen mit den Ergebnissen dieser Kontingenzanalysen dargestellt werden.

1) Auf der Dimension *„offen-verschlossen"* wurden 81% als eher offen, 13% als eher verschlossen und 6% als mittel eingestuft. Solche Personen, die im Interview eher als verschlossen eingestuft wurden, gehörten eher zu denen, deren sekundärpräventive Verhaltensbereitschaft als gering eingeschätzt wurde ($p < 0,05$).

2) Auf der Dimension *„ruhig-angespannt"* wurden 53% als eher ruhig, 35% als eher angespannt und 12% als mittel eingestuft. Dieses Ergebnis zeigt, daß nur bei etwa der Hälfte aller Interviews eine entspannte (ruhige) Atmosphäre festgestellt wurde. Kontingenzanalytisch stellte sich heraus, daß diejenigen Personen, die als angespannt eingeschätzt wurden, hochsignifikant eher zu denjenigen gehörten, deren sekundärpräventive Verhaltensbereitschaft als gering eingestuft wurde ($p < 0,01$).

3) Auf der Dimension *„rational-ängstlich"* wurden 58% als eher rational, 20% als eher ängstlich, 22% als mittel eingestuft. Mit der Einschätzung von Befragten als

ängstlicher im Explorationsgespräch ging eine Einschätzung auch der sekundärpräventiven Verhaltensbereitschaft als niedriger einher (p < 0,05).

4) Auf der Dimension *„ruhig-aggressiv"* wurden 82% als eher ruhig, 8% als eher aggressiv, 10% als mittel eingestuft. Je aggressiver Personen wirkten, desto geringer wurde auch ihre sekundärpräventive Verhaltensbereitschaft eingestuft (p < 0,01).

5) Der *Kontakt* während der Exploration wurde bei 85% eher als gut, bei 7% eher als schlecht und bei 8% als mittel eingeschätzt.

6) Das Sprechen über Krebserkrankungen wurde bei 28% als stark *sachlich-technisch,* bei 58% als wenig/nicht sachlich-technisch und bei 14% als mittel sachlich-technisch eingeschätzt.

7) Als stark *betroffen/beunruhigt* wurden 43%, als wenig betroffen/beunruhigt 41%, als mittel 15% der Befragten eingeschätzt. Diejenigen, die eher als betroffen/beunruhigt eingestuft wurden, gehörten eher zu denjenigen, die diskontinuierlich an der KFU teilnahmen. Diejenigen, die wenig betroffen wirkten, nahmen entweder gar nicht oder regelmäßig an der KFU teil (p < 0,05).

8) Das Sprechen über Krebserkrankungen wurde als eher *„dramatisch"* eingeschätzt bei 23%, als nicht/kaum dramatisch bei 70%, als mittel bei 7%. Eine Einschätzung der Rede als eher dramatisch ging tendenziell eher mit einer geringen sekundärpräventiven Verhaltensbereitschaft einher.

9) An eher *verharmlosend* wurde das Sprechen über Krebserkrankungen bei 5% eingestuft, als nicht/kaum verharmlosend bei 88%, als mittel bei 7%.

Je stärker das Sprechen über Krebserkrankungen als verharmlosend eingestuft wurde, desto geringer wurde auch die sekundärpräventive Verhaltensbereitschaft eingeschätzt (p < 0,05).

10) Das Sprechen über Krebs wurde als eher *optimistisch* bei 29%, als nicht optimistisch bei 56% und als mittel bei 16% eingestuft.

11) Als stark *pessimistisch* wurde das Sprechen über Krebs bei 49%, als wenig pessimistisch bei 36%, als mittel bei 15% eingeschätzt.

12) Bezüglich möglicher *Krebsängste* wurden 31% als eher vigilant, 49% als eher vermeidend und 21% als mittel eingestuft (zur Definition vgl. 11.8). Je stärker „vermeidend" Personen bezüglich eigener Krebsängste auf den Interviewer wirkten, desto geringer war auch ihre sekundärpräventive Verhaltensbereitschaft eingestuft worden (p < 0,05).

13) Hinsichtlich ihrer Äußerungen über *Ärzte* wurden 49% als eher vertrauensvoll, 36% als eher mißtrauisch und 16% als mittel eingeschätzt.

14) Die *Unterscheidung zwischen primärer und sekundärer Prävention* wurde (dem Sinne nach) bei 43% als klar, bei 38% als unklar und bei 19% als nicht einstufbar eingeschätzt.

21.2 Naturalistisch-biologische vs. psychosomatisch-psychologische Schwerpunkte der subjektiven Krebstheorien

Jedes Interview wurde in seiner Gesamtheit danach eingeschätzt, ob der betreffende Befragte eher eine „naturalistisch-biologische" oder eher eine „psychosomatisch-psychologische" Krebstheorie vertrat.

Eine vorwiegend *naturalistisch-biologische* Krebstheorie wurde angenommen, wenn die Äußerungen des Betreffenden über Krebskrankheiten und Krebskranke vorwiegend objektiv-sachlich-biologisch-somatisch orientiert waren; eine vorwiegend *psychosomatisch-psychologische* Krebstheorie, wenn Krebserkrankungen und Krebskranke vorwiegend unter ganzheitlichen, existentiell-holistischen Aspekten geschildert wurden (V 287; Anhang A9, S. 368).

Als eher naturalistisch-biologisch wurden 31 %, als eher psychosomatisch-psychologisch wurden 20 % eingeschätzt. Eine Krebstheorie mit wechselnden, etwa gleichgewichtigen Anteilen naturalistisch-biologischer und psychosomatisch-psychologischer Aspekte vertraten 50 % der Befragten. Nur etwa ein Drittel aller Befragten sah Krebserkrankungen danach als ein rein biologisches Phänomen an.

Wir konnten keinen statistischen Zusammenhang zwischen der Art der solchermaßen eingeschätzten „Krebstheorie" und der sekundärpräventiven Verhaltensbereitschaft (V 247) sowie der tatsächlichen Beteiligung an der KFU (V 233) feststellen.

21.3 Wert des Lebens bei Krebs

Anhand des gesamten Interviews sollte ferner beurteilt werden, inwieweit sich aus der Sicht des Befragten der Wert des Lebens bei einer Krebserkrankung ändert. Dabei sollten die Lebensvollzüge von im Interview genannten Krebskranken selbst, ihre (biographische) Identität und die soziale Interaktion im Vordergrund stehen (V 288; Anhang A9, S. 369 f.).

In der Auswertung wurde der Wert des Lebens bei Krebs als *„erniedrigt"* bei 60 % der Befragten eingestuft. In diesen Fällen wurde eine Krebserkrankung eher als Zerfall der betroffenen Person angesehen. Sozialer Abstieg und körperlicher Verfall standen im Vordergrund der Beschreibung. Ein Krebskranker wurde eher als Objekt von Krankheit und Medizin angesehen. Therapie bedeutete eher eine Verletzung von Personalität. Ärzte wurden eher als Schaden zufügend und distanzierend erwähnt, die Mitmenschen eher als isolierend und verheimlichend.

Als *„neutral, unverändert"* wurde der Wert des Lebens bei Krebs bei 24 % eingestuft. Eine *„gewußte Ambivalenz"* wurde bei 11 % angenommen, ein *erhöhter* Wert des Lebens bei Krebs bei 5 %. In diesen seltenen Fällen wurde die Krebserkrankung hauptsächlich als Anlaß für Reifung und Wachstum des betroffenen Menschen angesehen, selbst wenn sie mit körperlichem Verfall einherging. Ärzte und Mitmenschen wurden eher als vertrauenserweckend, hilfreich, offen geschildert, Krebskranke blieben in der Sicht des Befragten eher handelnde Subjekte.

Je geringer der Wert des Lebens bei Krebserkrankungen eingeschätzt wurde, desto negativer war auch die Einstellung zur Krebsfrüherkennung (p < 0,05).

21.4 Globalratings zur Kontrollattribution und präventiven Verhaltensbereitschaft

Die bereits zu den Interviewkapiteln primäre Prävention, sekundäre Prävention und Therapie dargestellten Einschätzungen der Kontrollattribution wurden bei der inhaltsanalytischen Auswertung auch zu jedem Interview *insgesamt* vorgenommen. Dabei ergab sich folgende Häufigkeitsverteilung (V 289-291; Anhang A 9, S. 371-373; Tabelle 9).

Tabelle 9. Vorstellungen zur globalen Verantwortlichkeit bei der Krebsbekämpfung in allen thematischen Bereichen insgesamt: primäre und sekundäre Prävention, Therapie. (Auswertungseinheit: gesamte Interviews)

Unabhängige Fremd-ratings in jeder Skala einzeln	Internale Kontrollattri-bution (Beeinflußbar-keit durch die Person selbst) [%]	Externale Kontrollattri-bution (Beeinflußbar-keit durch Staat/Ärzte) [%]	Generelle Kontroll-attribution (Beeinfluß-barkeit überhaupt) [%]
Niedrig	20	16	34
Mittel	65	68	59
Hoch	15	16	7

Die Beeinflußbarkeit von Krebserkrankungen überhaupt wurde somit insgesamt nur in seltenen Fällen als hoch eingeschätzt (7 %). Die Beeinflußbarkeit von Krebserkrankungen durch jeden einzelnen Menschen selbst (internale Kontrollattribution) und durch Ärzte und den Staat (externale Kontrollattribution) wurden insgesamt als etwa gleichgewichtig eingeschätzt, wie Tabelle 9 deutlich zeigt.

Je höher die globale generelle und die externale Kontrollattribution eingeschätzt wurden (V 290 und 291), desto höher wurde auch die sekundärpräventive Verhaltensbereitschaft eingeschätzt (V 247, p < 0,01), desgleichen war die tatsächliche Teilnahme an der Krebsfrüherkennungsuntersuchung in diesen Fällen eher hoch (p < 0,01 für V 247; p < 0,05 für V 233).

Als V 292, „präventive Verhaltensbereitschaft und Einstellung – global", wurde abschließend eine Gesamteinschätzung der Einstellungen des Befragten vorgenommen, wie sie sich als eine Bereitschaft zu primärpräventivem Verhalten, sekundär-präventivem Verhalten und therapeutischer Kooperation niederschlägt. Es wurden also allein die geäußerte Einstellung und die Bereitschaft zu diesem Verhalten ko-diert. Ob die Person dieses Verhalten auch tatsächlich zeigte oder ob es glaubwür-dig war, wurde hier nicht erfaßt (V 292; Anhang A 9, S. 374).

Die globale präventive Verhaltensbereitschaft und Einstellung der Befragten wurde als hoch in 36 %, als mittel in 48 % und als niedrig in 16 % eingeschätzt.

Zwischen der Ausprägung dieser Variablen V 292 (globalpräventive Verhaltens-bereitschaft) und der Kriteriumsvariablen V 247 (sekundärpräventive Verhaltensbe-reitschaft) bestand ein hochsignifikanter Zusammenhang (p < 0,001), ebenso zwi-schen V 292 und V 233, Teilnahme an der KFU (p < 0,001).

21.5 Erfassung dispositioneller Attributionsstile zur lebensweltlichen Verantwortlichkeit (IPC-Skalen)

Nach Abschluß der inhaltlichen Explorationen baten wir unsere Befragten, noch einen Fragebogen über allgemeine Gewohnheiten auszufüllen, nämlich die aus 24 Items bestehenden IPC-Skalen von Levenson in der deutschsprachigen Fassung von Schönbach (publiziert von Mielke 1982, S. 131–138 u. 257; bei der Planung der Studie hatte uns die inzwischen verbreitete Version von Krampen 1981 noch nicht vorgelegen).

Diese Skalen dienten der Erfassung lebensweltlicher Kontrollüberzeugungen im Sinne von Persönlichkeitsstilen und zugleich einer näheren Spezifizierung externaler Kontrollattributionen nach den Dimensionen „Kontrolle durch mächtige andere" und „Kontrolle durch Zufall" (vgl. 11.6 und Anhang S. 281 f.). Die Ergebnisse der IPC-Skalen sind in Tabelle 10 zusammengefaßt.

Tabelle 10. Attributionsstile der Befragten (nach IPC-Skalen von Levenson)

	„Internal" [%]	„Mächtige andere" [%]	„Zufall" [%]
Niedrig	4	70	47
Mittel	34	27	44
Hoch	62	3	9

Tabelle 10 zeigt, daß die (nicht auf die *themen*spezifische Einschätzung der Beeinblußbarkeit von Krebs, sondern auf die *personen*spezifische Attributionstendenz zurückführbare) Beeinflußbarkeitsdimension „Zufall" nur von 9 % aller Befragten selbst als hoch, die Attributionstendenz „mächtige andere" nur von 3 % als hoch eingeschätzt wurde. Die Mehrzahl der Befragten tendierte in ihrer Selbsteinschätzung zu einem internalen Attributionsstil (62 % „hoch").

Besonders interessierte uns nun, ob und wie die Attributions*stile* der Befragten mit deren *themen*spezifischen Beeinflußbarkeitserwartungen bezüglich der Krebserkrankungen korrelierten. Das Ergebnis ist in Tabelle 11 zusammengefaßt. Zwischen der Ausprägung eines *internalen* Attributionsstils, d. h. der Selbsteinschätzung, generell im Leben Ereignisse selber beeinflussen zu können, und den auf die verschiedenen Relevanzbereiche der Krebserkrankungen bezogenen themenspezifischen Beeinflußbarkeitsvorstellungen (Kontrollattributionen) bestand kein systematischer Zusammenhang. Lediglich die generelle Kontrollattribution bezüglich der sekundären Prävention korrelierte signifikant positiv mit einem internalen Attributionsstil. Zwischen den beiden Attributionsstilen *„mächtige andere"* und *„Zufall"* einerseits und den auf Krebserkrankungen bezogenen themenspezifischen Attributionen andererseits bestanden offensichtlich systematische negative Korrelationen, wobei dieser Zusammenhang beim Attributionsstil „Zufall" besonders durchgängig und signifikant war: Personen, die Krebserkrankungen durch primäre Prävention, sekundäre Prävention, Therapie und überhaupt („global") für beeinflußbar hielten, zeichneten sich hochsignifikant dadurch aus, daß sie ganz generell

Tabelle 11. Korrelationen zwischen themenbezogenen Kontrollattributionen *(KA)* und dispositionellen Attributionsstilen. + positive Korrelation, − negative Korrelation

Themenbezogene Kontrollattributionen zur Krebsbekämpfung		Attributionsstile nach IPC-Skalen (Levenson)		
		„Internal" (I)	„Mächtige andere" (P)	„Zufall" (C)
KA zur primären Prävention				
internale KA	V 219			− −
sozial-externale KA	V 220			− −
generelle KA	V 221		−	− −
Verhaltensbereitschaft	V 222			−
KA zur sekundären Prävention				
internale KA	V 244			
sozial-externale KA	V 245		−	− −
generelle KA	V 246	+		− −
Verhaltensbereitschaft	V 247		−	− −
KA zur Therapie				
internale KA	V 270			−
sozial-externale KA	V 271		− −	
generelle KA	V 272		− −	−
Verhaltensbereitschaft	V 273			
KA zur Krebsbekämpfung global				
internale KA	V 289			− − −
sozial-externale KA	V 290			−
generelle KA	V 291		− −	− − −
Verhaltensbereitschaft	V 292		− − −	− −

Spearman-Rangkorrelationen
Korrelationsrichtung und Signifikanzniveau: − / + : p < 0,05,
− −   : p < 0,01,
− − − : p < 0,001.

im Leben weniger Fatalismus zeigten, d. h. weniger stark glaubten, Ereignisse seien zufallsabhängig.

Weniger prägnant war dieser negative Zusammenhang zwischen dem Attributionsstil „Zufall" und den Kontrollattributionen zur Therapierbarkeit von Krebserkrankungen: Die Vorstellungen, Krebs könne durch medizinische Therapie unter Kontrolle gebracht werden, sind tendenziell eher als spezifisch-sachliche Stellungnahmen anzusehen als die Stellungnahmen zur Beeinflußbarkeit überhaupt bzw. durch primäre/sekundäre Prävention.

21.6 Zusammenfassung

Einige der Datenreduktion dienende Auswertungsschritte wurden dargestellt.

Abschlußratings des Interviewers unmittelbar nach jedem Interview dienten v. a. der Erfassung der Beziehungsaspekte im Interview. Nur in der Hälfte aller Interviews konnte eine entspannte Atmosphäre festgestellt werden. Personen, die bezüglich ihres Verhaltens während der Exploration eher als verschlossen, angespannt, ängstlich oder aggressiv eingeschätzt wurden, gehörten der Tendenz nach eher zu denen, deren Bereitschaft zur Krebsfrüherkennung als niedrig eingeschätzt worden war. Sowohl eher „dramatisch" als auch eher „verharmlosend" eingeschätztes Sprechen über Krebs korrelierte mit einer niedrigen Bereitschaft zur Krebsfrüherkennungsuntersuchung. Ein als vigilant eingeschätzter Stil des Umgangs mit Krebsängsten korrelierte mit einer höheren Bereitschaft zur Krebsfrüherkennung.

Einschätzungsversuche der subjektiven Theorien über Krebserkrankungen nach den Dimensionen „naturalistisch-biologisch" vs. „psychosomatisch-psychologisch" anhand der gesamten Interviews ergaben, daß nur etwa ein Drittel aller Befragten Krebserkrankungen als ein rein biologisches Phänomen ansah.

Der „Wert des Lebens" bei Krebserkrankungen wurde insgesamt zwar von 60% als deutlich erniedrigt eingeschätzt, immerhin fast ein Viertel aller Befragten (24%) sah den Wert des Lebens bei Krebs eher als unverändert hoch an, und 5% als erhöht. Je geringer der Wert des Lebens bei Krebserkrankungen eingeschätzt wurde, desto negativer war auch die Einstellung zur Krebsfrüherkennung.

Die globale generelle und die externale generelle Kontrollattribution bezüglich der Krebserkrankungen (eingeschätzt über das gesamte Interview hinweg) korrelierte signifikant mit der sekundärpräventiven Verhaltensbereitschaft und Einstellung.

Korrelationsstatistische Vergleiche der Attributionsstile der Befragten, erfaßt durch IPC-Skalen von Levenson, mit themenspezifischen Attributionen zur speziellen Beeinflußbarkeit von Krebserkrankungen ergaben systematische negative Zusammenhänge zwischen den beiden Attributionsstilen „mächtige andere" und „Zufall" einerseits und den themenspezifischen Kontrollattributionen andererseits. Personen, die Krebserkrankungen durch Verhütung, Früherkennung, Therapie und überhaupt (global) für beeinflußbar hielten, zeigten in den Selbsteinschätzungen auf den IPC-Skalen hochsignifikant seltener die allgemein-lebensweltliche Überzeugung, Ereignisse seien zufallsabhängig.

Dieses Ergebnis spricht dafür, daß die Einschätzung von Menschen, Krebs sei durch primäre Prävention, sekundäre Prävention, Therapie oder überhaupt beeinflußbar, systematisch von ihren eigenen lebensweltlichen Kontrollattributionen abhängt, somit also nur schwer durch themenspezifische Aufklärung beeinflußbar sein dürfte.

22 Angenommene psychosoziale Folgen von Krebserkrankungen

Im 22. und 23. Kap. wird über die Ergebnisse zu den (insbesondere affektiven) Reaktionen gegenüber tatsächlich an Krebs Erkrankten berichtet. Auch diese Ergebnisse werden in den Abschlußkapiteln hinsichtlich ihrer möglichen Relevanz für das präventive Gesundheitshandeln ausgewertet werden.

22.1 Verhalten der anderen gegenüber Krebskranken

Auf die im 4. Interviewkapitel zunächst projektiv gehaltene Frage, ob sich wohl die Mitmenschen einem Menschen gegenüber anders verhalten, wenn sie erfahren, daß er Krebs hat, äußerte sich die Hälfte aller Befragten im Sinne größerer Unterstützung des Kranken (Abb. 10). Jeder Dritte jedoch ließ erkennen, daß sich die Sozialbeziehungen weniger offen gestalten würden (Zeile 2 in Abb. 10).

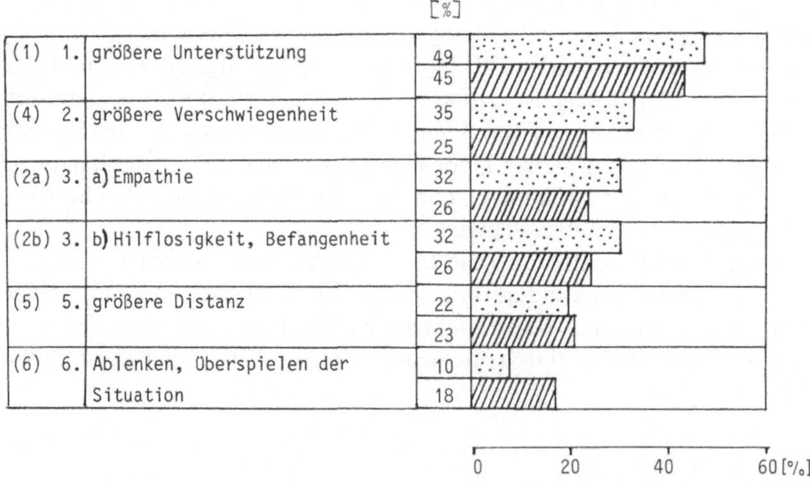

Abb. 10. Angenommene Veränderungen des Umgangs mit einem an Krebs erkrankten Menschen. 1) Spontanäußerungen in narrativen Schilderungen der miterlebten Krebserkrankungen (2. Interviewkapitel, n = 83 ≙ 100%, *gepunktet*), 2) Antwortkategorien auf globale Frage (4. Interviewkapitel, n = 101 ≙ 100%, *schraffiert*). Mehrfachnennungen möglich (Spontanschilderungen). Von 1. bis 6. abnehmende Häufigkeit im 2. Interviewkapitel („Krebsgeschichte"), in Klammern jeweils Rang im 4. Interviewkapitel (globale Frage)

Wir stuften auch die Spontanäußerungen in der narrativen „Krebsgeschichte" (2. Interviewkapitel) nach den gleichen Kategorien ein und fanden in beiden Interviewabschnitten relativ starke Übereinstimmungen der Äußerungen über den Umgang mit Krebskranken (gepunktete vs. schraffierte Diagramme in Abb. 10).

Sowohl bei der projektiv gehaltenen Exploration allgemeiner Verhaltensphantasien bezüglich Krebskranker als auch bei der Erzählung der miterlebten Krebsgeschichte kreisen die Äußerungen von mehr als zwei Drittel aller Befragten um *Veränderungen* im Umgang mit einem Menschen, wenn er an Krebs erkrankt ist. Ein Drittel der Befragten verwies eher auf die Bedeutung von *Kontinuität* im Verhalten. Die *Distanz* ausdrückenden Äußerungen sind dabei wahrscheinlich im Vergleich zu den (sozial eher erwünschten) *Unterstützung* ausdrückenden Äußerungen im Zweifel als valider zu betrachten, zumal die entsprechenden Fragen bei der Exploration projektiv und unverbindlich gehalten waren (vgl. Ziffer 4.8 im Anhang A 1, S. 269).

22.2 Wertungen des Verhaltens der anderen

Die zusätzliche kasuistische Auswertung der Explorationen ergab, daß eine *Tabuisierung* der Erkrankung bei gleichzeitigem Aufmuntern oder Ablenken fast durchgängig als positiv für den Kranken geschildert wurde. Die Argumente waren oft ähnlich: Offenheit wurde meist mit *Wehtun* gleichgesetzt, sie wurde als schädlich für den Kranken dargestellt, z. B. weil er bei einem offenen Gespräch ernst oder traurig werde.

Ich habe das Gefühl, der Betroffene redet nicht gerne über seine Krankheit. Ich möchte dem Menschen nicht wehtun und würde also vermeiden, über die Krankheit zu reden, möchte ihn nicht an was Schlechtes erinnern (47jähriger technischer Zeichner).

Die Inkongruenz manchen derlei „aufmunternden" Verhaltens war vielen Befragten offensichtlich deutlich. Ein Beispiel:

Ich würde alles ins Lächerliche ziehen, so daß er nie an den Krebs denkt. Er darf natürlich nicht merken, daß ich ihn aufmuntern will (77jähriger Rentner, ehemaliger Fuhrunternehmer).

Die Tatsache, daß es hier etwas Unterschwelliges, Nichtstimmiges gibt, das die Frage aufwirft, ob der Kranke es *„merken"* könnte, ist bewußtseinsnah: Dieser Aspekt wird von vielen Befragten gleich mit angesprochen. Ähnlich eine 42jährige Näherin:

Man sollt' sich auf jeden Fall nicht zurückziehen von dem Menschen, man sollt' ihn nicht verstoßen, und man sollt's nicht merken lassen, daß man irgendwie Angst vor ihm hat, vor seiner Krankheit.

Ähnlich:

Da sollte man den Krebskranken genauso pflegen wie vorher, denn der, der krank ist, hat ein saumäßig feines Gespür, und wenn man das dann unterläßt, das merkt der Betreffende dann schon (50jähriger Zimmermann).

Die Implikationen offener Gespräche für den Befragten *selbst,* z. B. im Verlauf eventueller empathischer Identifikation als Konfrontation mit der eigenen Angst vor der eigenen Sterblichkeit, wurden fast nie erwähnt. Man handelte das Problem der geringen Offenheit gegenüber Krebskranken durchweg anhand vermeintlicher Bedürfnisse des *Kranken* ab.

Auch das Zeigen von *Mitleid* wurde in den meisten Erläuterungen hierzu eher als problematisch betrachtet. Die durchgängige Argumentation lautete dann, Mitleid helfe dem Kranken nicht, da ihm dadurch seine besondere Situation nur noch deutlicher werde, was zu vermeiden sei.

Aus Mitleid macht man vielleicht was, was man sonst nicht getan hätte, das kränkt vielleicht den anderen. Man macht vielleicht zuviel und nicht spontan (48jährige Lehrerin).

Ich kann ja auch mit Krankheiten nicht umgehen, wenn ich im Krankenhaus jemanden besuche, dann ist es ein unheimlich komisches Verhältnis, soll ich ihn nun fragen oder erzählen …ich glaube allgemein, daß der Mensch mit Ungewöhnlichem schlecht zurechtkommt, sowas muß man, glaube ich, üben. Es ist eine große Hilflosigkeit und Verlegenheit da. Entweder man erzählt Witze, auf ganz übertriebene Weise, oder versucht ganz auf mitleidig, oder macht auf ungerecht, dich hat es getroffen. Ich glaube, alles ist falsch, normal ist am besten, aber das ist so schwer (34jähriger Rundfunkredakteur).

In diesen bewußtseinsnahe Abwehr von Offenheit ausdrückenden Antworten auf die projektive Frage nach dem Verhalten *der anderen* gegenüber Krebskranken wird überdies deutlich, wie stark projektive Fragen geeignet sind, unmittelbar auch *eigene* Verhaltenstendenzen und Empfindungen des Befragten selbst zu aktualisieren. Fast alle Befragten bezogen solche projektiven Fragen spontan – wie in den obigen Beispielen – auf sich selbst, wobei normative Verhaltensansprüche deutlich mit anklangen.

22.3 Eigenes Verhalten gegenüber Krebskranken bei unterschiedlichen Graden von Intimität

Erst am Ende der Interviews stellten wir eine Reihe standardisierter Konkretisierungsfragen, die direkt dem möglichen *eigenen* Verhalten des Befragten in verschiedenen vorstellbaren – abgestuft intimen – Situationen beim Umgang mit Krebskranken galt (9. Interviewkapitel, vgl. Anhang A 1, S. 273 f.).

Es wurde beispielsweise nach Gedanken und Gefühlen gefragt, die sich einstellen würden, wenn der Befragte einem ihm gut bekannten Krebspatienten nach dessen Krankenhausaufenthalt wieder begegne, wenn der Krebspatient Essen koche, wenn er dem Befragten auf einer Wanderung bei Durst ein Glas anbiete, aus dem er bereits selbst getrunken habe, und wenn sich Gelegenheit zu Körperkontakt ergebe. Mit zunehmender Intimität des angenommenen Kontakts stiegen deutlich Ambivalenz und offene Ablehnung an (Abb. 11).

Etwa jeder Fünfte äußerte auf die letztlich unverbindliche Frage Ambivalenz oder Ablehnung, wenn es darum ging, etwas zu essen, das der Krebskranke gekocht hat. Jeder Dritte wollte nicht aus einem von diesem schon benützten Glas trinken. 10% äußerten dazu einschränkend, daß sie ohnehin nie aus einem Glas trinken würden, das ein anderer Mensch zuvor benutzt hat. Über 40% äußerten Ressentiments zum Körperkontakt, wobei zu bedenken ist, daß die entsprechende Frage so formuliert war, daß von einem bereits vor der Krebserkrankung bestehenden Körperkontakt ausgegangen wurde (Anhang A 1 S. 274, Ziff. 9.3.3).

Etwa zwei Drittel aller Befragten (64%) betonten von sich aus, ihr Verhalten würde in einer realen Situation von der Art des Krebses und von der persönlichen Beziehung und Nähe zum Kranken abhängen. Diejenigen Befragten, die schon selbst

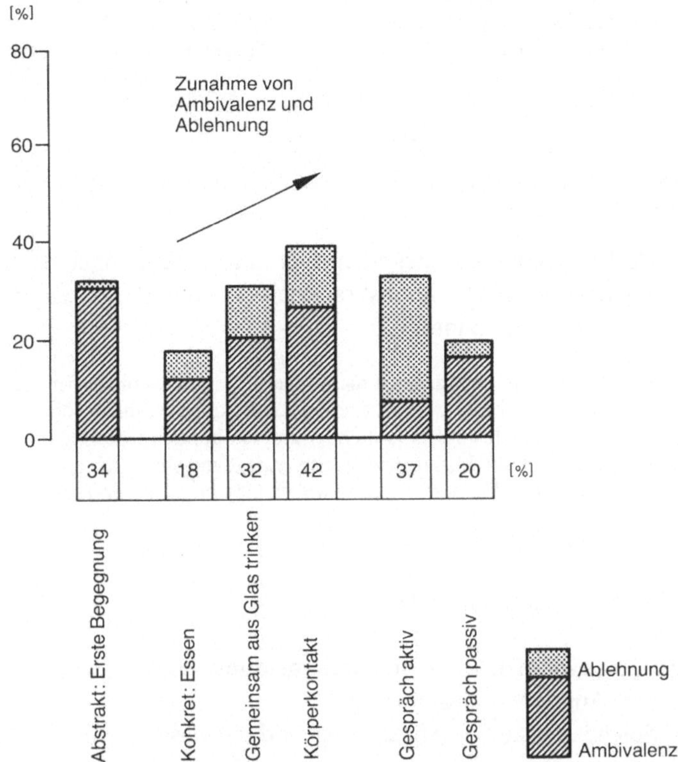

Abb. 11. Ambivalentes und ablehnendes Verhalten bei unterschiedlichen Graden von Intimität

zu Hause in der eigenen Kernfamilie eine Krebserkrankung miterlebt hatten, äußerten fast alle eher Akzeptanz und weniger Distanzierungstendenzen.

Jeder dritte Befragte schien unbedingt ein offenes Gespräch mit Krebspatienten vermeiden zu wollen oder erlebte ein solches Gespräch zumindest deutlich als konflikthaft. Von denen, die sich überhaupt bereit zeigten, ein offenes Gespräch mit einem Krebspatienten zu führen, erwartete etwa die Hälfte, daß die Initiative hierzu vom *Kranken* ausgehen solle.

Bei allen skeptischen Äußerungen überwog Ambivalenz insgesamt deutlich gegenüber Ablehnung, außer hinsichtlich der Bereitschaft, aktiv ein Gespräch mit einem Krebskranken zu beginnen. Diese Möglichkeit wurde von etwa einem Drittel der Befragten spontan und deutlich abgelehnt.

Ambivalenz mußte in den meisten Fällen nicht etwa von uns aus dem Kontext erst erschlossen werden, sondern sie wurde fast immer sehr klar von den Befragten direkt ausgedrückt, wobei häufig ein starkes, sehr bewußtes Konflikterleben ausgesprochen wurde. Eine 62jährige Hausfrau aus Hilfsarbeitermilieu:

Was mir jetzt noch leid tut, die Frau, die da gestorbe isch, die ich versorgt hab, hat dann keine Freunde mehr ghabt, die isch allein gestorbe, hat mir furchtbar zu schaffe gmacht, obwohl sie, sie war net mei Typ, aber wie ich's letztemal bei ihr war, dann hat sie gsagt, komm, jetzt wolle mer noch e Gläsl miteinander trinke, un, äh, dann bot sie mir aus ihrem Glas en Schluck Wasser, also des hat mich dann, des konnt' ich dann nicht, das hat mir nachher aber echt leid getan, daß ich des nicht gmacht hab. Ich hab des als letzte Geste so o'guckt. Heut würd ich's nimmer ablehne.

Viele Ressentiments hinsichtlich einer möglichen Nähe mit einem Krebskranken zeigten sich als eine diffuse Ablehnung, z. B.:

Das würde mich abstoßen, das kann ich nicht, da bin ich nicht geeignet dazu (73jähriger Rentner, ehemaliger Wagner).

Viele Ressentiments spiegelten aber auch eine mangelnde Informiertheit über die Ätiopathogenese von Krebskrankheiten wider, die durch ärztliche Aufklärung beeinflußt werden könnte:

Das weiß ich nicht, das kann ich nicht sagen, ich weiß es nicht, bei Mann und Frau, da wollte ich schon mal was Näheres wissen, wie die Ansteckungsgefahr ist, ob man das bei Mann und Frau übertragen kann, ich weiß es ja nicht. Wenn ich hundertprozentig überzeugt wäre, wenn der Arzt sagen würde, daß durch Intimes da nichts wäre, dann würde ich mit meinem Mann weiter schlafen. Das müßte ich halt hundertprozentig wissen (38jährige Altenpflegehelferin).

22.4 Ansteckungsphantasien

Zu den Gründen für Kontaktvermeidung gehören, wie das letzte Beispiel schon zeigte, Ängste vor Ansteckung.

Solche Ängste vor Ansteckung sind teilweise wörtlich zu verstehen, teilweise im übertragenen Sinn, wie auch Dornheim (1983) demonstrierte. Viele Menschen meinen wirklich, daß Krebs ansteckend sei, und fürchten sich vor physischer Nähe mit Krebskranken. Sie haben dann vorwiegend deshalb Angst, etwas zu essen, das ein Krebskranker gekocht hat, oder Angst, mit einem Krebskranken aus demselben Glas zu trinken, ferner Angst vor körperlichem Kontakt mit Krebskranken. Bereits im 4. Interviewkapitel war uns aufgefallen, daß bei den Assoziationen zum Wesen von Krebskrankheiten als Vergleichskrankheit am häufigsten die Tuberkulose erwähnt wurde; als weitere Vergleichskrankheiten waren (in der Reihenfolge der Häufigkeit) Pest, Cholera, Lepra und Geschlechtskrankheiten genannt worden.

Ansteckungsphantasien kamen nur selten auf direkte Befragung zum Vorschein, z. B. bei Vorlage einer Liste möglicher Krebsursachen, die auch das Item „Ansteckung" enthielt. Sie tauchten jedoch um so stärker auf, je konkreter man Vertiefungsfragen zum tatsächlichen Verhalten bei unterschiedlichen Graden von Intimität gegenüber Krebskranken formulierte (Abb. 11 und 12).

Während auf die offene Frage nach den Ursachen von Krebs nur 3 % der Befragten „Ansteckung" als Krebsursache nannten (und 5 % dies „vielleicht" in Betracht zogen), kamen in den Antworten über das tatsächliche Verhalten gegenüber Krebskranken bei einem Fünftel aller Äußerungen schließlich *explizite* Ansteckungsphantasien zum Vorschein (Abb. 12); *implizite* und damit *mehrdeutige Vorbehalte* waren noch häufiger erkennbar. In 42 % aller Äußerungen über körperlichen Kontakt mit Krebskranken wurden Ambivalenz und Ablehnung deutlich ausgedrückt. Ein Beispiel für eine mögliche Mehrdeutigkeit der Tabuisierung dieser Krankheit:

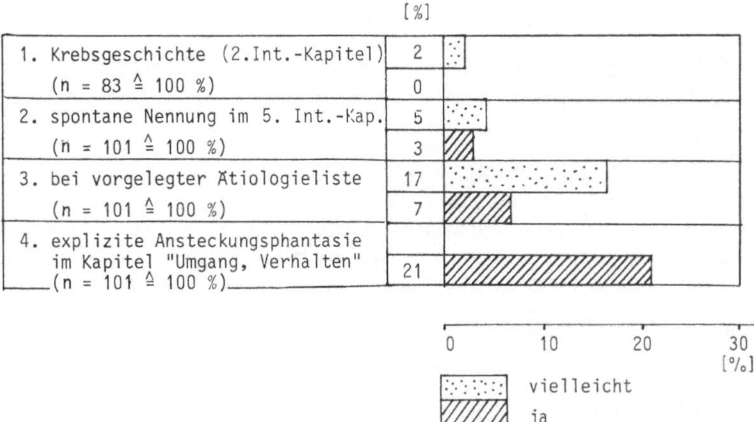

Abb. 12. „Ansteckung" als vorgestellte Krebsursache, Nennungshäufigkeiten im Ablauf des Interviews. 1.–4. = zeitliche Reihenfolge im Interview; sowohl Nennung „vielleicht ansteckend" als auch Nennung „bestimmt ansteckend" stiegen im Verlauf des Interviews an. Int.-Kap. = Interviewkapitel

Ich glaube, man empfindet es als Schande, als Krankheit, mit Schamgefühl, also daß man nie über die Krankheit spricht, man versteckt sich. Man spricht z. B. nicht gerne über Geschlechtskrankheiten, das ist tabu. Für mich, wenn ich so betroffen wäre, das wäre genauso (48jährige Lehrerin).

Ansteckungsphantasien gehen nicht unbedingt in jedem Falle mit Distanzierungsbedürfnissen einher. Mehrere Befragte äußerten von sich aus, daß die mit Ansteckungsängsten einhergehenden Verhaltensweisen abhängig seien von der jeweiligen Beziehung zum Kranken. Eine 25jährige Biologiestudentin äußerte nach einem längeren Gedankengang über mögliche Übertragbarkeitsaspekte bei Krebs, bei ihrem Freund würde ihr all dies egal sein, wenn dieser betroffen würde:

Dann würd ich sagen, lieber zu zweit sterben, als nur einer sterben. Ich mein, wenn's so eine Beziehung ist, dann ist es, glaub ich, nicht unnormal, daß man so denkt. Und wenn der Krebs ein Grund dafür ist, daß ich überlege, mit dem anderen nicht mehr zusammensein zu wollen, dann war's halt doch nicht die wahre Beziehung.

Ähnlich äußerte sich ein 64jähriger Pensionär (früherer Beamter) zum Thema „Anfassen":

Ah ja, bei meiner Frau schon, dann geht man halt miteinander unter, was soll es?

22.5 Krebs als Metapher

Wir sind davon überzeugt, daß viele Ansteckungsphantasien erst wirklich verstanden werden können, wenn sie auch in einem *übertragenen Sinne* gedeutet werden. Ansteckungsangst heißt dann überhaupt Berührungsangst. Angst vor Nähe mit einem Krebskranken bedeutet dann eben auch: Der Mitmensch des Krebskranken will für sich vermeiden, vom Unheimlichen, vom „Bösen", das den Krebskranken getroffen hat oder das in diesem sitzt, auch selbst tangiert zu werden. Ein 24jähriger Kraftfahrer:

... das, wie soll ich das jetzt sagen. Irgendwie den, den bösen Kern, oder so, wie mer früher, wie mer halt versucht, in der Religion das glaubwürdig zu machen, daß das in einem steckt.

Auf die Frage „Wie würden Sie einem 10jährigen Kind erklären, was Krebs ist?" hatte derselbe Kraftfahrer geantwortet:

Daß ich dann eventuell sagen würde, gut, der Mensch hat einen bösen Kern, ich weiß jetzt net, irgendwie gibt's da noch en' anderen Ausdruck dafür, aber der fällt mir jetzt net ein, für den Kernpunkt des Krebses, und da sag ich eben zu dem Kind, daß das en böser Kern is, der in dem Menschen irgendwie drinsteckt und auch durch sein – nehm wir mal die seelische Belastung eventuell, dadurch hinein noch vergrößert wurde, und daß der Mensch eben sich zuwenig Luft verschafft hat nach außen, daß er eventuell falsch reagiert hat in manchen Situationen.

Und ferner wollen viele Menschen vermeiden, den Krebskranken mit dem Unheimlichen, dem „Bösen", das anscheinend in ihm steckt, offen zu konfrontieren.

Ich würde ihn nichts merken lassen, denn sonst wird er ja wieder daran erinnert, das möchte er ja selber nicht (23jährige Dekorateurin).

Wie auch immer die vielfältigen Formulierungen bzw. Argumentationen zu eigenen Distanzierungstendenzen gegenüber Krebskranken aussahen: Es blieb bei der Auswertung meist der Eindruck zurück, daß diese Formulierungen nicht wörtlich genommen werden wollten und sich einer eindeutigen inhaltlichen Kategorisierung entzogen. Die Distanzierungstendenzen imponierten eher als ein diffuses Ressentiment, das jeweils in letztlich untereinander austauschbar, wenn nicht gar aufgesetzt wirkende Ausdrucksformen mit Rechtfertigungscharakter gebracht wurde.

22.6 Emotionale Akzeptanz vs. Distanz

Aus allen Kategorien, die Aufschlüsse über emotionale Akzeptanz bzw. Distanz gegenüber Krebskranken erbracht hatten, entwickelten wir aus heuristischem Interesse durch eine rechnerische Transformation eine zusammenfassende Variable „soziale Akzeptanz" (V 407) als Mittelwert für jeden Befragten aus folgenden Einzelkategorien der Kodierschemata:

V 407: „Soziale Akzeptanz" (Reliabilitätskoeffizient 0,70):
V 274: Erste Begegnung
V 275: Essen
V 276: Aus einem Glas trinken
V 277: Körperkontakt
V 278: Gespräch über Krebs, aktiv
V 279: Gespräch über Krebs, passiv
V 281: Eigene Offenheit gegenüber Krebspatienten
V 282: Akzeptierende, unterstützende Einstellung
V 285: Ablehnende, isolierende, distanzierende Einstellung

Selbstverständlich wurden alle Variablen vor der Mittelwertbildung und Reliabilitätsberechnung gleichsinnig gepolt (vgl. 17.3). In ihrer Finalversion wies die Variable eine interne Konsistenz von 0,70 auf. Diese Variable wurde in die späteren Subgruppenvergleiche hoher vs. niedriger sekundärpräventiver Verhaltensbereitschaft einbezogen und ergab einen auf dem 1%-Niveau signifikanten Zusammenhang:

Die sekundärpräventive Verhaltensbereitschaft (V 247) bezüglich der Krebserkrankungen erwies sich als um so höher, je positiv-akzeptierender die Befragten hinsichtlich des eigenen Umgangs mit Krebskranken eingeschätzt worden waren, d. h. je höher die Ausprägung von Variable V 407 war. Diese Variable wird auch in Kap. 25 und 26 berücksichtigt werden.

22.7 Offenheit vs. Verheimlichung

Die Äußerungen zur vorgestellten eigenen Offenheit gegenüber Krebskranken wurden von uns wie folgt zusammenfassend kategorisiert (11 Interviews waren nicht klassifizierbar; vgl. Anhang A 9, S. 366, V 281):

1) unbedingte Verheimlichung

Definition: Der Befragte äußert eine aktive Vermeidung von Offenheit, die von keinen anderen Bedingungen beeinflußbar ist.
Ankerbeispiel: „Wir haben nicht über Krebs gesprochen und uns nichts anmerken lassen!"
Häufigkeit: 2 %.

2) Bedingte Verheimlichung/Offenheit als Ambivalenzkonflikt

Definition: Der Befragte äußert ein passives Verhalten, das durch gewisse Bedingungen beeinflußbar ist. Er erlebt aber diesen Zustand als konflikthaft.
Ankerbeispiel: „Nicht gern. Für mich wäre es nicht schwer, aber für den, das wollte ich nicht. Das wühlt ihn nur auf."
Häufigkeit: 35 %.

3) Bedingte Verheimlichung/Offenheit: konfliktfrei

Definition: Passives Verhalten (vgl. Ziffer 2), jedoch wird dieser Zustand vom Befragten nicht offenkundig als Konflikt erlebt.
Ankerbeispiel: „Von mir aus würde ich nicht über die Krankheit reden, aber wenn er es selber will, ist es o. k. Verstehen Sie, ich könnt' da net mit der Tür ins Haus fallen, net. Man soll die Tragik nicht so zum Ausdruck kommen lassen."
Häufigkeit: 40 %.

4) Unbedingte Offenheit

Definition: Aktives Verhalten zur Herstellung von Offenheit, von keinen Bedingungen außer dem Willen des Befragten beeinflußt.
Ankerbeispiel: „Ich würde es in jedem Fall ansprechen wollen. Ich würde mich sogar freuen, wenn er sich mir anvertrauen würde."
Häufigkeit: 13 %.

Die Unterscheidung zwischen den Kategorien 2 und 3 wird von uns nicht als trennscharf angesehen; die Kriterien für eine Unterscheidung zwischen konfliktfreiem und konflikthaftem Erleben von Ambivalenz reichten oft nicht aus. Daher sind die obigen Kategorien lediglich als Anhaltspunkte zu betrachten.

In ganz seltenen Fällen wurde Offenheit nicht nur als Versuch einer empathischen Geste zum Wohle des Kranken, sondern auch als Gewinn für den Befragten selbst gesehen. So z. B. von einem 22jährigen Musikstudenten:

Also, ich persönlich hätte also viel Respekt vor dem. Weil, der ist dann ja irgendwie durch so 'ne Hölle gegangen, aus der er wahrscheinlich verändert irgendwie rausgekommen ist, und ich nehme an, daß sich so ein Mensch immer irgendwie bissl positiv dadurch verändert, wenn er's überlebt. Und insofern hätt' ich dann, glaub ich, ganz gewaltigen Respekt vor dem. Der ist vielleicht, ich glaub, daß sowas immer was bringt für denjenigen, grad vom Bewußtsein her, wenn er sich dann da mit dem Tod auseinandergesetzt hat, dadurch daß der Mensch dann ziemlich wertvoll ist insofern, daß er schon bewiesen dann hat, was mir bis jetzt noch net so direkt entgegengekommen ist so. Deswegen hätt' ich vor dem Respekt, und ich würd den auch mal ganz gezielt interviewen … ja, seine Gefühle und so. Seine Gefühle oder was er eben, an was für Grenzbereiche er so gekommen ist gedankenmäßig, und zu was für Schlußfolgerungen für sich selber er gekommen ist in dem Moment, als er eben erfahren hat, daß er nur noch soundsoviel zu leben hat.

22.8 „Image" von Krebskranken in Abhängigkeit von Ursachenvorstellungen

Alle wichtigen Kategorien zur Reaktion auf Krebskranke, die insgesamt als Indikatoren des sozialen „Images" von Krebskranken in der Sicht der Befragten fungieren sollten, wurden von uns (je nach Datenniveau durch Kontingenz- oder Korrelationsrechnung) auch mit den Vorstellungen der Befragten über Krebsursachen in Beziehung gesetzt. Menschen mit geringem Ursachenverständnis zeigten sich tendenziell eher ablehnend, isolierend, distanzierend (V 285), besonders hinsichtlich der Möglichkeit, etwas zu essen, das ein Krebskranker gekocht hat (V 275, p < 0,001). Befragte, deren Verständnis des Phänomens Krebs als hoch eingeschätzt wurde, zeigten sich hinsichtlich eines möglichen Körperkontakts eher als akzeptierend (V 277, p < 0,05). Ein als hoch eingeschätztes Ursachenverständnis korrelierte signifikant mit eingeschätzter Empathie gegenüber Krebskranken (V 121, p < 0,02) und nicht signifikant mit der Bereitschaft, sich auf ein Gespräch mit Krebskranken einzulassen (V 279, p < 0,07).

22.9 „Image" von Krebskranken bei naturalistisch-biologischer vs. psychosomatisch-psychologischer Krebstheorie

Die Indikatoren des sozialen „Images" von Krebskranken in der Sicht der Befragten wurden ferner korrelationsstatistisch mit unseren Schätzskalen zu naturalistisch-biologischen vs. psychosomatisch-psychologischen Schwerpunkten der subjektiven Krankheitstheorien in Verbindung gesetzt, die in 21.2 erläutert wurden. Diese Analyse erbrachte jedoch keine deutlichen Zusammenhänge.

22.10 „Image" von Krebskranken bei vigilanter vs. vermeidender Angstverarbeitung

Die Ergebnisse der in 11.8 erläuterten Interviewerratings zum Stil der Angstverarbeitung korrelierten teilweise gleichsinnig mit Indikatoren des „Images" von Krebskranken. Ein als vermeidend eingeschätzter Angstverarbeitungsstil korrelierte hochsignifikant (p < 0,001) mit Vermeidungstendenzen hinsichtlich der vorgestellten Möglichkeit, aktiv mit einem Krebskranken ein Gespräch zu führen, und signifikant (p < 0,05) mit der Tendenz, selbst einem passiven Gespräch, also als Angesprochener, aus dem Wege zu gehen.

Eine als aktiv unterstützend eingestufte Einstellung gegenüber Krebskranken korrelierte signifikant mit vigilanter Angstverarbeitung (V 282, p < 0,01).

Es kann nicht ausgeschlossen werden, daß hier Konfundierungen bei der Auswertung eine Rolle spielten. In die Einschätzung des Angstverarbeitungsstils auf der Skala „vermeidend-vigilant" unmittelbar nach jedem Gesamtinterview ging ja alles, was der Interviewer über den Befragten wußte, ein, d.h. auch dessen Äußerungen über einen ggf. eher vermeidenden vs. eher aktiv-kontaktbereiten Umgang mit Krebskranken. Gewiß wäre es sinnvoll, in einer weiteren Untersuchung die Angstverarbeitungsstile einerseits und die Einstellungen gegenüber Krebserkrankungen andererseits anhand der Dimension „offen-vermeidend" mit unabhängigen Meßinstrumenten zu erfassen und dann vergleichend auszuwerten.

22.11 „Image" von Krebskranken in Abhängigkeit von selbst miterlebten Erkrankungen

Wie bereits früher dargestellt, hatten nur 14 unserer 101 Befragten noch nie eine Krebserkrankung miterlebt. Es ist aufschlußreich, ob angenommene soziale Folgen von Krebserkrankungen und entsprechende affektive Reaktionen gegenüber Krebskranken unterschiedlich ausfallen, je nachdem, ob der Betreffende bereits selber eine Krebserkrankung miterlebt hatte.

Bei den Äußerungen über Veränderungen im Umgang mit Menschen, die an Krebs erkranken, fällt auf, daß diejenigen Personen, die bereits selbst einmal oder mehrmals eine Krebserkrankung miterlebt hatten, eher Äußerungen im Sinne *größerer Unterstützung* machten (V 123; Anhang A 9, S. 322; p < 0,05). Seitens derjenigen Personen, die noch nie eine Krebserkrankung selber erlebt hatten, wurde eher weniger von Unterstützung gesprochen.

Gleichsinnig kamen Äußerungen im Sinne *größerer Distanz* weniger bei denjenigen Personen vor, die bereits mehrmals selber eine Krebserkrankung erlebt hatten (V 124; Anhang A 9, S. 322; p < 0,06).

Auch die Ablehnung eines Gesprächs mit einem Krebskranken, selbst wenn die Initiative vom Kranken ausgeht, kam eher bei denjenigen Personen vor, die selber noch nie einen Krebsfall miterlebt hatten. Akzeptiert wurde ein offenes Gespräch eher von denjenigen, die bereits mehrmals selber eine Krebserkrankung miterlebt hatten (V 279; Anhang A 9, S. 365; p < 0,05).

Hinsichtlich der angesprochenen konkreten Situationen (Essen, Glas, Körperkontakt) ergab sich keine statistische Abhängigkeit von selbst miterlebten Erkrankungen.

Die wichtigsten Indikatoren des sozialen „Images" von Krebserkrankungen (im 2. und 4. Interviewkapitel: Empathie, Hilflosigkeit, Unterstützung, Distanz; im 9. Interviewkapitel: Begegnung, Essen, Glas, Körperkontakt, Offenheit, Anstekkung) zeigten bei denjenigen Personen, die bereits eine Krebserkrankung miterlebt hatten, keinen Zusammenhang zum Verwandtschaftsgrad und zur eingeschätzten persönlichen Wichtigkeit des Krebskranken (V 10, V 11; Anhang A 9, S. 287 f.).

Äußerungen von Personen, die durch den miterlebten Krebsfall sehr betroffen wirkten (V 12; Anhang A9, S. 289), wurden im 2. Interviewkapitel eher unter der Kategorie „Empathie" klassifiziert (V 67; Anhang A9, S. 303; p < 0,05). Personen, die sehr betroffen wirkten, sprachen jedoch im allgemeineren 4. Interviewkapitel eher von größerer Distanz (V 124; Anhang A9, S. 322; p < 0,01).

Angegebener größerer Abstand gegenüber dem Thema Krebserkrankung ist also nicht vollständig mit tatsächlicher emotionaler Distanz im Sinne einer Nichtbetroffenheit gleichzusetzen. In vielen Fällen dürfte es sich um eine selektive Wahrnehmungsabwehr bezüglich *selbst*referentieller Gedanken handeln.

22.12 Schlußfolgerungen für die Motivation zur Krebsvorsorge

Bestehen Zusammenhänge zwischen den Stellungnahmen von Menschen zu Krebskranken und denen zur Krebsfrüherkennung, die ja eine Form des Sichannäherns an den Vorstellungsinhalt „Krebserkrankung" bedeutet?

Sowohl eine hohe sekundärpräventive Verhaltensbereitschaft (V 247) als auch eine tatsächliche regelmäßige Beteiligung an der Krebsfrüherkennungsuntersuchung (V 233) wurden im 7. Interviewkapitel v. a. bei denjenigen Personen festgestellt, deren Einstellung gegenüber betroffenen Krebskranken später im 9. Interviewkapitel eher als „akzeptierend, unterstützend" eingestuft wurde (V 282; Anhang A9, S. 367; p < 0,06). Gleichsinnige Zusammenhänge ergaben sich hinsichtlich der unabhängig von V 282 beurteilten ablehnenden, distanzierenden Haltung gegenüber Krebskranken (V 285): Die eingeschätzte sekundärpräventive Verhaltensbereitschaft (V 247) war bei denjenigen Personen niedriger, deren Haltung gegenüber Krebskranken eher als ablehnend eingestuft worden war (V 285; Anhang A9, S. 367; p < 0,06).

Diese wichtigen Ergebnisse sprechen dafür, daß es hinsichtlich der Annäherung an das Krebsproblem, d. h. hinsichtlich der subjektiven Bereitschaft, sich auf den Assoziationsbereich „Krebserkrankung" einzulassen, systematische Tendenzen gibt, die sich in verschiedenen Konkretisierungsbereichen gleichermaßen ausdrükken. Dies läßt sich auch anhand weiterer Analysen zeigen: Bei denjenigen Personen, deren Verhalten
- bei einer vorgestellten ersten Begegnung (V 274),
- bei eigenem Körperkontakt (V 277) oder
- bei einem offenen Gespräch (V 279)

mit einem Krebskranken als eher akzeptierend/unterstützend eingeschätzt wurde, war auch die sekundärpräventive Verhaltensbereitschaft signifikant eher als hoch eingestuft worden (Anhang A9, S. 365; p < 0,05).

22.13 Zusammenfassung

Die Vorstellungen über soziale Folgen von Krebserkrankungen wurden in 3 verschiedenen Auswertungskontexten anhand projektiv formulierter und selbstreferentieller Fragen erfaßt. Dabei wurden die Spontanäußerungen aus den narrativen Schilderungen miterlebter Krebserkrankungen (Auswertungseinheit: 2. Interviewkapitel) nach dem gleichen inhaltsanalytischen Kategoriensystem ausgewertet wie die Äußerungen auf allgemeingehaltene Fragen über denkbare soziale Folgen von Krebserkrankungen generell (Auswertungseinheit: 4. Interviewkapitel). Ferner wurden selbstreferentielle Vorstellungen bezüglich eigener Verhaltenstendenzen der Befragten gegenüber Krebskranken erhoben (Auswertungseinheit: 9. Interviewkapitel).

Zwischen den Spontanäußerungen in der narrativen Schilderung miterlebter Krebserkrankungen und den generalisierten Vorstellungen über soziale Folgen von Krebserkrankungen bestanden starke Übereinstimmungen.

Zu den häufigsten Bedeutungskategorien in der „Krebsgeschichte" gehörten Unterstützung von Krebskranken (49 %), aber auch Verschwiegenheit (35 %). Tabuisierungstendenzen wurden meist als positiv für den Kranken geschildert, das Zeigen von Mitleid meist eher als negativ für diesen. Die Abwehr von Offenheit gegenüber Krebskranken kann weitgehend als bewußtseinsnah betrachtet werden.

Bei Konkretisierungsfragen zum möglichen eigenen Umgang mit Krebskranken stiegen Ambivalenz und offene Ablehnung deutlich mit zunehmender Intimität angenommener Kontaktmöglichkeiten an. Ein möglicher Körperkontakt mit einem Krebskranken wurde von über 40 % der Befragten als emotional problematisch beschrieben.

Ein Drittel aller befragten Personen zeigte deutliche Kommunikationshemmungen bezüglich möglicher offener Gespräche mit Krebskranken.

Ansteckungsphantasien kamen bei einem Fünftel aller Befragten spontan zum Ausdruck. Kasuistische Beobachtungen sprechen dafür, daß diese jedoch nicht grundsätzlich wörtlich, sondern auch metaphorisch zu begreifen sind. Distanzierungstendenzen imponierten insgesamt eher als ein diffuses Ressentiment, dessen subjektive Bedeutung sprachlich schwer zu fassen war.

Indikatoren sozialer Distanz gegenüber Krebskranken waren stärker bei denjenigen Personen ausgeprägt, deren Verständnis der Ursachen von Krebserkrankungen als geringer eingeschätzt worden war.

Zwischen den Indikatoren sozialer Distanz und einem als „vermeidend" eingeschätzten Stil der Verarbeitung von Krebsängsten bestanden hochsignifikante Zusammenhänge. Aktiv-unterstützende Einstellungen gegenüber Krebskranken korrelierten signifikant mit als „vigilant" eingeschätztem Stil der Angstverarbeitung.

Zwischen erfaßten Tendenzen sozialer Akzeptanz vs. sozialer Distanz gegenüber Krebskranken und tatsächlichem bisherigen Miterleben von Krebserkrankungen bestanden deutlich systematische Zusammenhänge. Personen, die bereits selber mit Krebskranken Kontakt gehabt hatten, zeigten deutlich geringere Distanzierungstendenzen.

Als Zusammenfassung aus verschiedenen relevanten Kategorien wurde durch rechnerische Transformation eine Variable „soziale Akzeptanz" ermittelt. Personen, die insgesamt eher als positiv- akzeptierend gegenüber Krebskranken eingeschätzt wurden, gehörten signifikant auch eher zu denjenigen, deren Bereitschaft zur Krebsfrüherkennung höher war.

23 Affektive Konnotationen (Nebenbedeutungen) der Vorstellungen zur Krebserkrankung. Auswertung nach dem Gottschalk-Gleser-Verfahren

23.1 Übersicht zur affektpsychologischen Auswertung

Das Gottschalk-Gleser-Verfahren, das unserer affektpsychologischen Auswertung der 83 narrativen Interviewpassagen über miterlebte Krebserkrankungen zugrunde lag, wurde bereits beschrieben (12.7). Wie dort dargestellt, wollten wir ermitteln, welche Affektregungen bei den Befragten ausgelöst wurden, während sie mit uns über miterlebte Krebserkrankungen sprachen. Im Rahmen unseres sprachinhaltsanalytischen Untersuchungskonzepts gehen wir davon aus, daß diese psychologische Auswertungsmethodik dazu geeignet ist, *affektive Konnotationen,* also Gefühlsempfindungen zu erfassen, die mit aktualisiert werden, wenn jemand an Krebs und Krebskranke denkt oder über sie spricht. Um diese affektiven Konnotationen nicht durch thematische Vorgaben, d. h. eigene Fragen, zu beeinflussen, verhielten wir uns während der gesamten narrativen Interviewpassage bis auf eine im nächsten Abschnitt darzustellende Ausnahme nichtdirektiv.

Insgesamt wurden 102154 Wörter anhand der Gottschalk-Gleser-Kategorien hinsichtlich affektiver Bedeutungen klassifiziert. Die genauen Definitionen aller Skalen gehen aus den bereits in 12.7 zitierten Arbeiten hervor; die Anwendung des Verfahrens in unserer Studie wird im einzelnen in der Dissertation unserer Projektmitarbeiterin R. Daniel (1986) dargestellt. Diese Arbeit enthält auch ausführliche Übersichten von Ankerbeispielen zu allen Affektkodierungen sowie zahlreiche Einzelbefunde unserer affektpsychologischen Teilstudie, die im Rahmen des hier vorgelegten Abschlußberichts aus Raumgründen nicht in den Einzelheiten ausgeführt werden können.

Der Affektauswertung nach Gottschalk-Gleser lagen folgende Affektskalen zugrunde:

1) Angst,
2) Aggressivität,
3) Hoffnung.

Angst trat insgesamt etwas häufiger auf als Aggressivität und Hoffnung. Die häufigsten Affekte in den Subskalen nach Gottschalk-Gleser waren:

- Todesangst,
- verdeckte nach außen gerichtete Aggressivität,
- Hoffnungslosigkeit („negative Hoffnung").

23.2 Fremdbezug vs. Selbstbezug der Affekte in der narrativen „Krebsgeschichte"

Die narrativen Interviewpassagen über mittelbar erlebte Krebserkrankungen wurden von uns durch Fragen in 2 Teile gegliedert. Im *ersten Teil* bat der Interviewer die Befragten, einfach alles zu erzählen, was ihnen zu den ihnen bekannten Krebspatienten einfiel. Wenn der Redefluß stockte, lauteten die nichtdirektiven Nachfragen des Interviewers sinngemäß:

- „Wissen Sie noch, wie es anfing?"
- „Erzählen Sie ruhig alles, was Ihnen noch einfällt".
- „Wie ging es weiter?"

Im *zweiten Teil* der narrativen Interviewpassagen wurden die Befragten direkt auf eventuelle *eigene* Empfindungen gegenüber den beschriebenen Krebspatienten angesprochen, sowie auf mögliche Schlußfolgerungen für sich selbst. Die Interviewerfragen lauteten hier sinngemäß:

- „Wie haben Sie *selber* diese Krankheit erlebt?"
- „Wissen Sie noch, welche Gedanken in *Ihnen* damals vorgingen?"
- „Welche Gefühle Sie hatten?"
- „Können Sie sich noch erinnern, ob Sie damals für sich selber irgendwelche Schlußfolgerungen gezogen haben?"
- „Ob diese Erlebnisse *Ihre eigenen Ansichten* über Gesundheit und Krankheit, vielleicht über das Leben überhaupt, irgendwie beeinflußt haben?"

Im ersten Teil wurde also versucht, diejenigen affektiven Konnotationen zu erfassen, die bei Erinnerungen der Befragten an *Krebspatienten* mitschwangen. Im zweiten Teil wurde versucht, einen *Selbstbezug* herzustellen, also diejenigen affektiven Konnotationen zu erfassen, die mit den Schlußfolgerungen aus der miterlebten Krebserkrankung für das eigene Selbst einhergehen. Diese Unterteilung der „Krebsgeschichte" war in 79 der 83 Fälle möglich.

23.3 Ängstliche Affekte

Todesangst wurde hochsignifikant häufiger während der ersten Passagen ausgedrückt (Tabelle 12). Während der narrativen Erzählung über die Erfahrung des Krebspatienten schwang also mehr ausgedrückte Todesangst mit als bei den Schlußfolgerungen für das eigene Selbst. Vereinfacht könnte man vielleicht ausdrücken: Bei den von uns befragten Mitmenschen der Krebspatienten sind die Assoziationen/Konnotationen von Todesangst anscheinend eher an die konkret erfahrenen Krebskranken gebunden als an diejenigen Gedanken, die um die denkbare eigene Betroffenheit kreisen. Etwas spekulativ könnte man noch hinzufügen: Für seine Mitmenschen kann ein Krebskranker zum Repräsentanten, Kristallisationspunkt eigener Todesängste werden.

Trennungsangst, Schamangst und *diffuse Angst* sind in Teil II signifikant stärker ausgeprägt. Trennungsangst kann sich u. a. auf Trennung durch Krankenhausaufenthalt oder auf Liebesverlust beziehen; Schamangst kann u. a. Stigmatisierungsphantasien widerspiegeln.

Tabelle 12. Angstscores in Teil I und Teil II der „Krebsgeschichte". (Zur Berechnung der Affektscores s. S. 114–118)

Mittelwerte Affekte	Fremdbezug (Teil I) $n = 79$	Selbstbezug (Teil II) $n = 79$	Gesamt- kapitel $n = 83$
1. A_1 Todesangst	*1,16*[c]	0,92	1,05
2. A_2 Verletzungsangst	0,47	0,40	0,36
3. A_3 Trennungsangst	0,44	*0,56*[a]	0,43
4. A_4 Schuldangst	0,40	0,43	0,33
5. A_5 Schamangst	0,43	*0,55*[b]	0,43
6. A_6 Diffuse Angst	0,60	*0,76*[b]	0,64
7. Gesamtangst	1,48	1,47	1,48

[a] $p < 0,05$ (t-Test für abhängige Stichproben).
[b] $p < 0,01$.
[c] $p < 0,001$.

Daß die Angst häufig, v. a. im II. Teil, nur als diffus klassifiziert werden konnte, könnte der Empfindung entsprechen, daß Krebs als Phänomen nicht faßbar, nicht greifbar ist: So diffus wie Krebs, so diffus die Angst.

23.4 Aggressive Affekte

Die Gesamtaggressivität (Tabelle 13) ist nur geringfügig niedriger als die Gesamtangst.

Im II. Teil wurde sowohl für die innengerichtete Aggressivität (Zeile 3 der Tabelle 13) als auch für die ambivalente Aggressivität (Zeile 4) ein hochsignifikant höherer Mittelwert als im I. Teil errechnet.

Beide Skalen betreffen solche aggressiven Empfindungen, bei denen der Sprecher sich selbst als Opfer erlebt. Aggressivität erscheint eher als etwas, das einem *zugefügt wird;* dies steht im Einklang mit der ebenfalls eher stark ausgeprägten Angst.

Die nach außen gerichtete verdeckte Aggressivität (Zeile 2) ist im I. Teil hochsignifikant höher als im II. Teil. Ärzten, Pflegern, Verwandten, Freunden werden zerstörerische, verletzende oder kritische Gedanken und Handlungen im Umgang mit Krebskranken unterstellt. Aggressive Empfindungen werden hauptsächlich in einer Form erlebt, bei der nicht vom Sprecher selbst, sondern von jemand anders eine Art von Feindseligkeit ausgeht.

Tabelle 13. Aggressionsscores in Teil I und Teil II der „Krebsgeschichte". (Zur Berechnung der Affektscores s. S.114–118)

Mittelwerte Affekte	Fremdbezug (Teil I) $n = 79$	Selbstbezug (Teil II) $n = 79$	Gesamt- kapitel $n = 83$
1. AOA Außengerichtete offene Aggressivität	0,54	0,54	0,50
2. AVA Außengerichtete verdeckte Aggressivität	*1,13*[b]	0,88	1,01
3. IA Innengerichtete Aggressivität	0,36	*0,55*[b]	0,39
4. AA Ambivalente Aggressivität	0,49	*0,71*[b]	0,56
5. AGG Gesamtaggressivität	1,31	1,32	1,34
6. S-Opfer (selbst Opfer; IA + AA)	0,51	*0,85*[b]	0,66
7. A-Opfer (andere Opfer; AOA + AVA)	*1,23*[b]	0,98	1,14
8. S-Täter (selbst Täter; IA + AOA)	0,55	*0,71*[a]	0,63
9. A-Täter (andere Täter; AA + AVA)	1,21	1,12	1,17

[a] $p < 0,05$ (t-Test für abhängige Stichproben).
[b] $p < 0,001$.

23.5 Hoffnung und Hoffnungslosigkeit

Bei Betrachtung des Gesamtkapitels zeigt die *„negative Hoffnung"* (Zeile 6 in Tabelle 14, letzte Spalte) eine deutlich höhere Ausprägung als die *„positive Hoffnung"* (Zeile 5, letzte Spalte). Das heißt, in der „Krebsgeschichte" überwiegen Äußerungen über Hoffnungslosigkeit, Verzweiflung, Pessimismus, Entmutigung, Mangel an Zuversicht.

„Positive Hoffnung" (Zeile 5) wurde insgesamt hochsignifikant häufiger im II. Teil ausgedrückt, also bei den Schlußfolgerungen des Befragten für sich selbst.

Affektabwehr bei selbstreferentiellen Gedanken an Krebs

Es gibt somit empirische Hinweise dafür, daß die befragten Mitmenschen von Krebskranken emotional zwischen den Gedanken an die Krebskranken und denen für sich selbst unterschieden. Sie hoben sich von den Krebskranken ab. Der „negative" Affekt der Todesangst trat eher als affektive Konnotation beim Erzählen der Krankheitskarriere des *Krebspatienten* auf. Der „positive" Affekt der Hoffnung war eher mit den Schlußfolgerungen der Befragten für sich *selbst* assoziiert.

Tabelle 14. Hoffnungsscores in Teil I und Teil II der „Krebsgeschichte". (Zur Berechnung der Affektscores s. S. 114–118)

Mittelwert / Affekte	Fremdbezug (Teil I) n = 79	Selbstbezug (Teil II) n = 79	Gesamtkapitel n = 83
1. H+ (A) Hoffnung positiv (Typ A = von anderen)	0,46	0,50	0,42
2. H+ (B) Hoffnung positiv (Typ B = vom Sprecher)	0,40	*0,52*[a]	0,40
3. H– (A) Hoffnung negativ (Typ A = von anderen)	0,57	*0,58*	0,53
4. H– (B) Hoffnung negativ (Typ B = vom Sprecher)	0,42	*0,56*[a]	0,41
5. Gesamtwert Hoffnung positiv	0,55	*0,70*[a]	0,59
6. Gesamtwert Hoffnung negativ	0,94	0,97	0,92

[a] p < 0,05 (t-Test für abhängige Stichproben).

Auch anhand der affektpsychologischen Ergebnisse läßt sich die bereits mehrfach aufgetretene Feststellung untermauern, daß bei einem tendenziellen *„Selbstbezug"* von Gedanken an Krebserkrankungen die belastenden Konnotationen dieser Erkrankungen eher abgewehrt werden als bei einem Fremdbezug, d.h. dem Denken an *andere,* die von Krebs betroffen wurden oder von Krebs betroffen werden könnten.

23.6 Vergleiche mit anderen Gottschalk-Gleser-Studien

Wir haben die gewonnenen Affektscores mit Affektscores neutraler Kontrollgruppen (Normalstichproben ohne jeden pathologischen Befund) von Gottschalk u. Gleser (1969) und Schöfer (1980) verglichen, die ohne jede thematische Fixierung geboten worden waren, entsprechend der Standardanweisung von Gottschalk und Gleser 5 min lang über irgend etwas Interessantes oder Bewegendes aus ihrem Leben zu berichten. Danach erreichten die von uns befragten Bezugspersonen von Krebspatienten während des Gesprächs über die miterlebten Krebserkrankungen:

- in der Skala „Todesangst" etwa 4mal so hohe Werte wie die Kontrollpersonen von Gottschalk, nämlich im Mittelwert 1,06 gegenüber 0,23 bei Gottschalk;
- in der Skala „verdeckte nach außen gerichtete Aggressivität" im Mittelwert 1,02 gegenüber 0,7 bei Gottschalk;
- für die „Hoffnungsskala" können wir noch keine Vergleichswerte heranziehen, da uns solche gegenwärtig noch nicht vorliegen.

Es mag vielleicht erstaunlich sein, daß sich die Bezugspersonen von Krebskranken hinsichtlich der Aggressivität von Normstichproben unterscheiden. Zwei Gründe sind denkbar:

1) Die Sprache im Zusammenhang mit Krebs enthält sehr viele Analogien zum Kampfgeschehen. Man denke an Begriffe wie „radikale Operation", „invasives Wachstum", „bösartig", „Beschuß mit Strahlen". Die Affektäußerungen lassen sich als psychische Repräsentanzen dieser Phänomene der Krebsbekämpfung verstehen.

2) Es gehört zur Dynamik von Trauerreaktionen, daß der Verlust eines Angehörigen auch als Verlassenwerden erlebt wird. So sind uns Wut und Zorn als Reaktion auf Verlassenwerden bei kleinen Kindern noch vertraut, bei Erwachsenen sind sie i. allg. nur noch indirekt wahrnehmbar. Bei Verwendung des empfindlichen affektpsychologischen Meßinstruments von Gottschalk und Gleser werden diese Konnotationen möglicherweise deutlicher sichtbar.

U. Koch, mit G. Schöfer einer der international erfahrensten Experten bei der Anwendung und theoretischen Fundierung des affektpsychologischen Verfahrens nach Gottschalk und Gleser, wies uns unter Vorlage neuester, noch unveröffentlichter Arbeiten darauf hin, daß bei den Gottschalk-Gleser-Aggressionsskalen in den meisten Studien die nach außen gerichtete offene Aggressivität (AOA) am höchsten ausgeprägt ist, was dann zugleich bei Kodierung nach dem „Täter-Opfer-Schema" (Zeilen 6–9 in Tabelle 13) einem Überwiegen der Aggressionsscores bei „selbst Täter" gegenüber „selbst Opfer" entspricht. In unserer Studie ergab sich dieses Muster nicht. Bei der Kodierung nach dem „Täter-Opfer-Schema" waren die Kategorien „selbst Täter" und „selbst Opfer" deutlich niedriger ausgeprägt als die Kategorien „andere Täter" und „andere Opfer" (Zeilen 6–9 in Tabelle 13). Durch diesen Hinweis wird die Interpretation nahegelegt, daß beim Denken und Sprechen an die Erlebnisse Krebskranker auftretende aggressiv getönte Konnotationen eher projektiv abgehandelt zu werden scheinen.

Zur Vermeidung möglicher Mißverständnisse bei der Interpretation der Tabellen 12–14 sei noch ein Hinweis angefügt. Bei der Berechnung von Zusammenfassungsscores in den einzelnen Affektskalen dürfen die errechneten Einzelscores nicht arithmetisch summiert werden; es muß vielmehr eine Quadratwurzeltransformation vorgenommen werden (vgl. S. 117 und Schöfer 1980, S. 83: dort Formel 2). In den Tabellen 12–14 sind die Zusammenfassungsscores für die gesamte „Krebsgeschichte" (rechte Spalte) also nicht als arithmetisches Mittel der Scores von Teil I und Teil II der „Krebsgeschichte" zu verstehen. Die Zusammenfassungsscores für das Gesamtkapitel können geringfügig kleiner sein als die Einzelscores der Kapitelteile. Für unsere inhaltlichen Ergebnisse und Interpretationen ist dieser Hinweis ohne Belang.

23.7 Affekte und spezielle Themen in der Krebsgeschichte

23.7.1 Affekte und geschilderter psychosozialer Krankheitsverlauf

Zwischen einem geschilderten schlechten psychosozialen Verlauf der miterlebten Krebserkrankung (V 19) und folgenden Gottschalk-Gleser-Affektscores bestand ein signifikanter Zusammenhang:

- hohe Todesangst,
- niedrige positive Hoffnung insgesamt,
- niedrige positive Hoffnung, Typ A (von anderen),
- niedrige positive Hoffnung, Typ B (vom Sprecher selbst),
- hohe negative Hoffnung (d. h. Hoffnungslosigkeit), Typ A (d. h. von anderen).

Diese Zusammenhänge sind erwartungskonform.

23.7.2 Affekte und angenommene Lebenseinstellung des Kranken

Je höher die von uns kodierte Kategorie „intensiver" ausgeprägt war, desto höher war tendenziell auch die „positive Hoffnung" nach der Gottschalk-Gleser-Kodierung ausgeprägt (V 26, $p < 0{,}05$). Je höher die von uns kodierte Kategorie „resigniert" ausgeprägt war, desto höher war tendenziell auch die „negative Hoffnung Typ A" (Hoffnungslosigkeit anderer) nach der Gottschalk-Gleser-Skalierung ausgeprägt (V 29, $p < 0{,}01$).

Die Ausprägung unserer Kategorie „kämpfen" korrelierte hochsignifikant mit positiver Hoffnung nach der Gottschalk-Gleser-Kodierung (V 30, $p < 0{,}01$). Auch diese Zusammenhänge entsprechen den Erwartungen.

23.7.3 Affekte und Umgang mit dem Kranken

Das Ausmaß von uns in der „Krebsgeschichte" eingeschätzter Empathie gegenüber Krebskranken korrelierte signifikant mit niedriger Verletzungsangst und hoher Hoffnungslosigkeit, Typ A (von anderen) nach Gottschalk-Gleser-Kodierung (V 67, $p < 0{,}05$).

Von uns eingeschätzte Hilflosigkeit/Befangenheit gegenüber dem Krebskranken in der „Krebsgeschichte" korrelierte tendenziell mit hoher Gesamtangst nach Gottschalk-Gleser-Kodierung (V 68, $p < 0{,}06$).

23.7.4 Affekte und Kontrollattribution

Zwischen von uns bei der „Krebsgeschichte" eingeschätzter internaler Kontrollattribution und Gottschalk-Gleser-Scores ergab sich kein signifikanter Zusammenhang. Hohe externale Kontrollattribution (Ärzte/andere haben einen Einfluß auf den Krankheitsverlauf) und positive Hoffnung nach der Gottschalk-Gleser-Kodierung korrelierten hochsignifikant miteinander (V 76, $p < 0{,}01$).

Wurde die bei der „Krebsgeschichte" erkennbare präventive Verhaltensbereitschaft von uns eher hoch eingeschätzt, so war tendenziell die nach Gottschalk-Gleser kodierte diffuse Angst niedrig (V 78, p < 0,05).

23.8 Affekte und „Image" von Krebskranken

Die Ergebnisse zum vorgestellten veränderten Umgang mit Krebskranken ergaben folgende statistischen Zusammenhänge (Interviewkapitel 4.8, Anhang A 1, S. 269, V 119–127, Anhang A 9, S. 322 f.): Von uns kodierte „größere Unterstützung" (V 123) korrelierte mit niedriger diffuser Angst und niedriger Aggressivität (AOA) nach der Gottschalk-Gleser-Kodierung. Von uns kodierte „größere Distanz" (V 124) korrelierte mit höherer Aggressivität (AOA) nach der Gottschalk-Gleser-Kodierung.

23.9 Affekte und gedankliche Beschäftigung mit Krebs

Personen, die bei der „Krebsgeschichte" nach der Gottschalk-Gleser-Kodierung eher hohe Aggressivitätsscores und gleichzeitig geringere Hoffungsscores erhielten, gaben gleich im Anschluß an die „Krebsgeschichte", nämlich im 3. Interviewkapitel, zu erkennen, daß sie sich gedanklich eher selten oder nie mit dem Thema Krebs befassen (V 79). Überwog also bei den Erinnerungen an miterlebte Krebserkrankungen die Vorstellung des Schadenzufügens, so waren auch Hinweise auf Ausblendung des Krebsthemas stärker ausgeprägt. Dieser Zusammenhang war für die Aggressionsscores signifikant (p < 0,05), für die niedrigere Hoffnung knapp nichtsignifikant.

23.10 Affekte und Risikoeinschätzung

Diejenigen Personen, die im 5. Interviewkapitel über die Ursachen von Krebs ihr eigenes Risiko, an Krebs zu erkranken, als hoch einschätzten (V 183, vgl. 17.5), gehörten tendenziell auch eher zu denjenigen, deren Gottschalk-Gleser-Scores bei „positiver Hoffnung, Typ B" niedrig waren, d.h. die in der „Krebsgeschichte" wenig eigene Hoffnung ausgedrückt hatten (p < 0,05). Personen, die also in der erinnerten „Krebsgeschichte" eher wenig Hoffnung und Zuversicht geäußert hatten, assoziierten tendenziell auch eher weniger Hoffnung bezüglich des denkbaren eigenen Schicksals.

23.11 Affekte und Einstellungen zur primären Krebsprävention

Personen mit niedrigen Gottschalk-Gleser-Scores in den Kategorien „Todesangst", „nach außen gerichtete verdeckte Aggressivität" und „andere Opfer" glaubten eher an Möglichkeiten primärpräventiver Krebsverhütung (V 189, p < 0,05). Personen mit weniger angstbesetzten und weniger traumatisierenden Erinnerungen bezüglich der miterlebten Krebserkrankung konnten sich also eher vorstellen, daß man die Ursachen von Krebs wirksam bekämpfen kann.

Das eigene primärpräventive Verhalten wurde von uns tendenziell eher bei den Personen als groß eingeschätzt, die eher niedrige Scores bei ambivalenter (von außen gegen das Selbst gerichteter) Aggressivität und bei „selbst Opfer" aufwiesen, d.h. bezüglich solcher Konnotationen, die mit einem Erduldenmüssen von etwas Zugefügtem zusammenhängen (V 223, $p < 0{,}05$).

23.12 Affekte und Einstellungen zur Krebsfrüherkennungsuntersuchung

Eine hohe sekundärpräventive Verhaltensbereitschaft (V 247) korrelierte nicht-signifikant mit Gottschalk-Gleser-Affektscores, außer mit niedriger Schamangst ($p < 0{,}05$). Regelmäßige Teilnahme an der Krebsfrüherkennungsuntersuchung (V 233) korrelierte fast signifikant mit niedriger Gesamtangst und signifikant mit niedriger Hoffnungslosigkeit in der „Krebsgeschichte" (negative Hoffnung, Typ B; $p < 0{,}05$).

23.13 Affekte und Einstellungen zur Therapie

Die Korrelationen zwischen den bei der „Krebsgeschichte" gewonnenen Gottschalk-Gleser-Affektscores und den später im 8. Interviewkapitel geäußerten therapiebezogenen Einstellungen ergaben ein geradezu frappierend konsistentes Bild.

Die von uns eingeschätzte Therapieverhaltensbereitschaft (V 273) korrelierte signifikant mit niedriger Hoffnungslosigkeit, niedrigen Angstscores (insbesondere niedriger Todesangst) und niedrigen Ausprägungen derjenigen Aggressionsscores, die eher ein Ausgeliefertsein gegenüber Schaden zufügenden anderen Personen reflektieren (AVA, IA, andere Täter, andere Opfer).

Die von den Befragten selbst eingeschätzten Heilungsaussichten bei Krebs korrelierten fast signifikant negativ mit hoher Todesangst (V 248, $p < 0{,}06$). Bei hoher Todesangst in der „Krebsgeschichte" wurde die Heilbarkeit von Krebs auch generell eher als gering angesehen.

Personen, die das Bescheidwissen der Wissenschaft über Krebserkrankungen als ziemlich bis sehr schlecht einschätzten (V 249), hatten tendenziell höhere Todesangst ($p < 0{,}001$), höhere Gesamtangst ($p < 0{,}05$), höhere Aggressionsscores (insbesondere AOA und „andere Opfer", $p < 0{,}05$), niedrigere positive Hoffnung ($p < 0{,}05$) und hohe Hoffnungslosigkeit (negative Hoffnung, Typ B; $p < 0{,}01$).

Die vorgestellte Möglichkeit einer Wiedergesundung nach Krebs (V 250) wurde skeptischer eingeschätzt von denjenigen Personen, die auch in der „Krebsgeschichte" niedrigere Scores bei positiver Hoffnung hatten ($p < 0{,}05$).

Die allgemeine Einstellung zum Aufgehobensein in der Medizin hinsichtlich der *Therapie* bei Krebserkrankungen (Einstellung zur Medizin, V 256) war signifikant negativer bei denjenigen Personen, die bei der „Krebsgeschichte" besonders aggressiv getönte Konnotationen hatten erkennen lassen (AOA hoch: $p < 0{,}01$; AVA hoch: $p < 0{,}01$, andere Opfer hoch: $p < 0{,}01$, selbst Täter hoch: $p < 0{,}05$, andere Täter hoch: $p < 0{,}06$, Gesamtaggressivität hoch: $p < 0{,}05$).

Personen mit hohen Gottschalk-Gleser-Scores bei den Skalen AVA (nach außen gerichtete verdeckte Aggressivität) und „andere Opfer" glaubten eher, daß Krebs oft bzw. immer zum Tode führt (V 251, $p < 0{,}05$).

23.14 Affekte, Krebstheorie und Einstellungen zum „Wert des Lebens bei Krebs"

Wir hatten alle Interviews jeweils in ihrer Gesamtheit am Ende der Kodierungen daraufhin eingeschätzt, wie sich der „Wert des Lebens" bei Krebserkrankung aus der Sicht des Befragten verändert (V 288; Anhang A9, S. 369; vgl. 21.3). Wurde der Wert des Lebens bei Krebs aus der Sicht des Befragten als besonders niedrig eingeschätzt, so war auch in der „Krebsgeschichte" die positive Hoffnung tendenziell niedrig ($p < 0,05$).

Zwischen der Einschätzung der „Krebstheorie" des Befragten als eher naturalistisch-biologisch vs. eher psychosomatisch-psychologisch und Gottschalk-Gleser-Affektscores ergab sich kein statistisch bedeutsamer Zusammenhang (V 287; Anhang A9, S. 368; vgl. 21.2).

23.15 Vergleich der Gottschalk-Gleser-Affektscores mit den expliziten Äußerungen zur Krebsangst und den Interviewerratings

Zwischen expliziten Globaläußerungen der Befragten zum Vorkommen von Krebsangst bei sich selbst (V 210) und Gottschalk-Gleser-Scores ergaben sich keine statistisch bedeutsamen Zusammenhänge. Erneut zeigt sich, wie schwierig es ist, valide und reliable Daten über „tatsächliche" Angst zu erlangen. Die mit dem sehr sensitiven Gottschalk-Gleser-Verfahren ermittelten Hinweise für Angstkonnotationen hatten keine systematische Korrelation in den Selbstaussagen der Befragten zur Krebsangst, insoweit diese allgemeintheoretisch gehalten waren, wie es bei den entsprechenden Ausführungen im 6. Interviewkapitel meist der Fall war, in dessen Kontext die Variable V 210 (Vorkommen von Krebsangst bei sich selbst) erhoben worden war. Demgegenüber waren Indikatoren zur Angst im Kontext plastisch erinnerter Erfahrungen, nämlich im Verlauf der erzählten „Krebsgeschichte", entschieden höher.

Unmittelbar nach den Interviews hatte der Interviewer im Postskriptum auf Schätzskalen die Angstverarbeitung des Befragten nach den Kategorien „vigilant" vs. „vermeidend" beurteilt (zur Definition vgl. 11.8 und 21.1). Zwischen den Ergebnissen dieses Fremdratings und den Gottschalk-Gleser-Angstscores bestand kein systematischer statistischer Zusammenhang. Eine Ausnahme bildete die Gottschalk-Gleser-Skala „Verletzungsangst". Eine hohe Ausprägung in dieser Affektkategorie korrelierte signifikant mit einem als vermeidend eingeschätzten Stil der Angstverarbeitung ($p < 0,05$). Wurden im gleichen Postskriptumrating die Ärzte in der Sicht der Befragten eher als vertrauensvoll eingeschätzt, so korrelierte dies signifikant mit niedriger nach außen gerichteter offener Aggressivität ($p < 0,01$), niedriger Verletzungsangst ($p < 0,05$), niedriger Gesamtaggressivität ($p < 0,01$), niedriger Ausprägung von „andere Opfer" ($p < 0,01$) und höherer positiver Hoffnung ($p < 0,01$).

23.16 Affekte und Attributionsstile

Eine hohe Ausprägung von allgemein-lebensweltlichem Fatalismus (Ereignisse werden eher als zufallsabhängig angesehen) auf den IPC-Skalen von Levenson (vgl. Kap. 21) korrelierte nichtsignifikant mit den Gottschalk-Gleser-Hoffnungsscores in der „Krebsgeschichte". Die Äußerungen zur Hoffnung bzw. Hoffnungslosigkeit im Kontext der „Krebsgeschichte" können also eher als themenspezifisch, d. h. auf Krebs bezogen, interpretiert werden denn als Ausdruck eines jeweiligen generellen Persönlichkeitsstils im Sinne einer Attributionsvoreingenommenheit.

Hohe globale sozial-externale Kontrollattribution, eingeschätzt über das gesamte Interview hinweg (V 290; vgl. 21.4), korrelierte interessanterweise signifikant mit niedrigen Ausprägungen in fast allen Gottschalk-Gleser-Aggressivitätsskalen. Dies könnte bedeuten: Ein generell hohes Vertrauen zu „mächtigen anderen" (hier v. a.: Ärzten) hängt im konkreten Handlungskontext (hier: „Krebsgeschichte") mit einer Wahrnehmungsweise dieser anderen als wenig Schaden zufügend zusammen. Hohe sozial-externale Kontrollattribution hinsichtlich der Krebsfrüherkennung, interpretierbar auch als ein hohes Vertrauen zu den Ärzten (V 245), korrelierte hochsignifikant mit hoher Gesamthoffnung in der Krebsgeschichte ($p < 0,01$).

Eine globale präventive Verhaltensbereitschaft, eingeschätzt über das gesamte Interview hinweg (V 292; vgl. 21.4), korrelierte signifikant mit niedriger Todesangst, niedriger Gesamtangst und hoher positiver Hoffnung in der „Krebsgeschichte" ($p < 0,05$).

23.17 Zusammenfassung

Die affektiven Konnotationen von 83 Schilderungen miterlebter Krebserkrankungen („Krebsgeschichten") wurden mit dem affektpsychologischen sprachinhaltsanalytischen Verfahren von Gottschalk und Gleser ausgewertet. Das dieser Teilstudie zugrunde liegende transkribierte Textmaterial hatte einen Gesamtumfang von 102 154 Wörtern. Diese wurden für jede einzelne Person satzweise nach den Gottschalk-Gleser-Affektskalen hinsichtlich affektrelevanter Formulierungen ausgewertet, wobei in jeder der Gottschalk-Gleser-Affektsubskalen auch quantifizierende Einschätzungen zum Ausmaß des jeweiligen Affekts vorgenommen wurden.

Die narrative „Krebsgeschichte" wurde von uns im Explorationsgespräch nondirektiv begleitet. Eine wichtige Ausnahme von der nondirektiven Gesprächsführung des Interviewers in diesem (zweiten) Interviewkapitel bestand in dem Versuch, im I. Teil der Geschichte einen Fremdbezug herzustellen (der Befragte spricht vorwiegend über einen Dritten, nämlich den ihm bekannten Krebskranken) und im II. Teil selbstbezügliche Äußerungen zu gewinnen (der Befragte spricht vorwiegend über eigene Empfindungen zur von ihm geschilderten Krebserkrankung). Diese Unterteilung gelang in 79 Fällen. Alle Gottschalk-Gleser-Affektscores wurden getrennt für beide Teile der „Krebsgeschichte" berechnet. Todesangst war hochsignifikant höher im I. Teil, positive Hoffnung hochsignifikant höher im II. Teil, also bei den Schlußfolgerungen des Befragten für sich selbst.

Dieses Ergebnis spricht dafür, daß bei selbstreferentiellen Gedanken an Krebserkrankungen deren belastende Konnotationen eher abgewehrt werden als bei einem

Fremdbezug, d.h. einem Denken an andere Menschen, die von Krebs betroffen wurden oder von Krebs betroffen werden könnten.

Im Vergleich zu anderen Gottschalk-Gleser-Studien waren bei den narrativen Schilderungen miterlebter Krebserkrankungen insgesamt die Ausprägungen von Todesangst und verdeckter nach außen gerichteter Aggressivität deutlich erhöht, was z.T. dadurch erklärt werden kann, daß die auf Krebserkrankung bezogene Sprache viele Analogien zum Kampfgeschehen enthält.

Todesangst und Hoffnungslosigkeit waren besonders hoch ausgeprägt, wenn der Verlauf der miterlebten Krebserkrankung in psychosozialer Hinsicht als besonders schlecht geschildert wurde. Vorstellungen eines intensiveren Lebens bei Krebs korrelierten mit höherer positiver Hoffnung. Größere Unterstützung eines Krebskranken korrelierte mit niedrigerer diffuser Angst.

Überwogen bei den Erinnerungen an die miterlebte Krebserkrankung Vorstellungen von Beschädigung/Aggressivität, so wurden im weiteren Interviewverlauf eher Verdrängungstendenzen bezüglich weiterer Gedanken an Krebs deutlich.

Die im späteren Interviewverlauf vorgenommene Selbsteinschätzung, das eigene Risiko, an Krebs zu erkranken, sei hoch, korrelierte dementsprechend signifikant mit niedriger Hoffnung in der „Krebsgeschichte".

Die Bereitschaft zur Krebsfrüherkennungsuntersuchung korrelierte signifikant mit niedriger Schamangst. Eine regelmäßige Teilnahme an der Krebsfrüherkennungsuntersuchung korrelierte fast signifikant mit niedriger Gesamtangst und signifikant mit niedriger Hoffnungslosigkeit in der „Krebsgeschichte".

Besonders deutliche, gleichsinnige Zusammenhänge bestanden zwischen Affekten hinsichtlich der miterlebten Krebserkrankung und den Einstellungen zur Therapie bei Krebserkrankungen. Eher negative Affekte (Angst, Aggressivität, Hoffnungslosigkeit) im Zusammenhang mit der „Krebsgeschichte" korrelierten deutlich und konsistent mit negativen Einstellungen zur Therapierbarkeit von Krebs überhaupt und zum Aufgehobensein in der Medizin bei notwendiger Krebstherapie.

Eine in der „Krebsgeschichte" ausgedrückte niedrige Hoffnung korrelierte signifikant mit einer im gesamten Interviewverlauf deutlich negativeren Einschätzung vom Wert des Lebens bei einer Krebserkrankung.

Zwischen auf Krebs bezogenem Erleben von Hoffnungslosigkeit in der „Krebsgeschichte" und allgemeinem lebensweltlichem Fatalismus, erfaßt durch die IPC-Skalen zur Kontrollattribution von Levenson, bestanden keine signifikanten Korrelationen.

Insgesamt führte die affektpsychologische Teilstudie zum Eindruck einer bemerkenswerten Konsistenz affektiver Konnotationen des Krebsproblems, insbesondere hinsichtlich der Vorstellungen und Erinnerungen zur Krebstherapie. Die Ergebnisse sprechen dafür, daß die affektiven Korrelate subjektiver Theorien über Krebserkrankungen wohl nur wenig durch kognitive Aufklärungsversuche beeinflußbar sind. Es konnte hier nachgewiesen werden, daß die jeweilige subjektive Verarbeitung real miterlebter Schicksale Krebskranker in vielfältiger Hinsicht systematisch mit allgemeinen Einstellungen zur Krebstherapie korreliert. Diese Einstellungen sind also subjektiv in eigenen (zumindest mittelbaren) Erfahrungen fundiert. Dies bedeutet, daß die entsprechenden Assoziationen plastisch und vielfältig verankert sind.

24 Vergleiche der Krankheitsbedeutungen nach soziodemographischen Gesichtspunkten

24.1 Auffälligkeiten hinsichtlich Geschlecht, Schulbildung, Berufsstatus, Alter

Über die soziodemographischen Merkmale von Teilnehmern und Nichtteilnehmern an den Krebsfrüherkennungsuntersuchungen liegen bereits umfassende Übersichten vor, desgleichen über Zusammenhänge zwischen den wichtigsten Einstellungen zur Krebsfrüherkennung und soziodemographischen Merkmalen (vgl. Kap. 3, auch Kirschner 1985). In seiner Arbeit über „Das Krebsproblem in der Vorstellung der Bevölkerung" hatte schon Neumann (1969) detaillierte soziodemographische Analysen zur Verteilung besonders prägnanter Vorstellungen über Krebserkrankungen und Krebsbekämpfung veröffentlicht.

Die vorliegende Studie hat keinen demoskopischen, sondern einen medizinpsychologischen Charakter. Was sie leisten soll, ist die inhaltsanalytische Auslotung möglicher subjektiver Bedeutungsumfelder der Vorstellungsinhalte „Krebserkrankung" und „Krebsbekämpfung"; sie soll ferner v. a. zur Weiterentwicklung methodischer Zugänge der sprachinhaltsanalytischen Erforschung subjektiver Krankheitstheorien beitragen.

Um diesen Rahmen nicht zu sprengen, wollen wir hier nur einige Ergebnisse von Subgruppenvergleichen nach soziodemographischen Merkmalen darstellen. Wir beschränken uns dabei auf die soziale Wahrnehmung von Krebskranken, also auf die Ergebnisse zu deren psychosozialem „Image", sowie zu den affektiven Konnotationen, wie sie in der affektpsychologischen Teilstudie dieser Arbeit mit dem Gottschalk-Gleser-Verfahren ermittelt wurden. Zu diesem Aspekt subjektiver Theorien über Krebserkrankungen und Krebsbekämpfung sind uns bisher keine ähnlichen Analysen bekannt geworden.

1) *Geschlechtsspezifische Auffälligkeiten:* Bei den Vorstellungen über eine möglicherweise veränderte Lebenseinstellung von Krebskranken sprachen Männer eher als Frauen von Verschlossenheit (V 126, p < 0,05). Tendenziell sprachen eher Frauen als Männer die Bedeutung des Kämpfens an (V 30; knapp nichtsignifikanter Unterschied). Männer betonten bezüglich des möglichen eigenen Umgangs mit Krebskranken eher Verheimlichung und erlebten ein offenes Gespräch eher als konflikthaft (V 281; p < 0,05). Frauen zeigten sich hierzu eher offen bzw. erlebten ein mögliches Gespräch über Krebs eher als konfliktarm. Eine akzeptierende Einstellung gegenüber Krebskranken war stärker bei Frauen ausgeprägt (V 282; knapp nichtsignifikant). Ansteckungsphantasien oder konkrete Ressentiments bei den Vorstellungsinhalten erste Begegnung, essen, Glas, Körperkontakt waren bei Frauen und Männern nicht signifikant unterschiedlich verteilt.

In den Gottschalk-Gleser-Affektscores zur narrativen „Krebsgeschichte" war diffuse Angst signifikant stärker bei Frauen ausgeprägt (p < 0,05). Die erhöhten

Angstscores könnten damit zusammenhängen, daß Krebs eher als eine starke Bedrohung für die Frau empfunden wird, wie auch Dornheim (1983) sowie eigene Kasuistiken zum Interviewkapitel „Wesen" von Krebserkrankungen zeigten.

Auch in anderen Interviewkapiteln ließ sich aufgrund kasuistischer Analysen die Thematik *Angst* als zentrale Thematik weiterverfolgen. Bei 40 unter diesem Aspekt durchgesehenen Interviews äußerten ausschließlich Frauen Angst als *wesentliches* Merkmal von Krebs im Unterschied zu anderen Krankheiten.

Frauen zeigten in der „Krebsgeschichte" signifikant mehr Hoffnung und zugleich mehr Hoffnungslosigkeit als Männer. Frauen zeigten insgesamt intensivere Affekte als Männer.

2) Nach der *Schulbildung* und dem *Berufsstatus* ergaben sich keine Unterschiede hinsichtlich der Indikatoren für Umgang (Empathie, Hilflosigkeit, Unterstützung, Tabuisierung) und „Image" (essen, Glas, Körperkontakt, Ansteckungsphantasien). Eine Ausnahme: Passiv ein Gespräch mit einem Krebskranken zu führen, d.h. auf ein von diesem ausgehendes Kontaktangebot einzugehen, wurde eher von Personen mit guter Schulbildung und höherer beruflicher Stellung abgelehnt bzw. als eher konfliktarm empfunden.

Die Gottschalk-Gleser-Scores für Gesamtangst und diffuse Angst waren in der „Krebsgeschichte" bei Personen mit hoher Schulbildung eher hoch ($p < 0{,}01$). Zur Interpretation kann mit Vorbehalt angenommen werden, daß bei Personen mit niedrigerer Schulbildung möglicherweise ein vermeidenderer Stil des Umgangs mit Ängsten häufiger vorkommt.

Bei Personen mit höherer beruflicher Position bzw. Qualifikation sowie höherem Einkommen war in der „Krebsgeschichte" die nach außen gerichtete offene Aggressivität stärker ausgeprägt ($p < 0{,}06$), desgleichen die Verletzungsangst ($p < 0{,}05$).

3) Nach dem *Alter* fanden wir in keiner unserer affektpsychologischen Variablen eine signifikant unterschiedliche Häufigkeitsverteilung.

24.2 Zusammenfassung

Bezüglich der sozialen Folgen von Krebskrankheiten und des möglichen eigenen Umgangs mit Krebskranken sprachen Männer eher als Frauen von Verschlossenheit und Verheimlichung. Frauen zeigten sich eher als Männer bereit zu offener Kommunikation und zur Akzeptanz von Krebskranken.

Frauen betonten deutlicher als Männer die Bedeutung von Angst als wesentliches Merkmal von Krebserkrankungen. Bei der narrativen Erzählung miterlebter Krebserkrankungen zeigten Frauen insgesamt intensivere Affekte als Männer, insbesondere mehr Hoffnung und auch mehr Hoffnungslosigkeit.

Nach der Schulbildung, dem Berufsstatus und dem Alter ergaben sich keine deutlichen (systematischen) Unterschiede hinsichtlich der Annahmen über soziale Folgen von Krebserkrankungen und hinsichtlich der Affekte bei der narrativen Schilderung miterlebter Krebserkrankungen. Einige Angstscores waren bei Personen mit besserer Schulbildung und höherer beruflicher Qualifikation tendenziell höher ausgeprägt.

25 Ordnungsversuch der subjektiven Krankheitstheorien nach inhaltlichen Konfigurationen*

25.1 Clusteranalyse nach Ward

Bei allen bis jetzt dargestellten Einzelergebnissen und Zusammenhängen innerhalb der subjektiven Krankheitstheorien unserer Befragten bleibt die Frage offen, welche spezifischen Muster der Krankheitstheorien bei den Befragten auszumachen sind bzw. welchem „Typ" von Krankheitstheorie wieviele der Befragten jeweils zuzuordnen seien. Die Frage nach typischen inhaltlichen Konfigurationen von Krankheitstheorien soll hier annäherungsweise beantwortet werden.

Als Verfahren der Wahl erschien uns die Anwendung einer hierarchischen Clusteranalyse nach Ward sinnvoll (Wishart 1984: Clustan 1C, „hierarchy") mit anschließender iterativer Relokation (Clustan 1C, „relocate"), um ein lokales Optimum für eine bestimmte Clusterlösung zu erhalten.

Die Vorgehensweise ähnelt dabei dem bereits unter 17.3 bei der Clusteranalyse der Ursachenliste beschriebenen Vorgehen, nur daß dort *Variablen* zu „Typen" zusammengefaßt wurden, während hier *Personen* (d. h. die Befragten) zu „Typen" zusammengefaßt werden sollten.

Ausgangspunkt der hierarchischen Clusteranalyse nach Ward ist eine Cluster„lösung", in der jeder Befragte mit „seinen" Werten auf den erhobenen Variablen „seinen eigenen" Cluster bildet. Schrittweise (und zwar in genauso vielen Schritten, wie Ausgangscluster existieren) werden nun diejenigen Cluster zu einem neuen Cluster fusioniert, die sich am ähnlichsten sind, d. h. im Fall des Ward-Fusionskriteriums, die, bei deren Fusion der Zuwachs der Fehlerquadratsumme minimal ist. Dadurch „gewährleistet" die Ward-Methode, daß die Varianz der Merkmale innerhalb eines Clusters so klein wie möglich ist.

Der Nachteil dieses Vorgehens liegt darin, daß ein Element eines Clusters (Befragter) im Lauf der hierarchischen Fusion seinen Platz in einem Cluster nicht verändern kann, d. h. daß er zusammen mit den Elementen (Personen) in demjenigen Cluster verbleibt, zu dem sie fusioniert wurden. Dieses Problem, daß nämlich im Verlauf der hierarchischen Fusion eine Person ihrem eigenen Cluster unähnlicher wird und einem andern Cluster ähnlicher, kann durch eine iterative Relokation („relocate") gelöst werden: Für eine bestimmte Clusterlösung kann dadurch ein lokales Optimum hergestellt werden, indem für jedes Element (Person) die Ähnlichkeit zu allen andern Clustern errechnet wird. Ist ein Element einem fremden Cluster ähnlicher geworden als seinem Ursprungscluster, wird es entsprechend umgruppiert. Dieses Verfahren ist dann abgeschlossen, wenn die Ähnlichkeit jedes Elements zu „seinem" Cluster größer ist als zu jedem andern Cluster. Diese Methode minimiert zusätzlich die Varianz eines Merkmals innerhalb eines Clusters.

---

* Anm.: Die Kapitel 25 und 26 (S.236–248) wurden von S. Schilling verfaßt.

Die Auswahl einer bestimmten Clusterlösung (bei uns: einer Lösung mit 6 Clustern) kann sich dabei an 2 Kriterien orientieren: Dies ist zum einen der Unähnlichkeitskoeffizient (die Fehlerquadratsumme), der nach der Fusion sehr heterogener, unähnlicher Cluster deutlich ansteigt. Zweitens sind es natürlich inhaltliche Erwägungen, die sowohl die inhaltliche Prägnanz einer Lösung als auch damit zusammenhängend die Größe der jeweiligen Cluster berücksichtigen muß. Je mehr Cluster berücksichtigt werden, um so weniger Elemente (Personen) können sie im Einzelfall beinhalten: Dies führt zwar zu größerer Prägnanz der Cluster, weil die Varianz der Merkmale in ihnen in der Regel kleiner ist, erlaubt aber kaum eine Aussage über „Typen" von Personen. Im andern Extrem ist bei der Berücksichtigung von nur 2 Clustern der Vergleich der Cluster anhand bestimmter Merkmale kaum möglich: Ist nämlich die Varianz eines Merkmals innerhalb eines Clusters A (im Verhältnis zu einem Cluster B) sehr klein, dann ist entsprechend die Varianz desselben Merkmals innerhalb des Clusters B (im Verhältnis zu Cluster A) sehr groß. Damit ist aber dieses Merkmal für Cluster B nicht charakteristisch (s. unten) und damit der Vergleich beider Cluster bezüglich dieses Merkmals unmöglich. Aus diesem Grund haben wir uns für eine Clusterlösung entschieden, die einerseits den Vergleich von Clustern bezüglich derselben Merkmale erlaubt (und damit genügend Cluster differenziert), die aber andererseits bezüglich der Clusteranzahl nicht so differenziert ist, daß die Cluster zu klein sind. Die 6-Cluster-Lösung zeigt Tabelle 15.

Tabelle 15. Ordnungsversuche der subjektiven Krankheitstheorien nach inhaltlichen Konfigurationen (Clusteranalyse). (Erläuterungen s. Text)

Variable	Cluster					
	I	II	III	IV	V	VI
Soziodemographische Daten						
V 4: Alter		+				
V 6: Schulbildung						−
V 7: Beruf						−
Interviewkapitel 2						
V 14: Einstellung des Befragten zur Medizin		− −				
V 76: Sozial-externale Kontrollattribution, global	(+)	−				
Interviewkapitel 5: Ursachenliste						
V 129: Göttliche Fügung	−			(−)		
V 135: Erschöpfung, Kreislaufschwäche	(−)		+ +			
V 137: Enttäuschungen des Lebens	−		+ +	+		
V 138: Belastungen durch familiäre Probleme	−		+ +	+ +		
V 139: Körperliche Veranlagung			+			
V 140: Gerechte Strafe	⊖		⊖			
V 141: Grübeln, Ängste, hoffnungsloses Leben			+ +	+		
V 142: Hetze des heutigen Lebens	(−)		+ +	(+)		
V 143: Verlust geliebter Personen	(−)		+ +			
V 144: Unterdrückung von Gefühlen	−		+ +	+		
V 145: Schlechtes Blut						+
V 146: Frühere Krankheiten			+			
V 147: Mangel an Abwehrkräften, Energielosigkeit			+	(+)		
V 149: Konflikte mit anderen Menschen	(−)	−	+ +			
V 150: Zuviel Einsamkeit	−	−		+ +		
V 151: Geringes Durchsetzungsvermögen	(−)	(−)	+ +			(−)
V 152: Hohe Ansprüche an sich selbst	(−)		+ + +		(−)	(−)

Tabelle 15. (Fortsetzung)

Variable	Cluster					
	I	II	III	IV	V	VI
V 153: Neigung zu Nervosität	(−)		++	(−)		
V 154: Falsche Lebensweise			⊕	(+)		
V 183: Einschätzung des eigenen Krebsrisikos				−		
Interviewkapitel 6: Primäre Prävention						
V 219: Internale Kontrollattribution, primär		−		++	−	
V 221: Generelle Kontrollattribution, primär		−			−	
V 222: Präventive Verhaltensbereitschaft, primär				++		
Interviewkapitel 7: Sekundäre Prävention						
V 235: Einstellung des Befragten zur KFU	+		(+)			
V 245: Sozial-externale Kontrollattribution, sekundär	+		++			
V 246: Generelle Kontrollattribution, sekundär	+					
V 247: Präventive Verhaltensbereitschaft, sekundär	+		(+)			
Interviewkapitel 8: Therapie						
V 251: Krebs als Todesurteil						−
V 256: Einstellung des Befragten zur Therapie		−−		(−)		
V 273: Therapieverhaltensbereitschaft	+					
Interviewkapitel 9: Umgang mit Krebskranken						
V 274: Erste Begegnung				+		
V 279: Gespräch über Krebs, passiv	(+)			+		
V 281: Eigene Offenheit gegenüber Krebspatienten		(−)				−
V 282: Akzeptierende, unterstützende Einstellung	(+)		⊕			
V 284: Gewußt ambivalent						+
V 287: Naturalistische vs. psychosomatische Krebstheorie			+			
V 288: Wert des Lebens bei Krebs		−				−
V 291: Generelle Kontrollattribution, global				+		
V 292: Präventive Verhaltensbereitschaft, global	+					
Gottschalk-Gleser-Scores						
V 364: Offene außengerichtete Aggressivität	(−)					(−)
V 365: Verdeckte außengerichtete Aggressivität	(−)				−	(−)
V 374: Gesamtaggressivität	(−)		(−)	++	−	
V 377: Selbst Täter	(−)	−				
V 378: Andere Täter	(−)		(−)			
V 384: Gesamtwert Hoffnung negativ, Typ A (von anderen)						−
V 385: Gesamtwert Hoffnung negativ, Typ B (selbst)		−				
Interviewerratings						
V 388: Befragter rational - ängstlich	(−)					+
V 389: Befragter ruhig - aggressiv	(−)			−	(−)	
V 390: Kontakt gut - schlecht				−		
V 394: Rede verharmlosend			−			
V 396: Rede pessimistisch		+				
V 399: Unterscheidung primäre - sekundäre Prävention				+	(−)	
Globalvariablen						
V 400: Sekundärpräventive Intentionalität (vgl. 19.9)	+		+			
V 403: Biologie (vgl. 17.3)						+
V 404: Psyche (vgl. 17.3)	−		++	+	(−)	
V 405: Primärpräventive Intentionalität (vgl. 18.8)		−		++	−	
V 406: Therapeutische Intentionalität (vgl. 20.11)	+			(−)		
V 407: Soziale Akzeptanz (vgl. 22.6)	(+)					−−
V 408: Warnzeichen (vgl. 19.6)					(−)	−

Bei der Auswahl der Variablen bzw. Personen, die in die Clusteranalyse eingingen, ergab sich aber folgende Einschränkung. Innerhalb des Programmpakets Clustan 1C ist die Analyse nur entweder mit binären oder aber mit intervallskalierten Variablen möglich. Bei der Entscheidung für die intervallskalierten Variablen unseres Interviews, die uns für eine solche Analyse relevanter schienen, ergab sich die zweite Einschränkung, daß nur für 83 unserer 101 Befragten Gottschalk-Gleser-Scores errechnet werden konnten, da nur diese im 2. Interviewkapitel eine Krebsgeschichte berichtet hatten. Die Analyse konnte also nur entweder über die 101 Befragten ohne die Gottschalk-Gleser-Scores oder über 83 Befragte mit Einbeziehung der Gottschalk-Gleser-Scores durchgeführt werden. Da wir auf diese Scores nicht verzichten wollten, ist die von uns vorgestellte 6-Cluster-Lösung nur für 83 Befragte gültig. Der Versuch, die drei 6-Cluster-Lösungen (1. binär/n = 101; 2. intervall/ n = 101; 3. intervall/n = 83) bezüglich der Elemente der Cluster (Personen) zu parallelisieren, um damit die möglichst vollständige Information zu berücksichtigen, gelang nicht.

Die Auswahl charakteristischer Merkmale zur inhaltlichen Beschreibung von Clustern orientiert sich dabei an 2 Werten:

Der *F-Wert* errechnet sich aus dem Verhältnis der Varianz eines Merkmals innerhalb eines Clusters zur Varianz dieses Merkmals in den restlichen Clustern. Der Erwartungswert von F wäre 1 (E(F) = 1.), d.h. die Varianz des Merkmals innerhalb des Clusters ist gleich der Varianz des Merkmals außerhalb des Clusters. In diesem Fall der Erfüllung des Erwartungswerts ist natürlich dieses Cluster bezüglich des Merkmals nicht homogen („typisch"), das Merkmal ist für die Beschreibung des Clusters nicht charakteristisch. Die Überschreitung des Erwartungswerts spräche sogar für eine ausgesprochene Heterogenität des Clusters bezüglich dieses Merkmals, weil nämlich die Varianz innerhalb des Clusters größer wäre als außerhalb des Clusters. Als charakteristisch für die Beschreibung eines Clusters gelten also diejenigen Merkmale/Variablen mit einem möglichst kleinen F-Wert und damit einer möglichst kleinen Varianz. Nur Merkmale, die dieses Kriterium erfüllen, wurden in die Darstellung (vgl. Tabelle 15) aufgenommen. Dazu wurde ein inverser F-Wert errechnet, der die Größe des Clusters und damit die Zähler- und Nennerfreiheitsgrade berücksichtigt. Für ein Cluster mit der Größe n = 25 ergab sich so ein kritischer F-Wert von ungefähr 0,59, für ein Cluster der Größe n = 8 ein kritischer Wert von 0,48.

Der *T-Wert* eines Merkmals ist ein Maß für die Mittelwertdifferenz zwischen dem Cluster und der Gesamtgruppe bezüglich dieses Merkmals. Der Erwartungswert von T ist 0 (E(T) = 0.): In diesem Fall wäre der Mittelwert des Merkmals innerhalb des Clusters gleich dem Mittelwert des Merkmals außerhalb des Clusters. Ein von Null abweichender T-Wert weist deshalb auf einen Mittelwertunterschied zwischen Cluster und Gesamtgruppe hin. Da für diesen T-Wert hier keine kritischen Werte errechnet werden konnten, wird die Größe dieses T-Werts in Tabelle 15 folgendermaßen kodiert: + oder − meint einen T-Wert zwischen +0,5 und +1 bzw. −0,5 und −1, + + bzw. − − meint einen T-Wert zwischen +1 und +2 bzw. −1 und −2 und + + + bzw. − − − meint einen T-Wert größer bzw. kleiner als +2 bzw. −2. Die Ergänzung der Tabelle mit (+) und (−) verweist auf T-Werte zwischen Null und +0,5 bzw. −0,5: Diese Tendenzen von Mittelwertunterschieden wurden berücksichtigt, um näherungsweise die Ausprägung bestimmter Merkmale in anderen Clustern zu erfahren. Jedoch wurde auch in diesem Fall tendenzieller Mittelwertunterschiede das Varianzkriterium des kritischen F-Werts beibehalten.

Ein möglichst kleiner F-Wert und ein möglichst großer (absolut gesehen) T-Wert kennzeichnen also ein für einen Cluster charakteristisches Merkmal. Grenzfälle kleiner F-Werte sind dabei diejenigen Merkmale, die innerhalb eines Clusters überhaupt keine Varianz aufweisen (F = 0), bei denen also alle Elemente des Clusters (Personen) die gleiche Merkmalsausprägung aufweisen. Diese Merkmale sind in Tabelle 15 durch $\oplus$ bzw. $\ominus$ gekennzeichnet.

Im Anschluß an Tabelle 15, die die Ergebnisse der Clusteranalyse für die 6-Cluster-Lösung im Überblick zeigt, sollen die Cluster inhaltlich beschrieben werden. Um die Darstellung dabei übersichtlich zu halten, werden nicht alle Variablen, die in der Tabelle mit kleinem F-Wert und von Null abweichendem T-Wert aufgeführt sind, dargestellt. Dies gilt v. a. für diejenigen Clustermerkmale, die nur einen tendenziellen Mittelwertunterschied (Angaben in Tabelle 15 in Klammern) zeigten, als auch für diejenigen Merkmale, wie z. B. die Variablen der Ursachenliste, die in Globalvariablen (V 401–V 404; vgl. 17.3) zusammengefaßt wurden.

Um dem Leser also die Auswertung der Tabelle 15 nachvollziehbar zu machen, wurde die Richtung der Variablen, z. T. abweichend von der Darstellung im Kodierleitfaden, gleichsinnig gepolt:

Der *Minuspol* jeder Variable meint entweder eine *niedrige* Ausprägung der Variable, eine *Verneinung* einer entsprechenden Aussage, eine im sozialen Bereich *skeptische, ablehnende, distanzierte* Haltung oder Einstellung oder bei den aufgeführten bipolaren Variablen (z. B. V 287, V 388 ff.) den *linken Pol* der Variable.

Die Minuszeichen in Tabelle 15, die die Größe des T-Werts angeben, zeigen also, daß die Ausprägung dieses Merkmals innerhalb des Clusters in Richtung des Minuspols dieser Variable im Vergleich zur Gesamtgruppe abweicht.

Der Pluspol jeder Variable meint entweder eine *hohe* Ausprägung der Variable, eine *Bejahung/Zustimmung* zu einer Aussage, eine im sozialen Bereich *akzeptierende* Haltung oder Einstellung oder bei den bipolaren Variablen den *rechten Pol* der Variable.

Die Pluszeichen in Tabelle 15 zeigen also einen Mittelwertunterschied des Merkmals in Richtung auf den Pluspol der Variable an.

Beschreibung der inhaltlichen Konfigurationen der subjektiven Krankheitstheorien (Cluster)

Cluster I (n = 25) und Cluster III (n = 9)
Diese beiden Konfigurationen sollen gemeinsam beschrieben werden, da sich bei einer weitreichenden Ähnlichkeit beider Cluster der Unterschied zwischen ihnen genau fassen läßt. Beide Personengruppen haben eine positiv-akzeptierende Einstellung zur KFU, ihre sozial-externalen Kontrollattributionen im sekundärpräventiven Bereich sind hoch, und die sekundärpräventive Verhaltensbereitschaft und Intentionalität ist ebenfalls groß. Beide Personengruppen erscheinen in den Gottschalk-Gleser-Scores als wenig aggressiv und im sozialen Bereich des Umgangs mit Krebskranken eher als akzeptierend und unterstützend. Deutlich ist auch die Übereinstimmung beider Gruppen darin, daß Krebs nicht als gerechte Strafe für irgend etwas aufzufassen ist: Die Personen, die in diesen Clustern zusammenge-

faßt sind, sind sich darin ohne Unterschied einig, was die Nullvarianz bei diesem Merkmal zeigt (V 140). Der Unterschied liegt darin, daß die Personen des Clusters III eine deutlich psychosomatisch orientierte Krankheitstheorie haben, wie sich sowohl an den Items der Ursachenliste als auch an Variable V 287 zeigen läßt, wohingegen die Personen des Clusters I keine auffällig biologisch-naturalistische Krankheitstheorie haben, jedoch eine psychosomatische Theorie verneinen und ablehnen.

Bei diesen Befragten, die eine psychosomatisch orientierte Krankheitstheorie ablehnen, scheinen Therapieverhaltensbereitschaft und Intentionalität (V 273, V 406) ausgeprägter. Ob und wie dieses Ergebnis zu interpretieren ist, möchten wir jedoch offenlassen.

Cluster II (n = 14)

In diesem Cluster sind ältere Personen zusammengefaßt, die aufgrund eigener Erfahrungen (Interviewkapitel 2) eine sehr skeptische, ablehnende Einstellung zur Medizin haben und eine sehr skeptische Einstellung zur Therapie. Ihre sozial-externalen Kontrollüberzeugungen sind gering, d.h. sie haben auch wenig Vertrauen in die Möglichkeiten der Ärzte. Ihre primärpräventiven Kontrollattributionen und Verhaltensbereitschaft sind ebenfalls skeptisch bzw. gering und möglicherweise Ausdruck einer fatalistischen, resignativen Haltung. Die eigene Offenheit gegenüber Krebskranken ist tendenziell niedrig, sie halten den Wert ihres Lebens mit Krebs für sehr niedrig. Ohne daß eine besondere Krankheitstheorie offensichtlich wird, tauchen 3 Items der Ursachenliste als charakteristische Merkmale auf: Die Personen dieses Clusters verneinen „Konflikte mit andern Menschen", „zuviel Einsamkeit" und tendenziell „geringes Durchsetzungsvermögen" als mögliche Ursachen von Krebs.

Cluster IV (n = 8)

Prägnant bei den Personen dieses Clusters ist die ausgeprägte internale Kontrollüberzeugung im primärpräventiven Bereich und die Bereitschaft, primärpräventiv zu handeln. Gleichzeitig aber ist die Einstellung zur Therapie eher skeptisch und die antizipierte Bereitschaft, sich behandeln zu lassen, eher gering. Ihr eigenes Krebsrisiko schätzen diese Befragten eher niedrig ein. Sie bejahen eine Vielzahl psychosozialer Ursachenfaktoren von Krebs, verneinen aber tendenziell die „Neigung zur Nervosität" als Ursache. Obwohl sie dem Interviewer nach dem Gespräch eher als ruhig denn als aggressiv erscheinen, haben sie einen stark erhöhten Wert auf der Affektskala „Gesamtaggressivität" nach Gottschalk-Gleser. In einigen Bereichen des sozialen Umgangs mit Krebskranken erscheinen sie als positiv-akzeptierend. Die klare Unterscheidung zwischen primärer und sekundärer Prävention zeigt ebenfalls die Trennung zwischen der positiven Einstellung und ausgeprägten Handlungsbereitschaft im primärpräventiven Bereich und den skeptisch-ablehnenden Einstellungen zum medizinischen Bereich, selbst wenn Einstellungen zur sekundären Prävention nicht deutlich werden.

Cluster V (n = 17)

Die Charakteristik dieses Clusters erscheint wenig prägnant. Die Personen dieses Clusters zeichnen sich durch niedrige internale und generelle Kontrollattributionen im primärpräventiven Bereich aus, ihre primärpräventive Verhaltensbereitschaft ist gering. Sie verneinen der Tendenz nach eine psychosomatische Krankheitstheorie und sind auch nicht der Meinung, daß Krebs ein Todesurteil ist. Sie erscheinen als ruhig und wenig aggressiv. Sie unterscheiden der Tendenz nach nicht zwischen primärer und sekundärer Prävention, ihr Wissen um die Warnzeichen des Krebses ist eher gering.

Cluster VI (n = 10)

In diesem Cluster finden sich keine Charakteristiken über den primärpräventiven, sekundärpräventiven oder therapeutischen Bereich der Krankheitstheorien. Es finden sich hier Personen mit niedriger Schulbildung und niedrigerem beruflichem Status, die eine biologisch-naturalistische Krankheitstheorie vertreten („schlechtes Blut"). Psychosoziale Ursachen wie „geringes Durchsetzungsvermögen" oder „hohe Ansprüche an sich selbst" werden der Tendenz nach verneint. Im sozialen Umgang mit Krebskranken scheinen sie verschlossen und ambivalent, im Interview selbst werden sie als eher ängstlich wahrgenommen, auf den Gottschalk-Gleser-Skalen erscheinen sie als wenig aggressiv. Der Wert des Lebens mit Krebs ist für sie gering, ebenso ihr Wissen über Warnzeichen des Krebses.

Dieser Versuch der Darstellung und Beschreibung inhaltlicher Konfigurationen subjektiver Krankheitstheorien kann nur ein erster heuristischer Zugang sein. Aufgrund der großen Anzahl der in der Analyse berücksichtigten Merkmale (n = 155) gestalten sich Abgrenzung und Differenzierung der Cluster auf bestimmten relevanten Merkmalen schwierig, was zwar den Aussagewert der Analyse einschränken mag, aufgrund der methodischen Voraussetzungen der minimalen Varianz eines Merkmals jedoch kaum zu vermeiden ist.

Innerhalb dieser Grenzen kann die typologische Deskription von Personengruppen aber ein plastisches Bild möglicher Konfigurationen von Krankheitstheorien liefern. Sie liefert darüber hinaus eine Rechtfertigung für eine möglichst differenzierende, themen- und kontextspezifische Erfassung subjektiver Krankheitstheorien, die die Unabhängigkeit einzelner Überzeugungs- und Einstellungsbereiche wahrt. Beispiele dafür sind die „Verträglichkeit" einer positiv-akzeptierenden Einstellung im sekundärpräventiven Bereich mit einer ausgeprägt psychosomatischen *und* einer nichtpsychosomatischen Krankheitstheorie oder die „Verträglichkeit" einer negativ-skeptischen Einstellung zum therapeutischen Bereich mit niedrig-skeptischen *oder* starken Kontrollüberzeugungen und Verhaltensbereitschaften im primärpräventiven Bereich.

25.2 Zusammenfassung

Die Frage, ob es bei den subjektiven Krebstheorien typische inhaltliche Konfigurationen gibt, wurde durch eine hierarchische Clusteranalyse nach Ward bearbeitet. Diese statistische Methode ermöglicht es, vereinfacht ausgedrückt, die Daten so zu ordnen, daß Personen mit ähnlichen Antwortmustern gruppiert werden können. In einer 6-Cluster-Lösung ergaben sich folgende hervorstechende Konfigurationen:

Im I.Cluster (n = 25) ließen sich Personen zusammenfassen, die eine positiv-akzeptierende Einstellung zur Krebsfrüherkennungsuntersuchung hatten, zu Ärzten hinsichtlich der Krebsfrüherkennung Vertrauen zeigten, auch gegenüber Krebspatienten eher akzeptierend und unterstützend wirkten und der Möglichkeit einer Krebstherapie für den Fall eigener Betroffenheit eher aufgeschlossen gegenüberstanden.

Im II. Cluster (n = 14) ließen sich ältere Personen zusammenfassen, die selbst miterlebte Krebserkrankungen und Therapiemöglichkeiten generell sehr skeptisch betrachteten, wenig Vertrauen in Ärzte hatten, Präventionsmöglichkeiten eher fatalistisch sahen und wenig Offenheit gegenüber Krebskranken zeigten.

Im III. Cluster (n = 9) ließen sich Personen zusammenfassen, die im wesentlichen ein ähnliches Einstellungsmuster wie die Personen des I. Clusters zeigten, jedoch zusätzlich eine deutlich psychosomatisch orientierte Krebstheorie vertraten.

Im IV. Cluster (n = 8) ließen sich Personen zusammenfassen, die eine hohe Bereitschaft zur primären Prävention (Krebsverhütung) zeigten, aber zugleich den Möglichkeiten der Krebstherapie eher skeptisch gegenüberstanden.

Im V. Cluster (n = 17) erschienen Personen, deren subjektive Krebstheorie wenig prägnant wirkte. Ihre primärpräventive Verhaltensbereitschaft war gering; zwischen primärer und sekundärer Prävention unterschieden sie der Tendenz nach wenig.

Im VI. Cluster (n = 10) ließen sich Personen mit niedriger Schulbildung und niedrigem beruflichen Status zusammenfassen, die eher eine biologisch-naturalistische Krebstheorie vertraten und gegenüber Krebskranken eher verschlossen bzw. ambivalent wirkten.

Insgesamt erbrachte die Clusteranalyse Hinweise dafür, daß subjektive Krankheitstheorien tatsächlich in einigen Bereichen typisierbare inhaltliche Konfigurationen aufweisen. Die Voraussetzung für deren Klärung war eine möglichst differenzierte, themen- und kontextspezifische Erfassung der einzelnen Elemente, die eine subjektive Krankheitstheorie konstituieren können.

26 Versuch einer „Typologie hoher präventiver Verhaltensbereitschaft"

26.1 Methodik und Ergebnisse

Im Verlauf der bisherigen Darstellung wurden bereits verschiedene Ergebnisse referiert, in denen sich Unterschiede in den Einstellungen bzw. subjektiven Krankheitstheorien von Personen ergaben, die mit einer jeweils niedrigen bzw. hohen sekundärpräventiven Verhaltensbereitschaft eingeschätzt worden waren.

Wie bereits erwähnt (vgl. 19.9), hatte die Variable V 247, „sekundärpräventive Verhaltensbereitschaft und Einstellung", für die Auswertung dieser Studie einen exponierten Stellenwert. Ihr Status als Kriteriumsvariable sollte durch die Entwicklung und Beiordnung einer zweiten Variable, V 400, „sekundärpräventive Intentionalität" (vgl. 19.9), konstruktvalidiert und gewichtet werden.

In diesem Kapitel sollen nun beide Variablen der sekundärpräventiven Intentionalität in ihrem Zusammenhang mit anderen im Verlauf des Interviews erhobenen Variablen dargestellt werden. Die Form einer Liste soll dabei den schnelleren Überblick über die Ergebnisse erlauben.

Für die 3stufige ordinalskalierte Variable V 247 wurden dabei nur die beiden Extremgruppen der niedrigen bzw. hohen sekundärpräventiven Verhaltensbereitschaft berücksichtigt. 18 unserer 101 Interviewten wurden dadurch aus der Analyse ausgeschlossen. Diese Vorgehensweise sollte eine größere Trennschärfe der Tests gewährleisten. In Abhängigkeit vom Skalenniveau der mit ihr in Beziehung gesetzten Variablen wurden punkt-biseriale Korrelationen, U-Tests nach Mann-Whitney oder χ^2-Tests gerechnet.

Für die durch Mittelwertbildung aus 4 Variablen quasi intervallskalierte Variable V 400 wurden entsprechend punkt-biseriale Korrelationen, Spearman-Rang- bzw. Pearson-Produkt-Moment-Korrelationen gerechnet.

In der folgenden Übersicht sind alle Variablen in der Reihenfolge ihres Auftretens im Interview aufgeführt, mit denen sich ein signifikanter Zusammenhang ergab. Die Variablen sind der besseren Lesbarkeit halber bereits in Richtung einer hohen Ausprägung sekundärpräventiver Verhaltensbereitschaft und Intentionalität (V 247 und V 400) interpretiert.

Insgesamt ergaben sich mit 72 Variablen des Interviews signifikante Zusammenhänge. Bei 47 Variablen (= 65 %) war der Zusammenhang mit *beiden* Kriteriumsvariablen (V 247 und V 400) signifikant. Bei diesen Variablen wird das jeweils schwächere Signifikanzniveau ausgewiesen. In 25 Fällen ergab sich ein signifikanter Zusammenhang nur mit einer der beiden Kriteriumsvariablen: In 13 Fällen (= 18 %) war der Zusammenhang nur mit der Variable V 247 signifikant, in 12 Fällen nur mit der Variable V 400 (= 17 %). Nur in diesen 25 Fällen wird zusätzlich zum Signifikanzniveau die entsprechende Kriteriumsvariable ausgewiesen.

Das jeweilige Signifikanzniveau wird in Klammern hinter der entsprechenden Variable angegeben: * entspricht dabei den 5%-Signifikanzniveau, ** dem 1%- und *** dem 1‰-Signifikanzniveau.

Die nun folgende Darstellung soll v. a. einen raschen und heuristisch fruchtbaren Überblick über Möglichkeiten der Unterscheidung und Ansätze einer denkbaren Einflußnahme auf das Ausmaß der sekundärpräventiven Verhaltensbereitschaft erlauben.

Übersicht: „Typologie hoher sekundärpräventiver Verhaltensbereitschaft"

Soziodemographische Daten

V 4: Das Alter dieser Personen war eher niedrig (V 247, *).

Interviewkapitel 2: Schilderung der miterlebten Krebserkrankung

V 12: Diese Personen waren durch die miterlebte Krebserkrankung stärker persönlich und emotional betroffen (V 247, *).

V 14: Diese Personen hatten eine eher positiv-akzeptierende Einstellung zur Medizin (V 400, *).

V 17: Diese Personen erwähnten eher, daß der Patient in der miterlebten Krebsgeschichte nicht an der KFU teilgenommen hatte (*).

V 18: Die Bedeutungen und Konnotationen der KFU waren bei diesen Personen eher positiv (**).

V 19: Diese Personen schilderten den psychosozialen Verlauf der miterlebten Krebserkrankung eher positiv (V 247, *).

V 21: Diese Personen erwähnten eher, daß die Inanspruchnahme von Hilfe einen Einfluß auf den Verlauf der Krebserkrankung hatte (V 247, *).

V 34: Diese Personen erwähnten eher, daß der Patient in der miterlebten Krebsgeschichte die Erkrankung nicht wahrhaben wollte (V 400, *).

V 69: Diese Personen meinten eher, daß sich der Umgang mit Krebspatienten v. a. in Richtung auf größere Unterstützung verändert (*).

V 75: Die internale Kontrollattribution war bei diesen Personen eher hoch (V 400, **).

V 76: Die sozial-externale Kontrollattribution war bei diesen Personen eher hoch (**).

V 77: Die generelle Kontrollattribution war bei diesen Personen eher hoch (V 247, *).

V 78: Die präventive Verhaltensbereitschaft und Einstellung war bei diesen Personen eher hoch (**).

Interviewkapitel 4: Charakter und Wesen des Krebses

V 85: Diese Personen erwähnten seltener, daß die Situation, Krebs zu bekommen, schwer vorstellbar sei (**).

V 95: Der Grad des Verständnisses des Phänomens „Krebs" war bei diesen Personen eher hoch (V 400, *).

V 96: Der Grad des Verständnisses der Ursachen von Krebs war bei diesen Personen eher hoch (**).

V 99: Diese Personen erwähnten seltener, daß durch Wahrheitsagen der Verlauf der Krebserkrankung beschleunigt werde (**).

V 100: Diese Personen erwähnten seltener, daß es im Verlauf der Krebserkrankung zu einem eigengesetzlichen Stillstand kommen könne (**).

V 120: Diese Personen erwähnten eher, daß es im Umgang mit Krebspatienten keine Veränderungen gebe (*).

V 127: Diese Personen erwähnten eher, daß es von der einzelnen Person abhänge, ob es im Umgang mit Krebspatienten zu Veränderungen kommt (**).

Interviewkapitel 5: Ursachen von Krebs

V 131: Diese Personen verneinten eher „Ansteckung" als mögliche Ursache von Krebs (V 247, **).

Interviewkapitel 6: Vorstellungen zur primären Prävention

V 193: Diese Personen erwähnten eher „Risikofaktoren meiden" als Möglichkeit primärer Prävention (V 400, ***).

V 194: Diese Personen erwähnten eher „KFU" als Möglichkeit primärer Prävention (***).

V 197: Diese Personen erwähnten seltener „Staat und Ärzte" als Instanzen sozial-externaler Kontrollattribution (*).

V 198: Diese Personen erwähnten eher internale Kontrollattribution als Möglichkeit primärer Prävention (V 400, *).

V 205: Diese Personen erwähnten eher „informieren, zum Arzt gehen" als Möglichkeit des Umgangs anderer Menschen mit ihrer Krebsangst (V 400, *).

V 208: Diese Personen erwähnten seltener „Angst als eigener Risikofaktor" als Aspekt des Umgangs anderer Menschen mit ihrer Krebsangst (*).

V 214: Diese Personen erwähnten eher „informieren, zum Arzt gehen" als Möglichkeit des eigenen Umgangs mit Krebsangst (*).

Interviewkapitel 7: Vorstellungen zur sekundären Prävention

V 224: Diese Personen bejahten eher die Frage „Lebt man ruhiger mit der KFU?" (***).

V 227: Diese Personen erwähnten eher „Selbstverantwortlichkeit, Vernunft" als Gründe, die für die Teilnahme an der KFU sprechen (***).

V 229: Diese Personen erwähnten eher „Bequemlichkeit, Leichtsinn, Dummheit" als Gründe, die gegen die Teilnahme an der KFU sprechen (***).

V 233: Diese Personen nahmen eher an der KFU teil (***).

V 235: Diese Personen hatten eher eine positiv-akzeptierende Einstellung zur KFU (***).

V 237: Diese Personen nannten eher „Knoten, Verdickungen" als Warnzeichen des Krebses (**).

V 244: Die internale Kontrollattribution (sekundär) war bei diesen Personen eher hoch (***).

V 245: Die sozial-externale Kontrollattribution (sekundär) war bei diesen Personen eher hoch (***).

V 246: Die generelle Kontrollattribution (sekundär) war bei diesen Personen eher hoch (***).

Interviewkapitel 8: Vorstellungen zu Heilungsaussichten bei Krebs

V 248: Diese Personen hielten Krebs eher für heilbar (***).

V 249: Diese Personen meinten eher, daß die Wissenschaft gut Bescheid wisse (**).

V 254: Diese Personen nannten eher „Chemotherapie, Medikamente" als medizinische Behandlungsmethode von Krebs (V 247, **).

V 256: Diese Personen hatten eher eine positiv-akzeptierende Einstellung zur Medizin und Therapie (***).

V 271: Die sozial-externale Kontrollattribution (therapeutisch) war bei diesen Personen eher hoch (*).

V 272: Die generelle Kontrollattribution (therapeutisch) war bei diesen Personen eher hoch (V 247, *).

V 273: Die Therapieverhaltensbereitschaft und Einstellung war bei diesen Personen eher hoch (**).

Interviewkapitel 9: Vorstellungen über soziale Folgen von Krebserkrankungen

V 274: Diese Personen äußerten sich eher positiv-akzeptierend über eine erste Begegnung mit einem Krebskranken (**).

V 278: Diese Personen äußerten sich eher positiv-akzeptierend über ein aktives Gespräch über Krebs (*).

V 279: Diese Personen äußerten sich eher positiv-akzeptierend über ein passives Gespräch über Krebs (***).

V 282: Diese Personen äußerten eher eine emotional akzeptierende, unterstützende Einstellung gegenüber Krebskranken (V 247, *).

V 288: Diese Personen schätzten den Wert des Lebens bei Krebs eher unverändert oder hoch ein (**).

Attributionstendenzen

V 289: Die internale Kontrollattribution (global) war bei diesen Personen eher hoch (***).
V 290: Die sozial-externale Kontrollattribution (global) war bei diesen Personen eher hoch (***).
V 291: Die generelle Kontrollattribution (global) war bei diesen Personen eher hoch (***).
V 292: Die präventive Verhaltensbereitschaft und Einstellung (global) war bei diesen Personen eher hoch (***).
V 317: Diese Personen hatten eher hohe IPC-Werte auf der Skala „internal" (*).
V 318: Diese Personen hatten eher niedrige IPC-Werte auf der Skala „mächtige andere" (**).
V 319: Diese Personen hatten eher niedrige IPC-Werte auf der Skala „Zufall" (***).

Gottschalk-Gleser-Scores: affektpsychologische Auswertung

V 372: Diese Personen hatten eher wenig Schamangst (V 400, *).

Einschätzung der Befragten und der Interviewverläufe durch den Interviewer

V 386: Diese Personen erschienen eher offen als verschlossen (V 247, *).
V 387: Diese Personen erschienen eher ruhig als angespannt (**).
V 388: Diese Personen erschienen eher rational als ängstlich (V 400, *).
V 389: Diese Personen erschienen eher ruhig als aggressiv (**).
V 390: Der Kontakt war eher gut als schlecht (V 400, *).
V 393: Die Rede dieser Personen wirkte weniger dramatisch (V 400, *).
V 394: Die Rede dieser Personen erschien weniger verharmlosend (**).
V 395: Die Rede dieser Personen erschien eher optimistisch (V 400, *).
V 397: Diese Personen erschienen eher vigilant bezüglich ihrer Krebsangst (**).
V 398: Diese Personen schilderten die Ärzte eher vertrauensvoll (***).

Globalskalen

V 402: Diese Personen hatten eher niedrige Werte auf der Variablen „Strafe" (V 247, *).
V 406: Diese Personen hatten eher hohe Werte auf der Variablen „therapeutische Intentionalität" (***).
V 407: Diese Personen zeigten eher positiv-akzeptierende Einstellungen gegenüber Krebskranken im sozialen Bereich (**).
V 408: Diese Personen zeigten mehr Wissen über die 7 Warnzeichen des Krebses (**).
V 409: Diese Personen zeigten mehr Wissen über Möglichkeiten der Therapie von Krebs (V 247, *).

26.2 Zusammenfassung

Sämtliche Variablen wurden einzeln (je nach Datenniveau) kontigenzanalytisch oder korrelationsstatistisch hinsichtlich eines möglichen signifikanten Zusammenhangs mit 2 Kriteriumsvariablen der Verhaltensbereitschaft und der Einstellung zur Krebsfrüherkennung analysiert und in Form einer Übersicht zusammengestellt. Eine hohe sekundärpräventive Verhaltensbereitschaft bezüglich der Krebserkrankungen ging tendenziell mit folgenden Merkmalen einher:

Das Alter dieser Personen war eher niedrig. Bei der Schilderung miterlebter Krebserkrankungen wurde eher eine positiv-akzeptierende Einstellung zur Medizin ausgedrückt. Der psychosoziale Verlauf dieser miterlebten Krebserkrankung wurde eher positiv dargestellt. Die miterlebte Krebserkrankung wurde eher als beeinflußbar beschrieben.

Zum allgemeinen „Wesen" von Krebserkrankungen zeigten diese Personen insgesamt ein differenzierteres Verständnis.

Hinsichtlich der primären Prävention zeigten diese Personen eher eine hohe internale als eine hohe externale Kontrollattribution. Viele der Personen mit hoher Bereitschaft zur Krebsfrüherkennung hielten die Krebsfrüherkennung jedoch fälschlich für eine Methode der Krebsverhütung.

Eine höhere sekundärpräventive Verhaltensbereitschaft wurde eher mit pauschalen als mit spezifischen Argumenten untermauert, z. B. man lebe ruhiger, oder die Teilnahme sei vernünftig. Die internalen, sozial-externalen und generellen Kontrollattributionen hinsichtlich der Krebsbekämpfung durch Früherkennung waren bei diesen Personen eher hoch ausgeprägt.

Die Vorstellungen zur Therapierbarkeit von Krebserkrankungen waren deutlich optimistischer; die Einstellungen zur medizinischen Therapie waren eher positiv-akzeptierend.

Die Vorstellungen über soziale Folgen von Krebserkrankungen waren weniger pessimistisch; die Einstellungen gegenüber Krebskranken waren eher akzeptierend und unterstützend.

Personen mit einer hohen Bereitschaft zur Krebsfrüherkennung zeigten in ihrer Selbsteinschätzung deutlich niedrigere Ausprägungen von allgemeinen Fatalismus (IPC-Skalen von Levenson).

Das Gesprächsverhalten während der Exploration wurde bei diesen Personen eher als sachlich-ruhig eingeschätzt. Die Beziehung zu Ärzten wurde eher als positiv-vertrauensvoll eingeschätzt. Der Umgang mit Krebsängsten wirkte eher vigilant als vermeidend.

Die Akzeptanz bzw. Ablehnung der Früherkennungsuntersuchung ist also schwerlich als eine spezifische Stellungnahme von Menschen zum Sinn der Krebsfrüherkennung als solcher zu verstehen. Sie ist daher auch nur teilweise durch Argumente zur Krebsfrüherkennung beeinflußbar. Ob Menschen sich in dieser Weise präventiv verhalten, hängt umfassender vom allgemeinen Vertrauen zur Medizin ab und ferner von der generellen Bereitschaft, sich überhaupt persönlich mit dem Vorstellungsthema Krebs auseinanderzusetzen. Dies bedeutet nicht zuletzt, auch selbst zur offenen Kommunikation mit Krebskranken bereit zu sein, und letztendlich ganz allgemein, sich überhaupt auf den Assoziationsbereich „Krebs als Möglichkeit für die eigene Person" einlassen zu wollen.

Bei der künftigen Aufklärung über Krebsfrüherkennung kommt es also nicht so sehr auf Appelle oder Argumente zur Prävention im speziellen an, sondern weit stärker darauf, die Beziehungen zwischen Patienten und Ärzten im generellen zu verbessern.

27 Zusammenfassende Diskussion: Angst und präventives Gesundheitshandeln

Betrachtet man alle Ergebnisse dieser Studie im Zusammenhang, so fällt deutlich auf, daß die übergreifenden Bedeutungskonnotationen *„Vigilanz/Annäherung"* vs. *„Vermeidung"* eine zentrale Rolle bei der Auseinandersetzung von Menschen mit dem Krebsproblem spielen.

Menschen, die eine Annäherung an den Vorstellungsinhalt „Krebserkrankung" in Form der Krebsfrüherkennungsuntersuchung vermeiden, zeigen tendenziell eine gleichsinnige meidende Einstellung auch gegenüber leibhaftigen Krebskranken. Menschen, die eher positiv akzeptierende Vorstellungen gegenüber Krebskranken und zugleich bezüglich der medizinischen Therapie äußern, gehören tendenziell eher zu denjenigen, die gleichsinnig auch eine Bereitschaft zur tatsächlichen Annäherung an den Assoziationsbereich „Krebs als Möglichkeit für die eigene Person" in Form der Krebsfrüherkennungsuntersuchung zeigen.

So inkonsistent die subjektiven Laientheorien über Krebserkrankungen auch in manchen Einzelheiten wirken mögen, so deutlich ist gleichzeitig, daß bei vielen Menschen eine bemerkenswerte Konsistenz hinsichtlich ihrer *evaluativen Haltung* zur Krebsfrüherkennung, Krebstherapie und zur offenen Kommunikation mit betroffenen Krebskranken besteht, wie insbesondere die Übersichten in den beiden vorigen Kapiteln deutlich machten.

Wir haben bereits verschiedentlich festgestellt, daß Ängste vor Krebs im Prinzip sowohl die Motivation zur Krebsfrüherkennung erhöhen können (insbesondere wenn die Krebsfrüherkennung als eine Maßnahme betrachtet wird, die ein subjektives Sicherheitsempfinden vermittelt, und wenn zugleich auch die Einstellungen zur medizinischen Therapie generell positiv sind), als auch die Motivation zur Krebsfrüherkennung senken können (nämlich wenn viele weitere subjektiv bedrohliche Assoziationen und Konnotationen mit ihr verbunden sind, insbesondere hinsichtlich der möglicherweise nachfolgenden Therapie).

Viele unserer Ergebnisse weisen darauf hin, daß aufkommende Ängste besonders dann, wenn sie 1) mit skeptischen Einstellungen zur Medizin und 2) mit selbstbezüglichen Gedanken, d. h. mit Vorstellungen von Krebs als Möglichkeit für die eigene Person einhergehen, eher zur Wahrnehmungsabwehr und zur Vermeidung weiterer persönlicher Berührung mit diesem Thema führen. Ein besonders beeindruckendes Beispiel für die Wahrnehmungsspaltungen je nach dem aktuellen Ausmaß vom Selbstbezug der Vorstellungen fanden wir in der enormen Diskrepanz der subjektiven Einschätzungen des generellen Krebsrisikos im Vergleich zum eigenen Krebsrisiko (s. S. 166, Tab. 3).

Viele Ängste werden offensichtlich um so plastischer und damit auch um so intensiver erlebt, je konkreter die Vorstellungen einer eigenen Annäherung an das Krebsproblem werden. Durch die Konkretion wird ein assoziativer Bedeutungshorizont aktualisiert, dessen emotionale Valenz offensichtlich stark von den bisherigen realen Erfahrungen der Person abhängt, insbesondere von der Art und dem Verlauf mittelbar miterlebter Krebserkrankungen, mit denen wiederum die allgemeinen Einstellungen zur Medizin in *Wechselwirkung* stehen.

Über die Hälfte aller Personen betrachtete Verdrängungstendenzen bezüglich der Krebsängste als etwas Absichtliches. Bei der Wahrnehmungsabwehr von Angst vor Krebserkrankung und Krebsfrüherkennung und einer offenen Begegnung mit Krebskranken handelt es sich oft um einen bewußtseinsnahen und ich-syntonen Vorgang, also um einen Bewältigungsprozeß, dessen Dynamik schwerlich von außen beeinflußbar ist. Diese Menschen „stehen" zu ihrem Abwehrverhalten.

Ein Viertel aller befragten Personen hatte auf unsere offene Frage nach den Umgangsmöglichkeiten mit Krebsängsten *spontan* geäußert, Angst vor Krebs sei ihrerseits als ein Risikofaktor für Krebs zu betrachten und daher als etwas Gefährliches zu vermeiden. Hätten wir diesen Aspekt durch geschlossene Fragen allen Befragten direkt zur Stellungnahme vorgelegt, so hätten sich gewiß noch weit mehr Personen in diesem Sinne geäußert (vgl. unsere methodischen Ausführungen in Kap.10).

Vor dem Hintergrund dieser Ergebnisse soll nun auf einen wichtigen Aspekt des ärztlichen Umgangs mit den Krebsängsten von Laien, d.h. potentiellen Patienten, eingegangen werden. Wir haben bereits mehrfach argumentiert, daß eine dauerhafte Erhöhung der Beteiligung an der Krebsfrüherkennung nicht durch angstauslösende Appelle erreicht werden kann (ausführlich dazu: Verres 1977, 1978b). Die Konsequenz daraus sollte nun aber auch nicht darin bestehen, bei der ärztlichen und gesundheitserzieherischen Aufklärung über Möglichkeiten der Krebsbekämpfung etwa durch Vernachlässigung des Angstpotentials, das der Krebsfrüherkennungsuntersuchung inhärent ist, kollektive Verdrängungsmechanismen lediglich zu reproduzieren.

Bereits die Verwendung des Begriffs „Vorsorge" anstelle des korrekteren Begriffs „Krebsfrüherkennungsuntersuchung" hat den Charakter eines Euphemismus. Wie wir gesehen haben, reagiert jeder dritte potentielle Patient auf diesen Begriff so, daß er ihn unhinterfragt reifiziert, also wörtlich nimmt, und tatsächlich glaubt, die Vorsorgeuntersuchung schütze vor Krebs. In diesen Fällen handelt es sich objektiv um eine Illusion, die von vielen Menschen spätestens in dem Augenblick als solche erkannt wird, in dem sie miterleben, daß jemand „trotz Vorsorgeuntersuchung" von einem progredienten malignen Krankheitsverlauf heimgesucht wurde, oder gar, daß eine „Vorsorgeuntersuchung", phänomenologisch und subjektiv-laienhaft betrachtet, ausgerechnet zum Auslöser einer solchen Entwicklung wurde.

Es ist daher dem von Zander in vielen Vorträgen verbreiteten Vorschlag zuzustimmen, nicht mehr von „Vorsorgeuntersuchung", sondern von *„Vorsichtsuntersuchung"* zu sprechen. Diese Formulierung ist realistisch und zugleich nicht so bedrohlich wie die Formulierung „Krebsfrüherkennungsuntersuchung", die vornehmlich mit Konnotationen verbunden ist, die einseitig das Riskante dieser Maßnahme im Vorstellungshorizont aktualisiert.

Mit unseren Ergebnissen läßt sich die Forderung untermauern, daß seitens der Medizin noch stärker als bisher realistische, d.h. *auch die Grenzen einbeziehende* und damit besonders glaubwürdige Betrachtungsweisen der Möglichkeiten sekundärpräventiver Krebsbekämpfung verbreitet werden sollten. Wie wir zeigen konnten, gehört *Vertrauen* zu den Ärzten und zur medizinischen Krebstherapie zu den wichtigsten Determinanten einer Bereitschaft zur Krebsfrüherkennung. Wir fanden ein hohes Ausmaß von Bewußtheit der Menschen bezüglich ihrer eigenen Tendenzen zur Verdrängung von Krebsängsten. Erleben sie nun, daß auch von professioneller Seite euphemistische Sichtweisen der sekundärpräventiven Krebsbekämpfung verbreitet werden, so ist es wahrscheinlich, daß diese als solche erkannt werden und eine skeptische statt einer vertrauensvollen Einstellung zu diesem Thema verstärken. Der Titel einer vor einigen Jahren mit großem professionellen Aufwand verbreiteten Fernsehserie: *„Niemand soll der Nächste sein. Eine Sendereihe zur Krebsvorsorge"* (vgl. Aumiller 1978) ist ein Beispiel für eine beschwörend-illusionäre und daher von vornherein unglaubwürdige Versprachlichung des Problems, die gerade angesichts der Bewußtseinsnähe von Verdrängungstendenzen und angesichts der faktischen Bekanntheit der objektiven Krebsinzidenz gewiß von vielen Menschen als problematisch erkannt wird.

Die Glaubwürdigkeit von Appellen an potentielle Patienten zur Krankheitsfrüherkennung hängt jedoch nicht nur von den bisher diskutierten Gesichtspunkten ab, sondern auch davon, inwieweit die Argumente für die Krebsfrüherkennung *einhellig* von der Ärzteschaft vertreten werden und inwieweit die angesprochenen Patienten den Eindruck gewinnen können, zu ihrem persönlichen Wohle beraten zu werden.

Zum besseren Verständnis der Motivation zur Beteiligung am Krebsfrüherkennungsprogramm sollen einige Besonderheiten der Arzt-Patient-Beziehung in der präventiven Medizin im Unterschied zur kurativen Medizin ins Gedächtnis gerufen werden.

1) Das Wichtigste ist wohl, daß der Patient beim Krebsfrüherkennungsprogramm *unabhängig von einem Leidensdruck* oder Behandlungswunsch zum Arzt kommen soll.

2) Die *Kontaktaufnahme* zwischen dem potentiellen Patienten und dem Arzt vollzieht sich prinzipiell anders als bei Vorliegen einer Krankheit: Es sind *Institutionen* eingeschaltet, z. B. die Krankenkasse, die dem potentiellen Patienten unaufgefordert einen Berechtigungsschein für die Untersuchung zuschickt.

3) Diese Institutionen *werben* zugleich um den potentiellen Patienten, und zwar unter Einbeziehung von Medien der Massenkommunikation.

4) Da diese Werbeaktionen auf eine stärkere Nutzung von Angeboten zur Krankheitsfrüherkennung zielen, bedeuten sie in letzter Konsequenz eine *Ausweitung der kurativen Medizin*. Sie führen zum „Eintritt" von noch mehr Menschen in das professionelle medizinische Versorgungssystem. Damit stärken sie allerdings noch nicht automatisch die gesundheitliche Selbstverantwortung, die Bereitschaft zum allgemeinen Gesundheitsverhalten oder die Fähigkeit von Menschen zur Reflexion vorsorgender Verhaltensmöglichkeiten in umfassenderen Lebenszusammenhängen.

5) Stärker als bei der kurativen Medizin wird bei Präventivmaßnahmen die Frage aufgeworfen, wer eigentlich die *Verantwortung* für die Gesundheit der Menschen hat. Die Medizin vermittelt dem potentiellen Patienten sehr deutlich, daß sie sich mitverantwortlich für seine Gesundheit fühlt, und appelliert zugleich an seine eigene Verantwortung. Bei mißtrauischen Gemütern kann ausgerechnet aus der Tatsache, daß die Medizin einen Schritt auf sie zugeht, psychologisch gesehen ein distanzierendes Element werden, da nämlich Ängste entstehen können, erfaßt, überwacht und verwaltet zu werden, also das Objekt, nicht das Subjekt von Kontrolle zu sein, und zusätzlich im schlimmsten Falle – falls nämlich bei der Krebsfrüherkennungs-

untersuchung wirklich ein gefährlicher Befund erhoben werden sollte – erleben zu müssen, daß mit Untersuchungsgeräten und Skalpellen, mit Strahlen und mit Chemotherapeutika in den Körper eingegriffen werden könnte. Beim Kongreß der Deutschen Gesellschaft für Senologie (1984) sprach der Allgemeinarzt Hans Isele von den „ABC-Erwartungen", die bei vielen Frauen aktualisiert werden, wenn sie an eine Krebsfrüherkennung denken: Ablatio, Bestrahlung, chemische Therapie.

6) Einige Ziele der Gesundheitsvorsorge stehen somit z.T. in einem *Konflikt zu anderen Lebenszielen,* v.a. zu denjenigen, die – nennen wir sie einmal stark vereinfacht hedonistisch – kurzzeitig Genuß bedeuten können und als *„subjektive Lebensqualität"* verstanden oder auch mißverstanden werden können. Die Aufforderung an Frauen, ihre Brüste regelmäßig auf krebsverdächtige Veränderungen zu studieren, kann mit dem subjektiven Wunsch nach Unbefangenheit beim Umgang mit dem eigenen Körper interferieren.

Es sollen nun abschließend 3 verschiedene *medizinpsychologische Denkmodelle* diskutiert werden, die als Bezugsrahmen für Strategien zur Erhöhung der Inanspruchnahme und gleichzeitig zur Verbesserung der Kommunikation über Krebserkrankungen überhaupt verwendet werden könnten.

1) Verbesserung der Aufklärung der Laien, also der potentiellen Patienten, durch Entwicklung neuer Konzepte der Öffentlichkeitsarbeit;

2) Entwicklung eines Konzepts zur verstärkten Ärzteaktivierung;

3) Erhöhung der Attraktivität der Krebsfrüherkennungsuntersuchung selbst.

Diese 3 Ansatzebenen sollen nun konkretisiert werden.

Zu 1): Verbesserung der Aufklärung von potentiellen Patienten durch Entwicklung neuer Konzepte der Öffentlichkeitsarbeit

Voraussetzung jeder Aufklärung von Menschen ist eine genaue Kenntnis derjenigen Meinungen, die durch Aufklärung angesprochen werden sollen. Hierzu lieferte unsere Studie zahlreiche Einzelergebnisse.

Es ist nun erforderlich, die besonders häufig vorherrschenden Einstellungsmuster von Laien nach folgenden Gesichtspunkten zu klassifizieren:

a) Einstellungen, Haltungen und Motive, die durch fachkundige Aufklärung, also durch psychologisch fundierte Strategien der Einstellungsänderung *leicht beeinflußt werden können.* Hierzu gehören v.a. Wissensdefizite, aber auch Ambivalenzen, wie sie beispielsweise in der folgenden Äußerung eines 48jährigen Gerichtsvollziehers zum Ausdruck kommen:

Ich muß ehrlich sagen, an und für sich finde ich die Krebsfrüherkennung gut, bloß geh' ich selber nicht. Manchmal bedaure ich es und sage, Mensch, es ist doch nichts dabei, aber es fehlt irgendwie der letzte Anstoß.

Zu den wichtigsten Wissensdefiziten, die durch fachkundige Aufklärung beeinflußt werden könnten, gehört die bei vielen Menschen *mangelnde Unterscheidungsfähigkeit zwischen Vorsorge und Früherkennung.* Ein großes Interesse besteht auch hinsichtlich der Frage, inwieweit eine *Stärkung körperlicher Abwehrkräfte* als Strategie der primären Prävention möglich ist. Aufklärung über Möglichkeiten der primären Prävention durch Expositionsprophylaxe gegenüber Karzinogenen sollte nicht zu einseitig Appelle zur Askese im Sinne von *„Gesundheitsdisziplin"* enthalten, sondern auch das Bedürfnis von Menschen zu hedonistischer Lebensführung im Sinne von *„Gesundheitspräferenz"* aufgreifen.

b) Einstellungen, Haltungen und Motive, die durch Aufklärung *nur begrenzt beeinflußt werden können.* Eine 58jährige Bankangestellte:

Schlechte Erfahrungen! Das ist bei mir der Fall. Daß man erlebt hat, daß nicht bloß einer, sondern verschiedene trotz Vorsorgeuntersuchung Krebs bekamen.

In diesen Fällen eigener (meist mittelbarer) „schlechter Erfahrungen" wird es nur dann möglich sein, eine Akzeptanz des ärztlichen Angebots zur Früherkennung zu fördern, wenn beim ärztlichen Gespräch auch die denkbaren Folgen von Vorsichtsuntersuchungen realistisch angesprochen werden, einschließlich der Möglichkeit, daß tatsächlich ein Krebsbefund „herauskommen" kann. Therapieerfolge sollten noch entschieden stärker als bisher herausgestellt werden.

Ebenfalls nicht einfach zu beeinflussen sind wahrscheinlich Vorstellungen, Angst vor Krebs sei ihrerseits ein Risikofaktor für Krebs. Jedoch erscheint es angesichts der Häufigkeit dieser Vorstellungen wichtig, auch von ärztlicher Seite auf sie einzugehen.

c) Einstellungen, Haltungen und Motive, die *nur im Rahmen einer umfassenden Persönlichkeitsbildung beeinflußt werden können.* Hierzu gehören z. B. mangelnde Zukunftsorientiertheit, generelle Mißtrauenshaltungen und allgemeiner Fatalismus. Eine 42jährige Näherin:

Ich glaub, der merkt ja erst, daß er Krebs hat, wenn er irgendwie Schmerzen kriegt, und dann hat er ihn, und dann kann man wahrscheinlich auch nicht mehr helfen. Wenn man ihn hat, dann hat man ihn, dann ist's oft zu spät, wenn die nichts feststellen, ha, das ist ja auch ein Blödsinn, die Vorsorge, wenn man ihn hat, dann hat man ihn.

Und eine 30jährige Arbeiterin:

Es ist mir egal, wenn's kommt, kommt's, dann hab ich Pech gehabt, die machen sich nix draus.

Im Abschn. 21.5 hatten wir gesehen, daß positive Einstellungen (Kontrollattributionen) zur präventiven und therapeutischen Krebsbekämpfung signifikant mit niedrigem *allgemein-lebensweltlichem Fatalismus* korrelierten. Hier korrigierend Einfluß zu nehmen, wird kaum durch gesundheitsorientierte Erziehungsversuche allein möglich sein.

d) Schließlich ist auch an (seltene) Einstellungen, Haltungen und Motive zu denken, die wahrscheinlich *überhaupt nicht beeinflußt werden können.* Hierzu gehören z. B. bestimmte religiöse Orientierungen, wie wir sie etwa bei Zeugen Jehovas finden.

Zu 2): Entwicklung eines Konzepts zur verstärkten Ärzteaktivierung

Ärzte lassen sich im Prinzip genauso wenig durch Appelle oder Schulungsprojekte beeinflussen wie Patienten, solange nicht geklärt ist, welche Einstellungen sie selbst zum Krebsfrüherkennungsprogramm haben. Bekanntlich herrscht auch in der Fachwelt außer beim Zervikalkarzinom kein Konsens über den Nutzen des Krebsfrüherkennungsprogramms (Goerttler 1983). Solange die Einstellung der Ärzteschaft jedoch nicht klar positiv ist, ist keine wesentliche Erhöhung der Beteiligung zu erwarten. Es ist also unerläßlich, möglichst bald ein *realistisches* Bild der Ärzteeinstellungen zur Frage zu gewinnen, bei welchen Krebsarten die Früherkennung wirklich mit einer hohen Wahrscheinlichkeit dem Wohle des Patienten dient.

Eine verstärkte ärztliche Informationstätigkeit über den Sinn von Früherkennungsmaßnahmen, wie sie beispielsweise von Kirschner (1985) gefordert wurde, kann nur dann erfolgreich sein, wenn der Arzt als Person selbst ein motivierter und engagierter Initiator und Durchführer der KFU ist. Er kann nur motivieren und überzeugen, wenn er auch selbst überzeugt ist. „Pragmatische" Ansätze zur Steigerung der Teilnahmequote wären so lange verfrüht, wie sie an den Überzeugungen der Ärzte vorbeigingen. Möglicherweise gäbe es dann im Verhalten der Ärzte „Bruchstellen", die von sensiblen Patienten wahrgenommen werden könnten und das Vertrauen in die Glaubwürdigkeit des Arztes verringern würden. Notwendig sind also Studien zur besseren Klärung der persönlichen Überzeugung von Ärzten zum Sinn der Früherkennungsmaßnahmen und ihren Folgen für die Patienten.

Unabhängig von den persönlichen Beurteilungen, Überzeugungen und Werthaltungen des Arztes, die sich dem Patienten implizit mitteilen, ist auch zu bedenken, mit welchen Emotionen der Arzt sich auf die in der Früherkennung gegebene Möglichkeit der Diagnostik eines Tumors einlassen kann. Motivierung zur Früherkennung bedeutet auch, einen möglichen Krebsbefund später in der Beziehung zum Patienten aushalten zu müssen. Auch in diesem Bereich sollten die ärztlichen Kompetenzen der Gesprächsführung und Aufklärung wesentlich verbessert werden. Man müßte auch herausfinden, bei welchen Personen der Arzt durch eine Krebsdiagnose besonders belastet, erschüttert oder emotional überfordert wäre, und dies in der Aus- und Weiterbildung berücksichtigen. Gegenwärtig erleben wir an den Universitäten jedoch nicht etwa den notwendigen Ausbau der medizinischen Psychologie und Psychosomatik, sondern eher eine Zurückdrängung dieser Fächer. Für die in diesem Buch diskutierten Probleme wird sich diese Entwicklung, sollte sie anhalten, auf die Dauer verhängnisvoll auswirken.

Zu 3): Erhöhung der Attraktivität der Krebsfrüherkennungsuntersuchung selbst

Um herauszufinden, ob und in welcher Hinsicht die Attraktivität der Krebsfrüherkennungsuntersuchung erhöht werden könnte, ist es hilfreich, sich zunächst in der Vorstellung auf eine Utopie einzulassen: auf die Frage nämlich, unter welchen Bedingungen man wohl eine Teilnahmequote von 100 % erwarten könnte. Dazu müßte die Untersuchung v. a. einen sicheren Schutz vor körperlichem Verfall und vor Körperverstümmelung gewährleisten. Sie müßte eindeutig mehr subjektiven Nutzen als Schaden versprechen. Dazu wiederum müßte zunächst sichergestellt sein, daß der potentielle Patient und die verschiedenen ihm begegnenden Ärzte allesamt dasselbe unter „*Nutzen*"verstehen. Davon kann gegenwärtig jedoch kaum die Rede sein.

In ihrem „Compliancehandbuch" schreiben Haynes et al. (1982), der erste in der Menschheit beschriebene Fall von „Noncompliance" sei die Geschichte von Eva und dem Apfel im Garten Eden. Eva erlag der Versuchung, verbotene (und von der richtungsweisenden Instanz, in diesem Fall Gottvater, als „schädlich" betrachtete) Früchte zu genießen, und war sich dabei des hohen Preises, nämlich der Vertreibung aus dem Paradies, bewußt. Die Autoren vertreten die Ansicht, auch im medizinischen Bereich müsse ein beträchtliches Ausmaß an Noncompliance als Preis für die menschliche Freiheit hingenommen werden, eben weil es so schwierig ist, allgemeingültige Vorstellungen darüber zu entwickeln, was für die Menschen „richtig" oder „falsch" sei. Wir müssen uns mit der Tatsache auseinandersetzen, daß die medizinische Sichtweise nur einen Teilausschnitt des gesamten Lebens abdeckt, das der einzelne Mensch zu bewältigen hat.

Das unter medizinischen Fachleuten meist als zentral angesehene Kriterium der *Lebensverlängerung* ist keineswegs auch in der Bevölkerung grundsätzlich das entscheidende Kriterium, wie in Kap. 20 dieses Buchs sehr deutlich wurde. Im individuell-subjektiven Erwartung-Nutzen-Kalkül ist nicht immer die zu verlängernde Lebenszeit bei Krebs entscheidend, sondern die *Lebensqualität* bei Krankheit. Die Angst richtet sich dann also nicht nur auf die Krebsfrüherkennungsuntersuchung speziell, sondern auf Ärzte und Krankenhäuser schlechthin, die als übermächtig wahrgenommen werden und häufig anscheinend sowohl „zu schnell" als auch „zu radikal" mit dem Amputationsmesser oder mit zu unerträglicher Übelkeit führenden Chemotherapeutika tätig werden, ohne mit dem Patienten die denkbaren Alternativen ausreichend besprochen zu haben.

Könnte der potentielle Patient nun bei seiner Entscheidung für die Krebsfrüherkennungsuntersuchung realistisch erwarten, daß im Falle einer Krebsdiagnose er *selbst* jederzeit die Möglichkeit hätte, das weitere therapeutische Vorgehen in jedem einzelnen Schritt im Sinne der geteilten Verantwortung mitzubestimmen, so wie es kürzlich Peter Noll in seinen „Diktaten über Sterben und Tod" (1984) demonstrierte, so ließe sich vielleicht eine wesentliche Befürchtung abbauen.

Die hier entwickelte These lautet somit: Die Attraktivität der Krebsfrüherkennungsuntersuchungen kann langfristig nur dann wesentlich erhöht werden, wenn sich auch im gesamten kurativen Bereich der Grundgedanke der zwischen Arzt und Patient geteilten Verantwortung durchgesetzt hat (vgl. S. 69). Doch bis dahin ist wohl noch ein weiter Weg. Hierzu die Einstellungen der beteiligten Ärzte genauer zu klären und entsprechend auch eine verstärkte öffentliche Diskussion in Gang zu bringen, könnte zu den wünschenswerten präventivmedizinischen Aktivitäten der Zukunft gerechnet werden.

Der Bevölkerung müßte also weit stärker als bisher glaubhaft deutlich gemacht werden, daß sich die Ärzteschaft nicht nur darum bemüht, durch Krebsfrüherkennung und Krebstherapie das Leben von Menschen zu *verlängern;* die Aufmerksamkeit sollte zusätzlich und verstärkt auch auf der Berücksichtigung von *Lebensqualität* bei der Krebsbekämpfung liegen. Besonders wichtig sind Informationen für die Öffentlichkeit über Fortschritte bei der Schmerzbekämpfung, über Verringerung der Nebenwirkungen bei der Chemo- und Radiotherapie, über Humanisierung der Unterbringung und Pflege insbesondere in der Terminalphase und über den Ausbau der Netzwerke zur psychosozialen Nachsorge.

Soll die Einstellung der Bevölkerung zur Medizin im Generellen verbessert werden, so ist nicht zuletzt auch ein entschiedener Ausbau des Unterrichts der Medizinstudenten in medizinischer Psychologie zu fordern. Die meisten Medizinstudenten haben durchaus ein starkes Interesse daran, mehr über Verbesserungsmöglichkeiten des eigenen Gesprächs mit Kranken zu lernen. Sie werden an den Universitäten gegenwärtig mit diesem Bedürfnis weitgehend alleingelassen.

28 Krankheitsverarbeitung als soziales Geschehen: Zur Bedeutung der subjektiven Krankheitstheorien von Laien für die psychosozialen Erfahrungen von Krebskranken

Auf die Bedeutung der subjektiven Krankheitstheorien von Menschen für die sozialen Erfahrungen von Krebskranken wurde bereits in Kap. 22 ausführlich eingegangen; daher sollen nun abschließend nur noch einige zentrale Aspekte zusammenfassend diskutiert werden.

Besonders aufschlußreich ist, wie wir selbst die Gesprächsatmosphäre mit unseren Interviewpartnern erlebten. Unsere Explorationen stellten ja einen Versuch dar, anhand der Kriterien Nichtbeeinflussung, Spezifität, Reichweite und Tiefgründigkeit eine möglichst offene Gesprächsatmosphäre herzustellen. Dies sollte es ermöglichen, gerade auch emotionale Konnotationen und Assoziationen deutlich werden zu lassen, die bei Menschen mit aktualisiert werden, wenn sie mit einem anderen Menschen über Themen wie Krebsrisiko, Krebsangst und Krebsbekämpfung sprechen. So gesehen, haben wir selbst wahrscheinlich durch das Ansprechen dieser Bedeutungshorizonte bei unseren Gesprächspartnern zeitweise ähnliche Empfindungen ausgelöst, wie sie auch Krebskranke bei Gesprächspartnern auslösen. Wie im 21. Kap. bereits dargestellt wurde, konnte nur in der Hälfte aller Interviews eine entspannte Gesprächsatmosphäre konstatiert werden, wenn auch der Kontakt in der überwiegenden Mehrzahl (85 %) vom Interviewer insgesamt als gut eingeschätzt wurde. Während der Gespräche wurden 43 % aller Befragten vom Interviewer als stark betroffen und beunruhigt erlebt; bei 50 % aller Befragten wurde das Sprechen über Krebs als stark pessimistisch eingeschätzt.

Zwar waren wir selbst gewiß aufgrund unseres Erkenntnisinteresses sensibilisiert für diese atmosphärischen Gesprächsaspekte. Viele weitere Ergebnisse, die bereits in Kap. 22 diskutiert wurden, sprechen jedoch dafür, daß auch Krebskranke eine solche Sensibilisierung für Atmosphärisches entwickeln, ja entwickeln müssen, da sie häufig mit doppeldeutigen Signalen anderer Menschen umzugehen haben.

Es soll nun abschließend zusammengefaßt werden, welche intrapsychischen Konfliktpotentiale besonders häufig mit folgenden denkbaren Verhaltensmöglichkeiten von Menschen gegenüber Krebspatienten einhergehen:

1) Unterstützung/Intensivierung der Beziehung;
2) Rückzug/Meidung/Distanz;
3) neutrales Verhalten/keine Veränderung.

Zu 1): Aktive Unterstützung der Krebspatienten/Intensivierung der Beziehung

Als Komponenten sozialer Unterstützung kann man mit Bloom u. Ross (1982) ansehen: emotionale Unterstützung, Aufrechterhaltung von Identität, materielle Unterstützung, Unterstützung durch Ratschläge und Information, und Unterstützung durch Dazugehörigkeit.

Der Begriff „soziale Unterstützung" ist bisher konzeptuell wenig präzisiert. Ein neutral-akzeptierendes Laissez-faire-Verhalten kann unter bestimmten Zusatzbedingungen stärker unterstützend für einen Krebspatienten wirken als deutliche Demonstrationen aktiv-helfenden Verhaltens, die aus der Perspektive des Patienten zuweilen durchaus auch als demütigend empfunden werden können, selbst wenn sie gut gemeint sind. Das Objekt von Mitleid zu sein, kann eine narzißtische Kränkung bedeuten. Um dem Patienten diese Kränkung zu ersparen, zeigen viele Menschen ihr Mitleid nicht.

Wesentlich für optimale soziale Unterstützung wären u.a. solche Verhaltensweisen von Bezugspersonen, die geeignet sind, auf der Seite des Kranken das Empfinden von Selbstwirksamkeit zu fördern. Wenn dieses Erleben von *Selbst*wirksamkeit aber durch soziale Unterstützung von *außen* zustandekommt, enthält die Beziehung schon von daher eine Widersprüchlichkeit. In unseren Interviews waren wir immer wieder davon beeindruckt, wie sehr den Mitmenschen von Krebspatienten diese Widersprüchlichkeit bewußt ist. Die Grenzen zwischen *„Empathie"* und *„Mitleid"* in ihrer jeweiligen Bedeutung für die Bereitschaft zur offenen Kommunikation sind fließend und für viele Menschen gefühlsmäßig unklar.

Wir nehmen an, daß dies auch den meisten Krebskranken bewußt ist. Seitens der Beteiligten kann diese Kommunikationsblockade nur selten durch Metakommunikation geklärt werden, weil dann wahrscheinlich erst recht die implizite Paradoxie der Beziehungsstruktur zu Tage gefördert werden würde, mit der umzugehen selbst manchem professionellen Helfer schwerfallen würde.

Vielleicht liegt hier auch einer der Gründe dafür, daß die meisten Krebspatienten weder daran interessiert sind, sich psychotherapeutisch unterstützen zu lassen, noch sich einer Selbsthilfegruppe anzuschließen, selbst wenn eine solche in der Nähe ist.

Zu 2): *Rückzug/Meidung/Distanz/Vermeidung von Offenheit*

Vermeidung von Kontakt und Offenheit wird also dadurch verständlich, daß sich die Mitmenschen von Krebspatienten hilflos und unsicher bezüglich des „richtigen" Verhaltens fühlen.

Für den Arzt ergibt sich aus den Ergebnissen zum sozialen „Image" von Krebskranken die Konsequenz, verstärkt auch im Verlauf von Therapiemaßnahmen gemeinsam mit dem Kranken und ggf. seinen Angehörigen behutsam zu klären, inwieweit Ängste (z.B. vor Ansteckung) im wörtlichen wie auch im metaphorischen Sinne bestehen, und z.B. auch gezielte Sexualberatungen durchzuführen.

Zu 3): *Versuch neutralen Verhaltens („Der Kranke soll nichts merken")*

In den Interviews wurde deutlich, daß manche Mitmenschen von Krebskranken ein einigermaßen unbefangen wirkendes Verhalten gegenüber Krebskranken nur zeigen können, wenn sie sich dazu überwinden. Der Begriff des *Überwindens* verweist auf Unsicherheit, auch auf ein gewisses Maß an Unaufrichtigkeit gegenüber Krebskranken. Für die Bezugspersonen von Krebskranken geht es dabei also sowohl darum, die eigenen Ängste auf Distanz zu halten, als auch darum, den Krebspatienten, der vom „Bösen" getroffen wurde, nicht mit eben diesem explizit zu konfrontieren.

Offenheit wurde häufig mit *„Wehtun"* assoziiert. Dies sagen die Mitmenschen von Krebspatienten. Es ist aber wahrscheinlich, daß auch viele Krebspatienten selbst ähnliche Erwartungen haben.

Es sollte hier nicht gesagt werden, *alle* Krebskranken seien solchen Ambivalenz- und Konflikterfahrungen ausgesetzt. Unsere Ergebnisse sprechen insgesamt dafür, daß zumindest ein Drittel bis die Hälfte der psychosozialen Begegnungserlebnisse von Krebskranken von Ambivalenzen und Konflikten durchsetzt sind. Diese skizzierten Konfliktmuster sind auch nicht als statische Konstellationen, sondern als sich häufig änderndes Verarbeitungsgeschehen zu betrachten. In einer Studie von Jonasch (1985) äußerten 32 % der von ihm befragten Krebskranken, nach der Diagnoseeröffnung habe es niemanden gegeben, der seelischen Beistand gegeben habe.

Was am Ende als Selbstisolation des Kranken erscheint, ist das Resultat einer komplizierten Interaktion, in die alle Beteiligten mit ihren Ängsten vor Krebs involviert sind. Um sich die Zuwendung ihrer Umgebungspersonen zu sichern, verhalten sich viele Patienten möglicherweise optimistischer, ausgeglichener und „normaler", als ihnen zumute ist. Damit vergeben sie sich freilich die Chance, ihre aufkommenden „negativen" Gefühle, Verzweiflung, Scham, Neid auf die Gesunden, Angst vor dem Sterben u. ä. auszudrücken und mit jemandem zu teilen. Verstellt bleibt auch die Chance, sich der Angemessenheit solcher Gefühle bei anderen zu versichern, um auf diese Weise vielleicht langsam wieder die Gefühlswelt des Gesunden mit der des Kranken zu vereinen. Statt eines solchen wünschenswerten Austausches scheinen aber Befangenheit, Unsicherheit und übertriebene Vorsicht vorherrschend zu sein. Selbst äußerlich „neutrales" Verhalten von Bezugspersonen ist für die Krebskranken dann keineswegs neutral, sondern potentiell mehrdeutig. Für gleiche Verhaltensweisen erhalten sie unsystematisch und undurchschaubar positive und negative soziale Reaktionen.

Abwehr von Offenheit ist dann oft verständlich, da die Realitätswahrnehmung, v. a. hinsichtlich der *inneren* Realität der Interaktionspartner, oft bedrohlicher ist als das Aushalten der gegenseitigen Verleugnungsmuster.

Besonders wichtig ist nun die unter 22.11 mitgeteilte Feststellung, daß diejenigen Personen, die bereits selber einmal oder mehrmals eine Krebserkrankung miterlebt hatten, eher Äußerungen im Sinne größerer Unterstützung machten als diejenigen, die noch nie eine Krebserkrankung miterlebt hatten. Auch die Bereitschaft zu einem offenen Gespräch war deutlich größer bei denjenigen Personen, die schon Erfahrungen mit Krebskranken gemacht hatten. Dieses Ergebnis kann als ein Argument für eine offensivere „Öffentlichkeitspolitik" von Selbsthilfegruppen gewertet werden, die u. a. das Ziel verfolgen, durch Anbahnung von Kontakten Kommunikationsbarrieren abzubauen.

Bei Fachtagungen haben wir uns anläßlich von Vorträgen über unsere empirischen Ergebnisse zum sozialen „Image" von Krebskranken selbst bereits mehrfach gefragt, welche Folgen es wohl für betroffene Krebskranke haben kann, wenn die vielfältigen Ambivalenzen mancher Mitmenschen ihnen gegenüber deutlicher aufgedeckt werden, damit also auch von den betroffenen Krebskranken verstärkt zur Kenntnis genommen werden. Manche Kranken werden gewiß zusätzlich belastet. Insoweit sie jedoch bereits ohnehin selber Ambivalenzen seitens ihrer Mitmenschen spüren, kann eine verstärkte öffentliche Diskussion - zumindest langfristig - möglicherweise auch zu einer Verbesserung der psychosozialen Situation Erkrankter führen. Wie behutsam dabei vorzugehen ist, zeigten bereits die im 9. Kap. diskutierten Erfahrungen der familientherapeutischen Arbeitsgruppe um Helm Stierlin, nach denen aufdeckende therapeutische Vorgehensweisen vorwiegend familienweite Widerstände auslösen; erst eine indirekt gehaltene, sich herantastende Ansprache mit zirkulärer Fragetechnik, bei der jeweils hypothetisch verschiedene Kommunikationsalternativen in den Wahrnehmungshorizont eingebracht werden, ermöglicht eine allmähliche gegenseitige Öffnung der Gesprächspartner.

Der kollektive Umgang mit Krebsängsten ist also stark durch Projektionen und Wahrnehmungsabwehr gekennzeichnet. Bei der psychosozialen Begleitung von Krebspatienten ist eine intersubjektive Perspektive erforderlich. Wollen wir dazu beitragen, die Kommunikationsprobleme von Krebskranken zu verringern, so reicht es nicht aus, nur mit den Krebskranken zu arbeiten, etwa mit dem Rehabilitationsziel, diese einfach wieder in die bestehenden, dabei dann als stabil betrachteten gesellschaftlichen Interaktionsstrukturen zu integrieren. Vielmehr sind die allgemeinen gesellschaftlichen Interaktionsstrukturen, insoweit sie die kollektiven Tendenzen zur Verdrängung existentieller Ängste betreffen, auch ihrerseits als Ziel von Veränderungsbemühungen zu begreifen. In seinem sehr lesenswerten Buch „Der Mensch und sein Tod" setzt sich Condrau (1984) mit der an Unmöglichkeit grenzenden Schwierigkeit auseinander, „menschlich zu sterben in unmenschlicher Zeit", die er von unreflektierter Geschäftigkeit und von Todesverleugnung gekennzeichnet sieht.

Es bleibt zu hoffen, daß Ansätze einer „Sterbeerziehung", wie sie etwa von Koch u. Schmeling (1982), Becker und Eid (1984), Spiegel-Rösing u. Petzold (1984) und Tausch u. Tausch (1985) entworfen wurden, verstärkt aufgegriffen und diskutiert werden. Hierbei kommt den professionellen Helfern, aber genauso jedem einzelnen Kranken, eine wichtige Vermittlungsfunktion zu. Dabei scheint es uns auch wünschenswert, daß die in Nachsorge- und Konsiliareinrichtungen tätigen professionellen psychosozialen Helfer entschieden stärker als bisher in denjenigen medizinischen Institutionen, die an sie Krebspatienten zur psychosozialen Betreuung delegieren, die potentielle Abwehr- und Alibifunktion dieses Delegierens offen erörtern.

Es sollten alle Aktivitäten gefördert werden, die die Artikulationsmöglichkeiten von Krebskranken wie auch ihrer Bezugspersonen verbessern und damit der Isolierung entgegenwirken. Eine Voraussetzung dafür ist eine genauere Kenntnis des Wissensstandes, der Phantasien und der Meinungen von Menschen über Krebserkrankungen. Wenn man Menschen mitteilt, ihre Ängste seien „irrational" und „abzubauen", also „unangebracht", so fühlen sie sich schwerlich ernstgenommen und wenden sich ab. Dort, wo man sich mit seinen Gefühlen nicht akzeptiert fühlt, kann man sich auch nicht aufgehoben fühlen. Bei aller Vorläufigkeit mancher Ergebnisse der vorliegenden Studie hoffen wir, hierzu nützliches Diskussionsmaterial beigesteuert zu haben.

29 Zusammenfassung

Die Studie stellte einen Versuch dar, die subjektiven Vorstellungen von Laien zu Krebsentstehung, Krebsverhütung (primärer Prävention), Krebsfrüherkennung (sekundärer Prävention) und Krebstherapie umfassend zu erheben. Die gefundenen subjektiven Bedeutungsstrukturen wurden daraufhin untersucht, inwieweit sie handlungsleitend für alltägliche – primärpräventive – Maßnahmen des Gesundheitsschutzes sowie für die – sekundärpräventive – Bereitschaft zur Symptomaufmerksamkeit und gezielten Krebsfrüherkennung sind.

Subjektive Krankheitstheorien sind nicht kohärent und widerspruchslos, sondern komplex und emotionalen Einflüssen unterworfen. Die Teilnahme an einer Krebsfrüherkennungsuntersuchung setzt eine gewisse Auseinandersetzung mit Krebs als existentieller Möglichkeit für die eigene Person voraus. Ärztliche Aufklärung über Krebsverhütung und -früherkennung wird um so wirksamer sein, je besser das Wissen der Fachleute über die Laienvorstellungen zur Krebserkrankung ist.

Im I. Teil des Buchs wurde der internationale Forschungsstand zur Bedeutung subjektiver Krankheitstheorien für auf Krebserkrankungen bezogenes präventives Verhalten skizziert und unter methodenkritischen Gesichtspunkten diskutiert.

Im II. Teil wurden die von uns für diese Studie entwickelten sprachinhaltsanalytischen Forschungsinstrumente hergeleitet und methodenkritisch diskutiert. Die Studie war neben ihrer inhaltlichen Fragestellung zugleich dem Anliegen gewidmet, zur Verbesserung der wissenschaftlichen Möglichkeiten beizutragen, zu dem, was Menschen über präventive Krankheitsbekämpfung denken, einen validen und reliablen Zugang zu gewinnen. Unser Zugang war dabei die inhaltsanalytische Auswertung der Sprache über Krebserkrankungen und präventive Krebsbekämpfung.

Im III. Teil wurden die von uns entwickelten sprachinhaltsanalytischen Methoden sowie die Ergebnisse im Zusammenhang dargestellt. 101 vollständige Gesprächstranskripte von jeweils 1½- bis 2stündigen Explorationen nicht an Krebs erkrankter Patienten allgemeinärztlicher Praxen in 3 Orten Baden-Württembergs wurden anhand eines aus 292 Kategorien bestehenden Auswertungssystems inhaltsanalytisch ausgewertet. Das besondere Merkmal dieses Auswertungssystems bestand darin, daß es „kontextsensitiv" war, d.h. alle Äußerungen der Befragten wurden jeweils auf einen definierten Bedeutungskontext hin kategorisiert. Dieser ergab sich jeweils aus den im Interviewleitfaden vorgegebenen thematischen Schwerpunkten (subjektiven Relevanzbereichen). Durch diese differenzierte Auswertungsmethodik konnte nachgewiesen werden, daß viele Vorstellungen von Laien, die bei vordergründiger Betrachtung „inkonsistent" oder „unlogisch" wirken, durchaus verstehbar werden, wenn man weiß, auf welchen subjektiv bedeutsamen Teilaspekt der präventiven Krebsbekämpfung sie sich beziehen und welche emotionalen Konnotationen (insbesondere Ängste) dabei häufig assoziativ mit aktualisiert werden. Die ausgewerteten Transkripte hatten einen Gesamtumfang von 2446 Seiten.

Ausgangspunkt war die inhaltsanalytische Auswertung frei erzählter Berichte über von den Befragten bei anderen miterlebte Krebserkrankungen. Die häufigsten Bedeutungskategorien der Äußerungen über Veränderungen der Lebenseinstellung eines Krebskranken waren Vorstellungen über Resignation und soziale Isolation. Jede dritte Schilderung enthielt Spontanäußerungen über größere Verschwiegenheit und Tabuisierung. Die Konnotationen zu „Vorsorgeuntersuchungen" in diesen Berichten waren zu 60% positiv, zu 40% negativ.

Im Explorationsabschnitt über das „Wesen" von Krebs wurden anhand zahlreicher projektiv formulierter Fragen die vielfältigen Bedeutungsdimensionen kategorial geordnet. Die häufigsten Vorstellungen betrafen eine tödliche Perspektive, einen unberechenbaren Verlauf und die Gefährlichkeit von Krebserkrankungen.

Die Vorstellungen über mögliche Veränderungen der Lebenseinstellung durch eine Krebserkrankung entsprachen in fast jeder Hinsicht denjenigen Bedeutungen, die auch mit der selbst miterlebten Krebserkrankung verbunden gewesen waren. Vorstellungen, das Leben bei Krebs könne „intensiver" werden, wurden von über 50% spontan geäußert. Die faktische Kommunikation hierüber mit Krebskranken ist jedoch als gering anzusehen, da die Tendenz zur Abgrenzung häufig ist. Zahlreiche Einzelergebnisse sprechen dafür, daß Ängste vor eigener Krebserkrankung häufiger mit Abwehrreaktionen als mit einer Motivation zur Krebsfrüherkennung beantwortet werden.

Hinsichtlich der Ätiopathogenese standen an erster Stelle die Kategorien Luftverschmutzung, Gift in der Nahrung sowie Lebensweise (falsches Essen und Trinken, Rauchen, Alkohol), es folgten der Häufigkeit nach Vorstellungen über wenig beeinflußbare Krebsursachen. Jeder zweite Befragte nahm Schicksal, Pech oder Zufall als Krebsursache an. Zahlreiche Personen betrachteten auch Angst vor Krebs als einen Risikofaktor für Krebserkrankungen, was einen vermeidenden Umgang mit dem Thema Krebs überhaupt erklären könnte. Die Ursachenvorstellungen wurden durch statistische Clusteranalyse hinsichtlich möglicher Häufungstypen ausgewertet. Eine typologische Klassifikation ätiopathogenetischer Vorstellungen ließ sich durch diese Clusteranalyse vornehmen.

Als eher naturalistisch-biologisch wurden 31%, als eher psychosomatisch-psychologisch 20%, als Krebstheorie mit wechselnden, etwa gleichwertigen Anteilen naturalistisch-biologischer und psychosomatisch-psychologischer Aspekte 49% der subjektiven Krebstheorien eingeschätzt. Nur etwa ein Drittel aller Befragten sah also Krebserkrankungen als ein rein biologisches Phänomen an.

Während 81% aller Personen das generelle Krebsrisiko für Menschen als sehr groß bis ziemlich groß einschätzten, stuften nur 24% ihr eigenes Risiko als sehr groß bis ziemlich groß ein. Weitere Ergebnisse zu den ätiopathogenetischen Vorstellungen deuten darauf hin, daß gesundheitspolitische Bestrebungen, die Krebsfrüherkennungsuntersuchung vermehrt für Risikopopulationen vorzusehen, gerade bei denjenigen Personen, die sich selbst für eher krebsgefährdet halten, auf besonders wenig Resonanz stoßen dürften. Insgesamt bestanden zwischen den inhaltsanalytischen Kategorien zum Ausmaß des „Krebswissens" und den Indikatoren sekundärpräventiver Verhaltensbereitschaft kaum statistische Zusammenhänge.

Von vielen Befragten wurde die Bedeutung körperlicher Abwehrkräfte hervorgehoben. Einige Ergebnisse sprechen dafür, daß primärpräventive ärztliche Aufklärungstätigkeiten über konkrete Möglichkeiten, die eigenen Abwehrkräfte zu stärken, auf ein beachtliches Interesse seitens der Laien treffen können. Offenbar stoßen Appelle, die das persönliche Risiko hervorheben, mit großer Wahrscheinlichkeit auf Mechanismen psychischer Abwehr. Günstiger wäre eine Sensibilisierung für die Möglichkeiten einer allgemeinen, nicht krebsspezifischen Prävention.

Bei den Vorstellungen zur primären Prävention von Krebserkrankungen lehnten viele Personen „asketische" Vorschläge ab und betonten die Bedeutung hedonistischer Aspekte einer gesunden Lebensführung. Über ein Drittel aller Befragten nannte die Krebsfrüherkennungsuntersuchung fälschlicherweise als eine Möglichkeit, Krebserkrankungen zu verhüten. Die Unterscheidung zwischen Vorsorge und Früherkennung war nur bei 43% klar. Auch hier ergibt sich ein wichtiger Ansatzpunkt für ärztliche Aufklärungstätigkeit.

Mehr als die Hälfte aller Befragten betrachtete der Krebsverhütung dienendes Gesundheitsverhalten als Teil der allgemeinen Gesundheitsorientierung, die weitgehend unabhängig von Gesundheitsmotiven in allgemeinen Lebensgewohnheiten verankert ist. Hinsichtlich der Vorstellungen über Möglichkeiten des Umgangs mit Krebsängsten überwogen bei etwa der Hälfte aller Befragten Abwehrtendenzen. Zwei Drittel aller Befragten gaben an, ziemlich wenig oder gar nichts im Alltag zu tun, um sich vor Krebs zu schützen.

Zwischen vorgebrachten motivierenden Argumenten und demotivierenden Argumenten zur Krebsfrüherkennung einerseits und dem faktischen Teilnahmeverhalten an der Krebsfrüherkennungsuntersuchung andererseits bestanden kaum systematische Zusammenhänge. Die spezifischen Äußerungen zur Krebsfrüherkennung waren als wenig verhaltensbestimmend anzusehen. Insgesamt wurden äußere Anlässe und Auslöser zur Krebsfrüherkennungsuntersuchung häufiger als zur Teilnahme motivierend angesehen als persönliche Überzeugungen. Zwischen der Kenntnis von Krebswarnzeichen und der sekundärpräventiven Verhaltensbereitschaft bestanden keine systematischen Zusammenhänge.

Zwischen der Einschätzung von Krebserkrankungen als heilbar und der tatsächlichen Beteiligung an der Krebsfrüherkennungsuntersuchung bestand dagegen ein signifikanter Zusammenhang. Die Einstellungen zur medizinischen Krebstherapie waren nur bei 27% positiv, bei 48% waren sie indifferent/ambivalent, bei 25% deutlich negativ. Je positiver/negativer die Einstellung der Befragten zur Therapie war, desto höher/geringer war auch entsprechend die sekundärpräventive Verhaltensbereitschaft. Negative Therapieeinschätzungen bezogen sich hauptsächlich auf die als aggressiv und radikal empfundenen therapeutischen Vorgehensweisen. Zwischen einer persönlichen Kenntnis von Krebsheilungen im eigenen Bekanntenkreis und der sekundärpräventiven Verhaltensbereitschaft bestanden keine statistischen Zusammenhänge.

Unsere Untersuchung psychosozialer Folgen einer Krebserkrankung zeigte, daß Ambivalenz und offene Ablehnung gegenüber Krebskranken mit zunehmender Intimität angenommener Kontakte zum Kranken anstiegen. Jeder dritte Befragte gab an, daß er ein offenes Gespräch mit Krebspatienten vermeiden wolle oder ein solches Gespräch zumindest als sehr konflikthaft erlebe. Von denen, die sich überhaupt bereit zeigten, ein offenes Gespräch mit einem Krebspatienten zu führen, erwartete die Hälfte, daß die Initiative hierzu vom Kranken ausgehen solle.

Ansteckungsphantasien wurden um so deutlicher, je konkreter Fragen zum tatsächlichen Verhalten bei unterschiedlichen Graden von Intimität gegenüber Krebskranken formuliert waren. Bei genauerer Exploration kamen in 21 % Ansteckungsphantasien zur Sprache. In 42 % aller Äußerungen über körperlichen Kontakt mit Krebskranken wurden Ambivalenz und Ablehnung ausgedrückt. Dabei ist zu bedenken, daß Ansteckungsphantasien sich am ehesten auf metaphorischer Ebene verstehen lassen: als Angst davor, von etwas Unheilvollem „berührt" zu werden.

83 narrative Berichte miterlebter Krebserkrankungen wurden anhand des von Gottschalk und Gleser entwickelten affektpsychologischen Verfahrens hinsichtlich affektiver Bedeutungen klassifiziert. Insgesamt lagen dieser Auswertung 102154 Wörter zugrunde. Todesangst trat eher als affektive Konnotation beim Erzählen der Krankheitskarriere des Krebspatienten auf. Hoffnung war eher mit den Schlußfolgerungen der Befragten für sich selbst verbunden. Auch anhand der affektpsychologischen Ergebnisse ließ sich die bereits mehrfach aufgetretene Feststellung untermauern, daß mit zunehmendem „Selbstbezug" der Krankheitsvorstellungen die belastenden Konnotationen dieser Erkrankungen abgewehrt werden.

Männer zeigten sich verschlossener gegenüber Krebskranken als Frauen und erlebten ein offenes Gespräch als belastender. Frauen zeigten sich offener und akzeptierender. Sie äußerten Angst häufiger als wesentliches Merkmal von Krebs im Unterschied zu anderen Krankheiten.

Über alle kategorisierten Variablen wurde eine abschließende Clusteranalyse gerechnet, die 6 hervorstechende Typologien subjektiver Krebstheorien erbrachte. Sämtliche mit einer hohen Bereitschaft zur Früherkennung einhergehenden Variablen wurden in Kap. 26 zusammengestellt. Die Schilderung der miterlebten Krebserkrankung war bei Personen mit hoher präventiver Verhaltensbereitschaft eher positiv-akzeptierend, Charakter und „Wesen" von Krebskrankheiten wurden bei diesen Personen weniger mit Tödlichkeit in Verbindung gebracht. Bei den Vorstellungen zur primären Prävention überwogen bei diesen Personen eher internale Kontrollattributionen (Selbstverantwortlichkeitsüberzeugungen), die Vorstellungen zur sekundären Prävention waren eher emotional akzeptierend, die Vorstellungen zur Heilungsaussicht bei Krebs waren eher positiv, die Einstellungen zur medizinischen Therapie waren ebenfalls eher positiv, die Vorstellungen über soziale Folgen von Krebserkrankungen waren eher positiv-akzeptierend; sie schätzten den Wert des Lebens auch bei Krebserkrankung eher als unverändert hoch ein.

Es konnte also nachgewiesen werden, daß die Akzeptanz bzw. Ablehnung der Früherkennung kaum als eine spezifische Stellungnahme von Menschen zum Sinn der Krebsfrüherkennung als solcher zu begreifen ist und daher wohl auch nur teilweise durch Argumente zur Krebsfrüherkennung beeinflußbar ist. Diese Formen präventiven Verhaltens hängen umfassender vom allgemeinen Vertrauen zur Medizin ab sowie von der generellen Bereitschaft, sich überhaupt gedanklich mit dem Vorstellungsthema Krebs persönlich auseinanderzusetzen, d.h. auch selbst mit Krebskranken offen zu kommunizieren und sich überhaupt auf den Assoziationsbereich „Krebs als Möglichkeit für die eigene Person" einzulassen.

Mit den Ergebnissen ließ sich zusammenfassend belegen, daß es bei der künftigen Aufklärung über Krebsfrüherkennung nicht so sehr auf Appelle oder Argumente zur Prävention im speziellen ankommt, sondern darauf, die Beziehungen zwischen Ärzten und ihren (potentiellen) Patienten ganz generell zu verbessern.

Im abschließenden Diskussionsteil wurden als Möglichkeiten der Verbesserung der Kommunikation über Krebserkrankungen erörtert: 1) Verbesserung der Aufklärung potentieller Patienten durch Entwicklung neuer Konzepte der Öffentlichkeitsarbeit, 2) Entwicklung eines Konzepts zur Ärzteaktivierung, 3) Erhöhung der Attraktivität der Krebsfrüherkennungsuntersuchung selbst. Das bisher als zentral angesehene Kriterium der Lebensverlängerung durch Krebsfrüherkennung wurde ergänzt durch das Kriterium der subjektiven Erwartung von Lebensqualität im Erkrankungsfall.

Besonders herausgestellt wurde die Notwendigkeit, durch empirische Studien auch die persönlichen Überzeugungen von Ärzten zum Sinn der Früherkennungsmaßnahmen und ihren Folgen für die Patienten besser als bisher zu klären. Da die Krebsfrüherkennungsuntersuchungen bei den verschiedenen Krebsarten in unterschiedlichem Maße als sinnvoll erachtet werden können, sollte nicht pauschal für eine Beteiligung aller Menschen an „der Krebsvorsorge" geworben werden. Vielmehr ist eine differenzierte Informationspolitik wichtig, die es dem einzelnen ermöglichen sollte, die Vor- und Nachteile regelmäßiger Früherkennungsuntersuchungen abzuwägen und selbstverantwortliche Entscheidungen zu treffen. Auch die Grenzen der Leistungsfähigkeit der Krebsfrüherkennungsuntersuchungen sollten offen angesprochen werden, damit die Aufklärung über Krebsfrüherkennung von den angesprochenen Menschen als glaubwürdig erkannt werden kann.

Der Bevölkerung sollte weit stärker als bisher glaubhaft deutlich gemacht werden, daß sich die Ärzteschaft nicht nur um Lebensverlängerung bemüht, sondern auch um Lebensqualität bei der Krebstherapie. Angesichts der hervorragenden Bedeutung einer allgemein eher positiv-akzeptierenden Einstellung zur Medizin überhaupt für die Beteiligungsbereitschaft am Krebsfrüherkennungsprogramm wird es bei der künftigen Aufklärung über die Krebsfrüherkennungsuntersuchungen also besonders darauf ankommen, verstärkt auch über Innovationen der Krebstherapie unter besonderer Berücksichtigung der Lebensqualität nach Krebsdiagnose zu informieren.

Notwendig ist ein entschiedener Ausbau des Unterrichts der Medizinstudenten in medizinischer Psychologie im klinischen Studienabschnitt, damit Ärzte besser darauf vorbereitet werden, Patienten wirksam und nachhaltig für die primär- und sekundärpräventiven Verhaltensmöglichkeiten zu motivieren und auch im Falle eines Krebsbefundes verstärkt dazu beizutragen, daß sich bei den Krebskranken und ihren Angehörigen, mittelbar dadurch auch in der Bevölkerung, ein stärkeres Vertrauen hinsichtlich des Aufgehobenseins in der Medizin entwickelt, das ja, wie gezeigt wurde, zu den wichtigsten Determinanten der Bereitschaft zur Krebsfrüherkennung und Krebstherapie gehört.

Schließlich wurde erörtert, unter welchen Voraussetzungen die oft schwierige Kommunikation zwischen Krebskranken und ihren Mitmenschen erleichtert werden kann. Der kollektive Umgang mit Krebsängsten ist stark durch Projektionen und Wahrnehmungsabwehr gekennzeichnet. Wollen wir dazu beitragen, die Kommunikationsprobleme von Krebskranken zu verringern, so wird es nicht ausreichen, ausschließlich mit den Krebskranken zu arbeiten. Das Rehabilitationsziel einer

Reintegration von Krebskranken in die bestehenden, dabei als stabil betrachteten gesellschaftlichen Interaktionsstrukturen bedarf einer kritischeren öffentlichen Diskussion. Viele Menschen haben zwar durchaus den Wunsch, mit Krebskranken offen und ehrlich umzugehen, trauen das aber ihrem sprachlichen Kommunikationsvermögen nicht zu. Hier Hilfen anzubieten und insbesondere Mut zur Ehrlichkeit und Glaubwürdigkeit zu machen, gehört zu den wichtigen – bisher ungelösten – Aufgaben der Medizin, aber auch jedes einzelnen Menschen, insoweit er sich als betroffen erlebt.

Anhang

A 1 Interviewleitfaden

Gliederung („Interviewkapitel")

 0 Stichworte für Ansprache des Patienten/Motivierung für das Interview

 1 Einstieg/„warming up"/Problemaufriß

 2 Persönlicher Erfahrungshintergrund des Befragten, Informationsquellen, persönliche Betroffenheit

 3 Bedeutung im Denken

 4 Phantasien/das „Wesen" von Krebserkrankungen

 5 Ursachenvorstellungen (Ätiologie, Pathogenese)

 6 Beeinflußbarkeitserwartungen: primäre Prävention (Krebsvorsorge)

 7 Beeinflußbarkeitserwartungen: sekundäre Prävention (Krebsfrüherkennung)

 8 Beeinflußbarkeitserwartungen: Therapierbarkeit/Heilungsaussichten von Krebs

 9 Soziale Folgen von Krebserkrankungen/„Image" krebskranker Menschen

10 Angaben zur Person

11 IPC-Fragebogen

12 Freies Abschlußgespräch

*0 Stichworte für Ansprache des Patienten/Motivierung für das Interview**

Ich bin Medizinstudentin und arbeite hier bei Dr. … in der Praxis mit, um für meinen Beruf zu lernen. Weil wir in der Universität viel über Krankheiten lernen, aber wenig darüber, was die Patienten eigentlich selber über bestimmte Krankheiten meinen, mache ich hier in der Praxis eine Meinungsumfrage. Ich möchte gern von den Patienten lernen, was sie selber über bestimmte Krankheiten und auch über medizinische Vorsorge denken. Und auch würde mich interessieren, ob die Menschen, um die es bei uns im Medizinstudium geht, vielleicht irgendwelche Fragen an die Wissenschaft haben, die an der Universität vielleicht zu wenig berücksichtigt werden.

---

* Anm.: Version bei den Doktorandinnen R. Daniel u. A. Völcker; bei den Interviews von R. Verres (Arzt, Diplompsychologe) war die Ansprache entsprechend anders.

Darüber schreibe ich auch meine Doktorarbeit. Hierfür bin ich darauf angewiesen, daß sich möglichst viele Menschen bereiterklären, mit mir ein Gespräch zu führen. Ich möchte diese Gespräche dann anonym, d. h. selbstverständlich ohne Namensnennung, auswerten.

Dürfte ich Sie bitten, mit mir ein solches Gespräch zu führen?

Falls es Ihnen jetzt ungelegen ist, könnten wir auch einen anderen Zeitpunkt und einen anderen Ort vereinbaren.

1 Einstieg/„warming up"/Problemaufriß

Sie sehen hier ein *Tonbandgerät,* mit dem ich unser Gespräch gern aufnehmen würde. Natürlich läuft es jetzt noch nicht. Ich möchte Sie zunächst fragen, ob Sie damit einverstanden sind, daß ich dieses Gespräch auf Tonband aufnehme. Dann muß ich nicht so viel mitschreiben, und wir können uns beide besser auf das Gespräch konzentrieren. Wir können zum Schluß des Gesprächs gern noch einmal darüber sprechen, ob Sie immer noch damit einverstanden sind, daß ich diese Tonbandaufnahme – wohlgemerkt ohne Nennung Ihres Namens – für meine Doktorarbeit auswerte. Sollten Sie Ihr Einverständnis dann wieder zurücknehmen, werde ich das Gespräch vor Ihren Augen wieder löschen. Ich spreche übrigens auch nicht mit Dr. … über das, was wir hier besprechen. Vielleicht ist es auch für Sie interessant, auf diese Weise einmal an einer medizinischen Doktorarbeit beteiligt zu sein?

Nun zum Thema. Ich würde gerne wissen, wie Menschen, die selber keinen Krebs haben, über Krebs denken und ob sie vielleicht irgendwelche Fragen an die Wissenschaft haben. Es geht also um Ihre ganz persönlichen Gedanken und Meinungen. Auch wenn Sie jetzt vielleicht sagen sollten, daß Sie kein „Experte" zu dieser Frage sind, interessieren mich trotzdem Ihre ganz persönlichen Meinungen. Denn wenn es um Meinungen geht, ist jeder Mensch sein eigener Experte, und ich finde jede Meinung gleich wichtig.

[**1** (nur fragen, wenn Kontakt noch unbefriedigend)]

Meine erste Frage wäre nun: Wenn Sie sich einmal vorstellen, die Universität Heidelberg würde eine *Fernsehsendung über Krebs* planen, um die Leute in Deutschland über den neuesten Stand der Krebsforschung zu informieren. Hätten Sie da selber vielleicht ein bestimmtes Interesse? *Über welche Gesichtspunkte von Krebs würden Sie am liebsten etwas erfahren?*

2 Persönlicher Erfahrungshintergrund des Befragten, Informationsquellen, persönliche Betroffenheit

Das, was man über ein bestimmtes Thema denkt, hat meist viel damit zu tun, wie man selber mit dem Thema in Berührung gekommen ist.

[2.1][1] *Haben Sie selber schon einmal Krebserkrankungen in Ihrer näheren Umgebung erlebt?*
Ja, einmal
Ja, mehrmals
Nein/nachfragen!/ggf. weiter mit Frage 3

[2.2]   *Wie nahe* stand Ihnen dieser Mensch?
Engere Familie: Eltern, Geschwister, Kinder
Sonstige Verwandtschaft
Freund/Freundin
Nachbar, Kollege, Bekannter

[2.3]   *Wie ist das gewesen* für ... (den Krebskranken) und auch für Sie selbst und für seine Angehörigen?
Wissen Sie noch, wie es *anfing?*
Erzählen Sie ruhig alles, was Ihnen noch einfällt.
Haben Sie eine Vorstellung davon, *woran es gelegen haben könnte, daß gerade ... (dieser Mensch) Krebs bekam?*
Wie ging es weiter?
Wie haben *Sie selber* diese Krankheit *erlebt?*
Wissen Sie noch, *welche Gedanken* in *Ihnen* damals vorgingen?
Welche Gefühle Sie hatten?

[2.4]   Können Sie sich noch erinnern, ob Sie damals für sich selber *irgendwelche Schlußfolgerungen* daraus gezogen haben? Ob diese Erlebnisse *Ihre eigenen Ansichten* über Gesundheit und Krankheit, vielleicht über das Leben überhaupt, irgendwie beeinflußt haben?

3 Bedeutung im Denken

[3.1]   Würden Sie sagen, daß Krebs etwas ist, mit dem Sie sich *öfters gedanklich beschäftigen?* (Karte 3.1 vorlegen, s. S. 275 unten)

3.2   Und wenn Sie einmal in einem Film, im Fernsehen oder in Zeitschriften auf das Thema Krebs gestoßen waren: Haben Sie vielleicht irgendwelche Erinnerungen daran, welche eigenen Gedanken Ihnen dabei durch den Kopf gegangen sind?

4 Phantasien/das „Wesen" von Krebserkrankungen

[4.1]   Was meinen Sie: Was ist der *wichtigste Unterschied* zwischen Krebs und anderen Krankheiten? Was ist nach Ihrer Meinung bei einer Krebskrankheit anders als bei anderen Krankheiten?

---

[1] Eingerahmte Ziffern: standardisierte Schlüsselfragen, in möglichst gleicher Formulierung zu stellen und nicht auszulassen; übrige Fragen fakultativ, halbstandardisierte Vertiefungsfragen.

4.2 *Was passiert/was verändert sich* bei einem Menschen, wenn er Krebs bekommt?

4.3 Vielleicht *fällt Ihnen sonst noch irgend etwas ein,* das Ihnen in den Sinn kommt, wenn Sie an Krebs denken?
Hat man bei Krebs *Schmerzen?*

4.4 Stellen Sie sich einmal vor, Sie würden *mit einem 10jährigen Kind* reden, das noch nicht weiß, daß es Krebs gibt. Wie würden Sie ihm wohl erklären, was Krebs ist und was eine Krebskrankheit für einen Menschen bedeuten kann?

4.5 Was mag wohl der *erste Gedanke* in einem Menschen sein, wenn er von seinem Arzt erfährt, daß er Krebs hat?

4.6 Was würde ein Krebskranker *nach der Diagnose wohl tun?*

4.7 Meinen Sie, daß sich seine *Lebenseinstellung und Lebensgestaltung* durch diese Diagnose *verändern* könnte?
Zum Beispiel *was ihm wichtig ist.*
Ob sich für ihn etwas verändern würde.
Ob er vielleicht die ganze Welt/sein ganzes Leben *mit anderen Augen sehen* würde.

4.8 Würden Sie sagen, daß Menschen mit jemandem, von dem Sie wissen, daß er Krebs hat, von da ab *anders umgehen* als sonst?
(Falls Antwort sich nur auf Phase von Krankheitsbehandlung bezieht:)
Die meisten Krebspatienten werden ja auch aus dem Krankenhaus wieder entlassen, viele gehen dann wieder der Arbeit nach und beteiligen sich wieder am normalen Leben. Werden diese Krebskranken wohl von ihren Mitmenschen anders behandelt, wenn diese um die Krebskrankheit wissen?

5 Ursachenvorstellungen (Ätiologie, Pathogenese)

5.1 Haben Sie irgendwelche Vermutungen darüber, *warum gerade die einen Menschen Krebs bekommen* und die anderen nicht?

5.2 Manche Leute sagen: Krebs ist etwas, das von außen in den Körper hineinkommt, und andere sagen: Krebs entsteht im Körper selber. Auch wenn Sie es vielleicht schon angedeutet haben: Ich möchte Sie nun noch einmal genau fragen: *Wodurch kann man Krebs bekommen?*

5.3 Ich habe jetzt hier eine *Liste* mit verschiedenen *vorstellbaren Ursachen von Krebs, über die die meisten Menschen sehr unterschiedlich denken.* Bitte machen Sie in jeder Zeile ein Kreuz, je nachdem, was Sie meinen, ob die betreffende Ursache Ihrer Meinung nach bei der Krebsentstehung eine Rolle spielt. *Bitte denken Sie ruhig laut dabei.*
(Liste 5.3 vorlegen, s. S. 276)

5.4 Wie schätzen Sie *Ihr eigenes Risiko* ein, daß Sie in Ihrem Leben jemals Krebs
bekommen könnten?
(Liste 5.4 vorlegen, s. S. 277)

5.5 Und wenn Sie sich einmal diese Liste ansehen: *Wie viele Menschen* bekommen Ihrer Meinung nach Krebs?
(Liste 5.5 vorlegen, s. S. 277)

6 Beeinflußbarkeitserwartungen: primäre Prävention (Krebsvorsorge)

Ich würde nun gerne mit Ihnen darüber sprechen, was man Ihrer Meinung nach gegen Krebs tun kann oder tun sollte.

6.1 Chancen, Effektivität
Meinen Sie, daß es grundsätzlich möglich ist, *Krebserkrankungen vorzubeu-
gen/zu verhüten?* Also dafür zu sorgen, daß weniger Menschen an Krebs erkranken?
(Karte 6.1 vorlegen, s. S. 277)

6.2 Methoden
Was könnte man wohl alles tun, um Krebs zu verhüten?

6.3 Eigene Möglichkeiten
Was meinen Sie: Gibt es irgend etwas, was man einem *einzelnen Menschen*
empfehlen könnte, das *er selber* im *täglichen Leben tun könnte,* um sich vor
Krebs zu schützen? Gibt es irgendwelche Möglichkeiten, die man beachten
sollte?

6.4 (Falls nein)
Warum kann man sich *nicht* vor Krebs schützen?

6.5 Menschen haben ganz unterschiedliche Standpunkte. Die einen meinen:
Man hat *selber* einen Einfluß darauf, ob man jemals Krebs bekommt. Die an-
deren meinen: Man kann nichts machen. Ich habe hier ein Blatt und möchte
Sie mal fragen: Wie stehen Sie wohl selber zu diesen beiden Standpunkten?
(Blatt 6.5 vorlegen, s. S. 278)

6.6 (Wenn Standpunkt A)
Und hier auf diesem Blatt sind noch ein paar Meinungen.
(Blatt 6.6 vorlegen, s. S. 278)

6.7 Eigenes Verhalten/Gesundheitsschutz/Angst/Coping
Würden Sie sagen, daß Sie aus Ihren Ansichten über Krebsentstehung irgendwelche Schlußfolgerungen gezogen haben? Daß Sie also *selber in Ihrem
eigenen Leben schon irgend etwas getan haben* oder - z. B. in Ihrer Lebensweise - tun, um sich vor Krebs zu schützen? Was wäre das wohl?
Evtl. nachfragen: Bewegung, Sport, frische Luft, Ernährung, Alkohol, Rauchen, Erholung, Kuren, Sauna, Schlafen, Vermeidung von Aufregung, von
Streß, von übermäßiger Sonnenbestrahlung.

6.8 Würden Sie sagen, daß Sie dies *absichtlich* tun, um Krebs zu vermeiden, oder
hat das nichts hiermit zu tun?

6.9 Selbstgefährdung
Viele Menschen sagen von sich selber, daß sie in ihrer Lebensweise zuweilen
gewissermaßen *„sündigen"*, also Gewohnheiten haben, die sie selber durchaus als ungünstig oder sogar schädlich ansehen (z. B. viele rauchen, obwohl
sie wissen, daß sie sich damit selber gefährden). Wie ist das bei Ihnen?

6.10 Manche Menschen sagen, daß sie *Angst vor Krebs* haben. Was mich besonders interessiert ist, ob das so ist. Wie mag es wohl bei Ihnen sein?
(Wenn „nein": weiter mit 6.13)

6.11 Wenn ein Mensch starke Angst vor Krebs hat und *etwas gegen Krebsangst bei
sich selbst tun will?* Zum Beispiel sind zwei ganz verschiedene Möglichkeiten
denkbar:
a) sich abfinden, an etwas anderes denken, oder
b) etwas Aktives gegen die Angst tun.
Wie gehen die Menschen, *wenn* sie Angst vor Krebs haben, wohl im allgemeinen mit Angst vor Krebs um?

6.12 Und wie mag das wohl bei Ihnen selber sein?
a) Gibt es *Gedanken,* die *gegen die Angst* wirken?
b) Was *tun* Sie?

6.13 Wenn Sie schon einmal den *Gedanken* gehabt haben sollten, *daß Sie selber jemals Krebs bekommen könnten* (z. B. etwa: „Auch mir selber könnte das pas-
sieren"): Haben Sie irgendwelche Erinnerungen daran, *was Sie mit solchen
Gedanken* gemacht haben?

6.14 Wenn Sie es einmal zusammenfassend sagen sollten, ob Sie in Ihrem Leben
viel, wenig oder nichts tun, um sich vor Krebs zu schützen: Wie würden Sie
das sehen?
(Karte 6.14 vorlegen, s. S. 278)

7 *Beeinflußbarkeitserwartungen: sekundäre Prävention (Krebsfrüherkennung)*

7.1 Chancen, Effektivität
Jetzt kommen wir zur Früherkennung. *Was halten Sie von Krebsvorsorgeuntersuchungen?*

7.2 *Lebt man ruhiger* mit oder ohne Vorsorgeuntersuchungen?

7.3 Manche Menschen gehen hin, was haben die wohl für Vorstellungen? *Was
sind das wohl für Menschen, die regelmäßig zur Krebsvorsorgeuntersuchung gehen? Was denken die wohl?*

$\boxed{7.4}$ *Was sind das wohl für Menschen, die nicht regelmäßig zur Krebsvorsorgeunter-*
suchung gehen? Was hält sie davon ab? Was könnten die befürchten?

$\boxed{7.5}$ Eigene Möglichkeiten
Können Sie auch *selber* etwas zu einer Früherkennung von eventuellen
Krebserkrankungen *beitragen? Was* wäre das?

$\boxed{7.6}$ Eigenes Verhalten
Sind Sie *selber schon* zum Arzt gegangen, um eine *Krebsfrüherkennungsunter-*
suchung vornehmen zu lassen? (Nie, einmal, öfter)

$\boxed{7.7}$ Wenn „ja": Wenn Sie einmal versuchen, sich an das *erste Mal* zu erinnern, als
Sie den Entschluß faßten, eine Krebsfrüherkennungsuntersuchung durch-
führen zu lassen: Können Sie sich noch erinnern, wie Sie damals zu diesem
Entschluß gekommen sind?

$\boxed{7.8}$ Es gibt ja bei manchen Krankheiten *frühzeitige Anzeichen.* Auch bei Krebs
kann man überlgen, ob es Anzeichen gibt, die frühzeitig darauf hinweisen,
daß man Krebs haben könnte und zum Arzt gehen sollte. Wenn Sie zufällig
solche Anzeichen kennen, dann sagen Sie mir doch bitte etwas darüber.

$\boxed{7.9}$ Wenn Sie selber solche Beschwerden bei sich merken würden: *Was würden*
Sie dann tun?

$\boxed{7.10}$ (Bei weiblichen Befragten)
Manche Ärzte empfehlen Frauen, einmal im Monat ihre *Brust selber zu unter-*
suchen, damit im Falle einer Veränderung (z.B. Knoten) sofort und rechtzeitig etwas getan werden kann. Was halten Sie davon? Tun Sie das selber auch?
(Nie – unregelmäßig – regelmäßig)

8 Beeinflußbarkeitserwartungen: Therapierbarkeit/Heilungsaussichten von Krebs

Jetzt möchte ich gern noch mit Ihnen über die Heilungsaussichten von Krebs sprechen, also wenn ein Mensch wirklich Krebs bekommen hat.

$\boxed{8.1}$ Ist Krebs *heilbar?*
(Karte 8.1 vorlegen, s. S. 278)

$\boxed{8.2}$ Wie gut weiß *die Wissenschaft* heutzutage über Krebs Bescheid?
(Karte 8.2 vorlegen, s. S. 279)

$\boxed{8.3}$ Hinterläßt Krebs *bleibende Schäden?*
(Karte 8.3 vorlegen, s. S. 279)

$\boxed{8.4}$ Führt Krebs immer zum *Tod?*
(Karte 8.4 vorlegen, s. S. 279)

[8.5] Haben Sie schon einmal gehört, wie Krebs *behandelt* wird? Was da gemacht wird? Was unternehmen die Ärzte heute, um diese Krankheit zu stoppen bzw. zu heilen?

8.6   Wenn Sie selber an Krebs erkranken würden: Meinen Sie eher,
   a) daß man auch durch Therapie nicht viel erreichen würde,
   b) daß der Verlauf hauptsächlich von den Ärzten abhängen würde, oder
   c) daß auch Sie selber den Verlauf beeinflussen könnten?

[8.7]   Meinen Sie, daß auch *persönliche Faktoren oder Verhaltensweisen des einzelnen Menschen* einen Einfluß darauf haben, wie eine Krebskrankheit weitergeht, oder sogar eine Krebskrankheit aufhalten könnten?
   Woran denken Sie dabei?

[8.8]   Man wundert sich manchmal über Menschen, was sie alles probieren, wenn sie Krebs bekommen. Zu *welchen Mitteln* würden Sie selber Zuflucht nehmen, egal was die Ärzte darüber denken?

[8.9]   Kennen Sie Fälle von *Krebsheilung?*

[8.10]   (Falls „ja")
   Haben Sie irgendeine Idee, oder irgendeine Meinung darüber gehört, *woran es gelegen haben könnte,* daß dieser Mensch von seinem Krebs geheilt wurde?

9 Soziale Folgen von Krebserkrankungen/„Image" krebskranker Menschen

[9.1]   Zum Schluß möchte ich noch einmal etwas aufgreifen, was wir anfangs schon kurz angesprochen haben. Nämlich die Frage, ob man mit einem Menschen wohl anders umgeht als sonst, wenn man erfährt, daß er Krebs hat. Wie würde das wohl bei Ihnen selbst sein, wenn Sie sich vorstellen, ein Mensch, den Sie gut kennen, hätte Krebs (z.B. Kollege, Nachbar, Freund, Freundin), und er würde nach der Entlassung aus dem Krankenhaus wieder ganz normal am allgemeinen Leben teilnehmen, also auch Ihnen wieder öfters begegnen. *Was würde wohl in Ihnen vorgehen,* wenn Sie ihn dann wieder träfen?

[9.2]   Meinen Sie, Sie würden sich ihm gegenüber vielleicht auch *anders verhalten* als früher?

[9.3]   Wenn wir uns mal ein paar *Beispiele* aus dem täglichen Leben vorstellen, wie wäre es für Sie,

[9.3.1] wenn er/sie *für Sie Essen kochen* würde?

[9.3.2] wenn Sie bei einer Wanderung beide Durst hätten und nur *ein Glas* hätten, aus dem Sie beide zusammen trinken sollten?

9.3.3 wenn es jemand wäre, mit dem/der Sie auch früher schon *Körperkontakt* hatten, z.B. in den Arm nehmen, Küssen, im Bett zusammen sein?

9.3.4 wenn er/sie ganz direkt und offen mit Ihnen *über seinen Krebs sprechen* wollte?

10 Angaben zur Person

Jetzt bitte ich Sie noch, einige persönliche Angaben zu machen. (Antworten *in das Ergebnisblatt* eintragen)

10.1 Alter: ....

10.2 Geschlecht:　　männlich　○
　　　　　　　　　　weiblich　○

10.3 Schulbildung:　Volksschule　　　　　　○ 2

　　　　　　　　　　Handelsschule, Mittel-
　　　　　　　　　　schule　　　　　　　　○ 4

　　　　　　　　　　höhere Fachschule　　○ 6

　　　　　　　　　　Abitur　　　　　　　　○ 7

　　　　　　　　　　Hochschule　　　　　　○ 9

10.4 Beruf: ....

　　　　　　Arbeiter　　　　　　　　　　　○ 1

　　　　　　Facharbeiter　　　　　　　　　○ 3

　　　　　　Angestellter oder Beamter mit
　　　　　　ausführender Tätigkeit　　　　○ 4

　　　　　　Angestellter oder Beamter mit
　　　　　　leitender Tätigkeit　　　　　　○ 7

　　　　　　Selbständig　　　　　　　　　　○ 7

　　　　　　Freier Beruf, intellektueller
　　　　　　Beruf, führender Selbständiger　○ 9

　　　　　　Landwirt　　　　　　　　　　　○ 6

　　　　　　(Bei Hausfrauen den Beruf des
　　　　　　Ehemannes ankreuzen; bei Rent-
　　　　　　nern den früheren Beruf
　　　　　　ankreuzen)

10.5 Einkommen (Bruttoverdienst): unter
　　　　　　　　　　　　DM 1500　　○ 3
　　　　　　　　　　DM 1500–3500　　○ 6
　　　　　　　　　　über DM 3500　　○ 9
　　　　(Bei Rentnern das frühere Einkommen
　　　　ankreuzen)

11 IPC-Fragebogen

Zu guter Letzt habe ich jetzt hier noch einen Fragebogen, der nichts mit Krankheit zu tun hat, sondern mit *allgemeinen Lebensgewohnheiten*. Ich möchte Sie bitten, diesen Fragebogen noch auszufüllen.
(IPC-Fragebogen vorlegen, s. S. 281 f.)

(Falls Befragter zögert:)
Bei meiner Auswertung der Gespräche möchte ich bestimmte Meinungen über Krankheit mit bestimmten allgemeinen Lebensgewohnheiten in Beziehung setzen. So kann ich die geäußerten Meinungen noch besser verstehen.

Ich erkläre Ihnen den Zweck dieses Fragebogens, wenn Sie möchten, gerne hinterher noch genauer. Aber Sie würden mir sehr helfen, wenn Sie ihn erst einmal ausfüllen würden. Dann kann ich in der gleichen Zeit auch selber nachsehen, ob ich noch irgendetwas vergessen habe.

12 Freies Abschlußgespräch

Jetzt habe ich Ihnen viele Fragen gestellt, und ich danke Ihnen sehr für dieses Gespräch.

Vielleicht haben Sie jetzt selber irgendwelche Fragen an mich?

A 2 Selbstratingskalen („Karten")

zur Vorlage während des Interviews

Die Ziffern auf jeder Karte – z. B. 3.1; 5.3 usw. – verweisen auf das zugehörige Kapitel des Interviewleitfadens, in dessen Rahmen die Skalen dem Befragten vorgelegt wurden. Jede Karte wurde *einzeln* vorgelegt.

3.1

Ich denke an Krebs:

oft   –   manchmal   –   selten   –   nie

5.3 *Krebs kann entstehen durch:*	ja	viel- leicht	nein
1. Schicksal, Pech, Zufall			
2. Göttliche Fügung			
3. Ungesunder Arbeitsplatz			
4. Ansteckung			
5. Vererbung			
6. Luftverschmutzung, Gift in der Nahrung			
7. Unzufriedenheit am Arbeitsplatz			
8. Erschöpfung, allgemeine Kreislaufschwäche			
9. Verletzungen, Unfälle			
10. Enttäuschungen des Lebens			
11. Belastung durch Probleme in der Familie			
12. Körperliche Veranlagung			
13. Gerechte Strafe			
14. Grübeln, Ängste, hoffnungsloses Leben			
15. Allgemeine Hetze des heutigen Lebens			
16. Verlust einer geliebten Person			
17. Zuviel Unterdrückung von Gefühlen			
18. Schlechtes Blut			
19. Frühere Krankheiten			
20. Mangel an Abwehrkräften, Energielosigkeit			
21. Unmoralischer Lebenswandel			
22. Konflikte mit anderen Menschen			
23. Zuviel Einsamkeit			
24. Geringes Durchsetzungsvermögen bei Schwierigkeiten			
25. Zu hohe Ansprüche an sich selbst			
26. Neigung zu Nervosität			
27. Lebensweise: falsches Essen und Trinken, Rauchen, Alkohol			

5.4

Mein eigenes Risiko, daß ich jemals Krebs bekommen könnte, halte ich für:

1) sehr groß

2) ziemlich groß

3) ziemlich klein

4) sehr klein

5.5

Welche Ansicht haben Sie?

1) Sehr viele Menschen bekommen Krebs.

2) Ziemlich viele Menschen bekommen Krebs.

3) Nur wenige Menschen bekommen Krebs.

4) Fast niemand bekommt Krebs.

6.1

Krebs zu verhüten, ist nach meiner Meinung grundsätzlich:

1) sehr leicht möglich

2) mit etwas Bemühen möglich

3) kaum möglich

4) überhaupt nicht möglich

6.5

Die einen Menschen denken über Krebs etwa so:

Standpunkt A:

„Egal, was ich tue: Wenn es für mich bestimmt ist, daß ich Krebs bekommen soll, werde ich auch Krebs bekommen."

„Krebs muß man hinnehmen, da kann man nichts machen."

„Auch wenn man es will, kann man es nicht verhindern, Krebs zu bekommen."

Andere Menschen denken etwa so:

Standpunkt B:

„Wenn ich gut aufpasse, kann ich dazu beitragen, daß ich keinen Krebs bekomme."

„In gewisser Weise hat es jeder Mensch selber in der Hand, ob er gesund bleibt oder Krebs bekommt."

„Ich bin selber mitverantwortlich dafür, ob ich jemals Krebs bekommen werde."

Wie stehen Sie selber zu diesen beiden denkbaren Meinungen?

6.6   (Noch eine Nachfrage zu „Standpunkt A")

Standpunkt A 1

„Gegen Krebs kann niemand etwas machen."

„Es ist Zufall, ob man Krebs bekommt."

Standpunkt A 2

„Krebs zu verhüten, ist hauptsächlich Aufgabe des Staates."

„Für Krebsverhütung sollten vor allem die Ärzte mehr tun."

Zu welchem Standpunkt neigen Sie selber? Wie stehen Sie zu diesen Meinungen?

6.14

Insgesamt tue ich in meinem Leben

sehr viel   -   ziemlich viel   -   ziemlich wenig   -   nichts

um mich vor Krebs zu schützen.

8.1

Krebs ist:

immer heilbar   -   oft heilbar   -   selten heilbar   -   nie heilbar

8.2

Die Wissenschaft weiß über Krebs:

sehr gut Bescheid	–	ziemlich gut Bescheid	–	ziemlich schlecht Bescheid	–	sehr schlecht Bescheid

8.3

Wer einmal Krebs bekommen hat:

- kann nie wieder ganz gesund werden

- wird wieder gesund, bleibt aber angeschlagen

- behält Körperschäden

- wird nie wieder gesund

8.4

Krebs bedeutet:

immer ein Todesurteil	–	oft ein Todesurteil	–	manchmal ein Todesurteil	–	selten ein Todesurteil

A 3 Ergebnisblatt zur Dokumentation der Selbstratings durch den Interviewer

Code: Interviewer:

Ort: Datum:

2.1   Krebserkrankung erlebt: ja, einmal (1) – ja, mehrmals (2) – nein (3)
3.1   Gedankliche Beschäftigung: oft (1) – manchmal (2) – selten (3) – nie (4)
5.4   Eigenes Risiko: sehr groß (1) – ziemlich groß (2) – ziemlich klein (3) – sehr klein (4)
5.5   Allgemeine Häufigkeit: sehr viele Menschen (1) – ziemlich viele (2) – nur wenige (3) – fast niemand (4)
6.1   Krebsverhütung möglich: sehr leicht (1) – mit etwas Bemühen (2) – kaum (3) – nicht (4)
6.5   ◯ Standpunkt A (external) (1) ◯ Standpunkt B (internal) (2)
6.6   ◯ Standpunkt A 1 (Zufall) (1) ◯ Standpunkt A 2 (Staat/Ärzte) (2)
6.14 Globaleinschätzung eigener Schutz vor Krebs: sehr viel (1) – ziemlich viel (2) – ziemlich wenig (3) – nichts (4)
8.1   Krebs heilbar: immer (1) – oft (2) – selten (3) – nie (4)
8.2   Wissenschaft weiß Bescheid: sehr gut (1) – ziemlich gut (2) – ziemlich schlecht (3) – sehr schlecht (4)
8.3   Bleibende Schäden: wieder ganz gesund (1) dito, aber angeschlagen (2) behält Körperschäden (3) nie wieder gesund (4)
8.4   Krebs bedeutet Todesurteil: immer (1) – oft (2) – manchmal (3) – nie (4)
10.1 Alter:
10.2 ◯ (1) männlich   ◯ (2) weiblich
10.3 Volksschule (2) – Handelsschule/Mittelschule (4) – höhere Fachschule (6) – Abitur (7) – Hochschule (9)
10.4 Beruf: Arbeiter (1) – Facharbeiter (3) – Angestellter oder Beamter mit ausführender Tätigkeit (4) – Angestellter oder Beamter mit leitender Tätigkeit (7) – selbständig (7) – freier Beruf, intellektueller Beruf, führender Selbständiger (9) – Landwirt (6)
10.5 Einkommen: unter DM 1500 (3) – 1500–3500 (6) – über 3500 (9)

Notizen während des Interviews (nachzuholende Fragen usw.):

A 4 IPC-Skalen zur Kontrollattribution

Datum: Code:	Bitte kringeln:
	stimmt stimmt nicht
1. Es hängt vor allem von mir und meinen Fähigkeiten ab, ob ich irgendwo eine führende Rolle spiele.	5 - 4 - 3 - 2 - 1 - 0
2. Mein Leben wird zu einem großen Teil durch zufällige Ereignisse bestimmt.	5 - 4 - 3 - 2 - 1 - 0
3. Ich habe das Gefühl, daß das meiste, was in meinem Leben passiert, von anderen Leuten abhängt.	5 - 4 - 3 - 2 - 1 - 0
4. Es kommt vor allem auf mein fahrerisches Können an, ob ich in einen Verkehrsunfall verwickelt werde oder nicht.	5 - 4 - 3 - 2 - 1 - 0
5. Wenn ich Pläne mache, bin ich ziemlich sicher, daß mir ihre Ausführung gelingen wird.	5 - 4 - 3 - 2 - 1 - 0
6. Ich habe oft einfach keine Möglichkeit, mich vor Pech zu schützen.	5 - 4 - 3 - 2 - 1 - 0
7. Wenn ich bekomme, was ich will, dann habe ich gewöhnlich nur Glück gehabt.	5 - 4 - 3 - 2 - 1 - 0
8. Wie immer meine Qualitäten sein mögen, ohne die Unterstützung einflußreicher Personen werde ich kaum in eine verantwortungsvolle Position gelangen.	5 - 4 - 3 - 2 - 1 - 0
9. Die Zahl meiner Freunde hängt vor allem von mir und meinem Verhalten ab.	5 - 4 - 3 - 2 - 1 - 0
10. Ich habe schon oft festgestellt, wenn etwas geschehen soll, dann geschieht es auch über unsere Köpfe hinweg.	5 - 4 - 3 - 2 - 1 - 0
11. Mein Leben wird im wesentlichen von anderen Leuten mit Macht und Einfluß bestimmt.	5 - 4 - 3 - 2 - 1 - 0
12. Ob ich in einen Autounfall gerate oder nicht, ist vor allem Glückssache.	5 - 4 - 3 - 2 - 1 - 0
13. Menschen wie ich haben nur geringe Möglichkeiten, ihre Interessen gegen andere durchzusetzen.	5 - 4 - 3 - 2 - 1 - 0
14. Es ist für mich nicht gut, weit im voraus zu planen, da häufig das Schicksal dazwischen kommt.	5 - 4 - 3 - 2 - 1 - 0
15. Um zu erhalten, was ich will, ist es erforderlich, mir übergeordnete Personen freundlich zu stimmen.	5 - 4 - 3 - 2 - 1 - 0
16. Ob ich eine führende Stellung erlange, hängt vor allem davon ab, ob ich das Glück habe, zur rechten Zeit am rechten Ort zu sein.	5 - 4 - 3 - 2 - 1 - 0
17. Wenn wichtige Personen mir ihre Freundschaft versagen, werde ich wahrscheinlich nicht viele Freunde gewinnen können.	5 - 4 - 3 - 2 - 1 - 0
18. Ich kann weitgehend selbst darüber bestimmen, was in meinem Leben passiert.	5 - 4 - 3 - 2 - 1 - 0

Datum: Code:	Bitte kringeln:
	stimmt stimmt nicht
19. Gewöhnlich bin ich in der Lage, meine eigenen Interessen zu schützen.	5 – 4 – 3 – 2 – 1 – 0
20. Ob ich in einen Autounfall verwickelt werde oder nicht, hängt vor allem davon ab, wie sich der Fahrer des anderen Wagens verhält.	5 – 4 – 3 – 2 – 1 – 0
21. Wenn ich erreiche, was ich will, so ist das meistens Ergebnis eigener harter Arbeit.	5 – 4 – 3 – 2 – 1 – 0
22. Bevor ich eigene Pläne zu verwirklichen suche, versichere ich mich der Übereinstimmung mit den Personen, die Macht über mich haben.	5 – 4 – 3 – 2 – 1 – 0
23. Mein Leben ist durch meine eigenen Handlungen bestimmt.	5 – 4 – 3 – 2 – 1 – 0
24. Es ist Glückssache, ob ich wenige oder viele Freunde habe.	5 – 4 – 3 – 2 – 1 – 0

A 5 Globalrating des Interviewverlaufs

Code-Nr.:   Rating durch:

Der/die Befragte wirkte insgesamt als Person:

1. offen	3	2	1	0	1	2	3	verschlossen
2. ruhig	3	2	1	0	1	2	3	angespannt
3. rational	3	2	1	0	1	2	3	ängstlich
4. ruhig	3	2	1	0	1	2	3	aggressiv

Der Kontakt war:

5. gut   3 2 1 0 1 2 3   schlecht

Der/die Befragte sprach über Krebserkrankungen:

	nicht		mittel		stark		
6. sachlich-technisch	1	2	3	4	5	6	7
7. betroffen/beunruhigt	1	2	3	4	5	6	7
8. dramatisch	1	2	3	4	5	6	7
9. verharmlosend	1	2	3	4	5	6	7
10. optimistisch	1	2	3	4	5	6	7
11. pessimistisch	1	2	3	4	5	6	7

Bezüglich möglicher Krebsängste wirkte der/die Befragte:

12. vermeidend   3 2 1 0 1 2 3   vigilant

Den Ärzten gegenüber äußerte der/die Befragte sich der Tendenz nach:

13. vertrauensvoll   3 2 1 0 1 2 3   mißtrauisch

Der/die Befragte unterschied zwischen primärer und sekundärer Prävention (dem Sinne nach):

14. überhaupt nicht   3 2 1 0 1 2 3   sehr klar

Weitere Bemerkungen über Auffälligkeiten/Eindrücke beim Abhören der Tonbandaufnahme:

A 6 Postskriptum durch Interviewer

Code: Interviewer:

Ort: Datum:

Allgemeine Eindrücke zum Gesprächsverlauf, einschließlich Kontaktaufnahme, Atmosphäre, Ge-
fühlsausdrücke, informelles Nachgespräch:

hier freilassen!

Abschlußcheck:
- ☐ Tonbandkassette beschriftet? (Name/Code/Datum/Ort/Interviewer)
- ☐ Ergebnisblatt vollständig?
- ☐ Kartensatz für das nächste Interview wieder komplett/geordnet?
- ☐ Alle ausgefüllten Unterlagen über diesen Befragten *verwechslungssicher* zusammengeheftet? (Er-
  gebnisblatt, Ursachenliste, IPC-Fragebogen und dieses Postskriptum, jeweils mit Namen/Code
  gekennzeichnet)

A 7 Transkriptionsregeln

a) Transkriptionsregeln für Interviewkapitel 2 (miterlebte Krebserkrankungen)
   1. Alle sprachlichen Äußerungen, auch Wortteile, Stottern, Füllwörter und -laute wie „gell", „nä", „eh" etc. sind festzuhalten.
   2. Nonverbale Äußerungen wie Stöhnen, Lachen, Weinen, etc. sind in Klammern anzumerken.
   3. Kurze und längere Pausen werden als solche in Klammern notiert.
   4. Wenn ein oder mehrere Wörter nicht zu verstehen sind und alle technischen Möglichkeiten (Lautstärke, andere Person, etc.) ausgeschöpft sind, sollte versucht werden, wenigstens die Anzahl der Wörter zu erfassen und sie in Klammern als Ziffer zu notieren. Es darf aber *nicht* der Versuch gemacht werden, das Wort *zu erraten*. Punkte machen (...), je nach Länge dessen, was nicht verstanden wurde.
   5. Dialektfärbungen können eingedeutscht werden (zerscht = zuerst; miaßn = müssen). Echte Dialektausdrücke jedoch bleiben und werden nach Gehör geschrieben (komme se a mol, mache mer mol a Unnersuchung; a bissel).
   6. Bei Sprecherwechsel neue Zeile. I = Interviewer, B = Befragte(r).
   7. Bei Tippfehlern einfach durchixen (xxx).
   8. 60 Anschläge pro Zeile, 1½zeilig, 30 Zeilen pro Seite.
   9. Je 2 Durchschläge.
   10. Oben auf jeder Seite Code-Nr./Kap. 2/S. 1 etc.
       z. B. auf S. 1: RD 24/Kap. 2/-1-
             S. 2: RD 24/Kap. 2/-2-
             usw.

b) Transkriptionsregeln für Gesamtinterviews
   - Alles wie oben, außer den Ziffern 1, 9 und 10.
   - Nur beim *2. Kap.* gelten alle Ziffern wie oben.
   - Nur 1 Durchschlag.
   - Oben auf jeder Seite Codenr. und fortlaufende Seitennumerierung, z. B. RD 24-1, RD 24-2 usw.
   - Bei Beginn eines neuen Hauptkapitels (s. Gliederung des Interviewleitfadens) bitte neues Blatt nehmen.
   - Hauptstichworte bei Interviewfragen *unterstreichen* (wie im Interviewerleitfaden).

A 8 Kategorien der systematischen Protokolle

Die systematischen Protokolle werden beim 1. Abhören der Tonbandaufnahmen der Interviews erstellt. Sie stellen eine vereinfachte Form der Transkription dar. Sie erfassen und ordnen die Ergebnisse des *1. Materialdurchgangs*.

In den systematischen Protokollen werden nur die Interviewkapitel 4–9 verschriftet. Kap. 1 und 3 werden hier zunächst ausgespart, da i. allg. nicht besonders ergiebig, und erst beim 2. Abhören der Tonbandaufnahmen kodiert. Kap. 2 („Krebsgeschichte") wird unabhängig vom systematischen Protokoll in jedem Fall *wörtlich* transkribiert und geht ebenfalls erst beim 2. Abhören der Tonbandaufnahme in die Endkodierung ein.

Protokollierungsregeln:
- Je Hauptkapitel neue Seite,
- wörtliche Formulierungen in „…",
- Zusammenfassungen ohne Anführungsstriche,
- Eindrücke des Protokollanten (z. B. zu Unausgesprochenem, zu paraverbalen Aspekten) in Klammern.

Kategorien (Gliederung; die Ziffern entsprechen den Kapiteln des *Interviewleitfadens):*

4.1, 4.3, 4.4: „Wesen" von Krebserkrankungen

4.5: Erster Gedanke

4.2, 4.6, 4.7: Angenommene Veränderungen durch Krebserkrankung; Lebenseinstellung

4.8: Allgemeine Annahmen über Umgang mit Krebspatienten

5.1: Ursachenvorstellungen/Einflüsse auf Krebsentstehung

5.3: Kommentare zur Ursachenliste

5.4: Kommentare zur Einschätzung des eigenen Risikos

5.5: Kommentare zur Einschätzung der Krebshäufigkeit

6.1–6.4: Präventionsmöglichkeiten

6.5: Kommentare zur Kontrollattribution

6.6: Kommentare zur externalen Attribution

6.7: Eigenes präventives Verhalten

6.8: Absichtlichkeit präventiven Verhaltens

6.9: Selbstgefährdung

6.10: Angst vor Krebs

6.11–6.13: Umgang mit Krebsangst

6.14: Kommentare zum eigenen Präventivverhalten

7.1–7.10: Einstellungen zur Krebsfrüherkennung

8.1–8.4: Kommentare zum Wissen über Krebs

8.5: Behandlungsmethoden

8.6–8.7: Eigene Einflußmöglichkeiten

8.8: Besondere Krebsmittel

8.9: Krebsheilungen

8.10: Erklärung von Krebsheilungen

9.1 und 9.2: Eigene Einstellungen zu Krebspatienten

9.3: Umgang mit Krebspatienten anhand von Beispielen

A 9 Kodierleitfaden. Das kontextsensitive inhaltsanalytische Kategoriensystem mit Definitionen, Ankerbeispielen und Kodierregeln

Der inhaltsanalytischen Kodierung lagen die Transkripte (bzw. systematischen Protokolle) *und* die vollständigen Tonbandaufnahmen der Interviews zugrunde. Für jedes Interview wurde ein 13seitiges Kodierschema (Anhang A 10, S. 375–385) ausgefüllt.

In der 1. Spalte des Kodierleitfadens bedeuten die mit V beginnenden Ziffern die *Variablen;* die übrigen Ziffern stellen die dazugehörigen *Codes* (Ausprägungen) dar.

Anmerkung: Für die elektronische Datenverarbeitung, insbesondere für Teilstichprobenvergleiche, wurden nachträglich verschiedene Ausprägungscodes zusammengefaßt.

①

Var.-Nr., Code	Dimension, Ausprägung, Variable	Definition	Ankerbeispiele	Kodierregeln
	Angaben zur Person			
V 4	Alter			
V 5	Geschlecht			
1	männlich			
2	weiblich			
V 6	Schulbildung			
1	Volksschule			
2	Handelsschule, Mittelschule			
3	höhere Fachschule			
4	Abitur			
5	Hochschule			
V 7	Beruf			
1	Arbeiter			
2	Facharbeiter			
3	Angestellter, Beamter mit ausführender Tätigkeit			
4	Angestellter, Beamter mit leitender Tätigkeit			
5	selbständig			
6	freier/intellektueller Beruf, führender Selbständiger			
7	Landwirt			
V 8	Einkommen			
1	unter DM 1500			
2	DM 1500 bis DM 3500			
3	über DM 3500			

② Auswertungseinheit: Interviewkap. 2

Var.-Nr., Code	Dimension, Ausprägung, Variable	Definition	Ankerbeispiele	Kodierregeln
V 9	Miterleben von Krebserkrankung in näherer Umgebung			
1	ja, einmal			
2	ja, mehrmals			
3	nein, nie			

③ Auswertungseinheit: Interviewkap. 2

Var.-Nr., Code	Dimension, Ausprägung, Variable	Definition	Ankerbeispiele	Kodierregeln
V 10	Verwandtschaftsnähe des Befragten zum Krebspatienten			
0	keine verwandtschaftliche Beziehung			
1	entfernte Verwandtschaft	Angeheiratete Verwandtschaft oder andere verwandtschaftliche Beziehungen	Schwiegereltern, Stief- oder Adoptivbeziehungen, Cousins und Cousinen, Onkel und Tanten	
2	Blutsverwandtschaft/Ehepartner	Eigene Herkunftsfamilie oder Ehepartner	Eltern, Großeltern, Geschwister, Ehepartner	
9	keine Angabe			

④ Auswertungseinheit: Interviewkap. 2

Var.-Nr., Code	Dimension, Ausprägung, Variable	Definition	Ankerbeispiele	Kodierregeln
V 11	Persönliche Wichtigkeit des Krebspatienten für den Befragten	Kriterium ist ausschließlich die emotionale Bedeutung/Wichtigkeit des *Krebspatienten als Person* für den Befragten.		Formaler Verwandtschaftsgrad oder räumliche Kontaktnähe (Arbeitskollege, Nachbar) genügen nicht für eine entsprechende Kodierung.
1	unwichtig	Es besteht/bestand keinerlei emotionale Beziehung zum Krebspatienten.	Eigentlich kannte ich ihn gar nicht richtig, nur vom Sehen und „Guten-Tag-Sagen".	
2	nahestehend	Es besteht/bestand eine gewisse emotionale Beziehung zum Krebspatienten.	Gute Bekanntschaft zu Nachbarn oder Kollegen ohne näheres Freundschaftsverhältnis; Bruder, zu dem schon jahrelang wenig Kontakt bestand.	Auch nahe Verwandte, zu denen jedoch keine intensive emotionale Beziehung bestand.
3	sehr wichtig	Die emotionale Beziehung war/ist stark und intensiv.	Die Tante hat bei uns im Haus gewohnt und hat ein gutes Verhältnis zu mir gehabt, und ich zu ihr auch. Der Schwiegervater ist ein prima Mensch gewesen, den hab ich sehr geachtet.	
9	keine Angabe			

⑤ Auswertungseinheit: Interviewkap. 2

Var.-Nr., Code	Dimension, Ausprägung, Variable	Definition	Ankerbeispiele	Kodierregeln
V 12	Ausmaß der persönlichen emotionalen Betroffenheit des Befragten durch die miterlebte Krebserkrankung.	Diese Dimension soll eine Erweiterung zu „persönliche Wichtigkeit des Krebspatienten für den Befragten" darstellen. Hier geht es nur um die Betroffenheit durch Art, Verlauf oder Folgen *der Erkrankung,* die einen konkreten Erfahrungshintergrund für Einstellungen oder Verhalten des Befragten haben könnte.		
1	überhaupt nicht betroffen/gleichgültig		Als meine Oma starb, war ich erst 5 Jahre alt. Da hab ich gar nichts von mitgekriegt, und ich weiß eigentlich gar nichts mehr davon. Omas sterben eben irgendwann.	
2	etwas betroffen			
3	sehr betroffen		Das war schon ein ziemlich schwerer Schock. Das kann ich nie vergessen. Das hat mich wahnsinnig mitgenommen. Ich hab geheult wie ein Schloßhund.	
9	keine Angabe			

⑥ Auswertungseinheit: Interviewkap. 2

Var.-Nr., Code	Dimension, Ausprägung, Variable	Definition	Ankerbeispiele	Kodierregeln
V 13	Schilderung des Krankheitsverlaufs aus der Sicht des Befragten			Es soll nicht die Beziehung zu Ärzten (z. B. Kritik) beurteilt werden.
1	schlechter medizinischer Verlauf	Der Befragte thematisiert hauptsächlich Aspekte von Tod, Leiden, körperlichem Verfall oder Schmerzen.	Es ging in medizinischer Hinsicht im wesentlichen bergab.	
2	indifferent, neutral, ambivalent		Mehr schlecht als recht. Er ist zwar gestorben, aber es war, Gott sei dank, ein ruhiger Tod. Irgendwann muß man ja sterben.	
3	guter medizinischer Verlauf		Jetzt lebt er schon 20 Jahre mit der Krebskrankheit und hat keine Beschwerden. Er hat es anscheinend erstmal überstanden.	
9	keine Angabe			

⑦ Auswertungseinheit: Interviewkap. 2

Var.-Nr., Code	Dimension, Ausprägung, Variable	Definition	Ankerbeispiele	Kodierregeln
V 14	Einstellung des Befragten zur Medizin	„Aufgehobensein" in der Medizin.		
1	schlecht	Die ärztliche Behandlung wird vorwurfsvoll-distanzierend geschildert. Deutliche Hinweise auf Ressentiments und Mißtrauen. Die vorgenommene Behandlung wird als destruktiv, verstümmelnd oder nutzlos geschildert.	Sie haben ihn im Krankenhaus nur mit Gift vollgepumpt. Dann haben sie ihm auch noch den Harnleiter durchschnitten. Die behandeln einen ja doch nur wie ein Versuchskaninchen. Ich hab's Gefühl, daß der Arzt sie auch noch verläßt.	
2	indifferent, neutral, ambivalent	Die ärztliche Behandlung wird sachlich-technisch geschildert, ohne daß besonderes Vertrauen oder Ressentiments erkennbar sind.	Die Behandlung war zwar ziemlich schlimm, und ihm sind auch die Haare ausgefallen, aber das war ein notwendiges Übel, das man in Kauf nehmen muß. Bestrahlungen haben sie total verbrannt … sie sieht halt schrecklich aus, aber sie lebt noch, das ist auch wichtig.	
3	gut	Die ärztliche Behandlung wird als hilfreich dargestellt. Ärzte werden als vertrauenserweckend geschildert.		
7	thematisiert, daß „weiß nicht"	Befragter hat explizit keine Meinung zum Verhältnis von Patienten und Ärzten/Pflegepersonal.		
9	keine Angabe			

⑧ Auswertungseinheit: Interviewkap. 2

Var.-Nr., Code	Dimension, Ausprägung, Variable	Definition	Ankerbeispiele	Kodierregeln
V 15	Grad des Verständnisses des Phänomens „Krebs"	Ausprägung der subjektiven Begreifbarkeit von „Krebs" aus der Perspektive des Befragten.		Nicht beurteilen: Klarheit vs. Verschwommenheit/Widersprüchlichkeit der Krebsvorstellungen aus der Sicht des Kodierers (= Metaebene). Dies wird nur dann zur Kodierung herangezogen, wenn sich der Befragte selbst nicht explizit äußert (7: thematisiert, daß er nicht weiß, ob er verstanden oder nicht verstanden zu haben glaubt, gilt auch als explizite Äußerung des Befragten, die Vorrang hat vor einer Beurteilung durch den Kodierer).
1	nicht verstanden	Aus den Äußerungen des Befragten geht hervor, daß er Krebskrankheiten nicht verstanden zu haben glaubt. Er weiß nicht, was Krebs eigentlich ist.	Das Phänomen „Krebs" ist nicht verstehbar; unverständlich; nicht begreifbar; nicht erklärbar.	
2	teilweise verstanden	Aus seinen Äußerungen geht hervor, daß er einzelne Aspekte des Phänomens verstehen kann, andere nicht.		

3	verstanden	Befragter äußert eine klare, feste Meinung darüber, was Krebs ist. Mit subjektiver Gewißheit glaubt er, verstanden zu haben, was Krebs eigentlich ist.
7	weiß nicht	Befragter äußert explizit, daß er nicht weiß, ob er eigentlich verstanden oder nicht verstanden hat, was Krebs ist.
9	keine Angabe	Kodierung unmöglich

⑨ Auswertungseinheit: Interviewkap. 2

Var.-Nr., Code	Dimension, Ausprägung, Variable	Definition	Ankerbeispiele	Kodierregeln
V 16	Grad des Verständnisses der Ursachen von Krebs	Ausprägung der subjektiven Begreifbarkeit der Ursachen von Krebs. Inwieweit verfügt der Befragte über eine ätiologische Theorie des Krebses, und mit welcher Gewißheit vertritt er diese.		Richtigkeit oder Konsistenz dieser „Ätiologie" soll hierbei nicht beurteilt werden.
1	nicht verstanden	Aus den Äußerungen des Befragten geht hervor, daß er die Ursachen von Krebs nicht verstanden zu haben glaubt. Er weiß nicht, wie Krebs eigentlich entsteht und warum es den einen trifft und den andern nicht.		
2	teilweise verstanden	Im einen Fall ist sich der Befragte sicher, warum jemand Krebs bekommt oder bekommen hat, im andern Fall ist er sich nicht sicher. Er verfügt nicht über eine allgemeingültige ätiologische Theorie.		
3	verstanden	Befragter äußert eine klare, feste Meinung darüber, warum Krebs entsteht. Mit subjektiver Gewißheit glaubt er, die Ursachen von Krebs verstanden zu haben.		
7	thematisiert, daß „weiß nicht"	Befragter äußert explizit, daß er nicht weiß, ob er nun eigentlich verstanden oder nicht verstanden hat, warum Krebs eigentlich entsteht. (explizite metatheoretische Aussage).		
9	keine Angabe			

⑩ Auswertungseinheit: Interviewkap.2

Var.-Nr., Code	Dimension, Ausprägung, Variable	Definition	Ankerbeispiele	Kodierregeln
	Ursachen von Krebs: bei der miterlebten Krebserkrankung			
1	trifft zu, ja			
2	trifft vielleicht zu			
3	trifft nicht zu, nein			
7	weiß nicht			
9	keine Angabe			
V 38	Schicksal, Pech, Zufall			
V 39	Göttliche Fügung			
V 40	Ungesunder Arbeitsplatz			
V 41	Ansteckung			
V 42	Vererbung			
V 43	Luftverschmutzung, Gift in der Nahrung			
V 44	Unzufriedenheit am Arbeitsplatz			
V 45	Erschöpfung, allgemeine Kreislaufschwäche			
V 46	Verletzungen, Unfälle			
V 47	Enttäuschungen des Lebens			
V 48	Belastungen durch Probleme in der Familie			
V 49	Körperliche Veranlagung			
V 50	Gerechte Strafe			
V 51	Grübeln, Ängste, hoffnungsloses Leben			
V 52	Allgemeine Hetze des heutigen Lebens			
V 53	Verlust einer geliebten Person			

⑪ Auswertungseinheit: Interviewkap. 2

Var.-Nr., Code	Dimension, Ausprägung, Variable	Definition	Ankerbeispiele	Kodierregeln
	Ursachen von Krebs: bei der miterlebten Krebserkrankung			
V 54	Zuviel Unterdrückung von Gefühlen			
V 55	Schlechtes Blut			
V 56	Frühere Krankheiten			
V 57	Mangel an Abwehrkräften			
V 58	Unmoralischer Lebenswandel			
V 59	Konflikte mit anderen Menschen			
V 60	Zuviel Einsamkeit			
V 61	Geringes Durchsetzungsvermögen bei Schwierigkeiten			
V 62	Zu hohe Ansprüche an sich selbst			
V 63	Neigung zu Nervosität			
V 64	Lebensweise: falsches Essen und Trinken, Rauchen, Alkohol			

⑫ Auswertungseinheit: Interviewkap. 2

Var.-Nr., Code		
V 17	Hat Patient in der miterlebten Krebsgeschichte an KFU teilgenommen?	
0	nicht thematisiert	
1	thematisiert, daß	
2	thematisiert, daß nicht	
7	thematisiert, daß „weiß nicht"	
9	keine Angabe	

⑬ Auswertungseinheit: Interviewkap. 2

Var.-Nr., Code	Dimension, Ausprägung, Variable	Definition	Ankerbeispiele	Kodierregeln
V 18	Bedeutung und Konnotationen der KFU	Wie bewertet der Befragte die Rolle der KFU in der miterlebten Krebsgeschichte? In Zusammenhang mit der voringen Dimension („Hat Patient an KFU teilgenommen") wird hier die positive Bedeutung der KFU (als tatsächlicher oder möglicher Nutzen) bzw. die negative Bedeutung (KFU als tatsächlicher oder möglicher Schaden) kodiert.		
1	negativ	Darstellung der KFU als tatsächlicher oder möglicher Schaden bzw. fehlender Nutzen.	Die Vorsorgeuntersuchung hat bei ihm nichts genützt. Wäre er nicht zu KFU gegangen, wäre ihm vielleicht viel Leid erspart geblieben.	
2	neutral, indifferent, ambivalent		Er ist halt hingegangen; ob es genützt hat?	
3	positiv	KFU wird prinzipiell als nützlich dargestellt.	Gut, daß der Krebs früh genug erkannt wurde. Es wäre besser gewesen, wenn sie zur Vorsorge gegangen wäre.	
9	keine Angabe			

⑭ Auswertungseinheit: Interviewkap. 2

Var.-Nr., Code	Dimension, Ausprägung, Variable	Definition	Ankerbeispiele	Kodierregeln
V 19	Schilderung des psychosozialen Verlaufs			Wird kodiert im Hinblick auf den betroffenen Patienten.
1	schlechter psychosozialer Verlauf		Ich hab immer kleine Kinder um mich. Zuerst konnte ich die noch mitnehmen, am Schluß war das nimmer mit anzusehen … Man hat kaum nach ihr geguckt, sie hat mich verflucht in Erzgrundboden.	
2	indifferent, neutral			
3	guter psychosozialer Verlauf		Wir haben ihn oft besucht, und er war also immer bemüht, geistig frisch, lebendig zu sein, alte Erinnerungen aufzufrischen, und hat doch immerhin noch etwas Freundlichkeit von sich gegeben. Er hat es in Würde getragen.	
9	keine Angabe			

⑮ Auswertungseinheit: Interviewkap. 2

Var.-Nr., Code	Dimension, Ausprägung, Variable	Definition	Ankerbeispiele	Kodierregeln
	Persönlicher Einfluß auf Verlauf der Krebserkrankung.			„Verlauf": psychosozialer Verlauf ist inbegriffen.
0	nicht thematisiert			
1	thematisiert, daß			
2	thematisiert, daß nicht			
7	thematisiert, daß „weiß nicht"			
9	keine Angabe			
V 20	Wille	Die Absicht des Betroffenen, wieder gesund zu werden/zu leben.	Lebenswille, innerlich dagegen ankämpfen, nicht nachgeben, eigene Einstellung, sich in Krisen nicht umhauen lassen, immer Wünsche und Hoffnungen noch haben.	
V 21	Hilfe	Die Suche bzw. Inanspruchnahme fremder Hilfe durch den Betroffenen.	Selbsthilfegruppen, Mithilfe von Familie, Religion, Astrologie.	
V 22	Compliance	Arztorientiertes Verhalten.	Mitmachen; tun, was der Arzt sagt.	
V 23	Lebensweise ändern		Meine Mutter teilt den Tag jetzt ein, sie kocht morgens ... dann legt sie sich von 1 bis um 3 ins Bett, da kann kommen, was will.	
V 24	Differenzierung	Der Befragte differenziert ausdrücklich die Kategorien V 20–V 23 nach Aspekten der Person des Betroffenen, Stadium der Erkrankung o. ä.		

⑯ Auswertungseinheit: Interviewkap. 2

Var.-Nr., Code	Dimension, Ausprägung, Variable	Definition	Ankerbeispiele	Kodierregeln
	Veränderung der Lebenseinstellung	Wie verhalten sich Betroffene, wenn sie wissen, daß sie Krebs haben. Welche Reaktionen kann sich der Befragte für sich oder andere vorstellen.		Hier auch kodieren, wenn die Veränderungen nicht als Allaussagen, sondern nur bezogen auf den geschilderten Einzelfall genannt wurden. Z. B.: „Er konnte seinen künstlichen Kehlkopf nicht verstecken": →V 31,1.
0	nicht thematisiert			
.1	thematisiert, daß			
2	thematisiert, daß nicht			
7	thematisiert, daß „weiß nicht"			
8	thematisiert, daß und daß nicht			
9	keine Angabe			
V 25	Veränderung, generell	Der Befragte gibt an, ob sich in einer solchen Situation überhaupt etwas verändern würde oder nicht.		
V 26	Intensiver, reflexiver	Der Betroffene definiert neue Werte.	Über Kleinigkeiten freuen; bewußter leben; wieder Mensch werden; jeden Tag mehr genießen; Wohlstand und materielle Werte werden unwichtig; Leben ist höchstes Gut; viel mehr am Leben hängen.	

⑰ Auswertungseinheit: Interviewkap. 2

Var.-Nr., Code	Dimension, Ausprägung, Variable	Definition	Ankerbeispiele	Kodierregeln
	Veränderung der Lebenseinstellung (Fortsetzung)			
V 27	exzessiver, enthemmter	Durch die Erkrankung wird der Betroffene befreit von Schuld, Schamgefühlen und Verantwortung (Freibrief). Er begehrt auf gegen eigene und fremde Normen und holt Versäumtes nach.	Spontaner leben, jetzt ist sowieso alles egal; Lebenshunger; extrem ausleben; auf Putz hauen; mitnehmen, was mitzunehmen ist; besser weiterleben; richtig reinhauen; besser essen; nicht mehr schuften und schaffen. Vollsaufen; rauchen; es ist egal, woran man stirbt, man braucht ein Vergnügen. Weltreise; Bankraub; Vermögen verprassen; Zukunft wird unwichtiger.	
V 28	Innerlicher, religiöser	Der Betroffe sucht Zuflucht im Glauben.	Glauben und Religion intensiver; mehr beten.	
V 29	Resigniert	Der Betroffene gibt sich auf.	Manche sind durch das Urteil vernichtet. Sie hat nur dagelegen und gedacht, ich hab das jetzt und muß sterben. Sonst wollte sie nichts wissen. Dann will ich nimmer; kein Interesse mehr am Leben; Willen gebrochen; läßt sich gehen; Selbstmord; Kurzschluß; sozialer Abstieg, sich schon bald im Grab sehen.	
V 30	Kämpfen	Krankheitsbezogenes Vertrauen, Kämpfen, Hoffen, optimistisch.	„Arztfromm", Anweisungen des Arztes befolgen; festen Willen, wieder gesund zu werden. Hoffnung muß man haben und kämpfen um Gesundheit; nicht schwarzsehen.	

⑰ Auswertungseinheit: Interviewkap. 2 (Fortsetzung)

Var.-Nr., Code	Dimension, Ausprägung, Variable	Definition	Ankerbeispiele	Kodierregeln
	Veränderung der Lebenseinstellung (Fortsetzung)			
V 31	Soziale Isolation, verbergen	Der Betroffene will seine Krankheit verheimlichen und sich verstecken. Schuld- und Schamgefühle.	Redet nicht darüber; mancher will es verbergen, kapselt sich ein; ich hätte Angst, dann gemieden zu werden.	
V 32	Differenzierung nach Person und Charakter	Die Äußerungen V 25–V 31 werden ausdrücklich differenziert nach Merkmalen der betroffenen Person.	Es hängt von Alter, Charakter, Wesen ab; ob er Familie hat.	
V 33	Differenzierung nach Krebs, Stadium oder Behandlung		Es hängt vom Krebs ab; wenn mir die Haare ausgingen? Vielleicht erst kämpfen, dann hängen lassen.	
V 34	Nicht wahrhaben wollen		Wenn man etwas merkt, schiebt man es auf etwas anderes. Man verdrängt es.	
V 35	Hadern mit dem Schicksal		Zuerst hat sie rebelliert: warum gerade ich?	
V 36	Seine Angelegenheiten regeln		Es tut seine Sachen regeln, wenn er noch was zu vererben hat.	
V 37	Risikofaktoren meiden		Änderung der Ernährungsgewohnheiten; Rauchen aufgeben.	

⑱ Auswertungseinheit: Interviewkap. 2

Var.-Nr., Code	Dimension, Ausprägung, Variable	Definition	Ankerbeispiele	Kodierregeln
	Veränderung des Umgangs mit Krebspatienten	Wie verändert sich das Verhalten der Menschen im Umgang mit Krebspatienten, unabhängig davon, wie der Befragte diese Veränderung bewertet.		
0	nicht thematisiert			
1	thematisiert, daß			
2	thematisiert, daß nicht			
7	thematisiert, daß „weiß nicht"			
8	thematisiert, daß und daß nicht			
9	keine Angabe			
V 65	Veränderung, generell			
V 66	Keine Veränderung	Konfliktfreies Verhalten wie bisher, Normalität.		
V 67	Empathie	Diese Kategorie meint die emotionale Nähe zwischen zwei Personen, die in der oder durch die Krankheit entstehen kann.	Tränen in die Augen gekriegt. Ich finde das so schlimm.	
V 68	Hilflosigkeit, Unsicherheit, Befangenheit		Trösten ist schwierig; weiß nicht, was man tun könnte; nichts anmerken lassen; Zuneigung schwierig.	
V 69	Größere Unterstützung		Fürsorge; Helfen; Freundschaft intensivieren; Rücksicht; trösten; Mut zusprechen.	
V 70	Größere Distanz	Diese Kategorie meint die zunehmende Isolation des Patienten durch Senkung der zeitlichen und räumlichen Kontaktrate.	Abstand nehmen; die Leute haben sich erschreckt.	

⑱ Auswertungseinheit: Interviewkap. 2 (Fortsetzung)

Var.-Nr., Code	Dimension, Ausprägung, Variable	Definition	Ankerbeispiele	Kodierregeln
	Veränderung des Umgangs mit Krebspatienten (Fortsetzung)			
V 71	Ablenken, Überspielen der Situation		Ablenken; Witze erzählen; bissel Blödsinn machen.	
V 72	Größere Verschlossenheit, Verschwiegenheit	Tabuisierung des Themas.	Nicht darüber reden.	„Man kann das nicht verstecken" (= V 72,2).
V 73	Differenzierung		Hängt vom Verwandtschaftsgrad ab und davon, ob er sich's schöner machen läßt.	

⑲ Auswertungseinheit: Interviewkap. 2

Var.-Nr., Code	Dimension, Ausprägung, Variable	Definition	Ankerbeispiele	Kodierregeln
V 74	Schlußfolgerungen und Konsequenzen aus der miterlebten Krebserkrankung	Hier geht es um die Bewußtheit des Befragten über gezogene Schlußfolgerungen oder Konsequenzen. Inhaltliche Tönung dieser Antwort (präventiv-antipräventiv) wird erfaßt in „präventive Verhaltensbereitschaft und Einstellung". Hier geht es ausschließlich um die Bewußtheit eines Zusammenhangs zwischen Erfahrungen auf der einen und Einstellungen bzw. Verhalten auf der andern Seite.		
0	nicht thematisiert			
1	thematisiert, daß			Inhaltlich notieren, welche Schlußfolgerungen genannt wurden.
2	thematisiert, daß nicht			
7	thematisiert, daß „weiß nicht"	Befragter äußert explizit, daß er nicht weiß, ob die miterlebte Krebserkrankung Einfluß auf sein Denken oder Verhalten hatte.	Also es wäre einfach zu sagen, weil er Krebs gehabt hat, muß ich zur Vorsorge gehen; so einfach ist das nicht.	
9	keine Angabe			

㉑ Auswertungseinheit: Interviewkap. 2

Var.-Nr., Code	Dimension, Ausprägung, Variable	Definition	Ankerbeispiele	Kodierregeln
V 75	Internale Kontrollattribution: global	Diese liegt vor, wenn der Standpunkt erkennbar ist, daß es von jeder Person selbst abhängt, – ob sie Krebs bekommt, – ob der Krebs rechtzeitig entdeckt werden kann, – ob der Krebs im Krankheitsfall unter Kontrolle gebracht werden kann.		
1	niedrig	Die einzelne betroffene oder nicht betroffene Person hat kaum Einfluß. Dies gilt sowohl im primär- als auch im sekundär-präventiven Bereich und im therapeutischen. Niedrige Internalität kann, muß aber nicht hohe Externalität implizieren. Sind sowohl Internalität als auch soziale Externalität niedrig, ist dies Ausdruck niedriger genereller Beeinflußbarkeit.	Man kann nichts dagegen machen. Kriegt man's, ist's aus.	
2	mittel	Teilweise liegt es im Einflußbereich der eigenen Person, teilweise nicht.		
3	hoch	Die Person selbst hat starken Einfluß auf Entstehung, Entdeckung oder Verlauf der Erkrankung. Es hängt von jedem einzelnen selber ab.	Es lag hauptsächlich am Rauchen. In seinem Fall hat's halt einfach genügt als Ursache.	
9	keine Angabe			

㉑ Auswertungseinheit: Interviewkap. 2

Var.-Nr., Code	Dimension, Ausprägung, Variable	Definition	Ankerbeispiele	Kodierregeln
V 76	Externale Kontrollattribution: global	Diese liegt vor, wenn der Standpunkt erkennbar ist, daß es stark von andern (Medikalsystem, Forschung, Staat, Ärzte) abhängt, ob Krebs kontrolliert werden kann, und zwar bezüglich – Entstehung – Entdeckung, – Therapie.		
1	niedrig	Befragter äußert die Meinung, daß es nicht von andern abhängt, ob Krebs entsteht, entdeckt oder unter Kontrolle gebracht werden kann.		
2	mittel	Teilweise liegt es im Einflußbereich anderer Personen, teilweise nicht.		
3	hoch	Befragter ist der Ansicht, daß die Kontrolle des Krebses stark von andern abhängt.	Wäre er doch zum Arzt gegangen, dann hätte man ihm rechtzeitig helfen können. Man müßte viel mehr Risiken ausschalten, die aus der Umwelt kommen.	

㉒ Auswertungseinheit: Interviewkap. 2

Var.-Nr., Code	Dimension, Ausprägung, Variable	Definition	Ankerbeispiele	Kodierregeln
V 77	Generelle Kontrollattribution: global	In welchem Ausmaß sieht der Befragte Krebs überhaupt als beeinflußbar an, unabhängig davon, wer etwas tun kann. Diese Dimension faßt internale und externale Kontrollattribution zusammen, und zwar bezüglich - primärer Prävention, - sekundärer Prävention, - Therapie. Diese Diemension gibt die „Chance auf Leben" bei Krebs an.		
1	niedrig, niedrig eingeschränkt	Der Befragte hat entweder eine uneingeschränkt skeptische Einstellung (= fatalistische Externalität) oder äußert bei skeptischer Grundtönung der Einstellung ausdrücklich auch Bedingungen einer möglichen Beeinflußbarkeit.	Im Prinzip kann niemand etwas tun; nur manchmal (z. B. wenn der Krebs rechtzeitig erkannt wird).	
2	mittel, indifferent, neutral	Es ist keine skeptische oder optimistische Einstellungstönung vorherrschend.	Manchmal kann man etwas tun; unter bestimmten Bedingungen kann man Krebs unter Kontrolle bringen.	
3	hoch, hoch eingeschränkt	Der Befragte hat entweder eine uneingeschränkt positiv-optimistische Einstellung mit starkem Vertrauen in die Medizin, den Staat oder sich selbst, oder aber er äußert ausdrücklich einschränkende Bedingungen, wobei jedoch ein positiv-optimistischer Grundtenor der Äußerungen erkennbar ist.	Gegen Krebs kann man viel tun; jeder kann etwas machen, aber nur, wenn man ihn rechtzeitig entdeckt.	

㉓ Auswertungseinheit: Interviewkap. 2

Var.-Nr., Code	Dimension, Ausprägung, Variable	Definition	Ankerbeispiele	Kodierregeln
V 78	Präventive Verhaltensbereitschaft und Einstellung: global	In dieser Dimension soll eine Gesamteinschätzung der Einstellung des Befragten erfaßt werden, wie sie sich als eine Bereitschaft zu – primärpräventivem Verhalten, – sekundärpräventivem Verhalten, – „therapeutischem" Verhalten, niederschlägt. Es wird also allein die Einstellung und die Bereitschaft zu bestimmtem Verhalten kodiert. Ob der Befragte dieses Verhalten auch tatsächlich zeigt, oder ob es glaubwürdig ist, daß er es zeigen würde, wird hier nicht erfaßt.		
1	skeptisch	Befragter äußert sich skeptisch bezüglich seiner Einstellung zu Krebsverhütung, Krebsvorsorge oder Therapie. Er sieht dies alles als aussichtslos an und/oder lediglich als belastende Zumutung ohne wirklichen Nutzen für den Betroffenen.	Da kriegt man ja nur Angst; da soll man ja nur als Versuchskaninchen herhalten; die Ärzte wollen ja nur dran verdienen. Eigentlich wäre KFU gut, aber die Vorsorgeuntersuchung ist viel zu begrenzt: Schon erlebt, daß trotz Vorsorge kurz danach der Krebs doch ausbrach. Man kann nichts dagegen machen.	
2	mittel, indifferent, neutral	Der Befragte läßt weder eine positive noch eine skeptische Verhaltenstendenz oder Einstellung erkennen.		
3	positiv	Der Befragte macht vorwiegend bejahende Äußerungen bezüglich Krebsverhütung, Krebsvorsorge oder Therapie. Er bejaht ein solches Verhalten und sieht es als sinnvoll an.	Man sollte sich regelmäßig untersuchen lassen. Ich bin zwar noch zu jung, finde das aber im Prinzip gut. Ich passe sehr auf, daß keine Chemikalien an mich herankommen.	
9	keine Angabe			

㉔ Auswertungseinheit: Interviewkap. 3

Var.-Nr., Code	Dimension, Ausprägung, Variable	Definition	Ankerbeispiele	Kodierregeln
V 79	Häufigkeit gedanklicher Beschäftigung mit dem Thema „Krebs"			
1	oft			
2	manchmal			
3	selten			
4	nie			

㉕ Auswertungseinheit: Interviewkap. 4

Var.-Nr., Code	Dimension, Ausprägung, Variable	Definition	Ankerbeispiele	Kodierregeln
	Charakter und „Wesen" des Krebses	Der zentrale Aspekt der Bedeutung des Phänomens „Krebs" für den Befragten: das Wesentliche, Wichtigste		
0	nicht thematisiert			
1	thematisiert, daß			
2	thematisiert, daß nicht			
7	thematisiert, daß „weiß nicht"			
9	keine Angabe			
V 80	gefährlich	Zentral ist der Bedrohungscharakter.	Sehr gefährlich; das Schlimmste; das Schrecklichste; die Angst in der Bevölkerung ist groß. Man kann sich nicht schützen.	
V 81	tödliche Perspektive	Zentral ist die letale Zukunftsperspektive für den Betroffenen.	Endgültig; Todesurteil; keine Chance; es ist aus; unaufhaltsam. Da geht unaufhaltsam irgendetwas kaputt. Siechtum.	
V 82	unberechenbarer Verlauf	Die Bedeutung der Krankheit aufgrund ihres typischen Verlaufs mit zu später Erkennbarkeit.	Heimtückisch; unberechenbar; zu spät erkennbar; Heilungsaussichten unklar; da tappt man im Dunkeln. Das kann jeder kriegen, zu jeder Zeit, egal, wie man lebt.	
V 83	Vielgestaltigkeit	„Krebs" als Sammelbegriff für unterschiedliche Erkrankungen; *den* Krebs gibt es nicht: Ablehnung einer globalen Stellungnahme.	Allgemeinbegriff; vielseitig; verschieden; viele Arten. Da geht der eine den, der andere den Weg.	
V 84	Krankheit unserer Zeit	Krebs als Reflex auf Zeitgeist und Wesen einer Gesellschaft.	Zivilisations-/Wohlstandskrankheit; Geißel der Menschheit; gerechte Strafe; was früher die Pest oder die Tbc war, so als Fluch der Zivilisation, ist heute der Krebs.	Nicht kodieren, wenn nur „Krebs ist Thema Nr. 1".

㉖ Auswertungseinheit: Interviewkap. 4

Var.-Nr., Code	Dimension, Ausprägung, Variable	Definition	Ankerbeispiele	Kodierregeln
	Erster Gedanke	Welche erste Reaktion bei Eröffnung der Diagnose „Krebs" ist durch den Befragten vorstellbar?		
0	nicht thematisiert			
1	thematisiert, daß			
2	thematisiert, daß nicht			
7	thematisiert, daß „weiß nicht"			
9	keine Angabe			
V 85	Situation schwer vorstellbar	Der Befragte gibt an, daß eine solche Situation nicht auftreten sollte.	Arzt soll nichts sagen; man sollte im Anfangsstadium nichts sagen; der Arzt sagt so etwas gar nicht.	
V 86	Schock, Lähmung, Depression	Die erste Reaktion sind keine Gedanken im engeren Sinne.	Schlag, Schlucken; zusammengebrochen; großer Schreck; wie wenn ein Haus abbrennt; alles egal; niederschmetternd; Trauer; Mordsschreck.	
V 87	Zeit: Perspektive einer möglichen Verarbeitung	Der Befragte thematisiert Zeitaspekte, die für eine Verarbeitung notwendig sind.	Muß verarbeitet werden; muß verdauen; wird erst später bewußt; braucht Tage, um damit fertig zu werden.	
V 88	Todesurteil		Tod; nicht zu retten; da hast du keine Chancen; jetzt ist Schluß, noch ein halbes Jahr.	
V 89	Leugnung	Erste Reaktion ist das Nicht-wahrhaben-Wollen/Können.	Nicht wahrhaben; vielleicht hat sich der Arzt geirrt; ich würd's nicht glauben.	
V 90	Auflehnung und Hadern mit dem Schicksal		Warum gerade ich? Große Auflehnung.	

㉗ Auswertungseinheit: Interviewkap. 4

Var.-Nr., Code	Dimension, Ausprägung, Variable	Definition	Ankerbeispiele	Kodierregeln
	Erster Gedanke (Fortsetzung)			
V 91	Angst	Der Befragte thematisiert Aspekte von Angst vor Zukunft, Hilflosigkeit, Schmerzen, Operation o. ä.	Gerät in Panik; manche denken das Schlimmste.	
V 92	Familie und verantwortlicher Lebensabschluß	Der Befragte thematisiert Gedanken an Familie, Freunde o. ä.	Wie sag ich das meinen Angehörigen? Was wird aus meiner Familie/ Kind? Würde alles ordnen.	
V 93	Differenzierung nach Person des Arztes	Die erste Reaktion ist von Verhalten und Person des Arztes abhängig.	Kommt auf Arzt an; geht einem an die Nieren, wenn Arzt plump. Leichter, wenn Arzt psychologisch geschickt.	
V 94	Differenzierung nach Person des Betroffenen	Der Befragte thematisiert Aspekte der Person des Betroffenen, die die erste Reaktion beeinflussen, wie z. B. Alter, Geschlecht, Charakter usw.	Kann man nicht verallgemeinern: Jeder ist verschieden; der eine verkraftet es eher, der andere ist selbstmordgefährdet.	

㉘ Auswertungseinheit: Interviewkap. 4

Var.-Nr., Code	Dimension, Ausprägung, Variable	Definition	Ankerbeispiele	Kodierregeln
V 95	Grad des Verständnisses des Phänomens „Krebs"	Ausprägung der subjektiven Begreifbarkeit von „Krebs" aus der Perspektive des Befragten.		Nicht beurteilen: Klarheit vs. Verschwommenheit/Widersprüchlichkeit der Krebsvorstellungen aus der Sicht des Kodierens (= Metaebene). Dies wird nur dann zur Kodierung herangezogen, wenn sich der Befragte selbst nicht explizit äußert (7: thematisiert, daß er nicht weiß, ob er verstanden oder nicht verstanden zu haben glaubt, gilt auch als explizite Äußerung des Befragten, die Vorrang hat vor einer Beurteilung durch den Kodierer).
1	nicht verstanden	Aus den Äußerungen des Befragten geht hervor, daß er Krebskrankheiten nicht verstanden zu haben glaubt. Er weiß nicht, was Krebs eigentlich ist.	Das Phänomen „Krebs" ist nicht verstehbar; unverständlich; nicht begreifbar; nicht erklärbar.	
2	teilweise verstanden	Aus seinen Äußerungen geht hervor, daß er einzelne Aspekte des Phänomens verstehen kann, andere nicht.		

3	verstanden	Befragter äußert eine klare, feste Meinung darüber, was Krebs ist. Mit subjektiver Gewißheit glaubt er, verstanden zu haben, was Krebs eigentlich ist.
7	weiß nicht	Befragter äußert explizit, daß er nicht weiß, ob er eigentlich verstanden oder nicht verstanden hat, was Krebs ist.
9	keine Angabe	Kodierung unmöglich.

㉙ Auswertungseinheit: Interviewkap. 4

Var.-Nr., Code	Dimension, Ausprägung, Variable	Definition	Ankerbeispiele	Kodierregeln
V 96	Grad des Verständnisses der Ursachen von Krebs	Ausprägung der subjektiven Begreifbarkeit der Ursachen von Krebs. Inwieweit verfügt der Befragte über eine ätiologische Theorie des Krebses, und mit welcher Gewißheit vertritt er diese.		Richtigkeit oder Konsistenz dieser „Ätiologie" soll hierbei nicht beurteilt werden.
1	nicht verstanden	Aus den Äußerungen des Befragten geht hervor, daß er die Ursachen von Krebs nicht verstanden zu haben glaubt. Er weiß nicht, wie Krebs eigentlich entsteht und warum es den einen trifft und den andern nicht.		
2	teilweise verstanden	Im einen Fall ist sich der Befragte sicher, warum jemand Krebs bekommt oder bekommen hat, im andern Fall ist er sich nicht sicher. Er verfügt nicht über eine allgemeingültige ätiologische Theorie.		
3	verstanden	Befragter äußert eine klare, feste Meinung darüber, warum Krebs entsteht. Mit subjektiver Gewißheit glaubt er, die Ursachen von Krebs verstanden zu haben.		
7	thematisiert, daß „weiß nicht"	Befragter äußert explizit, daß er nicht weiß, ob er nun eigentlich verstanden oder nicht verstanden hat, warum Krebs eigentlich entsteht (explizite metatheoretische Aussage).		
9	keine Angabe			

㉚ Auswertungseinheit: Interviewkap. 4

Var.-Nr., Code	Dimension, Ausprägung, Variable	Definition	Ankerbeispiele	Kodierregeln
	Zeitliche Merkmale des Verlaufs	Die Zeitdimension der Erkrankung; Variablen, die Einfluß auf zeitliche Aspekte des Verlaufs haben.		
0	nicht thematisiert			
1	thematisiert, daß			
2	thematisiert, daß nicht			
7	thematisiert „weiß nicht"			
9	keine Angabe			
V 97	langsamer Verlauf	Ohne Aspekte der Beeinflussung; die eigengesetzliche Geschwindigkeit der Erkrankung bis zum Ende.	1: schleichend; langwierig; siechen; sterben nicht von heut auf morgen. 2: geht so rapid schnell; in absehbarer Zeit.	
V 98	Beschleunigung durch Operation	Beschleunigung oder Verzögerung des Krankheitsverlaufs durch Therapie.	1: wenn bei Operation Luft dran kommt; 2: durch Operation kann man die Krankheit rausschieben.	
V 99	Beschleunigung durch Wahrheitsagen		1: wenn der Patient Bescheid weiß, geht's schneller.	
V 100	eigengesetzlicher Stillstand	Ohne Beeinflussung (Therapie) kann es aufgrund anderer Variablen zum Stillstand kommen.	1: der Krebs verkapselt sich manchmal im Alter.	

③ Auswertungseinheit: Interviewkap. 4

Var.-Nr., Code	Dimension, Ausprägung, Variable	Definition	Ankerbeispiele	Kodierregeln
	Körperliche Folgen der Krebserkrankung: Symptomatologie	Manifestationen und Symptomatik des Verlaufs der Erkrankung. Durch welche Symptome spürt und bemerkt der Betroffene seine Erkrankung.		
0	nicht thematisiert			
1	thematisiert, daß			
2	thematisiert, daß nicht			
7	thematisiert, daß „weiß nicht"			
9	keine Angabe			
V 101	Schwäche	Müdigkeit, Macht- und Kraftverlust der Person; Auflösung der Körpergrenzen; unfreiwillige Ernährung der Krankheit.	Schwächer werden; beherrscht sein; zerfallen; ersticken; abmagern.	
V 102	Schwäche differenziert	Der Befragte differenziert V 101 zusätzlich noch z. B. nach Krebsart oder Krankheitsphase.		
V 103	Schmerzen		2: Krebs selbst ist schmerzlos; sie spüren nix.	
V 104	Schmerzen stadienabhängig	vgl. V 102	Am Anfang spürt man nix, erst später/zu spät Schmerzen; es gibt Krebs, wo man nichts spürt.	
V 105	andere Symptome			

㉜ Auswertungseinheit: Interviewkap. 4

Var.-Nr., Code	Dimension, Ausprägung, Variable	Definition	Ankerbeispiele	Kodierregeln
	Veränderung der Lebenseinstellung	Wie verhalten sich Betroffene, wenn sie wissen, daß sie Krebs haben. Welche Reaktionen kann sich der Befragte für sich oder andere vorstellen.		Hier auch kodieren, wenn die Veränderungen nicht als Allaussagen, sondern nur bezogen auf den geschilderten Einzelfall genannt wurden. Z. B. „er konnte seinen künstlichen Kehlkopf nicht verstecken": →V 112,1.
0	nicht thematisiert			
1	thematisiert, daß			
2	thematisiert, daß nicht			
7	thematisiert, daß „weiß nicht"			
9	keine Angabe			
V 106	Veränderung generell	Der Befragte gibt an, ob sich in einer solchen Situation überhaupt etwas verändern würde oder nicht.		
V 107	Intensiver, reflexiver	Der Betroffene definiert neue Werte.	Über Kleinigkeiten freuen; bewußter leben; wieder Mensch werden; jeden Tag mehr genießen; Wohlstand und materielle Werte werden unwichtig; Leben ist höchstes Gut; viel mehr am Leben hängen.	

㉜ Auswertungseinheit: Interviewkap. 4 (Fortsetzung)

Var.-Nr., Code	Dimension, Ausprägung, Variable	Definition	Ankerbeispiele	Kodierregeln
V 108	Exzessiver, enthemmter	Durch die Erkrankung wird der Betroffene befreit von Schuld, Schamgefühlen und Verantwortung (Freibrief). Er begehrt auf gegen eigene und fremde Normen und holt Versäumtes nach.	Spontaner leben, jetzt ist sowieso alles egal; Lebenshunger; extrem ausleben; auf Putz hauen; mitnehmen, was mitzunehmen ist; besser weiterleben; richtig reinhauen; besser essen; nicht mehr schuften und schaffen. Vollsaufen; Rauchen; es ist egal, woran man stirbt, man braucht ein Vergnügen. Weltreise; Bankraub; Vermögen verprassen; Zukunft wird unwichtiger.	
V 109	Innerlicher, religiöser	Der Betroffene sucht Zuflucht im Glauben.	Glauben und Religion intensiver; mehr beten.	

㉝ Auswertungseinheit: Interviewkap. 4

Var.-Nr., Code	Dimension, Ausprägung, Variable	Definition	Ankerbeispiele	Kodierregeln
	Veränderung der Lebenseinstellung (Fortsetzung)			
V 110	Resigniert	Der Betroffene gibt sich auf.	Manche sind durch das Urteil vernichtet. Dann will ich nimmer; kein Interesse mehr am Leben; Willen gebrochen; läßt sich gehen; Selbstmord; Kurzschluß; sozialer Abstieg, sich schon bald im Grab sehen.	
V 111	„Kämpfen"	Krankheitsbezogenes Vertrauen, Kämpfen, Hoffen, optimistisch	„Arztfromm", Anweisungen des Arztes befolgen; festen Willen, wieder gesund zu werden. Hoffnung muß man haben und kämpfen um Gesundheit; nicht schwarzsehen.	
V 112	Soziale Isolation, verbergen	Der Betroffene will seine Krankheit verheimlichen und sich verstecken. Schuld- und Schamgefühle	Redet nicht drüber; mancher will es verbergen, kapselt sich ein; ich hätte Angst, dann gemieden zu werden.	
V 113	Differenzierung nach Person und Charakter	Die Äußerungen V 106–V 112 werden ausdrücklich differenziert nach Merkmalen der betroffenen Person.	Es hängt vom Alter, Charakter, Wesen ab, ob er Familie hat.	
V 114	Differenzierung nach Krebs, Stadium oder Behandlung		Es hängt vom Krebs ab; wenn mir die Haare ausgingen? Vielleicht erst kämpfen, dann hängenlassen.	
V 115	Nicht wahrhaben wollen		Wenn man etwas merkt, schiebt man es auf etwas anderes. Man verdrängt es.	
V 116	Hadern mit dem Schicksal		Zuerst hat sie rebelliert: Warum gerade ich?	
V 117	Seine Angelegenheiten regeln		Er tut seine Sachen regeln, wenn er noch was zu vererben hat.	
V 118	Risikofaktoren meiden		Änderung der Ernährungsgewohnheiten; Rauchen aufgeben.	

㉞ Auswertungseinheit: Interviewkap. 4

Var.-Nr., Code	Dimension, Ausprägung, Variable	Definition	Ankerbeispiele	Kodierregeln
	Veränderung des Umgangs mit Krebspatienten	Wie verändert sich das Verhalten der Menschen im Umgang mit Krebspatienten, unabhängig davon, wie der Befragte diese Veränderung bewertet.		
0	nicht thematisiert			
1	thematisiert, daß			
2	thematisiert, daß nicht			
7	thematisiert, daß „weiß nicht"			
8	thematisiert, daß und daß nicht			
9	keine Angabe			
V 119	Veränderung, generell			
V 120	Keine Veränderung	konfliktfreies Verhalten wie bisher, Normalität		
V 121	Empathie	Diese Kategorie meint die emotionale Nähe zwischen zwei Personen, die in der oder durch die Krankheit entstehen kann.	Man hebt ihn mal eine Weile, daß er Nähe spürt.	
V 122	Hilflosigkeit, Unsicherheit, Befangenheit		Trösten ist schwierig; weiß nicht, was man tun könnte; nichts anmerken lassen; falsches Mitleid.	
V 123	Größere Unterstützung		Fürsorge; Helfen; Freundschaft intensivieren; Rücksicht; trösten; Mut zusprechen.	
V 124	Größere Distanz	Diese Kategorie meint die zunehmende Isolation des Patienten durch Senkung der zeitlichen und räumlichen Kontaktrate.	Abstand nehmen; da ist er mit einem Schlag außerhalb der Gesellschaft. Wenn meine Frau die Brust abgenommen kriegt, laß ich mich scheiden.	
V 125	Ablenken, Überspielen der Situation		Ablenken; Witze erzählen; bissel Blödsinn machen.	

Veränderung des Umgangs mit
Krebspatienten (Fortsetzung)

| V 126 | Größere Verschlossenheit, Verschwiegenheit | Tabuisierung des Themas | Nicht darüber reden; nichts anmerken lassen. |
| V 127 | Differenzierung | | Hängt vom Verwandtschaftsgrad ab und davon, ob er sich's schöner machen läßt. |

㉟ Auswertungseinheit: Interviewkap. 5

Var.-Nr., Code	Dimension, Ausprägung, Variable	Definition	Ankerbeispiele	Kodierregeln
	Ursachen von Krebs: Spontannennungen			
1	trifft zu, ja			
2	trifft vielleicht zu			
3	trifft nicht zu, nein			
7	weiß nicht			
9	keine Angabe			
V 128	Schicksal, Pech, Zufall			
V 129	Göttliche Fügung			
V 130	ungesunder Arbeitsplatz			
V 131	Ansteckung			
V 132	Vererbung			
V 133	Luftverschmutzung, Gift in der Nahrung			
V 134	Unzufriedenheit am Arbeitsplatz			
V 135	Erschöpfung, allgemeine Kreislaufschwäche			
V 136	Verletzungen, Unfälle			
V 137	Enttäuschungen des Lebens			
V 138	Belastungen durch Probleme in der Familie			
V 139	Körperliche Veranlagung		Der eine Mensch ist eher bereit, das aufzunehmen, was krebsschädigend ist, der andere weniger.	
V 140	Gerechte Strafe			
V 141	Grübeln, Ängste, hoffnungsloses Leben			
V 142	Allgemeine Hetze des heutigen Lebens			
V 143	Verlust einer geliebten Person			
V 144	Zuviel Unterdrückung von Gefühlen			

Ursachen von Krebs:
Spontannennungen (Fortsetzung)

V 145	Schlechtes Blut
V 146	Frühere Krankheiten
V 147	Mangel an Abwehrkräften
V 148	Unmoralischer Lebenswandel
V 149	Konflikte mit anderen Menschen
V 150	Zuviel Einsamkeit
V 151	Geringes Durchsetzungsvermögen bei Schwierigkeiten
V 152	Zu hohe Ansprüche an sich selbst
V 153	Neigung zu Nervosität
V 154	Lebensweise: falsches Essen und Trinken, Rauchen, Alkohol

㊱ Auswertungseinheit: Interviewkap. 5

Var.-Nr., Code	Dimension, Ausprägung, Variable	Definition	Ankerbeispiele	Kodierregeln
	Ursachen von Krebs: Nennungen bei vorgelegter Liste			
1	trifft zu, ja			
2	trifft vielleicht zu			
3	trifft nicht zu, nein			
7	weiß nicht			
9	keine Angabe			
V 155	Schicksal, Pech, Zufall			
V 156	Göttliche Fügung			
V 157	Ungesunder Arbeitsplatz			
V 158	Ansteckung			
V 159	Vererbung			
V 160	Luftverschmutzung, Gift in der Nahrung			

㊱ Auswertungseinheit: Interviewkap. 5

Var.-Nr., Code	Dimension, Ausprägung, Variable	Definition	Ankerbeispiele	Kodierregeln
	Ursachen von Krebs: Nennungen bei vorgelegter Liste (Fortsetzung)			
V 161	Unzufriedenheit am Arbeitsplatz			
V 162	Erschöpfung, allgemeine Kreislauf-schwäche			
V 163	Verletzungen, Unfälle			
V 164	Enttäuschungen des Lebens			
V 165	Belastungen durch Probleme in der Familie			
V 166	Körperliche Veranlagung		Der eine Mensch ist eher bereit, das aufzunehmen, was krebsschädigend ist, der andere weniger.	
V 167	Gerechte Strafe			
V 168	Grübeln, Ängste, hoffnungsloses Leben			
V 169	Allgemeine Hetze des heutigen Lebens			
V 170	Verlust einer geliebten Person			
V 171	Zuviel Unterdrückung von Gefühlen			
V 172	Schlechtes Blut			
V 173	Frühere Krankheiten			
V 174	Mangel an Abwehrkräften			
V 175	Unmoralischer Lebenswandel			
V 176	Konflikte mit anderen Menschen			
V 177	Zuviel Einsamkeit			
V 178	Geringes Durchsetzungsvermögen bei Schwierigkeiten			
V 179	Zu hohe Ansprüche an sich selbst			
V 180	Neigung zu Nervosität			
V 181	Lebensweise: falsches Essen und Trin-ken, Rauchen, Alkohol			

㊲ Auswertungseinheit: Interviewkap. 5

Var.-Nr., Code	Dimension, Ausprägung, Variable	Definition	Ankerbeispiele	Kodierregeln
V 182	Topologie der spontan genannten Krebsursachen: von innen vs. von außen	Es geht um die vektorielle Gerichtetheit der Ursachen in Bezug auf die Person: von innen vs. von außen. Diese Dimension muß deutlich von den Kontrollattributionen unterschieden werden: So ist *körperliche Veranlagung* weitgehend außerhalb von Kontrolle, jedoch deutlich *von innen*. *Gift in der Nahrung* ist zwar über das Konsumentenverhalten weitgehend kontrollierbar, jedoch topologisch deutlich *von außen*.		
1	von innen, eher von innen als von außen	Der Befragte erwähnt spontan vorwiegend Ursachen, die innerhalb der Person liegen und von innen wirken.	Veranlagung; Vererbung; Mangel an Abwehrkräften; Grübeln; Bewegungsmangel.	
2	sowohl von innen als auch von außen.	Befragter hat ein ausdrücklich multifaktorielles topologisches Konzept mit expliziten Wechselwirkungen zwischen „von innen" und „von außen".	„Streß", wenn er als Wechselwirkung zwischen Ursachenfaktoren aus einer Person (z. B. ehrgeizig, nervös) und Ursachenfaktoren aus der Umwelt (z. B. belastend) thematisiert wird. Verlust einer geliebten Person.	
3	von außen, eher von außen als von innen	Der Befragte erwähnt vorwiegend Ursachen, die von außen/der Umwelt auf die Person wirken.	Verletzungen; Unfälle; allgemeine Hetze des heutigen Lebens; Schicksal; göttliche Fügung; ungesunder Arbeitsplatz; Ansteckung; Virus; verpestete Umwelt. Ich habe eher an das, was auf einen zukommt, gedacht.	
7	thematisiert; daß „weiß nicht"			
9	keine Angabe			

㊳ Auswertungseinheit: Interviewkap. 5

Var.-Nr., Code	Dimension, Ausprägung, Variable	Definition	Ankerbeispiele	Kodierregeln
V 183	Einschätzung des eigenen Krebsrisikos			
1	sehr groß			
2	ziemlich groß			
3	ziemlich klein			
4	sehr klein			
7	weiß nicht			
9	keine Angabe			

㊳ Auswertungseinheit: Interviewkap. 5

Var.-Nr., Code	Dimension, Ausprägung, Variable	Definition	Ankerbeispiele	Kodierregeln
V 184	Einschätzung des generellen Krebs-risikos			
1	sehr groß (sehr viele Menschen)			
2	ziemlich groß (ziemlich viele)			
3	ziemlich klein (nur wenige)			
4	sehr klein (fast niemand)			
7	weiß nicht			
9	keine Angabe			

④⓪ Auswertungseinheit: Interviewkap. 5

Var.-Nr., Code	Dimension, Ausprägung, Variable	Definition	Ankerbeispiele	Kodierregeln
	Modellannahmen über Krebsentstehung			
0	nicht thematisiert			
1	thematisiert, daß			
2	thematisiert, daß nicht			
7	thematisiert, daß „weiß nicht"			
9	keine Angabe			
V 185	Abwehr/Anfälligkeit	Erschöpfung von persönlicher Widerstandskraft gegenüber Noxen: Faßmodell.	Mein Schwager mit Leukämie hat oft Blut gespendet. Da hat man sich nachher Gedanken gemacht: Hat er sich selber kaputt gemacht, seine Milz überstrapaziert (RD 30). Wenn es einem lange schlecht geht, kann man schneller Krebs bekommen.	
V 186	Disposition/Auslöser	Auslösendes Ereignis macht die latente Krankheit manifest: Triggermodell.	Onkel kriegt Deichsel in Brustkorb: Ein paar Tage später hat er Lungenkrebs; Krebs steckt in jedem drin; er kann im Körper ruhen, bis er ausgelöst wird.	
V 187	multifaktorielles Modell	Jede der möglichen Ursachen des Krebses ist nicht hinreichend: mehrere zusammen werden als notwendig angesehen.	Da müssen viele Faktoren zusammenwirken, als Kombination von psychisch belastenden und körperlich labilen Bedingungen; Mosaiksteinchen.	Hier genügt nicht die Aufzählung von Ursachen.

㊶ Auswertungseinheit: Interviewkap. 5

Var.-Nr., Code	Dimension, Ausprägung, Variable	Definition	Ankerbeispiele	Kodierregeln
V 188	Grad des Verständnisses der Ursachen von Krebs	Ausprägung der subjektiven Begreifbarkeit der Ursachen von Krebs. Inwieweit verfügt der Befragte über eine ätiologische Theorie des Krebses, und mit welcher Gewißheit vertritt er diese.		Richtigkeit oder Konsistenz dieser „Ätiologie" soll hierbei nicht beurteilt werden.
1	nicht verstanden	Aus den Äußerungen des Befragten geht hervor, daß er die Ursachen von Krebs nicht verstanden zu haben glaubt. Er weiß nicht, wie Krebs eigentlich entsteht und warum es den einen trifft und den anderen nicht.		
2	teilweise verstanden	Im einen Fall ist sich der Befragte sicher, warum jemand Krebs bekommt oder bekommen hat, im andern Fall ist er sich nicht sicher. Er verfügt nicht über eine allgemeingültige ätiologische Theorie.		
3	verstanden	Befragter äußert eine klare, feste Meinung darüber, warum Krebs entsteht. Mit subjektiver Gewißheit glaubt er, die Ursachen von Krebs verstanden zu haben.		
7	thematisiert, daß „weiß nicht"	Befragter äußert explizit, daß er nicht weiß, ob er nun eigentlich verstanden oder nicht verstanden hat, warum Krebs eigentlich entsteht (explizite metatheoretische Aussage).		
9	keine Angabe			

㊷ Auswertungseinheit: Interviewkap. 6

Var.-Nr., Code	Dimension, Ausprägung, Variable	Definition	Ankerbeispiele	Kodierregeln
V 189	Möglichkeiten primärer Prävention			
1	sehr leicht möglich			
2	mit etwas Bemühen möglich			
3	kaum möglich			
4	überhaupt nicht möglich			
7	weiß nicht			
9	keine Angabe			

㊸ Auswertungseinheit: Interviewkap. 6

Var.-Nr., Code	Dimension, Ausprägung, Variable	Definition	Ankerbeispiele	Kodierregeln
	Möglichkeiten primärer Prävention: inhaltlich	Welches primärpräventive Verhalten ist überhaupt denkbar? V 194: KFU, tritt hier auch auf, da viele der Befragten nicht zwischen primärer und sekundärer Prävention unterscheiden.		
0	nicht thematisiert			
1	thematisiert, daß			
2	thematisiert, daß nicht			
7	thematisiert, daß „weiß nicht"			
9	keine Angabe			
V 190	Psychohygiene		Sich mal Luft verschaffen; nicht alles in sich reinfressen: Fröhlichkeit; Gemeinschaftsbeziehungen verbessern; sich nicht überfordern.	
V 191	Gesunde Lebensweise im weiteren Sinne			
V 192	Bewußte Ernährung: Gesundes Essen und Trinken			
V 193	Risikofaktoren meiden		Gefährliche Stoffe am Arbeitsplatz ersetzen; Nichtrauchen; keine gespritzten Lebensmittel; nicht am Muttermal rumfummeln.	
V 194	KFU			
V 195	Bewegung		Waldlauf, das ist meine Philosophie, daß man fast alles mit Waldlauf kurieren kann.	

㊹ Auswertungseinheit: Interviewkap.6

Var.-Nr., Code	Dimension, Ausprägung, Variable	Definition	Ankerbeispiele	Kodierregeln
	Internale und externale Kontrollattribution			
0	trifft nicht zu			
1	trifft zu			
7	weiß nicht			
9	keine Angabe			
V 196	External/fatalistisch: Pech, Zufall			
V 197	Sozial-external: Staat, Ärzte			
V 198	Internal			

㊺ Auswertungseinheit: Interviewkap. 6

Var.-Nr., Code	Dimension, Ausprägung, Variable	Definition	Ankerbeispiele	Kodierregeln
V 199	Absichtlichkeit primärpräventiven Verhaltens	Die Dimension soll zwischen dem primärpräventiven Verhaltens- und Handlungsaspekt unterscheiden. Von „Handlung" kann nur gesprochen werden, wenn das Verhalten intentional/absichtlich nur oder auch zu dem Zweck gezeigt wird, die Wahrscheinlichkeit einer Krebserkrankung günstig zu beeinflussen. Dies sollte der wichtigste Grund sein. Diese Dimension ist der Gegenpol zu „Bewußtheit einer Selbstgefährdung". Während hier die positiven Haupt- und Nebeneffekte eines Verhaltens erfaßt werden, werden dort die negativen Effekte erfragt. Hier geht es um Verhalten, weil er weiß (Handlung), dort um Verhalten, obwohl er weiß.		
1	unabsichtlich, sonstige Gründe	Primärpräventives Verhalten wird nicht aus primärpräventiven Gründen gezeigt. Allein andere Gründe sind maßgeblich.	Mit dem Rauchen nur deshalb aufgehört, weil es zu teuer ist. An Krebs denke ich an letzter Stelle.	
2	teils absichtlich; allgemeine Gesundheitsorientierung	Ein primärpräventives Verhalten wird gezeigt oder unterlassen, wobei für den Befragten die primärpräventiven Gründe mit maßgeblich sind.	Mit dem Rauchen aufgehört, weil es zu teuer ist. Außerdem ist es ungesund, weil es Krebs macht.	
3	absichtlich: spezifische Krebsvermeidung	Primärpräventives Verhalten wird nur aus primärpräventiven Gründen gezeigt, um das *Krebs*risiko zu senken.		
9	keine Angabe	Kodierung unmöglich.		

㊻ Auswertungseinheit: Interviewkap. 6

Var.-Nr., Code	Dimension, Ausprägung, Variable	Definition	Ankerbeispiele	Kodierregeln
V 200	Bewußtheit einer Selbstgefährdung durch Verhalten	Der Befragte ist sich bewußt, daß ein Verhalten, daß er zeigt oder unterläßt, seinem primärpräventiven Wissen nach negativ eingeschätzt werden muß.		
1	nie	Der Befragte zeigt kein Verhalten, das mit seinem primärpräventiven Wissen unvereinbar ist. Diese Widerspruchsfreiheit zwischen Wissen und Verhalten wird unter „Absichtlichkeit primärpräventiven Verhaltens" nach seinen Handlungsanteilen beurteilt.		
2	schwach/oft bzw. stark/selten	Der Befragte zeigt dieses Verhalten entweder selten oder nur in schwachem Ausprägungsgrad.		
3	stark/oft	Der Befragte zeigt häufig und in ausgeprägtem Maße ein Verhalten, das seinem primärpräventiven Wissen widerspricht.		
9	keine Angabe	Kodierung unmöglich.		

㊼ Auswertungseinheit: Interviewkap. 6

Var.-Nr., Code	Dimension, Ausprägung, Variable	Definition	Ankerbeispiele	Kodierregeln
	Umgang anderer Menschen mit Krebsangst			
0	nicht thematisiert			
1	thematisiert, daß (möglich)			
2	thematisiert, daß nicht (möglich)			
7	thematisiert, daß „weiß nicht"			
9	keine Angst			
V 201	Vorkommen von Krebsangst bei andern			
V 202	Hilflos		Man kann nichts gegen die Angst tun; man muß warten, bis sie weggeht.	
V 203	Verdrängen, ablenken		1: Gedanken wegschieben; Autosuggestion; arbeiten; Schallplatten hören. 2: man kann sie nicht verdrängen.	
V 204	Psychopharmaka			
V 205	Informieren, zum Arzt gehen		Gewißheit verschaffen.	
V 206	Beten			
V 207	Risikoverhalten ändern		Rauchen aufhören; Schnaps weg.	
V 208	Angst als eigener Risikofaktor		Angst vor Krebs verursacht Krebs.	
V 209	Akzeptieren/ertragen		Abfinden; wenn ich's krieg, dann krieg ich's, dann hilft meine Angst auch nicht.	

㊽ Auswertungseinheit: Interviewkap. 6

Var.-Nr., Code	Dimension, Ausprägung, Variable	Definition	Ankerbeispiele	Kodierregeln
	Eigener Umgang mit Krebsangst	Strategien und Taktiken des Betroffenen zum Umgang mit evtl. vorhandener Krebsangst.		
0	nicht thematisiert			„0" bei ablenkender, ausweichender, gar keiner Antwort.
1	thematisiert, daß (möglich)			
2	thematisiert, daß nicht (möglich)			
7	thematisiert, daß „weiß nicht"			
9	keine Angabe			
V 210	Vorkommen von Krebsangst bei sich selbst			
V 211	Hilflos			
V 212	Verdrängen, ablenken			
V 213	Psychopharmaka			
V 214	Informieren, zum Arzt gehen			
V 215	Beten			
V 216	Risikoverhalten ändern		2: Ich rauche trotzdem.	
V 217	Angst als eigener Risikofaktor			
V 218	Akzeptieren/Ertragen		Sich abfinden.	

㊾ Auswertungseinheit: Interviewkap. 6

Var.-Nr., Code	Dimension, Ausprägung, Variable	Definition	Ankerbeispiele	Kodierregeln
V 219	Internale Kontrollattribution: primär-präventiv	Diese liegt vor, wenn der Befragte der Meinung ist, daß es von jeder Person selbst abhängt, ob sie Krebs bekommt.		
1	niedrig	Die einzelne Person hat keinen oder kaum Einfluß darauf, ob sie Krebs bekommt. Sie hat wenig Verantwortung und wenig Schuld.	Das ist sehr sehr schwierig und sehr begrenzt. Ich glaube nicht, daß es von einem selbst abhängt.	
2	mittel	Teilweise liegt es im Einflußbereich je-der/der eigenen Person, teilweise nicht.		
3	hoch	Die einzelne Person selbst hat starken Einfluß auf die Entstehung der Erkrankung. Es hängt von jedem einzelnen selbst ab, ob er Krebs bekommt oder nicht.		
9	keine Angabe			

㊿ Auswertungseinheit: Interviewkap. 6

Var.-Nr., Code	Dimension, Ausprägung, Variable	Definition	Ankerbeispiele	Kodierregeln
V 220	Sozial-externale Kontrollattribution: primärpräventiv	Diese liegt vor, wenn der Befragte der Meinung ist, daß es stark von andern (Medikalsystem, Forschung, Staat, Ärzte) abhängt, ob Krebs entsteht, d. h. ob jedmand Krebs bekommt oder nicht.		
1	niedrig	Der Befragte äußert die Meinung, daß es nicht von andern abhängt, ob jemand Krebs bekommt oder nicht.		
2	mittel	Teilweise liegt es im Einflußbereich anderer Personen, teilweise nicht.	(Proband betont z. B. die Bedeutung umweltpolitischer Maßnahmen oder ärztlicher Aktivitäten, aber auch eigene Beiträge.)	
3	hoch	Andere haben starken Einfluß auf die Entstehung der Erkrankung. Ob jemand Krebs bekommt oder nicht, hängt stark von dritten (Staat, Ärzte o. ä.) ab.	(Proband betont vorwiegend die Bedeutung umweltpolitischer oder medizinischer Maßnahmen.)	
9	keine Angabe			

(51) Auswertungseinheit: Interviewkap. 6

Var.-Nr., Code	Dimension, Ausprägung, Variable	Definition	Ankerbeispiele	Kodierregeln
V 221	Generelle Kontrollattribution: primärpräventiv	In welchem Ausmaß ist die Entstehung von Krebs überhaupt beeinflußbar? Dies ist unabhängig davon, wer (man selbst oder die andern) etwas tun kann, um zu verhindern, daß jemand Krebs bekommt.		
1	niedrig	Der Befragte ist der Meinung, daß kaum jemand (weder man selbst noch andere) etwas tun kann, um Krebs zu verhindern. Skeptische Einstellung bezüglich der Möglichkeiten primärer Prävention.	Niemand kann etwas tun, um die Entstehung von Krebs zu verhindern.	
2	mittel, indifferent, neutral	Es ist keine skeptische oder optimistische Einstellungstönung vorherrschend.	Manchmal kann man etwas tun, um Krebs zu verhindern, manchmal nicht.	
3	hoch	Der Befragte hat eine positiv-optimistische Einstellung zu den Möglichkeiten primärer Prävention.	Man kann viel tun, um Krebs zu verhindern; jeder kann etwas tun.	
9	keine Angabe			

(52) Auswertungseinheit: Interviewkap. 6

Var.-Nr., Code	Dimension, Ausprägung, Variable	Definition	Ankerbeispiele	Kodierregeln
V 222	Primärpräventive Verhaltensbereitschaft und Einstellung	In dieser Dimension soll die Einstellung und Bereitschaft des Befragten erfaßt werden, sich primärpräventiv zu verhalten. Ob er dieses Verhalten auch tatsächlich zeigt bzw. ob seine Äußerungen darüber glaubwürdig sind, wird hier nicht kodiert.		
1	skeptisch	Der Befragte äußert sich skeptisch bezüglich des möglichen Nutzens von primärpräventivem Verhalten. Er hält es für unnütz, nicht effektiv o. ä.		
2	mittel, indifferent, neutral	Der Befragte läßt weder eine positive noch eine skeptische primärpräventive Verhaltensbereitschaft bzw. Einstellung erkennen.		
3	positiv	Der Befragte bejaht den möglichen Nutzen eines primärpräventiven Verhaltens. Er sieht es als sinnvoll und nützlich an.		
9	keine Angabe			

㊾ Auswertungseinheit: Interviewkap. 6

Var.-Nr., Code	Dimension, Ausprägung, Variable	Definition	Ankerbeispiele	Kodierregeln
V 223	Ausmaß primärpräventiven Verhaltens			
1	sehr groß			
2	ziemlich groß			
3	ziemlich klein			
4	keins, nichts			
7	weiß nicht			
9	keine Angabe			

㊿ Auswertungseinheit: Interviewkap. 7

Var.-Nr., Code	Dimension, Ausprägung, Variable	Definition	Ankerbeispiele	Kodierregeln
V 224	Lebt man ruhiger mit der KFU?			
0	nicht thematisiert			
1	thematisiert, daß	Der Befragte ist der Meinung, daß man mit der KFU ruhiger lebt.	Man hat eine gewisse Kontrolle über sich.	
2	thematisiert, daß nicht	Der Befragte ist der Meinung, daß man ohne die KFU ruhiger lebt, bzw. mit KFU unruhiger.	Da kriegt man (nur) Angst und rührt was auf. Wenn keine Vorsorge, keine Registrierung geschieht, kann ich genauso alt werden.	
7	thematisiert, daß „weiß nicht"	Der Befragte weiß nicht, ob man mit KFU ruhiger oder unruhiger lebt. Explizite Äußerung von Unklarheit oder Ambivalenz.	Die Mammographie ist zwar wohl nützlich, aber ich weiß nicht, ob da nicht auch Schäden ausgelöst werden können.	
9	keine Angabe			

(55) Auswertungseinheit: Interviewkap. 7

Var.-Nr., Code	Dimension, Ausprägung, Variable	Definition	Ankerbeispiele	Kodierregeln
	Gründe, die für die Teilnahme an KFU sprechen	Charakterisierung derjenigen Personen durch den Befragten, die zu KFU gehen.		
0	nicht thematisiert			
1	thematisiert, daß			
2	thematisiert, daß nicht			
7	thematisiert, daß „weiß nicht"			
9	keine Angabe			
V 225	Verantwortlichkeit für andere: Fremdverantwortlichkeit	Die Person, die zur KFU geht, handelt im weiteren Sinne verantwortlich für andere Personen.	Verantwortlich: andern später nicht zur Last fallen wollen.	
V 226	Beruhigung eigener Angst durch Gewißheit			vgl. Dimension: „Lebt man ruhiger mit KFU?"
V 227	Selbstverantwortlichkeit, Vernunft	Die Teilnahme an KFU ist die vernünftige Reaktion auf das Wissen um den Verlauf des Krebses.	Konsequenzen aus Wissen, da Krebs nur bei frühzeitiger Erkennung heilbar.	
V 228	Beziehung zum Arzt, Routine		Arzt macht es automatisch; es gehört zum Programm; immer schon regelmäßig zum Arzt gegangen; Gesundheitspflicht als Routine; Krankenkassen schicken den Schein jährlich zu.	

㊋ Auswertungseinheit: Interviewkap. 7

Var.-Nr., Code	Dimension, Ausprägung, Variable	Definition	Ankerbeispiele	Kodierregeln
	Gründe, die gegen die Teilnahme an KFU sprechen	Charakterisierung derjenigen Personen durch den Befragten, die nicht zur KFU gehen		
0	nicht thematisiert			
1	thematisiert, daß			
2	thematisiert, daß nicht			
7	thematisiert, daß „weiß nicht"			
9	keine Angabe			
V 229	Bequemlichkeit, Leichtsinn, Dummheit	Fahrlässige Unterlassung einer Handlung.	Keine Zeit; Faulheit. Die lassen an Pflichtgefühl zu wünschen übrig. Denen ist es egal.	
V 230	Angst, Scham		Vor dem Arzt, dem Ergebnis	
V 231	Fatalismus	Nach Auseinandersetzung mit dem Thema entspricht dies der Entscheidung einer absichtsvollen, aktiven Vermeidung.	Wenn ich ihn kriegen soll, krieg ich ihn eh, egal was ich mache. Göttliche Fügung.	
V 232	Unnötig, überflüssig, fühlt sich gesund		Hat keine Beschwerden.	

㊗ Auswertungseinheit: Interviewkap. 7

Var.-Nr., Code	Dimension, Ausprägung, Variable	Definition	Ankerbeispiele	Kodierregeln
V 233	Teilnahme an Krebsfrüherkennungs-untersuchung			
1	nein, nie			
2	gelegentlich, unregelmäßig			
3	ja, regelmäßig			
9	keine Angabe	Kodierung unmöglich.		Hier „9" auch kodieren, wenn Befragter aus Altersgründen nicht berechtigt ist, d. h. bei Frauen unter 20 Jahren, bei Männern unter 40 Jahren.

㉝ Auswertungseinheit: Interviewkap. 7

Var.-Nr., Code	Dimension, Ausprägung, Variable	Definition	Ankerbeispiele	Kodierregeln
V 234	Anlaß und Auslöser für eigenes sekundärpräventives Verhalten (KFU)	Gründe und Ursachen des eigenen Verhaltens: „Anlaß" (extern/intern) bezieht sich darauf, ob die Motivation von innen oder von außen kommt. „Auslöser" (nicht betroffen) ist das Vorhandensein eines Ereignisses, daß die Notwendigkeit der KFU plötzlich für den Befragten unmittelbar begreifbar macht.		
1	extern/nicht betroffen	Ohne unmittelbaren Auslöser wird Befragter durch andere Ereignisse oder Personen motiviert.	angesprochen und aufgefordert von Arzt, Kindern, Kollegin; Schein von Krankenkasse zugeschickt bekommen.	
2	extern/betroffen	Es gibt ein Krebs betreffendes Ereignis, das den Befragten persönlich betrifft. Zusätzlich aber noch externe Motivation.	Vater hatte Krebs; Knoten in der Brust.	
3	intern/betroffen	Befragter hat sich aufgrund eigener Überlegungen und persönlicher Betroffenheit durch krebsverdächtiges Symptom zur KFU entschieden.	Blutigen Ausfluß gehabt.	
4	intern/nicht betroffen	Aufgrund eigener Werte, Überlegungen etc. hat Befragter an KFU teilgenommen, ohne krebsverdächtige Symptome gehabt zu haben.	Nicht leichtsinnig gegenüber Familie; später keine Vorwürfe.	
9	keine Angabe	Kodierung unmöglich.		Wenn aus Altersgründen nicht berechtigt.

㊝ Auswertungseinheit: Interviewkap. 7

Var.-Nr., Code	Dimension, Ausprägung, Variable	Definition	Ankerbeispiele	Kodierregeln
V 235	Einstellung des Befragten zur Medizin: KFU	„Aufgehobensein" in der Medizin, unter besonderer Berücksichtigung von sekundärpräventiven Interventionen (KFU).		
1	schlecht	Vorsorgeuntersuchungen werden vorwurfsvoll-distanzierend geschildert. Deutliche Hinweise auf Ressentiments und Mißtrauen. Die Vorsorgeuntersuchung wird als nutzlos oder entwürdigend/beschämend angesehen.		
2	indifferent, neutral	Vertrauen und Ressentiments bezüglich der Vorsorgeuntersuchungen sind etwa gleichgewichtig.		
3	gut	Bezüglich der Vorsorgeuntersuchungen äußert der Befragte Vertrauen gegenüber Ärzten, der Medizin.		
7	thematisiert, daß „weiß nicht"			
9	keine Angabe			

60 Auswertungseinheit: Interviewkap. 7

Var.-Nr., Code	Dimension, Ausprägung, Variable	Definition	Ankerbeispiele	Kodierregeln
	Kenntnis der 7 Warnzeichen des Krebses			
0	nicht thematisiert			
1	thematisiert, daß			
2	thematisiert, daß nicht			
7	thematisiert, daß „weiß nicht"			„7" nur dann kodieren, wenn betreffende Kategorie ausdrücklich erwähnt wurde.
9	keine Angabe			
V 236	Eine nicht heilende Wunde, ein nicht heilendes Geschwür an der Haut oder an der Schleimhaut.			
V 237	Knoten oder Verdickungen in oder unter der Haut, besonders im Bereich der Brustdrüse, sowie Lymphknotenschwellungen (Hals, Achsel, Leiste)			
V 238	Jede Veränderung an einer Warze oder einem Muttermal (Entzündung, Blutung oder Wachstum)			
V 239	Änderung der Verdauungsgewohnheiten, anhaltende Magen-, Darm- oder Schluckbeschwerden. Erheblicher Gewichtsverlust, auffallende Blässe, allgemeine, sonst nicht erklärbare Schwäche			
V 240	Heiserkeit oder neu auftretender Husten von mehr als 3 Wochen Dauer			
V 241	Ungewöhnliche, insbesondere blutige oder eitrige Absonderungen aus einer der Körperöffnungen. Störungen der Harnentleerung, Schmerzen beim Wasserlassen, blutiger Urin			

V 242   Unregelmäßige Monatsblutungen oder
Scheidenausfluß mit Blutbeimischung
sowie Blutungen und blutige Absonderungen nach Aufhören der Monatsblutungen

(61) Auswertungseinheit: Interviewkap. 7

Var.-Nr., Code	Dimension, Ausprägung, Variable	Definition	Ankerbeispiele	Kodierregeln
V 243	Selbstuntersuchung bei Frauen			
1	nein, nie			
2	gelegentlich, unregelmäßig			
3	ja, regelmäßig			
9	keine Angabe	Kodierung unmöglich.		„9": bei Männern.

⑥₂ Auswertungseinheit: Interviewkap. 7

Var.-Nr., Code	Dimension, Ausprägung, Variable	Definition	Ankerbeispiele	Kodierregeln
V 244	Internale Kontrollattribution: sekundärpräventiv	Diese liegt vor, wenn der Befragte der Meinung ist, daß es von jeder Person selbst abhängt, ob Krebs rechtzeitig entdeckt wird.		
1	niedrig	Die einzelne Person hat kaum Einfluß darauf, ob Krebs rechtzeitig entdeckt wird. Sie hat keine Verantwortung und keine Schuld.		
2	mittel	Teilweise liegt es im Einflußbereich der eigenen Person, teilweise nicht.		
3	hoch	Die einzelne Person hat starken Einfluß auf die Entdeckung der Erkrankung. Es hängt vom einzelnen selbst ab, ob der Krebs (rechtzeitig) entdeckt wird oder nicht.		
9	keine Angabe			

(63) Auswertungseinheit: Interviewkap. 7

Var.-Nr., Code	Dimension, Ausprägung, Variable	Definition	Ankerbeispiele	Kodierregeln
V 245	Sozial-externale Kontrollattribution: sekundärpräventiv	Diese liegt vor, wenn der Befragte der Meinung ist, daß es stark von andern (Medikalsystem, Forschung, Staat, Ärzte) abhängt, ob der Krebs im Erkrankungsfall rechtzeitig entdeckt wird oder nicht.		
1	niedrig	Der Befragte äußert die Meinung, daß es nicht von andern abhängt, ob der Krebs rechtzeitig entdeckt wird oder nicht.		
2	mittel	Teilweise liegt es im Einflußbereich anderer Personen (z. B. Ärzte, Krankenkassen), teilweise nicht.		
3	hoch	Andere haben starken Einfluß auf die Entdeckung der Erkrankung. Ob der Krebs entdeckt wird oder nicht, hängt stark von dritten ab (Staat, Ärzte, Krankenkassen).	Das muß von der Medizin her eingeleitet werden.	
9	keine Angabe			

64 Auswertungseinheit: Interviewkap. 7

Var.-Nr., Code	Dimension, Ausprägung, Variable	Definition	Ankerbeispiele	Kodierregeln
V 246	Generelle Kontrollattribution: sekundärpräventiv	In welchem Ausmaß ist Krebs durch frühzeitige Entdeckung überhaupt beeinflußbar? Dies ist unabhängig davon, wer überhaupt (man selbst oder die andern) etwas tun kann, um Krebs frühzeitig zu entdecken.		
1	niedrig	Kaum jemand, weder man selbst noch die andern, kann etwas tun, um Krebs frühzeitig zu entdecken. Skeptische Einstellung bezüglich der Möglichkeiten von sekundärer Prävention: KFU.		
2	mittel, indifferent, neutral	Es ist keine skeptische oder optimistische Einstellungstönung bezüglich der Möglichkeiten der KFU vorherrschend.		
3	hoch	Der Befragte hat eine positiv-optimistische Einstellung bezüglich der KFU.		
9	keine Angabe			

⑥⑤ Auswertungseinheit: Interviewkap. 7

Var.-Nr., Code	Dimension, Ausprägung, Variable	Definition	Ankerbeispiele	Kodierregeln
V 247	Präventive Verhaltensbereitschaft und Einstellung: sekundärpräventiv.	In dieser Dimension soll die Einstellung und Bereitschaft des Befragten erfaßt werden, sich sekundärpräventiv zu verhalten. Ob er dieses Verhalten auch tatsächlich zeigt (nämlich regelmäßig zur KFU geht) oder nicht, wird hier nicht unbedingt kodiert.		
1	skeptisch	Der Befragte äußert sich skeptisch bezüglich des möglichen Nutzens von sekundärpräventivem Verhalten. Er hält die KFU für unnütz, nicht effektiv, oder beunruhigend.	Da ist man ja nur Versuchskaninchen; die Vorsorgeuntersuchung ist viel zu begrenzt; schon erlebt, daß trotz Vorsorge Krebs kurz danach ausbrach. Ich gehe wahrscheinlich nicht so schnell zur Vorsorge.	
2	mittel, indifferent, neutral	Der Befragte läßt weder eine positive noch eine skeptische sekundärpräventive Verhaltensbereitschaft bzw. Einstellung erkennen.	Unentschieden	
3	positiv	Der Befragte bejaht den möglichen Nutzen der KFU. Er sieht sie als sinnvoll und nützlich an.	Gehe regelmäßig zur KFU, weil man damit viel ruhiger lebt. Eigentlich finde ich das sehr gut; ich bedauere, daß ich nicht hingegangen bin bisher – es fehlt irgendwie der letzte Anstoß.	

⑥⑥ Auswertungseinheit: Interviewkap. 8

Var.-Nr., Code	Dimension, Ausprägung, Variable	Definition	Ankerbeispiele	Kodierregeln
V 248	Krebs ist			
1	immer heilbar			
2	oft heilbar			
3	selten heilbar			
4	nie heilbar			
7	weiß nicht			
9	keine Angabe			

⑥⑦ Auswertungseinheit: Interviewkap. 8

Var.-Nr. Code	Dimension, Ausprägung, Variable	Definition	Ankerbeispiele	Kodierregeln
V 249	Die Wissenschaft weiß über Krebs:			
1	sehr gut Bescheid			
2	ziemlich gut Bescheid			
3	ziemlich schlecht Bescheid			
4	sehr schlecht Bescheid			
7	weiß nicht			
9	keine Angabe			

(68) Auswertungseinheit: Interviewkap. 8

Var.-Nr., Code	Dimension, Ausprägung, Variable	Definition	Ankerbeispiele	Kodierregeln
V 250	Wer einmal Krebs bekommen hat:			
1	kann wieder ganz gesund werden			
2	wird wieder gesund, bleibt aber angeschlagen			
3	behält Körperschäden			
4	wird nie wieder gesund			
7	weiß nicht			
9	keine Angabe			

(69) Auswertungseinheit: Interviewkap. 8

Var.-Nr., Code	Dimension, Ausprägung, Variable	Definition	Ankerbeispiele	Kodierregeln
V 251	Krebs bedeutet:			
1	immer ein Todesurteil			
2	oft ein Todesurteil			
3	manchmal ein Todesurteil			
4	selten ein Todesurteil			
7	weiß nicht			
9	keine Angabe			

(70) Auswertungseinheit: Interviewkap. 8

Var.-Nr., Code	Dimension, Ausprägung, Variable	Definition	Ankerbeispiele	Kodierregeln
	Kenntnis medizinischer Behandlungsmethoden			Wird auch aus andern Kapiteln kodiert.
0	nicht thematisiert			
1	thematisiert, daß			
2	thematisiert, daß nicht			
7	thematisiert, daß „weiß nicht“			
9	keine Angabe			
V 252	Operation			
V 253	Strahlenbehandlung			
V 254	Chemotherapie, Medikamente		Hier auch: internistische Therapie.	
V 255	Sonstige			

(71) Auswertungseinheit: Interviewkap. 8

Var.-Nr., Code	Dimension, Ausprägung, Variable	Definition	Ankerbeispiele	Kodierregeln
V 256	Einstellung des Befragten zur Medizin: therapeutisch	„Aufgehobensein" in der Medizin.		
1	schlecht	Die ärztliche Behandlung wird vorwurfsvoll-distanzierend geschildert. Deutliche Hinweise auf Ressentiments und Mißtrauen. Die vorgenommene Behandlung wird als destruktiv, verstümmelnd oder nutzlos geschildert.	Sie haben ihn im Krankenhaus nur mit Gift vollgepumpt. Dann haben sie ihm auch noch den Harnleiter durchschnitten. Die behandeln einen ja doch nur wie ein Versuchskaninchen.	
2	indifferent, ambivalent	Die ärztliche Behandlung wird sachlich-technisch geschildert, ohne daß besonderes Vertrauen oder Ressentimens erkennbar sind.	Die Behandlung war zwar ziemlich schlimm, und ihm sind auch die Haare ausgefallen, aber das war wohl nicht anders zu machen. Die Behandlung war ein notwendiges Übel, das man in Kauf nehmen muß. Man kann den Tod hinauszögern, aber nicht verhindern.	
3	gut	Die ärztliche Behandlung wird als hilfreich dargestellt. Ärzte werden als vertrauenserweckend geschildert.		Die Einstellung zur Medizin kann selbst dann positiv sein, wenn die Krankheit nicht heilbar ist, aber die Ärzte als hilfreich geschildert werden. Es geht nicht um die Heilbarkeit von Krebs, sondern um die Menschlichkeit der Medizin.
7	thematisiert, daß „weiß nicht"	Befragter hat explizit keine Meinung zum Verhältnis von Patienten und Ärzten/Pflegepersonal.		
9	keine Angabe			

72 Auswertungseinheit: Interviewkap. 8

Var.-Nr., Code	Dimension, Ausprägung, Variable	Definition	Ankerbeispiele	Kodierregeln
	Persönlicher Einfluß auf Verlauf der Krebserkrankung			
0	nicht thematisiert			
1	thematisiert, daß			
2	thematisiert, daß nicht			
7	thematisiert, daß „weiß nicht"			
9	keine Angabe			
V 257	Wille	Die Absicht des Betroffenen, wieder gesund zu werden/zu leben.	Lebenswille, innerlich dagegen ankämpfen; nicht nachgeben; eigene Einstellung.	
V 258	Hilfe	Die Suche bzw. Inanspruchnahme von fremder Hilfe durch den Betroffenen.	Selbsthilfegruppen; Mithilfe von Familie, Religion.	
V 259	Compliance	Arztorientiertes Verhalten.	Mitmachen; tun, was der Arzt sagt; es hängt wahrscheinlich hauptsächlich von den Ärzten ab.	
V 260	Lebensweise ändern			
V 261	Differenzierung	Der Befragte differenziert ausdrücklich die Kategorien V 257 – V 260 nach Aspekten der Person des Betroffenen, Stadium der Erkrankung o. ä.		

(73) Auswertungseinheit: Interviewkap. 8

Var.-Nr., Code	Dimension, Ausprägung, Variable	Definition	Ankerbeispiele	Kodierregeln
V 262	Antizipation einer paramedizinischen Behandlungsbereitschaft im Falle eigener Betroffenheit durch Krebs			
1	nein, nie, in keinem Fall			
2	möglicherweise, vielleicht			
3	sicherlich, in jedem Fall		Ich würde alle Register ziehen.	
7	weiß nicht			
9	keine Angabe	Kodierung unmöglich.		

(74) Auswertungseinheit: Interviewkap. 8

Var.-Nr., Code	Dimension, Ausprägung, Variable	Definition	Ankerbeispiele	Kodierregeln
	Krebsheilungen und ihre Ursachen.			
0	nicht thematisiert			
1	thematisiert, daß			
2	thematisiert, daß nicht			
7	thematisiert, daß „weiß nicht“		„7“: Eines Tages kommt es vielleicht doch wieder zum Ausbruch.	
9	keine Angabe			
V 263	Kenntnis von Krebsheilungen	Der Befragte gibt an, ob er Fälle von Krebsheilungen kennt, bzw. ob es sie seiner Meinung nach überhaupt gibt.	In der Zeitung davon gelesen.	„0“, wenn Proband keinen Fall von Krebsheilung kennt. „2“, wenn er der Meinung ist, daß die „Krebsheilung“ gar keine ist/war.
V 264	Kenntnis von Ursachen von Krebsheilungen			
V 265	Stadium der Erkrankung		Rechtzeitig erkannt. Vielleicht hat der Krebs noch keine Ausläufer gehabt.	
V 266	Behandlungsmethode: medizinisch		Radikale Operation. Wenn man es lokal raustun kann, ist die Chance sehr groß.	
V 267	Behandlungsmethode: paramedizinisch			
V 268	Psychosoziale Ursachen	Patientenmerkmale; soziale Unterstützung; günstige Umfeldbedingungen.	Starker Wille, wieder gesund zu werden; Familie hat ihn unterstützt; das war ein Kämpfertyp; Lebenswandel geändert.	
V 269	Fehldiagnose			

(75) Auswertungseinheit: Interviewkap. 8

Var.-Nr., Code	Dimension, Ausprägung, Variable	Definition	Ankerbeispiele	Kodierregeln
V 270	Internale Kontrollattribution: Therapie	Diese liegt vor, wenn der Befragte der Meinung ist, daß es von der Person des Patienten selbst abhängt, ob Krebs im Erkrankungsfall therapeutisch unter Kontrolle gebracht werden kann.		
1	niedrig	Der einzelne Patient hat kaum Einfluß auf Verlauf oder Erfolg der therapeutischen Interventionen.	Ich glaub, daß mer dann, wenn sich das ausbreitet, keinen besonders hohen Einfluß mehr drauf hat, auch wenn mer noch so gesund lebt.	
2	mittel	Teilweise liegt es im Einflußbereich der eigenen Person/des Patienten.		
3	hoch	Die einzelne Person/der Patient hat starken Einfluß auf Verlauf und Erfolg der therapeutischen Interventionen. Es hängt von jedem einzelnen Patienten selbst ab.		
9	keine Angabe			

76 Auswertungseinheit: Interviewkap. 8

Var.-Nr., Code	Dimension, Ausprägung, Variable	Definition	Ankerbeispiele	Kodierregeln
V 271	Sozial-externale Kontrollattribution: Therapie	Diese liegt vor, wenn der Befragte der Meinung ist, daß es stark von andern (Medikalsystem, Forschung, Ärzten) abhängt, ob der Krebs im Erkrankungsfall wirkungsvoll und effektiv behandelt werden kann.		
1	niedrig	Es hängt nach Meinung des Befragten nicht von andern ab, ob Krebs wirkungsvoll und effektiv behandelt werden kann.		
2	mittel	Teilweise liegt die erfolgreiche Behandlung im Einflußbereich anderer Personen, teilweise nicht.		
3	hoch	Andere (ärzte, Mitmenschen) haben starken Einfluß auf die erfolgreiche und wirkungsvolle Therapie der Krebskrankheit. Ob Krebs geheilt wird oder nicht, hängt stark von Dritten ab.	In erster Linie kommt es dann auf den Arzt an.	
9	keine Angabe			

(77) Auswertungseinheit: Interviewkap. 8

Var.-Nr, Code	Dimension, Ausprägung, Variable	Definition	Ankerbeispiele	Kodierregeln
V 272	Generelle Kontrollattribution: Therapie	In welchem Ausmaß ist die Heilung von Krebs überhaupt beeinflußbar? Gibt es überhaupt eine Heilung? „Chance auf Leben?“		
1	niedrig	Niemand, weder man selbst noch die andern, kann etwas tun, um im Erkrankungsfall Krebs zu heilen. Skeptische Einstellung bezüglich der therapeutischen Möglichkeiten bei Krebs.		
2	mittel, indifferent, neutral	Es ist keine skeptische oder optimistische Einstellungstönung bezüglich der Möglichkeiten von Krebstherapie vorherrschend.		
3	hoch	Der Befragte hat eine positiv-optimistische Einstellung bezüglich der Möglichkeiten und Effektivität von Krebstherapie.		
9	keine Angabe			

(78) Auswertungseinheit: Interviewkap. 8

Var.-Nr., Code	Dimension, Ausprägung, Variable	Definition	Ankerbeispiele	Kodierregeln
V 273	Therapie-Verhaltensbereitschaft und Einstellung	Diese liegt vor, wenn der Befragte die Bereitschaft erkennen läßt, sich im Erkrankungsfall therapeutisch behandeln zu lassen.		
1	skeptisch	Der Befragte äußert sich skeptisch bezüglich des möglichen Nutzens von Krebsbehandlungen. Er sieht die Behandlung als belastende Zumutung, als verstümmelnd und nicht effektiv an.	Hab ich zu meiner Frau gesagt: wenn ich jemals soweit wär: In das Krankenhaus tu mich ja net da reinlassen.	
2	mittel, indifferent, ambivalent	Der Befragte läßt eine ambivalente bzw. weder eine positive noch eine skeptische Einstellung erkennen.		
3	positiv	Der Befragte macht hauptsächlich bejahende Äußerungen zur Krebstherapie. Diese wird von ihm als sinnvoll, nützlich und hilfreich angesehen.		
9	keine Angabe			

(79) Auswertungseinheit: Interviewkap.9

Var.-Nr., Code	Dimension, Ausprägung, Variable	Definition	Ankerbeispiele	Kodierregeln
	Verhalten des Befragten im Umgang mit Krebskranken			
0	kein Kommentar		„0": wenn z. B. bei V 277 trotz wiederholter Frage keine Antwort.	
1	akzeptierend, unterstützend			Bei „V ,V 280' bedeutet „1": thematisiert, daß.
2	neutral/nicht anders			
3	ambivalent, konflikthaft			
4	ablehnend, isolierend, distanzierend		„4": Daß es mir unangenehmer wäre, ein bißchen Angst hätte, das könnte ich mir vorstellen.	
5	„Würde ich sowieso nicht tun".			
7	thematisiert, daß „weiß nicht"			
9	keine Angabe			
V 274	Erste Begegnung			
V 275	Essen			
V 276	Aus einem Glas trinken			
V 277	Körperkontakt			
V 278	Gespräch über Krebs: aktiv		Würde von mir aus darüber reden wollen. Würde sagen, komm, ich erzähl dir alles.	
V 279	Gespräch über Krebs: passiv		Würde auf das Thema eingehen. Aber ich könnt' net von mir aus fragen, wie war das.	
V 280	Differenzierung nach Krebs oder Person			

⑧⓪ Auswertungseinheit: Interviewkap. 9

Var.-Nr., Code	Dimension, Ausprägung, Variable	Definition	Ankerbeispiele	Kodierregeln
V 281	Eigene Offenheit gegenüber Krebskranken			
1	unbedingte Verheimlichung	Der Befragte äußert eine aktive Vermeidung von Offenheit, die von keinen anderen Bedingungen beeinflußbar ist.	Wir haben nicht über Krebs gesprochen und uns nichts anmerken lassen.	
2	bedingte Verheimlichung/Offenheit als Ambivalenzkonflikt	Der Befragte äußert ein passives Verhalten, das durch gewisse Bedingungen beeinflußbar ist. Er erlebt aber diesen Zustand als konflikthaft.	Nicht gern. Für mich wäre es nicht schwer, aber für den, das wollte ich nicht. Das wühlt ihn nur auf.	
3	bedingte Verheimlichung/Offenheit: konfliktfrei	Passives Verhalten (vgl. 2), jedoch wird dieser Zustand vom Befragten nicht als Konflikt erlebt.	Von mir aus würde ich nicht über die Krankheit reden, aber wenn er es selber will, ist es ok. Versteh'n Sie, ich könnt' da net mit der Tür ins Haus fallen, net. Man soll die Tragik nicht so zum Ausdruck kommen lassen.	
4	unbedingte Offenheit	Aktives Verhalten zur Herstellung von Offenheit, von keinen Bedingungen außer dem Willen des Befragten beeinflußt.	Ich würde es in jedem Fall ansprechen wollen. Ich würde mich sogar freuen, wenn er sich mir anvertrauen würde.	
9	keine Angabe			

(81) Auswertungseinheit: Interviewkap. 9

Var.-Nr., Code	Dimension, Ausprägung, Variable	Definition	Ankerbeispiele	Kodierregeln
	Emotional akzeptierende vs. emotional-distanzierende Einstellung gegenüber Krebskranken			
0	nicht thematisiert			
1	thematisiert, daß			
2	thematisiert, daß nicht			
7	thematisiert, daß „weiß nicht"			
9	keine Angabe			
V 282	Akzeptierende, unterstützende Einstellung	Die Äußerungen über Krebspatienten haben einen empathisch-akzeptierenden Grundtenor.	Wir wollten ihn zuhause haben; selbst wenn ich mich anstecken könnte, wäre mir das egal; ich habe ihn jeden Tag besucht.	
V 283	Neutrale Einstellung	Krebspatienten werden weder besonders empathisch-akzeptierend noch distanzierend geschildert.	Zuviel mitleidiges Verhalten ist auch nicht gut, damit macht man es für ihn nur noch schimmer. Ich bin mit ihm ganz normal umgegangen.	
V 284	Ambivalente Einstellung als bewußter Konflikt	Der Befragte ist sich bewußt und äußert dies explizit, daß seine Einstellung gegenüber Krebspatienten ambivalent ist.		
V 285	Ablehnende, isolierende, distanzierende Einstellung	Sozial distanzierende Einstellung, die durch Furcht vor Ansteckung, Ekel, Assoziationen mit Tbc, etc. gekennzeichnet ist; Vorenthalten positiver Zuwendung.	Ich konnte ihn nicht mehr ansehen.	

(82) Auswertungseinheit: Interviewkap. 9

Var.-Nr., Code	Dimension, Ausprägung, Variable	Definition	Ankerbeispiele	Kodierregeln
V 286	Explizite Ansteckungsphantasien des Befragten.			
0	nicht thematisiert			
1	thematisiert, daß			
2	thematisiert, daß nicht			
7	thematisiert, daß „weiß nicht“			

(83) Auswertungseinheit: Interviewkap. 1–9

Var.-Nr., Code	Dimension, Ausprägung, Variable	Definition	Ankerbeispiele	Kodierregeln
V 287	Naturalistisch-biologische vs. psychosomatisch-psychologische Krebstheorie			Diese Dimension soll über das gesamte Interview kodiert werden.
1	Krebstheorie mit vorwiegend naturalistisch-biologischen Anteilen	Die Aussagen über Krebs und Krebspatienten sind vorwiegend objektiv-sachlich-biologisch-somatisch.	Krebs sind Zellen im Körper.	
2	Krebstheorie mit wechselnden, aber insgesamt etwa gleichgewichtigen Anteilen von 1 und 3			
3	Krebstheorie mit vorwiegend psychosomatisch-psychologischen Anteilen	Krebs und Krebspatienten werden vorwiegend unter ganzheitlichen, existentiell-holistische Aspekten geschildert.	Psychische Faktoren können vorhandene Krankheitsansätze verstärken: Das Psychische beschleunigt es, z. B. bei Menschen, die wenig Anerkennung bekommen, und ist wichtiger als das andere.	
9	keine Angabe			

(84) Auswertungseinheit: Interviewkap. 1–9

Var.-Nr., Code	Dimension, Ausprägung, Variable	Definition	Ankerbeispiele	Kodierregeln
V 288	Wert des Lebens bei Krebs	Anhand des gesamten Interviews soll beurteilt werden, ob aus der Sicht des Befragten sich der Wert des Lebens bei einer Krebserkrankung ändert. Dabei stehen die Lebensvollzüge des Krebspatienten selbst, seine (biographische) Identität und die soziale Interaktion im Vordergrund.		
7	thematisiert, daß „weiß nicht"			
9	keine Angabe			
1	niedrig, erniedrigt	Krebserkrankung wird als Zerfall der Person angesehen; sozialer Abstieg und körperlicher Zerfall/Verfall des Organismus stehen im Vordergrund der Beschreibung. Patient wird als Objekt von Medizin und Krankheit gesehen; Therapie bedeutet Verletzung von Personalität; Ärzte sind schadenzufügend und distanzierend, die Mitmenschen sind isolierend und verheimlichend.	Resignieren; aufgeben; verstecken, verheimlichen; Therapie macht den Körper vollends kaputt; Anus praeter wäre unerträglich; da würde ich mich lieber umbringen. Sie hatte einen absolut gebrochenen Willen.	
2	neutral, unverändert	Das Leben bei Krebserkrankung wird neutral geschildert; Ärzte und Mitmenschen verhalten sich wie sonst.	Ganz normal weiterleben.	
3	ambivalente Einstellung als bewußter Konflikt			„3": Gleichzeitig nebeneinander wird von Menschen berichtet, die mit Krebs reifen, und von anderen, die elend zerfallen.

Ⓐ Auswertungseinheit: Interviewkap. 1–9 (Fortsetzung)

Var.-Nr., Code	Dimension, Ausprägung, Variable	Definition	Ankerbeispiele	Kodierregeln
	Wert des Lebens bei Krebs (Fortsetzung)			
4	hoch, erhöht	Krebserkrankung wird als Anlaß für Reifung/Wachstum der Person gesehen, selbst wenn sie mit körperlichem Verfall einhergeht. Ärzte und Mitmenschen sind vertrauenserweckend, hilfreich, offen; Krebspatient bleibt handelndes Subjekt.	Die Beziehung zu ihr ist viel inniger geworden. Ich bewundere ihn, weil er an Grenzbereiche herangekommen ist. Und ich nehme an, daß sich so ein Mensch positiv dadurch verändert, wenn er's überlebt.	

⑧⑤ Auswertungseinheit: Interviewkap. 1–9

Var.-Nr., Code	Dimension, Ausprägung, Variable	Definition	Ankerbeispiele	Kodierregeln
V 289	Internale Kontrollattribution: global	Diese liegt vor, wenn der Befragte der Meinung ist, daß es von jeder Person selbst abhängt, – ob sie Krebs bekommt, – ob der Krebs rechtzeitig entdeckt, – ob er im Krankheitsfall unter Kontrolle gebracht werden kann.		
1	niedrig	Die einzelne betroffene oder nicht betroffene Person hat keinerlei Einfluß. Dies gilt sowohl im primär- als auch im sekundärpräventiven und im therapeutischen Bereich. Niedrige Internalität kann, muß aber nicht hohe Externalität implizieren. Sind sowohl Internalität als auch soziale Externalität niedrig, ist dies Ausdruck niedriger genereller Beeinflußbarkeit.		
2	mittel	Teilweise liegt es im Einflußbereich der eigenen Person, teilweise nicht.		
3	hoch	Die Person selbst hat starken Einfluß auf Entstehung, Entdeckung oder Verlauf der Erkrankung. Es hängt von jedem einzelnen selbst ab.		
9	keine Angabe			

86 Auswertungseinheit: Interviewkap. 1–9

Var.-Nr., Code	Dimension, Ausprägung, Variable	Definition	Ankerbeispiele	Kodierregeln
V 290	Sozial-externale Kontrollattribution: global	Diese liegt vor, wenn der Befragte der Meinung ist, daß es stark von andern (Medikalsystem, Forschung, Staat, Ärzten) abhängt, ob Krebs kontrolliert werden kann, und zwar bezüglich – Entstehung, – Entdeckung, – Therapie.		
1	niedrig	Befragter äußert die Meinung, daß es nicht von andern abhängt, ob Krebs entsteht, entdeckt oder unter Kontrolle gebracht werden kann.		
2	mittel	Teilweise liegt es im Einflußbereich anderer Personen, teilweise nicht.	Bessere Umweltpolitik würde helfen.	
3	hoch	Befragter ist der Ansicht, daß die Kontrolle des Krebses stark von andern abhängt.		
9	keine Angabe			

(87) Auswertungseinheit: Interviewkap. 1–9

Var.-Nr., Code	Dimension, Ausprägung, Variable	Definition	Ankerbeispiele	Codierregeln
V 291	Generelle Kontrollattribution: global	In welchem Ausmaß sieht der Befragte Krebs überhaupt als beeinflußbar an, unabhängig davon, wer etwas tun kann. Diese Dimension faßt internale und externale Kontrollattribution zusammen, und zwar bezüglich – primärer Prävention, – sekundärer Prävention, – Therapie. Diese Dimension gibt die „Chance auf Leben" bei Krebs an.		
1	niedrig, niedrig eingeschränkt	Der Befragte hat entweder eine uneingeschränkt skeptische Einstellung (fatalistische Externalität) oder äußert bei skeptischer Grundtönung der Einstellung ausdrücklich auch Bedingungen einer möglichen Beeinflußbarkeit.	Im Prinzip kann niemand etwas tun; nur manchmal (z. B. wenn der Krebs rechtzeitig erkannt wird).	
2	mittel, indifferent, neutral, ambivalent	Es ist keine skeptische oder optimistische Einstellungstönung vorherrschend.	Manchmal kann man etwas tun; unter bestimmten Bedingungen kann man Krebs unter Kontrolle bringen.	
3	hoch, hoch eingeschränkt	Der Befragte hat entweder eine uneingeschränkt positiv-optimistische Einstellung mit starkem Vertrauen in die Medizin, den Staat oder sich selbst, oder aber er äußert ausdrücklich einschränkende Bedingungen, wobei jedoch ein positiv-optimistischer Grundtenor der Äußerungen erkennbar ist.	Gegen Krebs kann man viel tun; jeder kann etwas machen, aber nur, wenn man ihn rechtzeitig entdeckt.	
9	keine Angabe			

Ⓑ Auswertungseinheit: Interviewkap. 1–9

Var.-Nr., Code	Dimension, Ausprägung, Variable	Definition	Ankerbeispiele	Kodierregeln
V 292	Präventive Verhaltensbereitschaft und Einstellung: global	In dieser Dimension soll eine Gesamteinschätzung der Einstellung des Befragten erfaßt werden, wie sie sich als eine Bereitschaft zu – primärpräventivem Verhalten, – sekundärpräventivem Verhalten, – „therapeutischem" Verhalten niederschlägt. Es wird also allein die Einstellung und die Bereitschaft zu bestimmtem Verhalten kodiert. Ob der Befragte dieses Verhalten auch tatsächlich zeigt oder ob es glaubwürdig ist, daß er es zeigen würde, wird hier nicht erfaßt.		
1	skeptisch	Befragter äußert sich skeptisch bezüglich seiner Einstellung zu Krebsverhütung, Krebsvorsorge oder Therapie. Er sieht dies alles als aussichtslos an und/oder lediglich als belastende Zumutung ohne wirklichen Nutzen für den Betroffenen.	Da kriegt man ja nur Angst; da soll man ja nur als Versuchskaninchen herhalten; die Ärzte wollen ja nur daran verdienen; eigentlich wäre KFU gut, aber die Vorsorgeuntersuchung ist viel zu begrenzt: Schon erlebt, daß trotz Vorsorge kurz danach der Krebs doch ausbrach.	
2	mittel, indifferent, neutral, ambivalent	Der Befragte läßt weder eine positive noch eine skeptische Verhaltenstendenz oder Einstellung erkennen.		
3	positiv	Der Befragte macht tendenziell bejahende Äußerungen bezüglich Krebsverhütung, Krebsvorsorge oder Therapie.	Ich gehe regelmäßig zur KFU, weil man damit viel ruhiger lebt.	
9	keine Angabe			

A 10 Kodierschema

Interviewer- und Personencode: _______________________________________

Kodierer: ____

Angaben zur Person

A   Alter ____

B   Geschlecht ____

C   Schulbildung ____

D   Beruf ____

E   Einkommen ____

* Miterleben von Krebserkrankung in näherer Umgebung:[1] _______________

Verwandtschaftsnähe des Befragten zum Krebspatienten: _________________

Persönliche Wichtigkeit des Krebspatienten für den Befragten: _____________

Ausmaß der persönlichen emotionalen Betroffenheit: ___________________

Schilderung des Krankheitsverlaufs: _________________________________

Einstellung des Befragten zur Medizin: _______________________________

Grad des Verständnisses des Phänomens „Krebs": _______________________

Grad des Verständnisses der Ursachen von Krebs: _______________________

Ursachen von Krebs (bei der miterlebten Krebserkrankung): _____________

Hat Patient an KFU teilgenommen? ___________________________________

Bedeutung und Konnotationen der KFU: _______________________________

Schilderung des psychosozialen Verlaufs: _____________________________

Persönlicher Einfluß auf Verlauf der Krebserkrankung

A   Wille: ____

B   Hilfe: ____

C   Compliance: ____

D   Lebensweise ändern: ____

E   Differenzierung: ____

---

[1] Die mit * gekennzeichneten Kategorien werden aus dem während des Interviews geführten Ergebnisblatt (s. Anhang A 3) übertragen.

Veränderung der Lebenseinstellung

A   Veränderung generell: ____

B   Intensiver, reflexiver: ____

C   Exzessiver, enthemmter: ____

D   Innerlicher, religiöser: ____

E   Resigniert: ____

F   „Kämpfen“: ____

G   Soziale Isolation, verbergen: ____

H   Differenzierung nach Person und Charakter: ______________________________________

I   Differenzierung nach Krebs, Stadium oder Behandlung: ______________________________

K   Nicht wahrhaben wollen: ____

L   Hadern mit dem Schicksal: ____

M   Seine Angelegenheiten regeln: ____

N   Risikofaktoren meiden: ____

Ursachen von Krebs   Spontan

A   Schicksal, Pech, Zufall: ______________________________   —

B   Göttliche Fügung: ______________________________   —

C   Ungesunder Arbeitsplatz: ______________________________   —

D   Ansteckung: ______________________________   —

E   Vererbung: ______________________________   —

F   Luftverschmutzung, Gift in der Nahrung: ______________________   —

G   Unzufriedenheit am Arbeitsplatz: ______________________   —

H   Erschöpfung, allgemeine Kreislaufschwäche: ______________________   —

I   Verletzungen, Unfälle: ______________________________   —

J   Enttäuschungen des Lebens: ______________________________   —

K   Belastungen durch Probleme in der Familie: ______________________   —

L   Körperliche Veranlagung: ______________________________   —

M   Gerechte Strafe: ______________________________   —

N   Grübeln, Ängste, hoffnungsloses Leben: ______________________   —

O   Allgemeine Hetze des heutigen Lebens: _________________________   —

P   Verlust einer geliebten Person: _________________________   —

Q   Zuviel Unterdrückung von Gefühlen: _________________________   —

R   Schlechtes Blut: _________________________   —

S   Frühere Krankheiten: _________________________   —

T   Mangel an Abwehrkräften: _________________________   —

U   Unmoralischer Lebenswandel: _________________________   —

V   Konflikte mit andern Menschen: _________________________   —

W   Zuviel Einsamkeit: _________________________   —

X   Geringes Durchsetzungsvermögen bei Schwierigkeiten: _________   —

Y   Zu hohe Ansprüche an sich selbst: _________________________   —

Z   Neigung zu Nervosität: _________________________   —

AX   Lebensweise: falsches Essen und Trinken, Rauchen, Alkohol: _________   —

Sonstige

____   _______

____   _______

____   _______

Veränderung des Umgangs mit Krebspatienten

A   Veränderung, generell: ____

B   Keine Veränderung: ____

C   Empathie: ____

D   Hilflosigkeit, Unsicherheit, Befangenheit: _________________________

E   Größere Unterstützung: ____

F   Größere Distanz: ____

G   Ablenken, Überspielen der Situation: _________________________

H   Größere Verschlossenheit, Verschwiegenheit: _________________________

I   Differenzierung: ____

Schlußfolgerungen und Konsequenzen: _________________________________

Internale Kontrollattribution: global: _________________________________

Externale Kontrollattribution: global: _________________________________

Generelle Kontrollattribution: global: _______________________________________

Präventive Verhaltensbereitschaft und Einstellung: global: _______________________

* Häufigkeit gedanklicher Beschäftigung mit dem Thema ‚Krebs': _______________________

Charakter und Wesen des Krebses

A   Gefährlich: _______________________________________

B   Tödliche Perspektive: _______________________________________

C   Unberechenbarer Verlauf: _______________________________________

D   Vielgestaltigkeit: _______________________________________

E   Krankheit unserer Zeit: _______________________________________

Erster Gedanke

A   Situation schwer vorstellbar: _______________________________________

B   Schock, Lähmung, Depression: _______________________________________

C   Zeit: Perspektive einer möglichen Verarbeitung: _______________________

D   Todesurteil: _______________________________________

E   Leugnung: _______________________________________

F   Auflehnung und Hadern mit dem Schicksal: _______________________

G   Angst: _______________________________________

H   Familie und verantwortlicher Lebensabschluß: _______________________

I   Differenzierung nach Person des Arztes: _______________________

J   Differenzierung nach Person des Betroffenen: _______________________

Grad des Verständnisses des Phänomens „Krebs": _______________________

Grad des Verständnisses der Ursachen von Krebs: _______________________

Zeitliche Merkmale des Verlaufs

A   Langsamer Verlauf: _______________________________________

B   Beschleunigung durch Operation: _______________________________________

C   Beschleunigung durch Wahrheitsagen: _______________________________________

D   Eigengesetzlicher Stillstand: _______________________________________

Körperliche Folgen der Erkrankung: Symptomatologie

A   Schwäche: _______________________________________

B   Schwäche, differenziert: _______________________________________

C   Schmerzen: ____

D   Schmerzen, stadienabhängig: _______________________________

E   Andere Symptome: ____

Veränderung der Lebenseinstellung

A   Veränderung, generell: _____________________________________

B   Intensiver, reflexiver: _____________________________________

C   Exzessiver, enthemmter: ____________________________________

D   Innerlicher, religiöser: ____________________________________

E   Resigniert: ____

F   „Kämpfen": ____

G   Soziale Isolation, verbergen: _______________________________

H   Differenzierung nach Person und Charakter: ___________________

I   Differenzierung nach Krebs, Stadium oder Behandlung: _________

K   Nicht wahrhaben wollen: ___________________________________

L   Hadern mit dem Schicksal: _________________________________

M   Seine Angelegenheiten regeln: ______________________________

N   Risikofaktoren meiden: _____________________________________

Veränderung des Umgangs mit Krebspatienten

A   Veränderung, generell: _____________________________________

B   Keine Veränderung: ____

C   Empathie: ____

D   Hilflosigkeit, Unsicherheit, Befangenheit: ____________________

E   Größere Unterstützung: _____________________________________

F   Größere Distanz: ____

G   Ablenken, Überspielen der Situation: ________________________

H   Größere Verschlossenheit, Verschwiegenheit: _________________

I   Differenzierung: ____

Ursachen von Krebs   Liste   Spontan

A   Schicksal, Pech, Zufall: ________________________   —

B   Göttliche Fügung: ____________________________   —

C   Ungesunder Arbeitsplatz: _______________________________   —

D   Ansteckung: _______________________________   —

E   Vererbung: _______________________________   —

F   Luftverschmutzung, Gift in der Nahrung: _______________________________   —

G   Unzufriedenheit am Arbeitsplatz: _______________________________   —

H   Erschöpfung, allgemeine Kreislaufschwäche: _______________________________   —

I   Verletzungen, Unfälle: _______________________________   —

J   Enttäuschungen des Lebens: _______________________________   —

K   Belastungen durch Probleme in der Familie: _______________________________   —

L   Körperliche Veranlagung: _______________________________   —

M   Gerechte Strafe: _______________________________   —

N   Grübeln, Ängste, hoffnungsloses Leben: _______________________________   —

O   Allgemeine Hetze des heutigen Lebens: _______________________________   —

P   Verlust einer geliebten Person: _______________________________   —

Q   Zuviel Unterdrückung von Gefühlen: _______________________________   —

R   Schlechtes Blut: _______________________________   —

S   Frühere Krankheiten: _______________________________   —

T   Mangel an Abwehrkräften: _______________________________   —

U   Unmoralischer Lebenswandel: _______________________________   —

V   Konflikte mit andern Menschen: _______________________________   —

W   Zuviel Einsamkeit: _______________________________   —

X   Geringes Durchsetzungsvermögen bei Schwierigkeiten:

_______________________________   —

Y   Zu hohe Ansprüche an sich selbst: _______________________________   —

Z   Neigung zu Nervsosität: _______________________________   —

AX   Lebensweise: falsches Essen und Trinken, Rauchen, Alkohol: _______________   —

Sonstige

_______________________________   ______

_______________________________   ______

_______________________________   ______

Topologie der spontan genannten Ursachen :
                von innen, von außen : _______________________________________

* Einschätzung des eigenen Krebsrisikos: _______________________________________

* Einschätzung des generellen Krebsrisikos: _______________________________________

Modellannahmen über Krebsentstehung

A   Abwehr/Anfälligkeit: _______________________________________

B   Disposition/Auslöser: _______________________________________

C   Multifaktorielles Modell: _______________________________________

Grad des Verständnisses der Ursachen von Krebs: _______________________________________

* Möglichkeiten primärer Prävention: _______________________________________

Möglichkeiten primärer Prävention: Inhaltlich

A   Psychohygiene: _______________________________________

B   Gesunde Lebensweise im weiteren Sinne: _______________________________________

C   Bewußte Ernährung: gesundes Essen und Trinken: _______________________________________

D   Risikofaktoren vermeiden: _______________________________________

E   KFU: _______________________________________

F   Bewegung: _______________________________________

* *Internale und externale Kontrollattribution*
A1 External, fatalistisch: Pech, Zufall: _______________________________________

A2 External: Staat, Ärzte: _______________________________________

B   Internal: _______________________________________

Absichtlichkeit primärpräventiven Verhaltens: _______________________________________

Bewußtheit einer Selbstgefährdung durch Verhalten: _______________________________________

Umgang anderer Menschen mit Krebsangst

A   Vorkommen von Krebsangst bei andern: _______________________________________

B   Hilflos: _______________________________________

C   Verdrängen, ablenken: _______________________________________

D   Psychopharmaka: _______________________________________

E   Informieren, zum Arzt gehen: _______________________________________

F   Beten: _______________________________________

G   Risikoverhalten ändern: ____

H   Angst als eigener Risikofaktor: ____

I   Akzeptieren: ____

Eigener Umgang mit Krebsangst

A   Vorkommen von Krebsangst bei sich selbst: _________________________________

B   Hilflos: ____

C   Verdrängen, ablenken: ____

D   Psychopharmaka: ____

E   Informieren, zum Arzt gehen: ____

F   Beten: ____

G   Risikoverhalten ändern: ____

H   Angst als eigener Risikofaktor: ____

I   Akzeptieren: ____

Internale Kontrollattribution: primärpräventiv: ______________________________

Sozial-externale Kontrollattribution: primärpräventiv: ________________________

Generelle Kontrollattribution: primärpräventiv: _____________________________

Präventive Verhaltensbereitschaft und Einstellung: primär: ____________________

*   Ausmaß primärpräventiven Verhaltens: ___________________________________

Lebt man ruhiger mit der KFU?____

Gründe, die für die Teilnahme an KFU sprechen

A   Verantwortlichkeit für andere: ____

B   Beruhigung eigener Angst durch Gewißheit: _______________________________

C   Selbstverantwortlichkeit, Vernunft: _____________________________________

D   Beziehung zum Arzt, Routine: ____

Gründe, die gegen die Teilnahme an KFU sprechen

A   Bequemlichkeit, Leichtsinn, Dummheit: __________________________________

B   Angst, Scham: ____

C   Fatalismus: ____

D   Unnötig, überflüssig, fühlt sich gesund: __________________________________

Teilnahme an KFU: ____

Anlaß und Auslöser für eigenes sekundärpräventives Verhalten: ________________________

Einstellung des Befragten zur Medizin: KFU: ________________________________

Kenntis der 7 Warnzeichen des Krebses

A   Wunde, Geschwür, das nicht heilt: ____

B   Knoten, Verdickungen: ____

C   Veränderung an Warze oder Muttermal: ____________________________________

D   Magen-, Darmbeschwerden, Gewichtsverlust: ________________________________

E   Heiserkeit, Husten: ____

F   Blutige, eitrige Absonderungen: ____

G   Unregelmäßige Monatsblutungen, Ausfluß: __________________________________

Selbstuntersuchung bei Frauen: ____

Internale Kontrollattribution: sekundärpräventiv: __________________________

Sozial-externale Kontrollattribution: sekundärpräventiv: ____________________

Generelle Kontrollattribution: sekundärpräventiv: __________________________

Präventive Verhaltensbereitschaft und Einstellung: sekundär: ________________

*   Heilbarkeit von Krebs: ____

*   Bescheidwissen der Wissenschaft: ____

*   Wiedergesundung nach Krebs: ____

*   Krebs als Todesurteil: ____

Kenntnis medizinischer Behandlungsmethoden

A   Operation: ____

B   Strahlenbehandlung: ____

C   Chemotherapie, Medikamente: ____

D   Sonstige: ____

Einstellung des Befragten zur Medizin: Therapie: ____________________________

Persönlicher Einfluß auf Verlauf der Krebserkrankung

A   Wille: ____

B   Hilfe: ____

C   Compliance: ____

D   Lebensweise ändern: ____

E   Differenzierung: ____

Antizipation einer paramedizinischen Behandlungsbereitschaft: _______________

Krebsheilungen und ihre Ursachen

A   Kenntnis von Krebsheilungen: ____________________________________

B   Kenntnis der Ursachen von Krebsheilungen: _______________________

C   Stadium der Erkrankung: ____

D   Behandlungsmethode: medizinisch: _______________________________

E   Behandlungsmethode: paramedizinisch: ___________________________

F   Psychosoziale Ursachen: ____

G   Fehldiagnose: ____

Internale Kontrollattribution: Therapie: _____________________________

Sozial-externale Kontrollattribution: Therapie: ______________________

Generelle Kontrollattribution: Therapie: _____________________________

Therapieverhaltensbereitschaft und Einstellung: _____________________

Verhalten des Befragten im Umgang mit Krebspatienten

A   Erste Begegnung: ____

B   Essen: ____

C   Aus einem Glas trinken: ____

D   Körperkontakt: ____

E   Gespräch über Krebs: aktiv: _____________________________________

F   Gespräch: über Krebs: passiv: ___________________________________

G   Differenzierung nach Krebs oder Person: _________________________

Eigene Offenheit gegenüber Krebspatienten: __________________________

Emotional akzeptierende vs. distanzierende Einstellung

A   Akzeptierende, unterstützende Einstellung: ______________________

B   Neutral: ____

C   Bewußt ambivalent: ____

D   Ablehnend, isolierend, distanzierend: ___________________________

Explizite Ansteckungsphantasien des Befragten: _______________________________

Naturalistisch-biologische vs. psychosomatisch-psychologische Krebstheorie: _____________

Wert des Lebens bei Krebs: _______________________________

Internale Kontrollattribution: global: _______________________________

Sozial-externale Kontrollattribution: global: _______________________________

Generelle Kontrollattribution: global: _______________________________

Präventive Verhaltensbereitschaft und Einstellung: global: _______________________________

Literatur

Ahrens S, Elsner H (1981) Empirische Untersuchungen zum Krankheitskonzept neurotischer, psychosomatischer und somatisch kranker Patienten, Teil I. Med Psychol 7: 95–109

Alcorn HG (1977) The relationship between death anxiety and self esteem. Diss Abstr Int 38: 1391

Alexander IE, Colley RS, Adlerstein AM (1957) Is death a matter of indifference? J Psychol 43: 277–283

Alisch L-M (1983) Theoretische Überlegungen zum Konzept der subjektiven Theorien. In: Dann H-D, Humpert W, Krause F, Tennstädt K-C (Hrsg) Analyse und Modifikation subjektiver Theorien von Lehrern. Ergebnisse und Perspektiven eines Kolloquiums, 2. Aufl. Sonderforschungsbereich 23, Universität Konstanz, S 40–61

Aronson E, Pines AM, Kafry D (1983) Ausgebrannt. Klett-Cotta, Stuttgart

Aumiller J (1978) Niemand soll der Nächste sein. Das Buch zur persönlichen Krebsvorsorge. Goldmann, München

Ausubel DP (1968) Educational psychology. Holt, Rinehart & Winston, New York

Badura B (ed) (1981) Soziale Unterstützung und chronische Krankheit. Zum Stand sozialepidemiologischer Forschung. Suhrkamp, Frankfurt/M.

Bahnson CB (1981)[2] Das Krebsproblem in psychosomatischer Dimension. In: Uexküll T von et al. (Hrsg) Lehrbuch der psychosomatischen Medizin, 2. Aufl. Urban & Schwarzenberg, München, S 685–698

Balint M (1957) Der Arzt, sein Patient und die Krankheit. Klett, Stuttgart

Baltrusch H-JF, Waltz ME (1986) Early family attitudes and the stress process: a life-span and personological model of most-tumor relationships. Biopsychosocial research on cancer and stress in Central Europe. In: Selye H, Tache S, Day S (eds) Cancer, stress, and death. Plenum, New York, pp 261–283

Bammer K (1981) Krebs und Psychosomatik. Kohlhammer, Stuttgart

Bandura A (1985) Social foundations of thought and action: A social cognitive theory. Prentice Hall, Englewood Cliffs

Bappert L (1979) Der Knoten. Vertrauen und Verantwortung im Arzt-Patient-Verhältnis am Beispiel Brustkrebs. Rowohlt, Reinbek

Barton D (ed) (1977a) Dying and death. A clinical guide for caregivers. Williams & Wilkins, Baltimore

Barton D (1977b) Approaches to the clinical care of the dying person. In: Barton D (ed) Dying and death. A clinical guide for caregivers. Williams & Wilkins, Baltimore, pp 87–106

Basler H-D (1980) Medizinische-psychologische Interventionsmöglichkeiten im präventiven Bereich. In: Schneller T et al. (Hrsg) Medizinische Psychologie III: Die Integration psychologischer Konzepte in die Medizin. Kohlhammer, Stuttgart, S 38–65

Baurmann H (1986) Möglichkeiten und Grenzen der Krebsfrüherkennung. Eine kritische Studie zur Gesundheitserziehung aus medizinischer und psychologischer Sicht. Med Dissertation, Universität Mainz

Becker E (1977) The terror of death. In: Monat A, Lazarus RS (eds) Stress and coping. Columbia Press, New York, pp 310–323

Becker H (1982) Das Mammakarzinom aus psychosomatischer Sicht. Habilitationsschrift Universität Heidelberg

Becker H (1984) Die Bedeutung der subjektiven Krankheitstheorie des Patienten für die Arzt-Patient-Beziehung. Psychother Psychosom Med Psychol 34/12: 313–321

Becker H (1986) Psychoonkologie. Springer, Berlin Heidelberg New York Tokyo

Becker P, Eid V (Hrsg) (1984) Begleitung von Schwerkranken und Sterbenden. Grünewald, Mainz

Becker S (1978) Brustkrebs und Weiblichkeit. Diplomarbeit, Universität Frankfurt

Bem DJ (1972) Self-perception theory. In: Berkowitz L (ed) Advances in experimental social psychology, vol 6. Academic Press, New York, pp 2-62

Berger PL, Luckmann T (1980) Die gesellschaftliche Konstruktion der Wirklichkeit - eine Theorie der Wissenssoziologie. Fischer, Frankfurt/M

Best JA, Bloch M (1982) Die Bedeutung der Compliance bei der Raucherentwöhnung. In: Haynes RB, Taylor DW, Sackett DL (eds) Compliance Handbuch. Oldenbourg, München Wien, S 238-263

Bettex M (1985) Der Einfluß der einzelnen Krankheitsphasen auf die Zielsetzung bei der Behandlung von Brustkrebspatientinnen. In: Sellschopp A, Schwarz R, Michel U (Hrsg) Psychosoziale Probleme bei Brustkrebs. Verlag für Medizin Dr. Ewald Fischer, Heidelberg, S 11-24

Beutel M (1985) Zur Erforschung der Verarbeitung chronischer Krankheit: Konzeptualisierung, Operationalisierung und Adaptivität von Abwehrprozessen am Beispiel von Verleugnung. Psychother Psychosom Med Psychol 35: 295-302

Beutel P (1983) Statistik-Programm-System für die Sozialwissenschaften: SPSS9; Nach Norman H. Nie; C. Hadlai Hull, 4. Aufl. Fischer, Stuttgart New York

Bloom JR, Ross RD (1982) Measurement of the psychosocial aspects of cancer: sources of bias. In: Cohen J, Cullen JW, Martin LR (eds) Psychosocial aspects of cancer. Raven, New York, pp 255-274

Boesch EE (1983) Das Magische und das Schöne - zur Symbolik von Objekten und Handlungen. Fromann & Holzboog, Stuttgart

Bosshardt H-G (1981) Methodische Überlegungen zum Problem der Erfassung naiver Verhaltenstheorien. Z Sozialpsychol 12: 49-64

Brähler E (1986) Körpererleben - Ein subjektiver Ausdruck von Leib und Seele. Springer, Berlin Heidelberg New York Tokyo

Bräutigam W (1981) Zur Psychosomatik des Krebses. Dtsch Med Wochenschr 106/47: 1563-1565

Bräutigam W, Christian P (1981) Psychosomatische Medizin. Thieme, Stuttgart

Bräutigam W, Meerwein F (Hrsg) (1985) Das therapeutische Gespräch mit Krebspatienten. Huber, Bern Stuttgart Toronto

Braukmann W, Filipp S-H (1983) Strategien und Techniken der Lebensbewältigung. In: Baumann U, Berbalk H, Seidenstücker G (Hrsg) Klinische Psychologie. Trends in Forschung und Praxis, Bd 6. Huber, Bern

Brehm SS (1980) Anwendung der Sozialpsychologie in der klinischen Praxis. Huber, Bern

Brengelmann JC (Hrsg) (1984) Grundlagen und Praxis der Raucherentwöhnung. Röttger, München

Bucerius G (1984) Formica, die Ameise. Die Zeit 38; 73

Buddeberg C (1984) Sexuelle Probleme von Krebspatienten. MMW 126/9: 225-226

Buddeberg C (1985) Ehen krebskranker Frauen. Urban & Schwarzenberg, München

Buddeberg C, Merz J, Frei R, Limacher B, Brähler E (im Druck) Paarkonflikte in Ehen krebskranker Frauen. Familiendynamik 10/2

Bullmer K (1978) Empathie. Ein programmierter Text zur Verbesserung der interpersonellen Wahrnehmungsfähigkeit. Reinhardt, München

Bundesminister für Forschung und Technologie (1983) Krebsfrüherkennung. BMFT-Broschüre, Bonn

Bundesminister für Forschung und Technologie (Hrsg) (1984) Ernährung und Krebs. BMFT-Broschüre, Bonn

Bundesminister für Jugend, Familie und Gesundheit (Hrsg) (1984) Die 2. Große Krebskonferenz. Kohlhammer, Stuttgart

Choron J (1967) Der Tod im abendländischen Denken. Klett, Stuttgart

Coates D, Wortman CB, Abbey A (1979) Reactions to victims. In: Frieze IH, Bar-Tal D (eds) New approaches to social problems. San Francisco, Jossey-Bass, pp 21-52

Cohen J, Cullen JW, Martin LR (eds (1982) Psychosocial aspects of cancer. Raven, New York

Condrau G (1984) Der Mensch und sein Tod. Benziger, Zürich

Daniel R (in Vorbereitung) Der Krebskranke in der Wahrnehmung seiner Mitmenschen. (Arbeitstitel). Med Dissertation, Universität Heidelberg

Dann H-D, Humpert W, Krause F, Tennstädt K-C (1983) Analyse und Modifikation subjektiver Theorien von Lehrern. Ergebnisse und Perspektiven eines Kolloquiums, Sonderforschungsbereich 23, Universität Konstanz.

De Charms R (1968) Personal causation. Academic Press, New York

388 Literatur

Deutsche Krebshilfe (Hrsg) (1983) Primärprävention. Wie kann man sich vor Krebs schützen? Deutsche Krebshilfe, Bonn

D'Onofrio CN (1982) Psychosocial research needed to improve the use and evaluation of cancer screening techniques. In: Cohen J, Cullen JW, Martin LR (eds) Psychosocial aspects of cancer. Raven, New York, pp 57-71

Dornheim J (1983) Kranksein im dörflichen Alltag - soziokulturelle Aspekte im Umgang mit Krebs. Tübinger Vereinigung für Volkskunde, Tübingen

Drzin B, Hannappel K, Hannappel T (1986) Wahrnehmungsstrukturen von Pflegepersonal über belastende Situationen mit Schwerkranken - am Beispiel von Krebskranken. Diplomarbeit, Psychologisches Institut der Universität Heidelberg

Edelwich J (1984) Ausgebrannt - das Burn-Out Syndrom in den Sozialberufen. AVM-Verlag, Salzburg

Eissler KR (1978) Der sterbende Patient. Zur Psychologie des Todes. Frommann-Holzboog, Stuttgart

Elling A von, Wunder M (1986) Krebsregister. Erfassung als Politik. Konkret Literatur Verlag, Hamburg

Engelman SR, Craddick R (1984) The symbolic relationship of breast cancer patients to their cancer, cure, physician, and themselves. Psychother Psychosom 41: 68-76

Essen A von (1980) Die aktuelle Situation der Krebsbekämpfung. Ein Erfahrungsbericht. Dtsch Ärztebl 16: 1047-1052

Eye A von, Marx W (1984) Semantische Dimensionen. Verhaltenstheoretische Konzepte einer psychologischen Semantik. Hogrefe, Göttingen

Faller H (1978) Attributionsprozesse im Krankheitskonzept internistischer Patienten. Heidelberg (unveröff. Manuskript)

Faller H (1982) Geschichte und Kritik überindividueller Krankheitsbegriffe. Med Dissertation, Universität Heidelberg

Faller H (1983) Subjektive Krankheitstheorien als Forschungsgegenstand von Volkskunde und Medizinischer Psychologie. Curare 6, 163-180

Feifel H, Branscomb A (1973) Who's afraid of death? J Abnorm Psychol 81: 282-288

Festinger L (1957) A theory of cognitive dissonance. University Press, Stanford

Filipovich AH, Spector BD, Kersey J (1980) Immunodeficiency in humans as a risk factor in the development of malignancy. Prev Med 9: 252-259

Flade A (1984) Das Konzept der Bedeutung bei Osgood. In: Eye A von, Marx W (Hrsg) Semantische Dimensionen. Verhaltenstheoretische Konzepte einer psychologischen Semantik. Hogrefe, Göttingen New York, S 33-45

Fournier D von, Bauer M, Kubli F, Hoeffken W, Barth V, Weber E (1980) Die Wachstumsgeschwindigkeit beim Mammakarzinom: Konsequenzen für Früherkennung, Therapie und Nachsorge. Röntgenpraxis 33: 88-95

Fox BH, Newberry BH (eds) (1984) Impact of psychoendocrine systems in cancer and immunity. Hogrefe, Göttingen New York

Frede U, Frede H-J (1984) Anwendung des Hilflosigkeitsmodells von Seligman et al. (1979) auf einige Aspekte der Krankheitsverarbeitung von Hirntumorpatienten. In: Howe J, Ochsmann R (Hrsg) Tod-Sterben-Trauer. Bericht über die 1. Tagung zur Thanato-Psychologie vom 4.-6. November 1982 in Vechta. Fachbuchhandlung für Psychologie, Frankfurt/M, S 56-65

Freud S (1915) Die Verdrängung. Int Z Ärztl Psychoanal 3: 129-138

Fröhlich WD (1982) Angst. Deutscher Taschenbuchverlag, München

Fröhlich WD (1983) Perspektiven der Angstforschung. In: Thomae H (Hrsg) Psychologie der Motive. Hogrefe, Göttingen (Enzyklopädie der Psychologie „Themenbereich C, Serie IV, Bd 2, S 110-320)

Füchsle T, Trommsdorff G, Burger C (1980) Entwicklung eines Meßinstrumentes zur Erfassung der Zukunftsorientierung. Diagnostica 26/2: 186-197

Fülgraff G (1980) Future directions of primary cancer prevention in the Federal Republic of Germany. Prev Med 9: 324-327

Füller A (1977) Zur Problematik der unzureichenden Teilnahme an den Krebs-Früherkennungsuntersuchungen. In: Geschäftsbericht 1977. Landesverband Baden-Württemberg zur Erforschung und Bekämpfung des Krebses, Stuttgart

Futterman EH, Hoffmann I (1970) Transient school phobia in a leukemic child. J Am Acad Child Psychiatry 9: 477-494

Gerdes K (1986) Der Sturz aus der normalen Wirklichkeit und die Suche nach Sinn. Ein wissenschaftlicher Beitrag zu Fragen der Krankheitsverarbeitung bei Krebskranken. In: Schmidt W (Hrsg) Jenseits der Normalität. Leben mit Krebs. Kaiser, München

Glaser BG, Strauss AL (1965) Awareness of dying. Aldine, Chicago

Gloger-Tippelt G (1980) Subjektive Theorie von Frauen über ihre erste Schwangerschaft: theoretische Konzepte und methodische Möglichkeiten. Psychologisches Institut, Universität Heidelberg

Goerttler K (1983) Geleitwort. In: Bundesminister für Forschung und Technologie (Hrsg) Krebsfrüherkennung. BMFT-Broschüre, Bonn, S 7-12

Goez B (1984) Die ärztliche Hiobsbotschaft. In: Howe J, Ochsmann R (Hrsg) Tod-Sterben-Trauer, Bericht über die 1. Tagung zur Thanato-Psychologie vom 4.-6. November 1982 in Vechta. Fachbuchhandlung für Psychologie, Frankfurt, S 148-156

Goffman E (1975) Stigma. Über Techniken der Bewältigung beschädigter Identität. Suhrkamp, Frankfurt/M.

Gosslar H (1980) Untersuchung zur Krebspersönlichkeit. Rita Fischer, Frankfurt/M

Gottschalk LA (Hrsg) (1979) Verbal behavior. Further studies. Spectrum, New York

Gottschalk LA, Gleser G (1969) The measurement of psychological states through the content analysis of verbal behavior. University of California Press, Berkeley

Grabe M (1984) Tumorpatienten erzählen ihre Geschichte - das narrative Interview als Zugang zu Dimensionen des Krankheitserlebens. Med Dissertation, Universität Hannover

Graham H, Livesley B (1983) Dying as a diagnosis: Difficulties of communication and management in elderly patients. Lancet 17/II: 670

Graumann CF (1984) Phänomenologische Analytik und experimentelle Methodik in der Psychologie - Das Problem der Vermittlung. Unveröff. Vortragsmanuskript vom „3. Internationalen Kongreß Kritische Psychologie", Marburg, 11. 5. 1984

Greer S, Morris T, Pettingale KW (1979) Psychological response to breast-cancer: Effect of outcome. Lancet 13: 785-787

Groeben N, Scheele B (1977) Argumente für eine Psychologie des reflexiven Subjekts. Paradigmawechsel vom behavioralen zum epistemiologischen Menschenbild. Steinkopff, Darmstadt

Groeben N, Scheele B (1983a) Einige Sprachregelungsvorschläge für die Erforschung subjektiver Theorien. In: Dann H-D, Humpert W, Krause F, Tennstädt KC (Hrsg) Analyse und Modifikation subjektiver Theorien von Lehrern. Ergebnisse und Perspektiven eines Kolloquiums, 2. Aufl. Sonderforschungsbereich 23, Universität Konstanz, S 13-39

Groeben N, Scheele B (1983b) Grundlagenprobleme eines Forschungsprogramms „Subjektive Theorien": zum Stand der Diskussion. In: Dann H-D, Humpert W, Krause F, Tennstädt KC (Hrsg) Analyse und Modifikation subjektiver Theorien von Lehrern. Ergebnisse und Perspektiven eines Kolloquiums, 2. Aufl. Sonderforschungsbereich 23, Universität Konstanz, S 9-12

Haan N (1977) Coping and defending. Process of self-environment organization. Academic Press, New York

Habermas J (1971) Vorbereitende Bemerkungen zu einer Theorie der kommunikativen Kompetenz. In: Habermas J, Luhmann N (Hrsg) Theorie der Gesellschaft oder Sozialtechnologie - was leistet die Systemforschung? Suhrkamp, Frankfurt/M, S 101-141

Hackethal J (1978) Keine Angst vor Krebs. Molden, Wien München

Hackett TP, Weisman AD (1977) Reactions to the imminence of death. In: Monat A, Lazarus RS (eds) Stress and coping. Columbia Press, New York, S 324-333

Hahn P (1983) Interdisziplinarität und psychosomatische Medizin. In: Hahn P (Hrsg) Psychosomatik. Beltz, Weinheim (Kindlers Psychologie des 20. Jahrhunderts, Bd 1, S 296-300

Hammond EC, Seidman H (1980) Smoking and cancer in the United States. Prev Med 9: 169-173

Haußer K (1983) Identitätsentwicklung. Harper & Row, New York

Haynes RB, Taylor DW, Sackett DL (Hrsg) (1982) Compliance Handbuch. Oldenbourg, München Wien

Heider F (1958) The psychology of interpersonal relations. Wiley, New York

Heim E (1980) Krankheit als Krise und Chance. Kreuz, Stuttgart

Heimbach G (1980) Theoretische Erklärungen des Präventivverhaltens - eine Kritik. Diplomarbeit, Universität Marburg

Helmkamp M, Paul H (1984) Psychosomatische Krebsforschung, eine kritische Darstellung ihrer Ergebnisse und Methoden. Huber, Bern

Henderson JG (1966) Denial and repression as factors in the delay of patients with cancer presenting themselves to the physician. Ann NY Acad Sci 125: 856–864

Hentschel U, Smith G (Hrsg) (1980) Experimentelle Persönlichkeitspsychologie. Die Wahrnehmung als Zugang zu diagnostischen Problemen. Akademische Verlagsanstalt, Wiesbaden

Herkner W (1980) Attribution: Psychologie der Kausalität. Huber, Bern

Herschbach P (1983) Einige Überlegungen zur psychosozialen Rehabilitation von Krebskranken. Rehabilitation 22: 33–35

Herschbach P (1985) Psychosoziale Probleme und Bewältigungsstrategien von Brust- und Genitalkrebspatientinnen. Röttger, München

Herzlich C (1973) Health and illness. A social psychological analysis. Academic Press, London New York

Hilgarth M, Hillemanns H-G (1984) Zervixkarzinom: Was leistet die kombinierte Krebsvorsorge? Dtsch Ärztebl 81/25/26: 49–50

Hoff E (1982) Kontrollbewußtsein. Kölner Z Soziol Sozialpsychol 34: 316–339

Hofschneider PH (1980) The Deutsche Krebshilfe: A catalytic mode of action. Prev Med 9: 321–323

Hopf C (1978) Die Pseudo-Exploration – Überlegungen zur Technik qualitativer Interviews in der Sozialforschung. Z Soziol 7/2: 97–115

Hopf C, Weingarten E (Hrsg) (1979) Qualitative Sozialforschung. Klett-Cotta, Stuttgart

Horn K, Beier C, Kraft-Krumm D (1984) Gesundheitsverhalten und Krankheitsgewinn. Zur Logik von Widerständen gegen gesundheitliche Aufklärung. Westdeutscher Verlag, Opladen

Horowitz MJ (1983) Special programs for high-risk-patients may increase stress. University of California, Berkeley (San Francisco News/Public Information Service, 12.5. 83)

Horowitz MJ, Wilner N (1980) Life events, stress and coping. In: Poon LW (ed) Aging in the 1980s. American Psychological Association, Washington, pp 363–374

Howe J, Ochsmann R (eds) (1984) Tod – Sterben – Trauer. Bericht über die 1. Tagung zur Thanato-Psychologie vom 4.–6. November 1982 in Vechta. Fachbuchhandlung für Psychologie, Frankfurt/M

Huber G, Mandl H (Hrsg) (1982a) Verbale Daten. Beltz, Weinheim

Huber G, Mandl H (1982b) Verbalisationsmethoden zur Erfassung von Kognitionen im Handlungszusammenhang. In: Huber G, Mandl H (Hrsg) Verbale Daten. Beltz, Weinheim, S 11–42

Huppmann G, Werner A (1982) Sterben in der Institution: psychologische Aspekte. Med Mensch Ges 7: 155–168

Hürny C, Adler R (1981) Psycho-onkologische Forschung. In: Meerwein F (Hrsg) Einführung in die Psycho-Onkologie, 2. Aufl. Huber, Bern, S 13–63

Irle M (1975) Lehrbuch der Sozialpsychologie. Hogrefe, Göttingen

Itzwerth R (1984) Gemeinsam sind wir stärker: eine Elternselbsthilfegruppe von leukämie- und krebskranken Kindern. In: Howe J, Ochsmann R (Hrsg) Tod-Sterben-Trauer. Bericht über die 1. Thanato-Psychologie von 4.–6. November 1982 in Vechta. Fachbuchhandlung für Psychologie, Frankfurt/M, S 372–381

Jablon S, Bailar JL (1980) The contribution of ionizing radiation to cancer mortality in the United States. Prev Med 9: 219–226

James WG (1980) Health education for adults. Prev Med 9: 281–286

Janis IL, Feshbach S (1953) Effects of fear-arousing communication. J Abnor Soc Psychol 48: 78ff.

Johnson EY, Lookingbill DP (1984) Sunscreen use and sun exposure. Arch Dermatol 120: 727–731

Jonasch K (1985) Zum Prozeß der Aufklärung bei Karzinom-Patienten. Med Dissertation, Universität Heidelberg

Jüttemann G (1981) Komparative Kasuistik als Strategie psychologischer Forschung. Z Klin Psychol Psychother 29: 101–118

Kapfelsberger E & Pollmer U (1982) Iß und stirb. Chemie in unserer Nahrung. Köln: Kiepenheuer & Witsch

Kaplan DM (1982) Intervention strategies for families. In: Cohen J, Cullen JW, Martin LR (eds) Psychosocial aspects of cancer. Raven, New York, pp 221–233

Kastenbaum R, Costa PT (1977) Psychological perspectives on death. In: Rosenzweig MR, Porter LW (eds) Annual review of psychology, vol 28. Stanford University Press, Palo Alto, pp 225–250

Kegeles SS (1982) Psychosocial research issues related to cancer screening. Some additional concerns about research issues in community cancer research. In: Cohen J, Cullen JW, Martin LR (eds) Psychosocial aspects of cancer. Raven, New York, pp 73–80

Kelley HH (1967) Attribution theory in social psychology. In: Levine D (ed) Nebraska Symposion on Motivation. University of Nebraska Press, Lincoln

Kerekjarto M von (1982) Über die Notwendigkeit einer psychosozialen Versorgung onkologisch und hämatologisch Kranker im Krankenhaus. In: Beckmann D, Davies-Osterkamp S, Scheer JW. Medizinische Psychologie - Forschung für Klinik und Praxis. Springer, Berlin Heidelberg New York, S 337-353

Keupp H (1982) Soziale Kontrolle. Psychiatrisierung, Psychologisierung, Medikalisierung, Therapeutisierung. In: Keupp H, Rerrich D (Hrsg) Psychosoziale Praxis - gemeindepsychologische Perspektiven. Urban & Schwarzenberg, München, S 189-198

Kickbusch I (1981) Die Bewältigung chronischer Krankheit in der Familie: einige forschungskritisch-programmatische Bemerkungen. In: Badura B (Hrsg) Soziale Unterstützung und chronische Krankheit. Zum Stand sozialepidemiologischer Forschung. Suhrkamp, Frankfurt, S 317-342

Kirschner W (1985a) Krebsfrüherkennungsuntersuchungen in der Bundesrepublik Deutschland - Gründe der Nichtinanspruchnahme und Möglichkeiten zur Erhöhung der Beteiligung. Deutsche Forschungs- und Versuchsanstalt für Luft- und Raumfahrt, Bereich für Projektträgerschaften, Köln

Kirschner W (1985b) Die Bedeutung des Arztes für eine Teilnahme an Krebsfrüherkennungsuntersuchungen. Dtsch Ärztebl 23/27: 2007-2009

Kirscht JP, Rosenstock IM (1979) Patients' problems in following recommendations of health experts. In: Stone GC, Cohen F, Adler NE (eds) Health psychology. Jossey-Bass, San Francisco London, pp 189-215

Knappik E (1980) Hoffnung - Eine psychologische Untersuchung. Diplomarbeit, Universität Hamburg

Koch ER (1981) Krebswelt. Krankheit als Industrieprodukt. Kiepenheuer & Witsch, Köln

Koch U (1980) Möglichkeiten und Grenzen einer Messung von Affekten mit Hilfe der inhaltsanalytischen Methode nach Gottschalk und Gleser. Med Psychol 6: 81-94

Koch U, Schmeling C (1982) Betreuung von Schwer- und Todkranken. Ausbildungskurs für Ärzte und Krankenpflegepersonal. Urban & Schwarzenberg, München

Köhle K, Raspe H-H (Hrsg) (1982) Das Gespräch während der ärztlichen Visite. Empirische Untersuchungen. Urban & Schwarzenberg, München

Köhle K, Simons C, Böck D, Grauhan A (1980) Angewandte Psychosomatik. Die internistisch-psychosomatische Krankenstation. Ein Werkstattbericht. Roche (Rocom), Basel

Kohli M (1978) „Offenes" und „geschlossenes" Interview: Neue Argumente zu einer alten Kontroverse. Soz Welt 29: 1-25

Krampen G (1981) IPC-Fragebogen zu Kontrollüberzeugungen. Hogrefe, Göttingen

Krampen G (1982) Differentialpsychologie der Kontrollüberzeugungen. Hogrefe, Göttingen

Kreckel M (1984) Universale oder empirische Pragmatik? In: Eye A von, Marx W. (Hrsg) Semantische Dimensionen. Verhaltenstheoretische Konzepte einer psychologischen Semantik. Hogrefe, Göttingen, S 83-107

Krokowski E (1979) Krebsvorsorge - Gewinn oder Gefahr? Strahlentherapie 155/7: 457-465

Kübler JC (1984) Die Reliabilität kategorialer Daten. PSZ-Verlag, Ulm (Psychotherapeutische Prozesse)

Kübler-Ross E (1977) Interviews mit Sterbenden, 10. Aufl. Kreuz, Stuttgart

Küchler R (1985) Gegenwärtiger Stand der bakteriologischen Tuberkulosediagnostik. Dtsch Ärztebl 82/10: 658-662

Kutter P (1981) Empathische Kompetenz - Begriff, Training, Forschung. Psychother Psychosom Med Psychol 31: 37-41

Labhart A (1984) Der Patient ohne Beschwerden - was lassen, was tun? Praxis 73/8: 233-237

Lang H (1973) Die Sprache und das Unbewußte. Jacques Lacans Grundlegung der Psychoanalyse. Suhrkamp, Frankfurt/M

Lang H (1984) Coping bei pankreas-operierten Patienten. Vortrag vor der Ärzteschaft Heidelberg in der Psychosomatischen Universitätsklinik am 16.5. 1984 (zit. nach unveröff. Manuskript)

Laucken U (1974) Naive Verhaltenstheorie. Klett-Cotta, Stuttgart

Lazarus RS (1982) Stress and coping as factors in helath and illness. In: Cohen H, Cullen JW, Martin LR (eds) Psychosocial aspects of cancer. Raven, New York, S 163-190

Lehmann M (1975) Untersuchung der Broschüre „Kampf dem Krebs" und des Faltblattes „Früherkennung hilft heilen". Köln: Bundeszentrale für gesundheitliche Aufklärung, unveröff. Forschungsbericht v. 8.9. 1975

Lerner MJ, Miller DT (1978) Just world research and the attribution process: Looking back and ahead. Psychol Bull 85: 1030–1051

LeShan L (1982) Psychotherapie gegen den Krebs. Klett-Cotta, Stuttgart

Leuner H (1985) Lehrbuch des Katathymen Bilderlebens. Huber, Bern Stuttgart Toronto

Leventhal H (1970) Findings and theory in the study of fear communications. In: Berkowitz L (ed) Advances in experimental social psychology, vol 5. Academic Press, New York

Levine J, Zigler E (1975) Denial and self-image in stroke, lung cancer, and heart disease patients. J Consult Clin Psychol 43/6: 751–757

Lind G (1983) Das Konzept des experimentellen Fragebogens – eine Methode zur Erfassung von „subjektiven Theorien"? In: Dann H-D, Humpert W, Krause F, Tennstädt KC (Hrsg) Analyse und Modifikation subjektiver Theorien von Lehrern. Ergebnisse und Perspektiven eines Kolloquiums, 2. Aufl. Sonderforschungsbereich 23, Universität Konstanz, S 144–158

Linden M (1980) Compliance und Compliance-Modifikation. In: Brengelmann JC (Hrsg) Entwicklung der Verhaltenstherapie in der Praxis. Röttger, München, S 282–305

Lisch R (1979) Assoziationsstrukturenanalyse. Ein Vorschlag zur Weiterentwicklung der Inhaltsanalyse. Publizistik 24: 65–83

Lisch R, Kriz J (1978) Grundlagen und Modelle der Inhaltsanalyse. Rowohlt, Reinbek

Lischka R, Jung EG (1982) Lichtkrankheiten der Haut. Perimed, Erlangen

Lorenzer A (1973) Sprachzerstörung und Rekonstruktion. Suhrkamp, Frankfurt/M

Lüdeke H (1985) Erfahrungen bei der psychotherapeutischen Betreuung von Tumorpatienten auf einer chirurgischen Station. In: Bräutigam W, Meerwein F (Hrsg) Das therapeutische Gespräch mit Krebspatienten. Huber, Bern Stuttgart Toronto, S 19–39

Maclean U (1983) Women's reasons for declining an invitation to breast screening. University of Edinburgh, Department of Community Medicine (unveröff. Forschungsreport)

Mages NL, Mendelsohn GA (1979) Effects of cancer on patient's lives: A personological approach. In: Stone GC, Cohen F, Adler NE (eds) Health psychology. Jossey-Bass, San Francisco London, pp 255–284

Mandl H, Huber G (1983) Emotion und Kognition. Urban & Schwarzenberg, München

Mann F, Pfeiffer W (1980) Analyse ärztlicher Aufklärungsgespräche vor Operationen. Münch Med Wschr 122: 398–400

Mantell JE (1982) Sexuality and cancer. In: Cohen J, Cullen JW, Martin LR (eds) Psychosocial aspects of cancer. Raven, New York, pp 235–248

Marcel G (1949) Homo viator, Phänomenologie der Hoffnung. Bastion, Düsseldorf

Mayring P (1983) Qualitative Inhaltsanalyse. Beltz, Weinheim Basel

Mechanic D (1977) Some modes of adaption: Defense. In: Monat A, Lazarus RS (eds) Stress and coping. Columbia, New York, pp 244–257

Mecke U (1984) Möglichkeiten und Schwierigkeiten der Integration psychologischer Beratung und Betreuung in die Behandlung von Tumorpatienten. In: Tewes U (Hrsg) Angewandte Medizinpsychologie. Fachbuchandlung für Psychologie, Frankfurt/M, S 294–300

Meerwein F (1980) Umgang mit sterbenden Patienten. Kassenarzt 20/21: 2388–2395

Meerwein F (Hrsg) (1981) Einführung in die Psycho-Onkologie, 2. Aufl. Huber, Bern

Meerwein F (1985) Das Erstgespräch auf der Abteilung für Onkologie. In: Bräutigam W, Meerwein F (Hrsg) Das therapeutische Gespräch mit Krebspatienten. Huber, Bern Stuttgart Toronto, S 41–66

Mentzos S (1977) Interpersonale und institutionalisierte Abwehr, 2. Aufl. Suhrkamp, Frankfurt/M

Merten K (1983) Inhaltsanalyse. Westdeutscher Verlag, Opladen

Merton RK, Kendall PL (1979) Das fokussierte Interview. In: Hopf C, Weingarten E (Hrsg) Qualitative Sozialforschung. Klett-Cotta, Stuttgart, S 171–204

Mielke R (ed) (1982) Interne/externe Kontrollüberzeugung. Theoretische Arbeiten zum Locus of Control-Konstrukt. Huber, Bern

Miller AB (1980) Nutrition and cancer. Prev Med 9: 189–196

Moeller ML (1978) Selbsthilfegruppen. Rowohlt, Reinbek

Nagel GA, Schmähl D (Hrsg) (1984) Krebsmedikamente mit fraglicher Wirksamkeit. Zuckerschwerdt, München

Neumann G (1969) Das Problem der Krebserkrankungen in der Vorstellung der Bevölkerung. Thieme, Stuttgart

Neumann G (1984) Krebsregister – ja oder nein? Umschau 8: 250–253

Noll P (1984) Diktate über Sterben und Tod. Pendo, Zürich

Notter M (1981) Krankheit und Hoffnung. Arzt Christ 3: 164-177

Nuttin JR (1964) The future time perspective in human motivation and learning. Acta Psychol (Amst) 23: 60-82

Oeser H (1979) Krebs: Schicksal oder Verschulden? Thieme, Stuttgart

Olbricht I (1985) Verborgene Quellen der Weiblichkeit. Die Brust, das enteignete Organ. Kreuz, Stuttgart

Osgood CE, Suci GJ, Tannenbaum PH (1957) The measurement of meaning. University of Illinois, Urbana

Oyen R, Feser H (1982) Entwicklung eines modernen Gesundheitsbegriffes als Grundlage konzeptioneller Überlegungen zur Gesundheitserziehung. Prävention 5/4: 99-104

Paivio AD (1977) Images, propositions, and knowledge. In: Nicholas JM (ed). Images, perception, and knowledge. Reidel, Dordrecht

Penn W, Hendriks J (1984) Die Bedeutung von breitangelegten Vorsorgeuntersuchungen für die Prognose des Mammacarzinoms. Chirurg 55: 211-217

Peterson C, Seligman MEP (1984) Hilflosigkeit, Attributionsstil und Depression. In: Weinert F, Kluwe R. (Hrsg) Metakognition, Motivation und Lernen. Kohlhammer, Stuttgart, S 164-192

Piaget J (1945) La formation du symbole chez l'enfant, imitation, jeu et rêve, image et représentation. Delachaux & Niestlé, Neuchâtel

Plaum FG (1968) Krankheitstheorien und Behandlungserwartungen psychosomatischer Patienten. Med. Dissertation, Universität Gießen

Potthoff P (1980) Der Tod im medizinischen Denken. Enke, Stuttgart

Preussmann R (1984) Krebs und Ernährung. Vortrag beim Seminarkongreß der Bundesapothekerkammer 16.-22.9. 1984. Westerland (unveröff. Manuskript)

Prystav G (1980) Vorhersagbarkeit und Kontrollierbarkeit aversiver Reize als belastungsinduzierende Variablen. Arch Ges Psychol 132: 121-138

Rad M von (1983) Alexithymie. Springer, Berlin Heidelberg New York

Reif M (1984) Inhaltsanalysen von Gesprächen und Interviews im Rahmen der genetischen Beratung anhand offener Kategorien. (Unveröff. Vortragsmanuskript für den Workshop „Qualitative Methoden in Sozialforschung und Textanalyse" am 29. u. 30.6. 1984 in Ulm)

Reif M (1985) Zur Erfassung subjektiver Prozesse. Psychother Psychosom Med Psychol 35: 260-267

Ridder P (1984) Memorandum zu einer Theorie der Prävention. Universität Konstanz (unveröff. Manuskript)

Robbins PR (1962) Some explorations into the nature of anxieties relating to illness. Genet Psychol Monogr 66: 91-141

Robra BP (1984a). Ergebnisse und Probleme des „gesetzlichen" Krebsfrüherkennungsprogramms in der Bundesrepublik Deutschland. Vortrag bei der Hauptversammlung der Deutschen Krebsgesellschaft am 30.11. 1984 in Freiburg (zit. nach Manuskript)

Robra BP (1984b) Häufigkeit und Mortalität gynäkologischer Krebse in der Bundesrepublik Deutschland. In: Bender HG (Hrsg) Gynäkologische Onkologie. Thieme, Stuttgart, S 28-41

Rosenbaum EH (1975) Living with cancer. Praeget, New York

Rosenbaum EH (1983) Can you prevent cancer? Realistic guidelines for developing cancer-preventive life habits. Mosby, St. Louis - Toronto

Rothman KJ (1980) The proportion of cancer attributable to alcohol consumption. Prev Med 9: 174-179

Rotter JB (1954) Social learning and clinical psychology. Prentice Hall, Englewood Cliffs

Rust H (1983) Inhaltsanalyse. Urban & Schwarzenberg, München

SAS Institute (1981) SAS/Graph user's guide, 1981 edn. SAS Institute, Cary

SAS Institute (1982a) SAS user's guide: Basics, 1982 edn. SAS Institute, Cary

SAS Institute (1982b) SAS user's guide: Statistics, 1982 edn. SAS Institute, Cary

Schäfer H, Blohmke M (1978) Sozialmedizin, 2. Aufl. Thieme, Stuttgart

Schaeffer D, Kriescher-Fauchs M (Hrsg) (1984) Krebs: Selbsthilfe? Eine kritische Auseinandersetzung mit der Arbeit der Selbsthilfegruppen im Krebsnachsorgebereich. Institut für Soziale Medizin, Freie Universität Berlin

Schafft S (1981) Selbsthilfe und chronische Krankheit - Unterstützung und Belastung in einer Selbsthilfegruppe krebserkrankter Frauen. In: Badura B (Hrsg) Soziale Unterstützung und chronische Krankheit. Zum Stand sozialepidemiologischer Forschung. Suhrkamp, Frankfurt, S 295–316

Scheer JW, Möller ML (1976) Krankheitskonzepte psychotherapeutischer Patienten I. Vorstellung zur Genese und Behandlung seelischer Störungen. Med Psychol 1: 13–29

Schenk J (1984) Einstellungskorrelate der Teilnahme an Krebsvorsorgeuntersuchungen. Psychother Psychosom Med Psychol 34: 252–258

Scherg H (1986) Zur Kausalitätsfrage in der psychosozialen Krebsforschung. Psychother Psychosom Med Psychol 36: 98–109

Schilling S, Scheele B, Verres R (1984) Konstruktion eines semantischen Differentials zur Erfassung der emotionalen Befindlichkeit von Ärzten beim Umgang mit Krebspatienten. In: Tewes U. (Hrsg) Angewandte Medizinpsychologie. Fachbuchhandlung für Psychologie, Frankfurt/M, S 274–285

Schipperges H (1977) Geschichte und Gliederung der Gesundheitserziehung. In: Blohmke M, Ferber C von, Kisker K-P, Schaefer H (Hrsg) Handbuch der Sozialmedizin, Bd 2. Enke, Stuttgart, S 550–567

Schmädel D (1974) Medizin-soziologische Überlegungen zum Problem der ärztlichen Vorsorgeuntersuchungen in der Bundesrepublik Deutschland. Therapie der Gegenwart. Monatsschr Prakt Med 113/5: 790–812

Schmähl D (1980) Primary prevention of carcinogenesis from the point of view of some European oncologists. Prev Med 9: 264–266

Schmidt H (1984) Ängste des Krebspatienten – Ängste des Therapeuten. (Unveröff. Manuskript eines Vortrags auf der Jahresfortbildungstagung des Zentralverbandes für Logopädie am 31.5. 84 in Berchtesgaden)

Schneewind KA (1982) Persönlichkeitstheorien I. Wissenschaftliche Buchgesellschaft, Darmstadt

Schneider ML (1985) Zervixkarzinom trotz Vorsorge. Klinische und histomorphologische Untersuchung an 255 Zervixkarzinomen der Jahre 1974 bis 1980 zur Frage eines zweiten, aggressiv wachsenden Karzinomtyps. Geburtshilfe Frauenheilk 45: 610–619

Schneider W (1982) Denkvorgabe durch Sprache. In: Condrau G (Hrsg) Psychologie der Kultur. Beltz, Weinheim Basel (Kindlers Psychologie des 20. Jahrhunderts, Bd 2, S 505–510)

Schöfer G (Hrsg) (1980) Gottschalk-Gleser-Sprachinhaltsanalyse. Beltz, Weinheim Basel

Schrage R, Hillemanns HG (1986) Das Krebsfrüherkennungsprogramm. Gegenwärtige Situation und Ergebnisse. Gustav Fischer, Stuttgart New York

Schramm T (1981) Krebsverhütung – Ansatzpunkte und Probleme. Z Ärztl Fortbild 75: 526–529

Schütz A (1974) Der sinnhafte Aufbau der sozialen Welt. Springer, Wien (Reprint des Originals 1932)

Schuler H (1984) Ethische Fragen der Thanato-Psychologie. In: Howe J, Ochsmann R (Hrsg) Tod-Sterben-Trauer. Bericht über die 1. Tagung zur Thanato-Psychologie von 4.–6. November 1982 in Vechta. Fachbuchhandlung für Psychologie, Frankfurt/M, S 36–42

Schulmeister M (1979) Der Ansatz ‚subjektive Theorie‘. Theoretische und methodische Probleme. Diplomarbeit, Psychologisches Institut der Universität Heidelberg

Schulz K-H, Raedler A (1986) Tumorimmunologie und Psychoimmunologie als Grundlagen für die Psychoonkologie. Psychother Psychosom Med Psychol 36: 114–129

Schwartz FW (1979) Was bringt die Vorsorgemedizin? MMW 121/44: 1453–1454

Schwartz FW (1982) Streitfrage „Krebsvorsorge". Klinikarzt 11: 1163–1164

Schwartz FW (1983) Was leistet die Präventivmedizin? Z Allgemeinmed 59/3: 101–106

Schwartz FW, Brühne C (1980) Die Beteiligung an den Krebsfrüherkennungsmaßnahmen und das Problem ihrer Effektivität. Öffentl Gesundheitswes 42/2: 70–78

Schwarz R (1985) Aufklärung über die Tumordiagnose und Vorwissen bei Patientinnen unter Brustkrebsverdacht. In: Bräutigam W, Meerwein F (Hrsg) Das therapeutische Gespräch mit Krebspatienten. Huber, Bern Stuttgart Toronto, S 81–89

Schwarzer C, Schwarzer R (1983) Subjektive Theorie als Produkt der kognitiven Auseinandersetzung des Lehrers mit seinen Berufsanforderungen. In: Dann H-D, Humpert W, Krause F, Tennstädt KC (Hrsg) Analyse und Modifikation subjektiver Theorien von Lehrern. Ergebnisse und Perspektiven eines Kolloquiums, 2. Aufl. Sonderforschungsbereich 23, Universität Konstanz, S 69–85

Sellschopp A, Häberle H (1985) Untersuchungen zur Familiendynamik nach dem Verlust eines krebskranken Kindes. In: Bräutigam W, Meerwein F (Hrsg) Das therapeutische Gespräch mit dem Krebskranken. Huber, Bern Stuttgart Toronto, S 107–120

Sellschopp A, Schwarz R, Michel U (1985) Psychosoziale Probleme bei Brustkrebs. Verlag für Medizin Dr. Ewald Fischer, Heidelberg
Shubik P (1980) Food additives, contaminants, and cancer. Prev Med 9: 197–201
Sontag S (1981) Krankheit als Metapher. Fischer, Frankfurt/M
Spiegel-Rösing I, Petzold H (Hrsg) (1984) Psychotherapie mit sterbenden Patienten. Jungfermann, Paderborn
Spikes J, Holland J (1975) The physician's response to the dying patient. In: Strain JJ, Grossmann S (eds) Psychological care of the medically ill: A primer in liaison psychiatry. Appleton, New York, pp 138–148
Spratt JS (1981) The primary and secondary prevention of cancer. J Surg Oncol 18/3: 219–230
Springer-Kremser M (1985) Onkologische Fallbesprechung. Möglichkeiten und Grenzen. In: Bräutigam W, Meerwein F (Hrsg) Das therapeutische Gespräch mit Krebspatienten. Huber, Bern Stuttgart Toronto, S 9–18
Stark W (1982) Prävention. Fortschrittsmythos, Allmachtsphantasien, Gefahren und realistische Ansatzpunkte. In: Keupp H, Rerrich D (Hrsg) Psychosoziale Praxis - Gemeindepsychologische Perspektiven. Urban & Schwarzenberg, München, S 131–139
Statistisches Jahrbuch (1983) für die Bundesrepublik Deutschland. Statistisches Bundesamt Wiesbaden (Hrsg) Kohlhammer, Stuttgart
Steigerwald F (1980) Die empirische Erfassung der Todesangst mit Fragebogen. Med Psychol 6: 54–65
Stern K (1950) Allgemeine Psychologie, 2. Aufl. Nijhoff, Den Haag
Stierlin H (1984) Die Familie des Krebskranken. MMW 126/9: 231–233
Stoll P (1984) Vorsorgemedizin: Krebsfrüherkennung bei Frauen. Dtsch Ärztebl 54/22: 1794–1795
Sträter U, Dieckhoff D (1984) Motivation von Frauen zur Teilnahme an Krebsfrüherkennungsuntersuchungen. Z Allgemeinmed 60: 557–561
Strube G (1984) Techniken der empirischen Wortfeldanalyse. In: Eye A von, Marx W (Hrsg) Semantische Dimensionen. Verhaltenstheoretische Konzepte einer psychologischen Semantik. Hogrefe, Göttingen, S 107–153
Suchman EA (1967) Preventive health behavior: A model for research on community health campaigns. J Health Soc Behav 8: 197–209
Suls J (1982) Social support, interpersonal relations, and health: Benefits and liabilities. In: Sanders GS, Suls J (eds). Social psychology of health and illness. Erlbaum, Hillsdale London, pp 255–277
Swinehart JW (1966) Changes over time in student reactions to the Surgeon General's Report on Smoking and Health. Am J Public Health 56: 2023–2027
Tausch A-M (1981) Gespräche gegen die Angst. Rowohlt, Reinbek
Tausch A-M, Tausch R (1985) Sanftes Sterben. Was der Tod für das Leben bedeutet. Rowohlt, Reinbek
Taylor SE (1983) Adjustment to threatening events. A theory of cognitive adaptation. Am Psychol 38: 1161–1173
Taylor SE, Lichtman RR, Wood JV (1984) Attributions, beliefs about control, and adjustment to breast cancer. J Pers Soc Psychol 46: 489–502
Thomae H (1983) Motivationsbegriffe und Motivationstheorien. In: Thomae H. (Hrsg) Theorien und Formen der Motivation, Hogrefe, Göttingen (Enzyklopädie der Psychologie, Bd IV, 1), S 1–61
Thompson SC (1981) Will it hurt less if I can control it? A complex answer to a simple question. Psychol Bull 90: 89–101
Uexküll T von (1986) Psychosomatische Medizin. Urban & Schwarzenberg, München - Wien - Baltimore
Ulich D (1979) Rationalismus und Subjektivismus in „kognitiven" Motivationstheorien. Z Pädagog 25: 21–41
Ulich D (1982) Das Gefühl. Eine Einführung in die Emotionspsychologie. Urban & Schwarzenberg, München
Ulich D (1985) Psychologie der Krisenbewältigung. Beltz, Weinheim
Urbach F (1980) Ultraviolet radiation and skin cancer in man. Prev Med 9: 227–230
Velimirovic B (1984) Alternative medicine, dried lizards and holistic fad: A polemic, part 2. Curare 7: 85–93
Velimirovic B, Velimirovic H (1982) Therapeutischer Pluralismus? Curare 5: 47–56
Verres R (1977) Psychosoziale Faktoren der mangelnden Inanspruchnahme von Krebs-Früherken-

nungsuntersuchungen. Eine Interviewstudie mit 115 Patienten einer allgemeinärztlichen Praxis. Lang, Frankfurt/M Bern

Verres R (1978a) Psychologische Gesichtspunkte bei der Planung medizinischer Vorsorgeaktionen. Öffentl Gesundheitswes 40: 119–127

Verres R (1978b) Wie beeinflußt Angst vor Krebs die Motivation zur Krebsvorsorge? Med Mensch Ges 3: 153–160

Verres R (1980) Psychologische Probleme bei der Krebs-Früherkennung. Kassenarzt 20/22: 2312–2320

Verres R (1983) Krankheit und Emotion. In: Euler H, Mandl H. (Hrsg) Emotionspsychologie. Urban & Schwarzenberg, München, S 283–295

Verres R (1985) Der Krebskranke in seiner Umwelt. Geburtshilfe Frauenheilkd 45: 583–591

Verres R, Daniel R, Michel U, Faller H, Schilling S, Völcker A (1985a) Krebspatienten in der Wahrnehmung ihrer Mitmenschen: Ein Hindernis für die Bereitschaft zur psychotherapeutischen Betreuung? In: Sellschopp A, Schwarz R, Michel U (Hrsg) Psychosoziale Probleme bei Brustkrebs. Verlag für Medizin Dr. Ewald Fischer, Heidelberg, S 51–67

Verres R, Faller H, Michel U, Schilling S (1985b) Subjektive Krankheitstheorie: Einige Möglichkeiten und einige Schwierigkeiten bei der Analyse gesundheitsbezogener Kognitionen und Emotionen. In: Fischer P (Hrsg) Therapiebezogene Diagnostik. DGVT, Tübingen, S 11–23

Verres R, Sobez I (1980) Ärger, Aggression und soziale Kompetenz. Klett-Cotta, Stuttgart

Völcker A (in Vorbereitung) Die Motivation zur Krebs-Früherkennung (Arbeitstitel). Med. Dissertation, Universität Heidelberg

Voigt D (1978) Gesundheitsverhalten. Zur Soziologie gesundheitsbezogenen Verhaltens. Hypthesen – Theorie – empirische Untersuchungen. Kohlhammer, Stuttgart

Wagner G (1983) Krebsregister – eine Notwendigkeit? Mod Med 11: 6

Wain H (1970) A history of preventive medicine. Thomas, Springfield

Wallston KA, Wallston BS (1981) Health locus of control scales. In: Lefcourt H. (ed) Research with the locus of control construct, vol 1. Academic Press, New York, pp 189–243

Wallston KA, Wallston BS (1982) Who is responsible for your health? The construct of health locus of control. In: Sanders GS, Suls J (eds) Social psychology of health and illness. Erlbaum, Hillsdale London, pp 65–95

Wallston KA, Wallston BS, DeVellis R (1978) Development of the multidimensional health locus of control (MHLC) scales. Health Educ Monogr 6: 160–170

Waltz EM (1981) Soziale Faktoren bei der Entstehung und Bewältigung von Krankheit – ein Überblick über die empirische Literatur. In: Badura B (Hrsg) Soziale Unterstützung und chronische Krankheit. Zum Stand sozialepidemiologischer Forschung. Suhrkamp, Frankfurt, S 40–118

Wambach MM (Hrsg) (1983) Der Mensch als Risiko. Zur Logik von Prävention und Früherkennung. Suhrkamp, Frankfurt/M

Wander M (1980) Leben wär' eine prima Alernative – Tagebuchaufzeichnungen und Briefe. Luchterhand, Neuwied

Weber-Falkensammer H, Geißler KA (Hrsg) (1984) Gesundheitsberatung. Ein Leitfaden für die ärztliche Praxis. Perimed, Erlangen

Weinert FE, Kluwe RH (Hrsg) (1984) Metakognition, Motivation und Lernen. Kohlhammer, Stuttgart

Weisman AD (1979) Coping with cancer. McGraw-Hill

Weizsäcker V von (1951) Der kranke Mensch. Thieme, Stuttgart

Wesiack W (1980) Psychoanalyse und praktische Medizin. Grundzüge der Neurosenlehre, Psychotherapie und psychosomatischen Medizin. Klett-Cotta, Stuttgart

Whorf BL (1984) Sprache – Denken – Wirklichkeit. Rowohlt, Reinbek

Wirsching M, Stierlin H, Weber G, Wirsching B, Hoffmann F (1981) Brustkrebs im Kontext. Ergebnisse einer Vorhersagestudie und Konsequenzen für die Therapie. Psychosom Med Psychoanal 27: 239–252

Wishart D (1984) CLUSTAN-Benutzerhandbuch, 4. Aufl., Fischer, Stuttgart

Wittkowski J (1978) Tod und Sterben. Quelle & Meyer, Heidelberg

Wittkowski J (1984) Theoretische und methodologische Probleme der Thanato-Psychologie. In: Howe J, Ochsmann R (Hrsg) Tod-Sterben-Trauer. Bericht über die 1. Tagung zur Thanato-Psychologie vom 4.–6. November 1982 in Vechta. Fachbuchhandlung für Psychologie, Frankfurt/M, S 27–35

Witzel A (1982) Verfahren der qualitativen Sozialforschung. Überblick und Alternativen. Campus, Frankfurt/M

Wortman CB, Dunkel-Schetter C (1979) Interpersonal relationships and cancer: A theoretical analysis. J Soc Issues 35/1: 120-155

Wottawa H (1984) Strategien und Modelle in der Psychologie. Urban & Schwarzenberg, München

Zander J (1975) Ärztliche Aufklärung am Kranken- und Sterbebett. In: Hiersche HD (Hrsg) Euthanasie - Probleme der Sterbehilfe. Piper, München, S 197-208

Zander J (1981) Aufklärung des Krebskranken über die Diagnose, Behandlung und Prognose. (Verhandlungen der Deutschen Gesellschaft für Gynäkologie und Geburtshilfe, 43. Versammlung). Arch Gynecol 232: 166-174

Zenz H, Keller K (1978) Krankheitstheorien und Behandlungserwartungen von Patienten einer Allgemeinpraxis. Prakt Arzt 27: 3079-3088

Ziegler G (1983) Psychosomatische Aspekte der Onkologie, 2. Aufl. Institut für Psychosomatische Forschung, Tübingen

Zorn F (1979) Mars. Fischer, Frankfurt/M